国家卫生和计划生育委员会"十三五"规划教材

全国高等中医药院校研究生教材

供中医药、中西医结合等专业用

中医肺病学临床研究

U0208220

主　编　吕晓东

副主编　李风森　倪　伟　张　伟　王　飞　王　真

编　委（以姓氏笔画为序）

丁邦晗（广东省中医院）　　　　　　　　刘恩顺（天津中医药大学第二附属医院）

王　飞（成都中医药大学）　　　　　　　李风森（新疆医科大学附属中医医院）

王　真（浙江中医药大学附属第一医院）　李竹英（黑龙江中医药大学附属第一医院）

王玉光（首都医科大学附属北京中医医院）　李素云（河南中医学院第一附属医院）

卢健棋（广西中医药大学第一附属医院）　张　伟（山东中医药大学附属医院）

曲妮妮（辽宁中医药大学附属医院）　　　张念志（安徽中医药大学第一附属医院）

吕晓东（辽宁中医药大学）　　　　　　　倪　伟（上海中医药大学附属龙华医院）

刘良恺（江西中医药大学附属医院）　　　崔红生（北京中医药大学第三附属医院）

秘　书　庞立健（辽宁中医药大学附属医院）

人民卫生出版社

图书在版编目（CIP）数据

中医肺病学临床研究 / 吕晓东主编. —北京：人民卫生
出版社，2017

ISBN 978-7-117-24810-5

Ⅰ. ①中⋯　Ⅱ. ①吕⋯　Ⅲ. ①肺病（中医）- 研究
Ⅳ. ①R256.1

中国版本图书馆 CIP 数据核字（2017）第 214267 号

人卫智网	www.ipmph.com	医学教育、学术、考试、健康，购书智慧智能综合服务平台
人卫官网	www.pmph.com	人卫官方资讯发布平台

中医肺病学临床研究

主　　编：吕晓东
出版发行：人民卫生出版社（中继线 010-59780011）
地　　址：北京市朝阳区潘家园南里 19 号
邮　　编：100021
E - mail：pmph @ pmph.com
购书热线：010-59787592　010-59787584　010-65264830
印　　刷：三河市潮河印业有限公司
经　　销：新华书店
开　　本：787×1092　1/16　印张：25
字　　数：608 千字
版　　次：2017 年 10 月第 1 版　2017 年 10 月第 1 版第 1 次印刷
标准书号：ISBN 978-7-117-24810-5/R · 24811
定　　价：68.00 元

打击盗版举报电话：010-59787491　E-mail：WQ @ pmph.com
（凡属印装质量问题请与本社市场营销中心联系退换）

出版说明

　　为了更好地贯彻落实《国家中长期教育改革和发展规划纲要（2010—2020年）》和《医药卫生中长期人才发展规划（2011—2020年）》，进一步适应新时期中医药研究生教育和教学的需要，推动中医药研究生教育事业的发展，经人民卫生出版社研究决定，在总结汲取首版教材成功经验的基础上，开展全国高等中医药院校研究生教材（第二轮）的编写工作。

　　全套教材围绕教育部的培养目标，国家卫生和计划生育委员会、国家中医药管理局的行业要求与用人需求，整体设计，科学规划，合理优化构建教材编写体系，加快教材内容改革，注重各学科之间的衔接，形成科学的教材课程体系。本套教材将以加强中医药类研究生临床能力（临床思维、临床技能）和科研能力（科研思维、科研方法）的培养、突出传承，坚持创新，着眼学生进一步获取知识、挖掘知识、提出问题、分析问题、解决问题能力的培养，正确引导研究生形成严谨的科研思维方式和严肃认真的求学态度为宗旨，同时强调实用性（临床实践、临床科研中用得上）和思想性（启发学生批判性思维、创新性思维），从内容、结构、形式等各个环节精益求精，力求使整套教材成为中医药研究生教育的精品教材。

　　本轮教材共规划、确定了基础、经典、临床、中药学、中西医结合5大系列55种。教材主编、副主编和编委的遴选按照公开、公平、公正的原则，在全国40余所高等院校1200余位专家和学者申报的基础上，1000余位申报者经全国高等中医药院校研究生教育国家卫生和计划生育委员会"十三五"规划教材建设指导委员会批准，聘任为主编、主审、副主编和编委。

　　本套教材主要特色是：

　　1. 坚持创新，彰显特色　教材编写思路、框架设计、内容取舍等与本科教材有明显区别，具有前瞻性、启发性。强调知识的交叉性与综合性，教材框架设计注意引进创新的理念和教改成果，彰显特色，提高研究生学习的主动性。

　　2. 重难热疑，四点突出　教材编写紧跟时代发展，反映最新学术、临床进展，围绕本学科的重点、难点、热点、疑点，构建教材核心内容，引导研究生深入开展关于"四点"的理论探讨和实践研究。

　　3. 培养能力，授人以渔　研究生的培养要体现思维方式的训练，教材编写力求有利于培养研究生获取新知识的能力、分析问题和解决问题的能力，更注重培养研究生的思维方法。注重理论联系实际，加强案例分析、现代研究进展，使研究生学以致用。

　　4. 注重传承，不离根本　本套研究生教材是培养中医药类研究生的重要工具，使浸含在中医中的传统文化得到大力弘扬，在讲述现代医学知识的同时，中医的辨证论治特色也在教材中得以充分反映。学生通过本套教材的学习，将进一步坚定信念，成为我国伟大的中医药事业的接班人。

5. 认真规划,详略得当　编写团队在开展工作之前,进行了认真的顶层设计,确定教材编写内容,严格界定本科与研究生的知识差异,教材编写既不沿袭本科教材的框架,也不是本科教材内容的扩充。编写团队认真总结、详细讨论了现阶段研究生必备的学科知识,并使其在教材中得以凸显。

6. 纸质数字,相得益彰　本轮教材的编写同时鼓励各学科配备相应的数字教材,此为中医出版界引领风气之先的重要举措,图文并茂、人机互动,提高研究生学以致用的效率和学习的积极性。利用网络等开放课程及时补充或更新知识,保持研究生教材内容的先进性、弥补教材易滞后的局限性。

7. 面向实际,拓宽效用　本套教材在编写过程中应充分考虑硕士层次知识结构及实际需要,并适当兼顾初级博士层次研究生教学需要,在学术过渡、引导等方面予以考量。本套教材还与住院医师规范化培训要求相对接,在规培教学方面起到实际的引领作用。同时,本套教材亦可作为专科医生、在职医疗人员重要的参考用书,促进其学术精进。

本轮教材的修订编写,教育部、国家卫生和计划生育委员会、国家中医药管理局有关领导和相关专家给予了大力支持和指导,得到了全国40余所院校和医院、科研机构领导、专家和教师的积极支持和参与,在此,对有关单位和个人致以衷心的感谢! 希望各院校在教学使用中以及在探索课程体系、课程标准和教材建设与改革的进程中,及时提出宝贵意见或建议,以便不断修订和完善,为下一轮教材修订工作奠定坚实的基础。

人民卫生出版社有限公司

2016 年 6 月

全国高等中医药院校研究生教育
国家卫生和计划生育委员会
"十三五"规划教材建设指导委员会名单

主任委员

　张伯礼

副主任委员（以姓氏笔画为序）

　王永炎　王省良　匡海学　胡　刚　徐安龙
　徐建光　曹洪欣　梁繁荣

委员（以姓氏笔画为序）

　王　华　王　晖　王　键　王　滨　孔祥骊
　石　岩　吕治平　乔延江　刘宏岩　刘振民
　安冬青　李永民　李玛琳　李灿东　李金田
　李德新　杨　柱　杨关林　余曙光　谷晓红
　宋柏林　张俊龙　陈立典　陈明人　范永昇
　周永学　周桂桐　郑玉玲　胡鸿毅　高树中
　唐　农　曹文富　彭　成　廖端芳

秘书

　李　丽　周桂桐(兼)

国家卫生和计划生育委员会"十三五"规划教材
全国高等中医药院校研究生教材目录

一、基础系列

1	自然辩证法概论（第2版）	主编	崔瑞兰
2	医学统计学	主编	王泓午
3	科研思路与方法（第2版）	主编	季 光 赵宗江
4	医学文献检索（第2版）	主编	高巧林 章新友
5	循证中医药临床研究方法（第2版）	主编	刘建平
6	中医基础理论专论（第2版）	主编	郭霞珍 王 键
7	方剂学专论	主编	李 冀 谢 鸣
8	中药学专论	主编	钟赣生 杨柏灿
9	中医诊断学专论	主编	黄惠勇 李灿东
10	神经解剖学	主编	孙红梅 申国明
11	中医文献学	主编	严季澜 陈仁寿
12	中医药发展史专论	主编	程 伟 朱建平
13	医学英语	主编	姚 欣 桑 珍

二、经典系列

14	内经理论与实践（第2版）	主编	王 平 贺 娟
15	伤寒论理论与实践（第2版）	主编	李赛美 李宇航
16	金匮要略理论与实践（第2版）	主编	姜德友 贾春华
17	温病学理论与实践（第2版）	主编	谷晓红 杨 宇
18	难经理论与实践（第2版）	主编	翟双庆

三、临床系列

19	中医内科学临床研究（第2版）	主编	薛博瑜 吴 伟
20	中医外科学临床研究（第2版）	主编	陈红风
21	中医妇科学临床研究（第2版）	主编	罗颂平 刘雁峰
22	中医儿科学临床研究（第2版）	主编	马 融
23	中医骨伤科学临床研究（第2版）	主编	王拥军 冷向阳

四、中药学系列

五、中西医结合系列

前　言

为贯彻落实《关于深化研究生教育改革的意见》《国家中长期教育改革和发展规划纲要（2010—2020年）》《医药卫生中长期人才发展规划（2011—2020年）》等文件精神，进一步探索和完善符合中医药人才培养规律的教材编写原则、方法及内容，进而满足新时期研究生教育的更高要求，编委会在汲取既往研究生教材编写经验的基础上，倾心编著《中医肺病学临床研究》，以供中医药、中西医结合等专业研究生使用和学习。

中医肺病学临床研究是一门以中医肺系统的基础理论为指导，探究中医肺系疾病的病因病机、辨证论治、养生康复、临床科研等内容和规律的临床学科。教材在遵循"三基"（基础理论、基本知识和基本技能）、"五性"（思想性、科学性、先进性、启发性和实用性）教材编写总原则的同时，结合学科特点及教材编写目的，强调如下原则：以中医肺病临床研究为核心，科学整合基础、临床、科研三大模块；以经典理论继承为特色，系统演绎经典-各家-现代肺病论治；以肺病科研创新为引领，示范搭建"中医-西医-中西医结合"诊疗平台。

在上述编写原则的指导下，教材分为上篇（基础篇）和下篇（临床篇）。其中，上篇总计9章，依次为中医肺病学临床研究概述、中医肺病学与经典医著、中医肺病学临床研究与各家学说、肺藏象理论、肺病病因病机、肺病辨证论治思维、中医肺养生及肺病康复临床研究、中医肺病学临床研究切入点及方法、中医肺病学临床研究前沿；分别由吕晓东、倪伟、刘恩顺、张伟、王真、曲妮妮、李风森、王飞编写。上篇主要明确了中医肺病学临床研究的内涵与外延，系统整理了中医经典、各家学说及现代研究对中医肺系统的生理、病理、证治及养生康复的认识，并对中医肺病学相关的临床研究方法和科研思维予以总结。下篇总计14章，每种肺病为一章，即咳嗽、咳血、喘证、发热、感冒、风温肺热病、哮病、肺胀、肺痿、悬饮、肺痈、肺痨、肺癌、鼾眠证，分别由王玉光、张伟、王飞、李风森、李竹英、丁邦晗、崔红生、李素云、吕晓东、刘良绮、王真、卢健棋、张念志、倪伟编写；各章主要论述疾病概念，文献研究，病因病机，临证思路，证治研究，重点、难点、疑点探究及相关西医疾病诊疗指南评述等。

本教材的编写，凝聚了各位编委的心血，并受到人民卫生出版社的重视与指导，得到了各编委相关研究团队的帮助，对此一并感谢！由于水平有限，时间仓促，编写不当之处，敬请读者及专家指正批评！

编　者

2017年7月

目　录

上　篇

下 篇

上　篇

第一章　中医肺病学临床研究概述

第一节　中医肺病学临床研究的内涵与外延

内涵是一个概念所反映事物的本质属性的总和,即概念的内容;外延则是一个概念所确指的对象的范围。不同事物的概念往往由许多子概念组成,因而概念的内涵和外延不仅要结合具体语境界定,还应充分解析各级概念。中医肺病学临床研究的内涵和外延,可以从学科背景、目的、概念、内容、方法等方面的定义予以不同层次、不同角度的分类解析,而概念及内容是学科内涵与外延的核心,应予重点阐述和论证。

一、内涵与外延界定

中医肺病学是一门传统的学科,但国内外尚无学者对"中医肺病学临床研究"的内涵与外延予以界定,但显而易见,中医肺病学临床研究属于中医肺病学(科)的下级附属,其学科建设的目的、内容、方法等必然受中医肺病学科建设影响,编者则以中医肺病学内涵与外延的研究为切入点,顺究中医肺病学临床研究的内涵与外延。

中医肺病学隶属中医内科学,为三级学科,较为相似的学科名称主要有中医内科呼吸学(科)、中医呼吸学(科)等。中医肺病学临床研究隶属中医肺病学,属四级学科,学科建设的目的、内容、方法等颇受中医肺病学科建设启发和影响,旨在以肺病临床研究为核心,科学整合基础、临床、科研三大模块,以经典理论继承为特色,系统演绎经典-各家-现代肺病论治、以肺病科研创新为引领,示范搭建中医-西医-中西医结合诊疗平台。其内涵为:中医肺病学临床研究是一门以中医肺系统的基础理论为指导,探究中医肺系疾病的病因病机、辨证论治、养生康复、临床科研等内容和规律的临床学科;外延可概括为:与中医肺病学临床研究内涵相关的中医、中西医结合基础理论、临床实践、科学研究等。

二、内涵与外延逐层解析

(一)研究对象

广义来讲,中医肺病学临床研究的研究对象是指所有罹患肺系疾病的人,包括小儿、成人与老人。由于小儿、成人、老人三类人群生理、病理特点的不同,其理论体系及临床特点又有所差异,所以中医肺病学临床研究对象的内涵主要指成人,小儿、老人在研究对象层面上,则归属于中医肺病学临床研究的外延内容。

(二)理论指导

中医肺病学临床研究以中医肺系统的基础理论为指导,其内涵核心为肺藏象理论,包括肺生理特性(肺为华盖、肺为娇脏、肺主宣发肃降);肺生理功能(肺主气司呼吸、肺主行水、肺朝百脉、肺主治节);肺生理系统(肺与脏腑组织官窍、肺与精气血津液神、肺与经络、肺与体质等)。另外,人体是以五脏为中心的统一整体,肝系统、心系统、脾系统、肺系统、肾系统除了系统内部相互联系外,系统之间也存在五行生克制化、阴阳表里相关等关系。因此,肺系统的生理、病理往往与其他系统发生联动,这就决定了指导其临床研究的理论基础不仅仅涉及肺藏象理论,整个藏象理论尤其是阐述与肺相互关系的,如金水相生、培土生金、佐金平木等理论,均在一定程度上指导着中医肺系病证的临床研究;此部分以及相关西医、中西医结合关于肺系统的基础理论认识等,皆应在"理论指导"层面归属于中医肺病学临床研究的外延内容。

(三)肺系疾病

肺系疾病可从病、证、症三个层次探讨。病,能够反映疾病全过程的特点与规律,如感冒、风温肺热、哮病、肺胀、肺痿、肺痈、肺痨、肺癌等;证,则是对病变当前阶段肺系病理本质所作的概括,如肺气虚证、肺阴虚证、风寒束肺证、风热犯肺证、燥邪犯肺证、痰湿阻肺证、瘀血阻肺证等;症,是在疾病过程中肺系功能失常所出现的临床症状和体征,如咳嗽、喘、咳血、痰、发热等。根据上述病、证、症的特点,结合现代医学对呼吸系统疾病的界定,中医肺病学临床研究"肺系疾病"的病种(内涵)主要包括咳嗽、喘证、咳血、发热、感冒、风温肺热、哮病、肺胀、肺痿、肺痈、肺痨、肺癌、鼾眠证等,其中,"证"依附于各个"病",不予单列;某些病证,如痰饮、水肿(风水)、皮肤病、汗出异常、鼻病、咽病等,虽与肺的生理功能异常有关,但考虑学科划分的方便性及统一性,倾向于相应归属中医气血津液病、皮肤病、耳鼻咽喉病等;咳嗽、咳血、发热、喘证等作为独立病种单列,一方面便于对这些肺系统异常的常见症状高效诊疗,另一方面提供了未知肺病诊疗的依据。除了上述所列的"肺系疾病",其他所有与之不同但与之相兼并影响肺病发生发展的其他病、证、症等,自然属于中医肺病学临床研究的外延部分。

(四)病因病机与辨证论治

中医肺病学临床研究的病因病机,除了包括外感六淫,内伤饮食、情志、劳倦,以及痰饮、瘀血、热毒等,亦包括各病因病机在中医肺病中的具体发生发展情况及相互关系,主要包括病因、病机、肺病传变三部分内容。中医肺病的辨证论治则主要包括辨病辨证要点,肺病类病、类证鉴别,肺病辨证思路,肺病治疗原则,肺病辨证分型,肺病内、外治法,肺病治疗方药及现代医学相关肺病的专病论治等。在"病因病机与辨证论治"层面,中医肺病学临床研究的外延主要是指西医、中西医结合关于肺系统相关的病因病机、辨证论治认识等。

(五)养生康复

中医肺养生临床研究则是在中医养生学的指导下,关注中医肺系统的养生原则、方法及临床相关科研,在临床研究方面,侧重中医肺养生方法对于预防疾病、延缓衰老、调适心理、美容养颜等的循证发现、循证积累、循证设计及疗效评价等研究。中医肺病康复临床研究，侧重总结肺功能衰退或障碍的恢复原则及方法，在临床研究方面主要关注中医肺病的康复方法对于各种肺病造成的功能障碍的循证发现、循证积累、循证设计及疗效评价等。

中医肺养生及中医肺病康复临床研究的主要内容包括：中医肺养生及肺病康复原则（整体原则、辨证原则、调气原则、功能原则等）；中医肺养生及肺病康复方法，如中医肺养生、肺病康复的自然方法（起居、环境）等，相关中医肺系统的养生（鼻部养生保健、肺系养生与美容等），中医肺病康复（肺养生）特色疗法，如中药肺康复、针灸肺康复、按摩肺康复、气功肺康复、环境肺康复、刮痧肺康复、拔罐肺康复等；中医肺康复方案的制订（包括肺康复医疗的对象和康复方案原则、康复医疗队伍、康复医疗方案的组成等），以及中医肺养生、肺病康复的循证研究等。现代医学有关中医肺养生及中医肺病康复的原则、方法及相关临床科研，当归属于中医肺养生及中医肺病康复的外延部分。

（六）临床科研

中医肺病学临床科研以中医肺病病种，尤其是优势病种研究为切入点，以中医肺病病因研究、诊断试验评价研究、疗效评价研究、预后研究等为研究分类，以系统评价、随机对照试验、随机交叉对照试验、同个体自身前后对照试验、队列研究、病例对照研究、问卷调查、量表制定、指南（标准）制定、数据挖掘、"真实世界"的科研范式等为方法支持，以中医临床肺病防治的前沿追踪为创新动力，旨在提高中医药临床防治肺病的疗效及构建公认的规范化中医肺病疗效评价体系。其外延则包括支撑上述研究的新思想、新方法、新科技以及与之相关的中西医相关基础研究。

总之，中医肺病学临床研究是一门以中医肺系统的基础理论为指导，探究中医肺系疾病的病因病机、辨证论治、养生康复、临床科研等内容和规律的临床学科，所有与中医肺病学临床研究内涵相关的中医、中西医结合基础理论、临床实践、科学研究等内容均可归属其外延范畴。中医肺病学临床研究的内涵和外延可从研究对象、理论指导、肺系疾病、病因病机、辨证论治、养生康复、临床科研等不同层面条分缕析，如此有利于明确中医肺病学临床研究的具体内容。当然，学科建设任重道远，中医肺病学临床研究的内涵与外延有待进一步多语境、多层次、多角度的界定和论证，以望助力学科又好又快发展。

第二节　中医肺病学临床研究的形成与发展

中医肺病学临床研究的形成与发展大致经历了四个阶段，即理论形成阶段、临床发展阶段、百家争鸣阶段及科学研究阶段。

一、理论形成阶段

早在远古时期，人类在与自然界的长期斗争中，为了免遭各种病邪的侵袭，常常采取一些简便易行的方法进行防治。如《周礼》曾载："春时有痟首疾，夏时有痒疥疾，秋时有疟寒疾，冬时有嗽上气疾。"《礼记》则有"孟春之月，行秋令，则其民大疫"记载，其中包括咳嗽、哮喘等在内。不过，春秋以前对于中医肺病的认识与防治尚不深入仔细，有关肺病的文献记载亦不多见,仅为萌芽阶段。

战国至秦汉,人类由奴隶社会过渡到封建社会,政治经济、科学文化水平的逐步提高,促进了中医药事业的向前发展。武威汉简为东汉早期文物,其中记载有久咳上气、气逆、喉中如百虫鸣、声音嘶哑、鼻不利等肺系常见病证,并详细记载了药物剂量、制药方法、服药时间,以及各种不同的用药方式。这些都从一个侧面反映了当时肺病临床医学的进步和发展。当然,中医肺病学理论体系形成的最重要标志当推《黄帝内经》的问世。该书对于肺系统的生理功能及特性、病因病机、病证、诊断及治疗方面均有重要阐述。

在生理功能方面,《内经》明确指出:"肺者,气之本""诸气者,皆属于肺",是说肺有主气的生理功能;"上焦开发,宣五谷味,熏肤,充身,泽毛,若雾露之溉,是谓气","上焦出气,以温分肉而养骨节,通腠理",是指肺的宣发作用;"通调水道"是指肺的宣降功能对水液的输布、运行、排泄所起的疏通和调节作用;"肺朝百脉"是说全身的血液都要通过经脉而聚会于肺;"主治节"是说肺有辅助心治理调节全身气血运行的作用。对于肺的联属功能,《素问》指出:肺"在志为忧";"五脏化液……肺为涕";"其华在毛,其充在皮"。《灵枢》则有"肺气通于鼻,肺和则鼻能知香臭矣","喉咙者,气之所以上下者也;会厌者,音声之户也"的论述。上述观点,不仅明确了肺的功能,还基本构建了包括肺在内的肺系统。

在病因病机方面,"诸气膹郁,皆属于肺"是对肺系疾病病机的高度概括。对引起咳嗽的病因病机论述较详,《素问·咳论》指出"五脏六腑皆令人咳,非独肺也……皮毛者肺之合也,皮毛先受邪气,邪气以从其合也。其寒饮食入胃,从肺脉上至于肺,则肺寒,肺寒则外内合邪,因而客之。"这些论述,至今仍有指导意义。

在病证方面,《内经》有"五气所病……肺为咳"的论述,说明咳嗽为肺系疾病的首见症状,并有《素问·咳论》专篇对五脏六腑咳嗽的症状进行了详细的论述,为后世医家论治咳嗽之绳墨。对肺系疾病症状的描述也较丰富,指出"肺病者,喘息鼻张","肺病者,喘咳逆气,肩背痛,汗出……虚则少气不能报息,耳聋嗌干","肺热病者,先淅然厥,起毫毛,恶风寒,舌上黄身热,热争则喘咳,痛走胸膺背,不得太息,头痛不堪,汗出而寒"等。

在诊断治疗方面,《内经》着重于色诊、脉诊,指出"夫脉之小大滑涩浮沉,可以指别,五脏之象,可以类推,五脏相音,可以意识,五色微诊,可以目察……白,脉之至也,喘而浮,上虚下实,惊,有积气在胸中,喘而虚,名曰肺痹",对肺的平脉、病脉、死脉论述颇详:"平肺脉来,厌厌聂聂,如落榆荚,曰肺平,秋以胃气为本。病肺脉来,不上不下,如循鸡羽,曰肺病。死肺脉来,如物之浮,如风吹毛,曰肺死。"对肺系疾病的预后及护理,指出"病在肺,愈在冬,冬不愈,甚于夏,夏不死,持于长夏,起于秋,禁寒饮食、寒衣。"同时提出了一些治疗原则:"肺欲收,急食酸以收之,用酸补之,辛泻之。"针灸治疗则应遵循"治脏者治其俞,治腑者治其合,浮肿者治其经"的原则。

另外,《内经》对咳嗽、哮病、肺胀、咯血、失音、鼻渊、肺痿等病的病名厘定和临床发病机理与特征进行了较系统的论述,初步奠定了中医防治肺病的理论基础。

1. 咳嗽　《内经》对咳嗽的成因、症状及证候分类、病理转归及治疗等问题作了较系统的论述,并出现了讨论咳嗽的专篇——《素问·咳论》。该书载曰:"皮毛者,肺之合也;皮毛先受邪气,邪气以从其合也。"就其成因指出了内、外两方面。外因主要是外感风寒,由皮毛而入,合于肺而为病。内因则指出寒饮入胃,则冷饮之邪,循胃口上膈,从肺系上干肺而致咳。《内经》首先认为咳嗽是肺的病变,故《素问·宣明五气》说:"肺为咳。"但《素问·咳论》指出:

"五脏六腑皆令人咳,非独肺也。"说明其他脏腑受邪,皆可影响于肺而发生咳嗽。从治疗来说,则提出五脏之咳,应取俞穴,六腑之咳,应取合穴。

2. 哮病 《素问·阴阳别论》说:"阴争于内,阳扰于外,魄汗未藏,四逆而起,起则熏肺,使人喘鸣"。《素问·通评虚实论》亦有"乳子中风热,喘鸣肩息"的记载。喘,指气喘;鸣,即指喉间作声。《素问·太阴阳明论》又把这一症状称作"喘呼",谓:"犯贼风虚邪者阳受之……阳受之则入六腑……入六腑则身热,不时卧,上为喘呼。""喘呼"也就是气喘而呼鸣有声的意思。可见,《内经》不仅对哮病的临床特征有所掌握,而且还认识到本病主要是肺的病变,且与其他脏腑有关。

3. 喘证 《内经》最早记载了喘的名称、临床表现及病因病机。如《灵枢·五阅五使》说:"肺病者,喘息鼻张",《灵枢·本脏》也说:"肺高则上气肩息。"《内经》认为,喘主要是肺与肾的病变,如《素问·脏气法时论》说:"肺病者,喘咳逆气,肩背痛,汗出……虚则少气不能报息……肾病者,腹大胫肿,喘咳身重",至其病因,则与"风热""水气""虚邪贼风""岁火太过""岁水太过""气有余"等有关。

4. 肺胀 《灵枢·经脉》有:"肺手太阴之脉……是动则病肺胀满膨膨而喘咳",《灵枢·胀论》说:"肺胀者,虚满而喘咳",说明肺胀是一种虚实相兼的复杂证候。

5. 肺痿 《灵枢·玉版》说:"咳,脱形,身热,脉小以疾",生动地描述了肺痿的一些主症及其慢性衰弱性表现。

6. 咯血 《素问·至真要大论》说:"少阳司天,火淫所胜,则温气流行,金政不平,民病……咳唾血。"《灵枢·经脉》说:"肾足少阴之脉……是动则病饥不欲食,面如漆柴,咳唾有血,喝喝而喘。"说明外邪侵袭及脏腑病变均可导致咯血。

7. 其他 关于失音,《内经》中指出有两种不同的情况:一是感受外邪,二是脏气内伤,均可致失音;感受外邪者与肺有关,五脏内伤者主要涉及心肾。而鼻渊的论述,最早亦见于《内经》,如"少阴之复,懊热内作,烦躁鼽嚏……甚则入肺,咳而鼻渊。"

此时期,在肺系疾病的防治药物方面最主要成就,就是《神农本草经》的问世,《神农本草经》是我国现存最早的药物学专著,所载药物及其功效,大多疗效确切,被沿用至今,如麻黄治喘、黄芩清热、款冬止咳、半夏化痰等,说明当时对治疗肺系疾病已积累了一定的用药经验。

二、临床发展阶段

东汉末年张仲景编著的《伤寒杂病论》将《内经》的有关理论与临床实践紧密结合起来,从而树立了肺病辨证论治的榜样,其基本理法方药至今仍广泛地指导着中医临床实践。

1. 咳嗽辨证论治 如《伤寒论》治疗伤寒表不解、心下有水气、干呕发热而咳的小青龙汤,《金匮要略》治表邪夹寒饮咳喘气逆的射干麻黄汤、治疗寒饮内停的苓甘五味姜辛汤、治疗虚火咳逆的麦门冬汤等,均为后世沿用治疗咳喘的著名方剂。

2. 哮病辨证论治 如《金匮要略·肺痿肺痈咳嗽上气病脉证治》曰:"咳而上气,喉中水鸡声","其人喘,目如脱状","咳逆上气,时时唾浊,但坐不得眠"。《金匮要略·痰饮咳嗽病脉证并治》的"膈上病痰,满喘咳吐,发则寒热,背痛、腰疼、目泣自出,其人振振身瞤剧,必有伏饮",既是对哮病发作时的喉间哮鸣声、不能平卧等临床特点的描述,同时也指出伏饮、痰浊与本病的发病直接有关。张仲景对本病的治疗有丰富的经验,他的许多处方,如桂枝加厚朴杏子汤、越婢加半夏汤、小青龙汤、射干麻黄汤、皂荚丸、葶苈大枣泻肺汤等,至今仍为治疗哮病常用方剂。

3.喘证辨证论治　如《伤寒论》麻黄汤证之风寒束肺;小青龙汤证之外寒内饮;桂枝加厚朴杏子汤证之"下之微喘者,表未解";麻杏石甘汤证之误汗或误下后,余热迫肺等。《金匮要略》中,"肺痿肺痈""虚劳""胸痹""痰饮咳嗽上气""水气""黄疸""吐血"及妇人篇等许多篇章里,也都有关于喘这一症状的论述。张仲景在喘证的辨证、立法和方药运用方面的经验,一直为后世所尊奉。

4.肺痈辨证论治　《金匮要略·肺痿肺痈咳嗽上气病脉证治》指出:"咳而胸满,振寒,脉数,咽干不渴,时出浊唾腥臭,久久吐脓如米粥者","若口中辟辟燥,咳即胸中隐隐痛,脉反滑数,此为肺痈,咳唾脓血",说明了肺痈的临床特点。其"风中于卫,呼气不入,热过于营,吸而不出;风伤皮毛,热伤血脉,风舍于肺,其人则咳,口干喘满,咽燥不渴,多唾浊沫,时时振寒,热之所过,血为之凝滞,蓄结痈脓,吐如米粥;始萌可救,脓成则死",指出起因于外感,风热伤肺,以致气血凝滞,而成痈脓。在治疗上,指出"始萌可救,脓成则死",强调早期治疗的重要性。并以葶苈大枣泻肺汤用于脓尚未成之肺气壅塞,咳嗽喘逆者;以桔梗汤用于脓成,浊唾腥臭,吐脓如米粥者;采取了以祛邪排脓为主的治法。

5.肺痿辨证论治　《金匮要略·肺痿肺痈咳嗽上气病脉证治》说:"寸口脉数,其人咳,口中反有浊唾涎沫者何? 师曰: 为肺痿之病。"该篇对肺痿吐涎沫而不咳的病机及其治疗原则,也作了初步的探讨,如说:"肺痿吐涎沫而不咳者,其人不渴,必遗尿,小便数,所以然者,以上虚不制下故也。此为肺中冷,必眩,多涎沫,甘草干姜汤以温之。"

6.咳血辨证论治　《金匮要略·惊悸吐衄下血胸满瘀血病脉证治》说:"烦咳者,必吐血""夫酒客咳者,必致吐血,此因极饮过度所致也",均指咯血而言。

三、百家争鸣阶段

在《内经》及《伤寒杂病论》的基础上,历代医家对于中医肺病的防治总结了较为丰富的经验。

(一)晋唐时期——肺病病因病机及诊断、治法的创新

1.咳嗽　隋代巢元方《诸病源候论》在《内经》论"五脏六腑皆令人咳"的基础上又把咳嗽分为"风咳""寒咳""支咳""肝咳""心咳""脾咳""肾咳""胆咳""厥阴咳嗽"等十种咳嗽病,并对这十种咳嗽作了症状的描述及鉴别。如"一曰风咳,欲语因咳,言不得竟是也。二曰寒咳,饮冷食寒,入注胃,从肺脉上气,内外合,因之而咳是也"等,对后世有较大影响。唐代孙思邈《千金方》、王焘《外台秘要》等,均多宗巢元方之说。

2.哮病　哮病在《诸病源候论》一书中称之为"上气鸣息""呷嗽",并对其病机有精辟的阐发:"肺主于气,邪乘于肺,则肺胀,胀则肺管不利,不利则气道涩,故气上喘逆,鸣息不通"。该书还指出本病之发生与痰有关:"其胸膈痰饮多者,嗽则气动于痰,上搏喉咽之间,痰气相击,随嗽动息,呼呷有声。"其书虽不载方药,但对本病有"应加消痰破饮之物"的原则性提示。唐代《备急千金要方》《外台秘要》等著作,以广搜博采为特点,保留了古代医家许多宝贵的经验。如《外台秘要·卷九·久咳坐卧不得方》所载"久患气嗽,发时奔喘,坐卧不得,并喉里呀声"的证候和以麻黄、杏仁为主药的处方,就很明确地认识到本病的发作性和证候特点。

3. **喘证**　喘证在《诸病源候论》一书中，认为因"肺主于气"，故喘与上气、咳逆上气一类疾患均系肺的病变，但有虚实之异。如《诸病源候论·虚劳病诸候》云："肺主于气……气有余则喘满逆上；虚劳之病，或阴阳俱伤，或血气偏损，今是阴不足，阳有余，故上气也。"即是论虚喘；又《诸病源候论·气病诸候》云："肺主于气，邪乘于肺则肺胀……故气上喘逆……"即是论实喘。《外治秘要》所载"肘后疗咳上气，喘息便欲绝，以人参末之，方寸匕，日五次"方，即为后世肺虚气脱之独参汤的滥觞。

4. **肺痈**　《诸病源候论·痈疽病诸候》曰："肺痈者，由风寒伤于肺，其气结聚所成也。肺主气，候皮毛，劳伤血气，腠理则开，而受风寒；其气虚者，寒乘虚伤肺，寒搏于血，蕴结成痈；热又加之，积热不散，血败为脓。"强调了正虚感邪是肺痈的致病原因，病初虽有感受风寒而起者，但之所以化脓成痈，与热邪不散有密切关系，故谓"积热不散，血败为脓"。《备急千金要方·卷十七·肺痈》除引用《金匮要略》治疗肺痈的桔梗汤、葶苈大枣泻肺汤外，还提出著名的苇茎汤，并指出服后"当有所见吐脓血。"此外还有："治咳有微热烦满，胸心甲错，是为肺痈者方。"即用合欢皮治疗肺痈之始。《外台秘要·卷十》列有"肺痈方九首"，其中"疗肺痈，经时不瘥"的桔梗汤，以《金匮要略》的桔梗汤加地黄、当归、白术、薏苡仁、败酱、桑白皮而成，近世对肺痈之经久不愈，气血衰弱者，仍多采用。

5. **肺实热证**　《备急千金要方·肺脏·肺虚实·肺实热》云："右手寸口气口以前脉阴实者，手太阴经也，病苦肺胀，汗出若露，上气喘，咽中塞，如欲呕状，名曰肺实热也。"指出肺实热可以引起肺胀。还有"肺胀气抢胁下热痛""肺胀胁满，呕吐上气"等症状的描述，皆是指肺实热证而言。

6. **肺痿**　巢元方对肺痿的成因、转归等作了进一步探讨。如《诸病源候论·咳嗽病诸候》说："肺主气，为五脏上盖，气主皮毛，故易伤于风邪，风邪伤于脏腑，而气血虚弱，又因劳役大汗之后，或经大下而亡津液，津液竭，肺气壅塞，不能宣通诸脏之气，因成肺痿。"对肺痿的成因，明确认为是外邪犯肺，或劳役过度，或大汗大下之后，津液亏耗，肺气受损，壅塞而成。并指出咳吐涎沫之爽或不爽，小便之利或不利，咽燥之欲饮或不欲饮等，与疗效转归都有关联，如该篇说："咳唾咽燥欲饮者，必愈；欲咳而不能咳，唾干沫，而小便不利者难治。"孙思邈《备急千金要方·肺脏·肺痿》则本《金匮要略》之旨，将肺痿分为热在上焦及肺中虚冷二类，认为"肺痿虽有寒热之分，从无实热之例"。在治疗上概要为虚寒可用生姜甘草汤、甘草汤；虚热可用炙甘草汤、麦门冬汤、白虎加人参汤；对《金匮要略》的治法，有所补充。

7. **肺痨**　隋唐时期，肺痨病流行猖獗，《诸病源候论·尸病诸候》有"死后复易傍人，乃至灭门"之说；又《诸病源候论·注病诸候》说："……令人气血减耗，肌肉消尽，骨髓间时翕翕而热，或戢戢而汗，柴瘦骨立，故谓之骨注"是对肺痨晚期证候的描述。此期最有意义的是对肺痨病因病位的认识，如孙思邈的《备急千金要方·九虫》提出："劳热生虫在肺"，并把"尸疰"列入肺脏病篇，明确认定病位在肺。与此同时，王焘《外台秘要·卷十六》也指出："肺劳热，损肺生虫""生肺虫，在肺为病"，提出"肺虫"之说。显然是通过长期实践，已认识到肺痨病是由一种特殊的"肺虫"引起的，这在认识上是一个很大进步。《外台秘要·传尸方》对肺痨病的临床表现的观察也很详细，认为肺痨病"莫问老少男女，皆有斯疾"，描述其症状是"有时盗汗，食无滋味，口内生疮，心常烦热，唯欲眠卧，朝轻夕重，两颊口唇悉红赤如敷胭脂，又时手足五心皆热……"并提到本病"心腹积聚坚结""脑后两畔有

"小绺"等并发病。

8. 咯血 指明咯血是阳络损伤的结果。例如，《诸病源候论·咳嗽病诸候》曰："肺感于寒，微者则成咳嗽，嗽伤于阳脉则有血。"

（二）宋元时期——肺病辨证分型及方剂分类

宋元时期，随着中医各种流派的产生，学术争鸣的开展，使得人们对肺病的认识又有了新的突破；明确具体地阐述了肺系病证的分型与方剂分类，为治疗肺病提供了可以遵循的法则，从而提高了肺病的临床防治效果。

1. 咳嗽 金元四大家对于咳嗽的病机分析及辨证治疗做出了不同的贡献。如刘河间《素问病机气宜保命集·咳嗽论》说："咳谓无痰而有声，肺气伤而不清也；嗽谓无声而有痰，脾湿动而为痰也；咳嗽谓有痰而有声，盖因伤于肺气，动于脾湿，咳而为嗽也。"指出了咳嗽与肺气、脾湿的关系。张子和《儒门事亲》则对风、寒、暑、湿、燥、火六种咳嗽，分别制订了相应方剂，并提出"老幼强弱虚实肥瘦不同，临时审定权衡可也。病有变态，而吾之方亦与之俱变"的论点，示人治疗要因人而异，方随证转。王好古《此事难知》则对《素问·咳论》的十一种咳证，分别提出了具体处方，多为后世医家引用。而《丹溪心法·咳嗽》则结合四时季节的变化及一日之中的咳嗽时间，分析病机，进行论治。如"上半日多嗽者，此属胃中有火，用贝母、石膏降胃火。午后嗽者多属阴虚，必用四物汤加炒黄柏知母降火"等，为咳嗽辨证论治提供了新的内容。

2. 哮病 宋《圣济总录》虽然没有专门论及哮病，但所论之"伤寒喘""肺实""肺气喘急"等证，无疑也包括哮病在内。在"伤寒喘"一证里，就指出"其证不一"，有邪气在表、邪实在里以及水气、郁热之异；并强调治法虽多，"各求其本"已经初具辨证论治的规模；该书单"肺气喘急"一门就有治疗哮病处方35方。再如《普济本事方》还载有治哮病专方"紫金丹"，以砒剂治哮，至今还为临床所用。金元时期，朱丹溪在《丹溪心法》一书中始以"哮喘"作为独立的病名成篇，他认为"哮喘必用薄滋味，专主于痰"，并把哮喘的治法，精辟地概括为"未发以扶正气为主，即发以攻邪气为急"。此论一直为后世医家所宗，影响颇大。丹溪承前人之学，正式把"哮"作为一个独立的病名，以其"专主于痰"和具有发作性的特点而区别于喘证。这些论述，对于后世影响很大。

3. 喘证 严用和《济生方》对喘证的论述比较全面："诸气皆属于肺，喘者亦属于肺……将理失宜，六淫所伤，七情所感，或因坠堕惊恐，度水跌仆，饱食过伤，动作用力，遂使脏气不和，营卫失其常度，不能随阴阳出入以成息，促迫于肺，不得宣通而为喘也……更有产后喘急，为病尤亟，因产所下过多，营血暴竭，卫气无所主，独聚于肺，故令喘急……医疗之法，当推其所感，详其虚实冷热而治之。"由此可见，宋代医家对于喘证认识已日趋丰富与深刻。惟此期著作，差不多都把哮病与喘证混论，统称为喘。

4. 肺痈 宋《太平圣惠方》将肺痈作为内痈之一，其在《太平圣惠方·卷六十一·辨痈疽证候好恶法》中，具体指明痈疽"五善七恶"的各种症状，对深入观察病情、判断疾病预后很有参考价值。宋代以后，除内科书籍外，亦常在外科书籍中论及肺痈。如元代齐德之《外科精义·论诊候肺痈肺痿法》将肺痈称为肺疮："其肺疮之候，口干喘满，咽燥而渴，甚则四肢微肿，咳唾脓血，或腥臭浊沫"，"大凡肺疮，当咳嗽短气，胸满时唾脓血，久久如梗米粥者难治；若呕脓而不止者，亦不可治也。其呕脓而自止有自愈，其脉短而涩可自瘥，浮大者难治，其面色当白而反面赤者，此火之克金，皆不可治。"指出肺痈的预后，凡病进邪盛，如呕脓不止、面赤脉大者,预后不良;病退邪衰,如呕脓自止、脉短而涩者,预后较好,对临床有一定的指导意义。

5.肺胀　肺胀作为一个独立的病名出现是在《圣济总录·肺藏门》一书中,该书指出:"其证气满胀,膨膨而咳喘。"说明了肺胀的特点是既咳且喘,而且有气满胀感。《丹溪心法·咳嗽》谓:"肺胀而嗽,或左或右,不得眠,此痰挟瘀血碍气而病,宜养血以流动乎气,降火疏肝以清痰","有嗽而肺胀壅遏不得眠,难治",说明了肺胀与痰瘀互结有关,如果肺胀壅遏不能平卧,治疗比较困难。在治疗上提出痰夹瘀血者,宜四物汤加桃仁、诃子、青皮、竹沥、姜汁之类。无外邪而内虚之肺胀,治宜敛肺化痰,用诃子、海浮石、香附、瓜蒌仁、青黛、半夏、杏仁、姜汁为末,蜜调噙化之。

6.肺痨　宋元诸家对肺痨的研究有很大进展,宋代陈言《三因极一病证方论》与严用和《济生方》均列"劳瘵"专篇,明确地将肺痨从一般虚劳和其他疾病中独立出来,这在理论上和实践上都是一大发展。而对肺痨的病机研究最有成效者首推朱丹溪,《丹溪心法·劳瘵·附录》说:"盖劳之由,因人之壮年,气血完聚,精液充满之际,不能保养性命,酒色是贪,日夜耽嗜,无有休息,以致耗散真元,虚败精液……"强调了劳瘵形成的内在因素,并认为肺痨的病机是"火盛金衰",曰:"劳瘵主乎阴虚",治疗上切忌大寒大热,"殊不知大寒则愈虚其中,大热则愈竭其内",为治疗肺痨指明了用药方向。

7.咯血　《圣济总录·吐血门》里指出了咯血的病症名称,并记载了一些治疗方药。张从正《儒门事亲·咯血》说:"夫男子妇人,咯血、衄血、嗽血、咳脓血,可服三黄丸、黄连解毒汤、凉膈散。"指出了治疗热证咯血的方剂。《丹溪心法·咳血》首先明确咳血的病名,并列专篇讨论,谓:"咳血者,嗽出痰内有血者是"。

8.鼻渊　《圣济总录》宗《内经》鼻渊属热之论,从肺热、胆热犯脑立法,治疗以汤液内服为主,列方4首,用药多在清热泻火之中佐以辛散透脑之品。陈无择提出鼻疾三因,对理解鼻渊的病因病机颇有启发。金元医家则各具见解,刘河间主火,《素问·玄机原病式》云:"夫五行之理……以火炼金热极而反化为水……脉热甚则出涕。"李东垣根据《素问·通评虚实论》指出:"头痛耳鸣,九窍不利,肠胃之所生也。"进一步阐发其意,作"脾胃虚则九窍不通论",所制治疗鼻疾诸方均寓益气升清之法,对后世鼻渊从虚论治甚有启发。朱丹溪则注重痰火,用药不离南星、半夏、苍术、黄芩之类。

(三)明清时期——肺病病因病机及辨证论治的深化

明清时期,中医学对呼吸病,无论是病因病机,还是防治方法上,又有了进一步发展,其中突出的体现在以下几个方面:

1.病因病机的深入探讨　王肯堂《证治准绳·杂病》引《仁斋直指方》"肺出气也,肾纳气也,肺为气之主,肾为气之本"之说,阐发了肺肾对气的相互关系,为肾虚咳嗽治疗提供依据;赵献可《医贯》进一步论述咳嗽与肺、脾、肾三脏的关系,并强调肾的重要性,对于火烁肺金之咳,力斥寒凉之弊,力主用六味丸壮水制阳,认为"滋其阴即所以降火,补北方正所以泻南方",对后世医家多有启发;《景岳全书·咳嗽》指出外感咳嗽由肺而及他脏,故以肺为本、他脏为标;而内伤咳嗽则由他脏及肺,故以他脏为本、肺为标。这对后世治疗咳嗽起了较大的指导作用。

清代李用粹结合丹溪之说,对肺痨的病因病机,证候特点,辨证论治作了简要而系统的归纳。如《证治汇补·胸膈门》说:"久嗽肺虚,寒热往来,皮毛枯燥,声音不清,或嗽血线,口中有浊唾涎沫,脉数而虚,为肺痿之病,因津液重亡,火炎金燥,如草木亢旱而枝叶萎落也……"

随着实践经验的积累,对肺痨病的认识也越来越深入。明代李梴《医学入门》指出了肺痨必具潮热、盗汗、咳嗽、咳血等六大主症以及某些常见的兼症,为临床诊断提出了依据。同时龚廷贤《寿世保元·劳瘵》则进一步对其病机实质作了阐述:"夫阴虚火动,劳瘵之疾,由相火上乘肺金而成之也。伤其精则阴虚而火动,耗其血则火亢而金亏。"

《景岳全书·血证》说:"凡病血者虽有五脏之辨,然无不由于水亏。水亏则火盛,火盛则刑金,金病则肺燥,肺燥则络伤而嗽血,液涸而成痰,此其病标固在肺,而病本则在肾也",强调肾水亏虚在咯血病机中的重要性。

2. 治疗方法的不断创新 明代医家对咳嗽的辨证论治更有新的补充,王纶《明医杂著·论咳嗽证治》指出:"治法须分新久虚实,新病风寒则散之,火热则清之,湿热则泻之,久病便属虚、属郁,气虚则补气,血虚则补血,兼郁则开郁,滋之、润之、敛之则治虚之法也",强调治咳须分六淫七情及五脏相胜、脾肺虚实。《景岳全书·咳嗽》对外感、内伤咳嗽的治疗提出外感咳嗽以寒邪为主,治以辛温,但须根据不同岁气施治,而在"时气"与"病气"的关系上,又当以"病气"为主。内伤咳嗽以阴虚为主,治以滋阴,但见虚寒而咳嗽不已者又当补阳。以上这些论述,都从不同方面大大丰富了辨证论治的内容。李中梓《医宗必读·咳嗽》在申明咳嗽"总其纲领,不过内伤外感而已"的前提下,对外感、内伤的治疗原则提出了自己的见解,指出:"大抵治表者,药不宜静,静则留连不解,变生他病,故忌寒凉收敛,如《素问·五脏生成》所谓肺欲辛是也。治内者,药不宜动,动则虚火不宁,燥痒愈甚,故忌辛香燥热,如《宣明五气》所谓辛走气,气病无多食辛是也"。但因药动静并不是绝对的,又必须随患者的具体情况而言,故他又说:"然治表者虽宜动以散邪,若形病俱虚者,又当补中气而佐以和解,倘专于发散,恐肺气益弱,腠理益疏,邪乘虚入,病反增剧也。治内者,虽静以养阴,若命门火衰不能归元,则参芪桂附在所必用,否则气不化水,终无补于阴也。"这些讨论对外感、内伤咳嗽的治疗,作了指导性的说明,一直为医家所重视。

清代叶天士《临证指南医案》在前人基础上进一步把哮喘的证治纲领总结为"在肺为实,在肾为虚"颇为扼要。张聿青、蒋宝素、方仁渊对此又有补充。方仁渊说:"实喘治肺,虚喘治肾,确有见地,然不可执一;实喘治肺,须兼治胃;虚喘治肾,宜兼治肺。"张聿青、蒋宝素则对治痰加以强调:"在肺为实,在肾为虚,此指气而言,非关于痰也",而"喘因痰作""欲降肺气,莫如治痰"也都是很有见地的。

在治疗肺痈方面,《外科正宗》提出在肺痈初起宜解散风邪或实表清肺,继则滋阴养肺,或降火抑阴,脓成则平肺排脓,最后补肺健脾收功。《寿世保元·肺痈》说:"肺痈,吐脓腥臭,用黄豆一粒,予病人口嚼,不觉豆之气味,是肺痈也。"这种用生黄豆验口味的辅助诊断方法,可供临床参考。清代喻昌《医门法律·咳嗽门》指出:"凡属肺痿肺痈之咳,误作虚劳,妄补阴血,转滞其痰,因致其人不救者,医之罪也。"说明肺痈不同于虚劳之咳。又在《医门法律·肺痿肺痈门》说:"肺痈由五脏蕴崇之火,与胃中停蓄之热,上乘于肺,肺受火热薰灼,即血为之凝,血凝即痰为之裹,遂成小痈。"并倡议治疗以"清肺热,救肺气"为要,强调清肺热的重要性:"清一分肺热,即存一分肺气。"《张氏医通·肺痈》指出:"盖由感受风寒,未经发越,停留肺中,蕴发为热,或挟湿热痰涎垢腻,蒸淫肺窍,皆能致此,慎不可用温补保肺药,尤忌发汗伤其肺气,往往不救。"另外,该书还提及肺痈排脓之后,病情仍有反复的情况:"肺痈溃后,脓痰渐稀,气息渐减,忽然臭痰复甚,此余毒未尽,内气复发,必然之理,不可归咎于调理服食失宜也。但虽屡发,而势渐轻可,可许收功;若屡发而痰秽转甚,脉形转疾者,终成不起也。"《类证治裁·肺痿肺痈》说:"肺痈由热蒸肺窍,至咳吐臭痰,胸胁刺痛,呼吸不利,治在利气疏痰,降火排脓。"指明肺痈的基本病机和主要治则。

《张氏医通·肺痿》按喻嘉言之论,将肺痿的治疗要点概括为"缓而图之,生胃津,润肺燥,下逆气,开积痰,止浊唾,补真气"七个方面,旨在"以通肺之小管""以复肺之清肃"。这些证治要点,理义精深,非常切合实用。此外,对肺痈和肺痿的鉴别及其治法异同,也进行了分析比较:"肺痈属在有形之血,血结宜骤攻;肺痿属在无形之气,气伤宜徐理,兼润肺燥。然肺虽燥而多不渴,勿以其不渴而用燥热之药,此辨证用药之大法也。"

对肺痨的治疗,《医宗必读·虚痨传尸劳瘵》指出"补虚以补其元,杀虫以绝其根"的治疗大法,其中特别强调杀虫一法:"能杀其虫,虽病者不生,亦可绝其传疰耳。"认为杀虫不仅有治疗意义,还有预防意义。明代汪绮石《理虚元鉴》总结治虚之经验,认为"治虚有三本,肺脾肾是也。肺为五脏之天,脾为百骸之母,肾为性命之根,治肺、治脾、治肾,治虚之道毕矣",也是治疗肺痨诸虚的原则。

对咯血的治疗,孙一奎《医旨绪余·论咳血》中说:"咳血多是火郁肺中,治宜清肺降火,开郁消痰,咳止而血亦止也。不可纯用血药,使气滞痰塞而郁不开,咳既不止,血安止哉!设下午身热而脉细数,此真阴不足,当清上补下。"强调清肺降火、开郁消痰在治疗咯血中的重要性。

此外,明清之际的方书、本草学专著,如《本草纲目》、清代刘若金《本草述》、汪昂《本草备要》与《医方集解》、赵学敏《本草纲目拾遗》等对肺病的防治亦阐述了许多有实用价值的见解,充实了肺病的中医防治方法。

四、科学研究阶段

近现代,随着西方医学、临床研究方法的兴盛及对中医理论、临床和疗效评价体系的冲击,随着科学技术的日新月异发展,中医肺病学临床研究背景越发复杂,在面对各方挑战的同时,中医肺病学临床研究在各种思想的碰撞下也迎来一次又一次机遇。此时期最大的特点,即在坚持提高中医药诊断、防治肺病临床疗效这一目标不变的同时,各方面均加强了现代科研思想、科研方法的创新应用。此时期,中医肺病学临床科研主要以中医肺病病种,尤其是优势病种研究为切入点,以中医肺病病因研究、诊断试验评价研究、疗效评价研究、预后研究等为研究分类,以系统评价、随机对照试验、随机交叉对照试验、同个体自身前后对照试验、队列研究、病例对照研究、问卷调查、量表制定、指南(标准)制定、数据挖掘、"真实世界"的科研范式等为方法支持,以中医临床肺病防治的前沿追踪为创新动力,旨在提高中医药临床防治肺病的疗效及构建公认的规范化中医肺病疗效评价体系。上述具体研究内容请参阅第八章中医肺病学临床研究切入点及方法及第九章中医肺病学临床研究前沿的内容,各病种相关病因病机、辨证体系、治法方药、养生康复等的循证研究、经典古籍挖掘、名老中医经验总结、数据挖掘等的具体应用参阅下篇的相关章节。

(吕晓东)

参 考 文 献

[1] 武维屏,苏惠萍. 中医内科呼吸学科建设内涵与外延的认识与实践[J]. 中医教育,2005,24(2): 62-63.

[2] 李泽庚,彭波. 中医呼吸学科内涵与外延的研究——兼论中医呼吸学科的建设方向[J]. 中医药管理杂志,2008,16(5): 356-357.

[3] 宋建平,李建生. 中医肺病学科内涵与外延探讨[J]. 中国中医基础医学杂志,2011,17(8): 849-851.

[4] 洪素兰. 实用中医呼吸病学[M]. 北京: 中国中医药出版社,1995.

[5] 欧阳忠兴. 中医呼吸病学[M]. 北京: 中国医药科技出版社,1997.

第二章　中医肺病学与经典医著

肺在五行属金,与秋气相通应,为气之本原,主气,司呼吸。《黄帝内经》重视肺,认为"肺藏气",为"相傅之官,治节出焉""朝百脉""合皮""荣毛""通于鼻"。肺亦为清虚之脏,轻清肃静,不容纤芥,不耐邪气之侵袭,《灵枢·九针论》云:"五脏之应天者肺,肺者,五脏六腑之盖也。"肺位最高,覆盖于五脏六腑之上,具有保护诸脏免受外邪侵袭的作用,是以人体受邪,而肺最易为之侵袭。《黄帝内经》《难经》《伤寒论》和《金匮要略》为肺系疾病的辨证论治和理法方药体系的建立做出了巨大贡献。

第一节　中医肺病学与《黄帝内经》

《黄帝内经》成书于春秋战国时代,分《灵枢》《素问》两部分,是中国最早的医学典籍。《黄帝内经》在理论上建立了中医学上的"阴阳五行""藏象""病因""养生""治疗"等学说。《黄帝内经》对肺系疾病的论述散见于《玉机真脏论》《脏气法时论》《咳论》《阴阳别论》《宣明五气》《至真要大论》《经脉别论》《气交变大论》等20余篇中,对其病名、病因、病机以及治则、治法均有深刻而系统的认识,成为后世医家防治肺系疾病的理论基础。

一、关于疾病

(一)咳嗽

《黄帝内经》对咳嗽的成因、症状、证候分类、转归及治疗均有较系统的论述,并列咳嗽专篇——《素问·咳论》。就其成因指出内、外两个方面,外因主要是外感风寒,由皮毛而入,合于肺而为病。内因则指出寒饮入胃,则饮邪循胃口上膈干肺而致咳。《黄帝内经》首先认为咳嗽是肺的病变,故《素问·宣明五气》曰:"肺为咳"。但《素问·咳论》曰:"五脏六腑皆令人咳,非独肺也",说明其他脏腑受邪,皆可影响于肺而发生咳嗽。从治疗来说,则提出"五脏之咳,应取俞穴;六腑之咳,应取合穴"。

(二)哮病

《素问·阴阳别论》曰:"阴争于内,阳扰于外,魄汗未藏,四逆而起,起则熏肺,使人喘鸣"。《素问·通评虚实论》有"乳子中风热,喘鸣肩息"的记载。喘指气喘,鸣即指喉间作声。《素问·太阴阳明论》又把这一症状称作"喘呼",谓"犯贼风虚邪者阳受之……阳受之则入六腑……入六腑则身热,不时卧,上为喘呼"。"喘呼"也就是气喘而呼鸣有声的意思。可见《黄

13

帝内经》不仅对哮病的临床特征有所掌握,而且还认识到本病主要是肺的病变,且与其他脏腑有关。

（三）喘证

《黄帝内经》最早记载喘的名称、临床表现及病因病机。如《灵枢·五阅五使》曰:"肺病者,喘息鼻张"。《灵枢·本脏》也说:"肺高则上气肩息"。《黄帝内经》认为,喘主要是肺与肾的病变,如《素问·脏气法时论》曰:"肺病者,喘咳逆气,肩背痛,汗出……虚则少气,不能报息……肾病者,腹大胫肿,喘咳声重",《素问·逆调论》:"夫水者,循津液而流也,肾者水脏,主津液,主卧与喘也"。病因则与"风热""水气""虚邪贼风""岁火太过""气有余"等有关。

（四）肺胀

肺胀指肺气胀满、不能敛降,早在《黄帝内经》中即有记载,如《灵枢·经脉》有"肺手太阴之脉……是动则,病肺胀满,膨膨而喘咳"。《灵枢·胀论》曰:"肺胀者,虚满而喘咳"。说明该病乃虚实相兼的复杂证候。

（五）肺痨

肺痨症状的记载始于《黄帝内经》。如《素问·玉机真脏论》曰:"大骨枯槁,大肉陷下,胸中气满,喘息不便,内痛引肩项,身热脱肉",《灵枢·玉版》说:"咳,脱形,身热,脉小以疾"。这些均生动地描述了肺痨的一些主症及其慢性衰弱性表现。

（六）咯血

《素问·至真要大论》曰:"少阳司天,火淫所胜,则温气流行,金政不平,民病……咳唾血",《灵枢·经脉》曰:"肾足少阴之脉……是动则病,饥不欲食,面如漆柴,咳唾则有血,喝喝而喘"。说明外邪侵袭及脏腑病变均可导致咯血。

（七）肺癌

肺癌,《黄帝内经》称之为"息积""息贲",对其证候特点作了描述,《素问·奇病论》"病胁下满,气逆……病名曰息积",《灵枢·本脏》:"肝高,则上支贲切,胁悗为息贲"。

（八）失音

关于失音,《黄帝内经》指出两种不同的情况,一是感受外邪,二是脏气内伤,均可致失音。感受外邪者与肺有关;五脏内伤者,主要涉及心肾。

（九）鼻渊

鼻渊的论述最早见于《黄帝内经》,如《素问·至真要大论》:"少阴之复,燠热内作,烦躁鼽嚏……甚则入肺,咳而鼻渊。"

二、关于病因

（一）六淫邪气

《黄帝内经》极为强调外感邪气与疾病发生的关系。《素问·至真要大论》提出"夫百病之生也,皆生于风寒暑湿燥火,以之化之变也",明确指出外感六淫可作用于人体,影响机体的正常功能,导致疾病的发生。五脏之中唯肺与大气相通,肺系疾病与六淫之邪有极为密切的关联。《素问·玉机真脏论》指出"是故风者百病之长也,今风寒客于人……病入舍于肺,名曰肺痹,发咳上气"。外感六淫侵袭人体肌肤皮毛,首先犯肺,邪气内蕴于肺,肺气壅遏上逆而出现喘咳症状。

肺为娇脏,六淫之邪皆可犯肺,《素问·至真要大论》云:"太阳司天,客胜则胸中不利,出清涕,感寒则咳"。《素问·刺热论》曰:"肺热病者,先淅然厥起毫毛,恶风寒,舌上黄,身热。热争,则喘咳"。《素问·阴阳应象大论》曰:"秋伤于湿,冬生咳嗽"。《素问·六元正纪大论》曰:"金郁之发,燥气以行,民病咳逆"。《素问·气交变大论》亦云:"岁金太过,燥气流行……肃杀而甚,则……胸痛引背……甚则喘咳逆气……咳逆甚而血溢"。火为热之极,分为实火和虚火两大类,实火发于外感,风、寒、暑、湿、燥邪入里均可化火,虚火起于内伤,多由七情内郁,脏腑失调而致,火邪犯肺易伤络动血,可见咳血,病势急。

(二)七情内伤

《黄帝内经》在论述各种疾病发生的原因时,总结性提出"凡人之惊恐恚劳动静,皆为之变也"(《素问·经脉别论》),认为疾病的病因除了外感六淫之外,内伤同样可伤及脏腑致病,其中内伤又尤以七情不调为代表。七情包括喜怒忧思悲恐惊,均可损伤五脏气机,直接或间接影响肺气之宣发、肃降。《素问·举痛论》指出:"怒则气上,喜则气缓,悲则气消,恐则气下,惊则气乱,思则气结"。其中与肝关系最为密切,肝主情志,肝脉布两胁,上注于肺,七情刺激,肝失调畅,气郁化火,火循经上逆犯肺,可见咳喘,肺次之,悲为肺志,"悲则心系急,肺布肝举,而上焦不通",上焦不通则肺气郁闭。

《素问·举痛论》和《素问·经脉别论》列举"有所坠恐,喘出于肝""有所惊恐,喘出于肺""怒则气上""老则喘息汗出"等经文详细论述情志过度影响五脏气机不和,可通过经脉气血等途径影响肺的宣发肃降功能而致咳喘症状。

(三)饮食失宜

饮食虽为人体所必需,但若不加以节制,或饥饱失常,或饮食不节都会影响机体正常功能的运行,导致或加重疾病的发生。《素问·痹论》"饮食自倍,肠胃乃伤",《素问·通评虚实论》言"气满发逆,甘肥贵人,则膏粱之疾也"。指出患者饮食不节或贪食生冷、肥甘厚味,脾胃受损,脾失健运,痰浊内生,上干于肺,肺失宣降,导致咳嗽气喘之证。

《素问·经脉别论》曰:"饮入于胃,游溢精气,上输于脾,脾气散精,上归于肺,通调水道,下输膀胱"。指出了饮食入胃化生水谷精微及输布的生理过程,离不开脾的转输运化,肺的通调布散及肾的蒸腾开合,这也是后世"培土生金"法的理论依据。

(四)劳逸失度

《素问·经脉别论》云:"春秋冬夏,四时阴阳,生病起于过用,此为常也"。劳逸太过即为过用。如《素问·举通论》云:"劳则喘息汗出,外内皆越,故气耗矣",《素问·宣明五气》云:"五劳所伤:久视伤血,久卧伤气,久坐伤肉,久立伤骨,久行伤筋,是谓五劳所伤"。劳倦伤脾,劳欲伤肾,《灵枢·邪气脏腑病形》亦云:"若入房过度,汗出浴则伤肾"。《素问·调经论》曰:"有所劳倦,形气衰少,谷气不盛,上焦不行,下脘不通,胃气热,热气熏胸中,故内热",脾伤则生痰,肾伤不纳气,而致咳喘之证。

(五)疫疠之气

《黄帝内经》对呼吸道传染病的病因已有所认识,《素问·遗篇·刺法论》云:"五疫之至,皆相染易,无问大小,病状相似"。疠气具有传染性,易从口鼻而入,入侵肺中,化生热毒。

三、关于病机

病机是指疾病发生、发展、变化的机理,《素问·至真要大论》首列病机十九条,强调"审察病机,无失气宜"及"谨守病机,各司其属"。肺系疾病的病机大体可分为本脏自病和他脏影响,就本脏自病而言,《黄帝内经》提出当分肺实和肺虚,如《素问·通评虚实论》说:"气虚者肺虚也"。《素问·病能》曰:"肺气盛则脉大,脉大则不能偃卧"。《素问·大奇论》有"肺满皆实"之说,成为肺系疾病按虚、实病机分类之肇始。而关于他脏影响,则强调了脏腑之间的相互联系。

(一)本脏自病

1.肺实病机

(1)风淫卫表:《素问·太阴阳明论》:"伤于风者,上先受之"。肺卫最高,风邪最易伤之。《灵枢·百病始生》:"是故虚邪之中人也,始于皮肤,皮肤缓则腠理开,开则邪从毛发入,入则抵深,深则毛发立,毛发立则淅然,故皮肤痛"。详细指出皮肤腠理疏松是肺系疾病起病的根本原因。

(2)寒邪犯肺:《素问·举痛论》说:"寒则腠理闭,气不行"。寒为阴邪而主收引、凝滞,能使皮毛收缩,汗孔关闭,腠理阖而不开,肺卫之气不能宣发津液外泄,可致无汗、恶寒之症。寒邪犯肺,寒痰凝滞,肺气壅塞,可致肺的寒实证,表现为咳喘哮鸣、胸闷气紧、痰多色白清稀。如《灵枢·邪气脏腑病形》说:"形寒寒饮则伤肺,以其两寒相感,中外皆伤,故气逆而上行",《素问·至真要大论》云:"太阳司天,客胜则胸中不利,出清涕,感寒则咳"。肺气通于喉,则声音得彰。邪气犯肺,上窍失宣,肺气不能鼓动喉头会厌,可致声哑、失音,如《灵枢·忧恚无言论》说:"人卒然无言者,寒气客于会厌"。

(3)热邪壅肺:肺中痰热炽盛,逼迫肺气上逆,而致肺的实热证,表现为咳喘气粗、声高息涌、咳吐黄浊稠痰等症。如《素问·气交变大论》:"岁火太过,炎暑流行,金肺受邪,民病疟,少气咳喘",《素问·刺热论》说:"肺热病者,先淅然厥起毫毛,恶风寒,舌上黄,身热。热争则咳喘,痛走胸膺背,不得太息,头痛不堪"。热争则咳喘,即言肺气与邪热相互搏击,肺闭塞,肺气上逆的病机。

(4)湿邪稽肺:湿浊痰饮上犯,停滞肺中,阻塞肺气,亦可导致肺失宣降,表现为咳喘气促、胸膈满闷、痰多色白易咯等症。《素问·生气通天论》云:"秋伤于湿,上逆而咳"。

(5)宣肃失司:肺主通调水道,为水之上源。肺气宣发肃降,肺失宣发,可使津液和汗液排泄受阻,水气不得外散;肺失肃降,肺水不能下输膀胱,变成尿液排出体外,停留体内为患,化生水气。肺气闭郁,宣降失职,津液停聚,上焦不布,泛溢肌肤,发为水肿。此为水泛高原,多见头面、上半身肿甚,小便短少。如《灵枢·论疾诊尺》云:"视人之目窠上微肿,如新卧起状,其颈脉动,时咳,按其手足上,窅而不起者,风水肤胀也"。风水与肺失宣降,水气泛滥的病机有密切关系。正如《素问·水热穴论》注曰:"劳勇汗出则玄府开,汗出逢风则玄府闭,玄府闭已则余汗未出,内伏皮肤,传化为水,从风而水,故名风水"。

2.肺虚病机　肺的病机除大量属实外,还存在不少属虚的病机。当肺受到各种致病因素的作用,或由于其他脏腑疾病的传变,或致病因素过强,或病程日久正气受损,都会导致肺的生理功能受到损害,引起肺虚的病机变化。《素问·玉机真脏论》说:"其不及则令人喘,呼吸少气而咳,上气见咳血,下闻病声"。"其不及"即指肺气虚。《素问·方盛衰论》提到肺气虚不能藏魄而致神志不安的病机:"肺气虚则使人梦白物,见人斩血藉藉,得其时,则梦见兵战"。《素问·脏气法时论》阐述了肺气虚引起咳喘的病机:"肺病者,喘咳气逆,肩背痛……虚则气少不能报息"。《灵枢》对肺气虚引起呼吸功能失调的病机作了深入论述。《灵枢·本神》说:"肺气虚,则鼻塞不利,少气"。《灵枢·经脉》又说:"气虚,则肩背寒,少气不足以息,尿色变"。肺气虚无力向上宣通鼻窍,可致鼻塞不通、嗅觉不灵。是因肺气通于鼻,肺和则鼻能知香嗅。《灵枢·本神》曰:"肺气虚,则鼻塞不利"。

(二)他脏影响

《素问·咳论》曰:"五脏六腑皆令人咳,非独肺也",五脏六腑生理功能相关,病机上也相互影响,其他脏腑的病变或功能失调均可影响肺而致喘咳之症。《素问·咳论》曰:"聚于胃,关于肺"强调肺胃相关。《素问·经脉别论》言:"脾气散精,上归于肺",若脾虚失运,脾气不能将运化的水谷精微输之于肺,母病及子,致肺气虚弱。而《灵枢·本输》曰"肾上连肺,故将两脏""其本在肾,其末在肺"则强调金水相生,肺肾同源。

四、关于治则

治则是通过判断疾病的本质,确立治疗方向,《黄帝内经》的许多治则虽不是针对肺系疾病而提出,但同样适合于肺系疾病。在《阴阳别论》《阴阳应象大论》《异法方宜论》《脉要精微论》《三部九候论》《经脉别论》《脏气法时论》《宝命全形论》《五运行大论》《至真要大论》《通评虚实论》等篇中分别涉及了因时制宜、因地制宜、标本缓急、扶正祛邪、正治反治、表里制宜、脏腑五运补泻等治则。

(一)谨察阴阳所在而调之

出自《素问·至真要大论》。《内经》中广泛运用阴阳理论认识人的生理、病理、诊断、治疗,并从阴阳变化的角度去分析其中的规律。《素问·阴阳应象大论》:"审其阴阳,以别柔刚,阳病治阴,阴病治阳","故善用针者,从阴引阳,从阳引阴"。特别是中医学认为疾病的病理过程都存在着阴阳偏盛或阴阳偏衰,甚至认为一切疾病发生的根本原因就是"阴阳失调",故《素问·至真要大论》指出"谨察阴阳所在而调之,以平为期"。此处的"阴阳"就是"阳虚"或"阴虚","阳盛"或"阴盛";"所在"即疾病的部位;"平"就是恢复常稳态,也就是要达到《素问·生气通天论》所说的"阴平阳秘,精神乃至"的目的。

(二)治病必于求本

出自《素问·阴阳应象大论》:"阴阳者,天地之道也,万物之纲纪,变化之父母,生杀之本始,神明之府也,治病必求于本"。治病必求于"本"的含义主要有三:一是《素问·阴阳应象大论》中所提到的阴阳是相互对立的两个方面,它存在于万事万物之中,也包括疾病,因此,治病求本就必须了解疾病正邪斗争的阴阳偏胜,从而"谨察阴阳所在而调之",便是治病求"本"。二是指根本,本之于脾肾。如《素问·玉机真脏论》说:"五脏者皆禀气于胃,胃者五脏之根本也"。三是相对于"标"而提出来的,从分析标本中,得出治病求本的"本"。因此,以阴阳为本好比是"经",因为人体的生理、病理、诊断、治疗各个方面都可分阴阳。以先天、后天为本者,好比是"纬",因为任何疾病都要固护胃气、元气。

(三)必伏其所主,而先其所因

《素问·至真要大论》中提出的"必伏其所主,而先其所因"是从针对反治法的解释中提炼出来的。反治法如热因热用、寒因寒用,看起来用药和病情的寒热属性一致,但所取得的效果并不相同,说明了要制伏病之根本,必先求病之因。虽然是热证,但热为假热,故热因热用;虽然是寒证,但这个寒是假寒,故寒因寒用。

(四)正者正治,反者反治

《素问·至真要大论》中提出"正者正治,反者反治"。正治与反治是在"治病求本"的根本原则指导下,针对疾病有无假象而制定的两种治疗原则。正者正治,即临床表现和证候性质完全一致专用正治法治疗;反者反治,即临床表现和证候性质完全相反者,用反治的方法来治疗。《黄帝内经》中的正治法,如《素问·至真要大论》"寒者热之,热者寒之"。反治法如"热因热用、寒因寒用"。正治法易理解,如"热证用凉药、寒证用热药",用药物阴阳之偏来纠正病证阴阳之偏。但反治法中的热因热用,寒因寒用似觉奇怪,而实质这里的"寒"与"热"是标象或假象。阳热盛于内格阴于外的四肢厥逆,是假寒而非真寒,故用凉药治其真热。《素问·至真要大论》说:"微者逆治,甚者从治",意思是说病情较轻,往往病证单纯,因此适合运用正治法;病情较重的往往病证复杂,会出现假象,此时可用反治法。

(五)因人、因时、因地制宜

《黄帝内经》强调诊治疾病必须结合天地的变化,地区的差异,人的体质、年龄、性情以及生活环境、经济情况、思想情绪各个方面的不同因素加以考虑,亦即三因制宜,这是中医论治的特色。因人制宜者,《灵枢·本脏》说:"肺小,则少饮,不病喘喝;肺大则多饮,善病胸痹、喉痹、逆气。肺高,则上气,肩息咳;肺下则居贲迫肺,善胁下痛。肺坚则不病,咳上气;肺脆,则苦病消瘅易伤。肺端正,则和利难伤;肺偏倾,则胸偏痛也",强调体质不同,患病各异。因时制宜者,《素问·六元正纪大论》:"用寒远寒,用凉远凉,用温远温,用热远热,食宜同法,有假者反常,反是病者,所谓时也",指出用药要结合四时,寒性药要避免寒冷,凉性药要避免天凉,温性药要避免天温,热性药要避免天热,因地制宜者,《素问·五常政大论》:"地有高下,气有温凉,高者气寒,下者气热","西北之气,散而寒之,东南之气,收而温之,所谓同病异治也"。

(六)知标本者,万举万当

《素问·标本病传论》:"知标本者,万举万当,不知标本,是谓妄行"。说明了辨别标本在治疗上的重要性。《黄帝内经》在治疗方面有关标本的含义有四。一是病因为本,症状为标。《素问·至真要大论》曰:"是故百病之起,有生于本者,有生于标者……有取本而得,有取标而得者",这里所指的"生于本",是指疾病在病因的作用下直接发生;所指"生于标",是指疾病不是在病因作用下而发生,而是在原发症状基础上的续发症状。二是原发病为本,继发病为标。故认为先病为本,后病为标。《素问·标本病传论》曰:"先病而后逆者,治其本"。是说原发病病势发生变化和逆转,应先治其初病之本。三是正虚为本,邪实为标。《素问·评热病论》曰:"正气内存,邪不可干,邪之所凑,其气必虚",充分表明了中医学对发病的基本观点:正气是发病与否的主导,邪气是发病的重要条件,即外因通过内因起作用。正虚与邪实的标本关系可运用于说明病情的长短、轻重、预后和转归。四是从医患论,病人为本,医生为标。此论见于《素问·汤液醪醴论》:"病为本,工为标,标本不得,邪气不服,此之谓也"。此言从医患而论,则病人为本,医生为标,医生的治疗必须通过病人的配合才能起作用。若病人讳疾忌医、或不信医、或不从医、或病已入膏肓,则纵使医者医术再高超,也将无能为力,必然"标本不得,邪气不服"。强调治病过程中,病人的因素居于主导地位,病人的配合是治病的先决条件。《黄帝内经》所述标本关系,与临床密切相关。为医者当透过现象抓本质,认清疾病过程中的原因和结果,主要与次要的关系,还要运用动态变化的观点分析标本缓急,但总以治病求本为其要。

综上所述,《黄帝内经》中关于治则的论述十分详尽。又如《素问·四气调神大论》指出:"是故不治已病治未病,不治已乱治未乱,此之谓也"。这是早期治疗,"治未病"的治疗原则。

其他还有"扶正祛邪","微者调之,其次平之,盛者夺之","大毒治病,十去其六","从阴引阳,从阳引阴,以右治左,以左治右"等。这些思想至今对肺系疾病的治疗仍具有很强的指导意义。

五、关于治法

治法乃组方用药之依据,《黄帝内经》中提出许多肺系疾病的治法已具后世八法之雏形。

(一)汗法

《灵枢·九针》曰:"皮者,肺之合也,人之阳也",《素问·阴阳应象大论》:"其在皮者,汗而发之",病邪在表,肺卫受邪,症见发热、恶寒者,可通过发汗的方法,使在表的邪气随汗而解。

(二)吐法

《素问·阴阳应象大论》曰:"其高者,因而越之",凡停留在咽喉、胸膈的痰涎食积,可用"吐法"将其消除。

(三)下法

肺与大肠相表里,大肠传导正常,糟粕下行,腑气通畅,有利于肺气肃降。若阳明腑实,邪热燥结,气逆犯肺可致咳喘、气急等症,如《素问·厥论》曰:"阳明厥逆,喘咳身热",《素问·阴阳应象大论》曰:"其下者,引而竭之",治当攻下通腑以泄热降气。

(四)和法

即和解、调和,指调节脏腑失调的气血阴阳以归于平衡。《素问·至真要大论》曰:"必先五脏,疏其血气,令其条达,而致和平"。人体气血、营卫、阴阳、寒热、表里、脏腑的调和即为和法所要达到的最佳结果。

(五)温法

《灵枢·邪气脏腑病形》云:"形寒饮冷则伤肺,以其两寒相感,中外皆伤,故气逆而上行"。《素问·至真要大论》曰:"寒者热之"。寒邪闭肺,宣肃失调,咳喘作矣。温肺寒,祛痰饮,则咳喘自止。

(六)清法

《素问·至真要大论》:"热者寒之",对肺热壅肺之咳嗽、气喘、肺胀、咯血等症,通过清热、泻火的方法,使在里的热邪得以清除,则诸症可愈。

(七)补法

疾病日久过度消耗肺之正气,可致肺功能减退,出现一系列不足的表现,如胸闷、气短、乏力、懒言等,《素问·六节藏象论》曰:"肺者,气之本"。故补肺重在调补肺气。因肾主纳气,肺肾同源,故调补肺气的同时亦当注重补益肾气。《素问·阴阳应象大论》:"形不足者,温之以气,精不足者,补之以味"。《素问·三部九候论》亦云:"虚则补之……损者益之"。

(八)消法

"息积""息贲"等肺部积聚的病变可以消法治之。《素问·至真要大论》曰:"坚者削之,客者除之……结者散之,留者攻之"。

此外,《内经》还论述了五味补泻治肺法,《素问·脏气法时论》曰:"肺苦气上逆,急食苦以泄之","肺欲收,急食酸以收之,用酸补之,辛泻之"。

第二节 中医肺病学与《难经》

《难经》原名《黄帝八十一难经》,3卷。原题秦越人撰。"难"是"问难"之义,"经"乃指《黄帝内经》,即问难《黄帝内经》。该书以问难的形式,亦即假设问答,解释疑难的体例予以编纂,故名为《难经》。《难经》对肺系疾病论述不多,但对肺之生理、肺系疾病的病因病机、临床表现以及治则均有所涉及。

一、关于肺生理

《难经》对肺的生理功能有所论述,如《难经·四十难》曰:"肺主声",《难经·二十四难》:"太阴者,肺也,行气温于皮毛者也",《难经·三十七难》:"肺气通于鼻,鼻和则知香臭矣",以上条文说明皮毛和鼻的功能是受肺气所支配的,而喉咙的通气和发音亦与肺相关。

二、关于病因病机

在发病学上,《难经》继承《黄帝内经》思想,强调寒冷之邪对肺的影响。《难经·四十九难》:"形寒饮冷则伤肺",风寒之邪侵犯肌体,皮毛先受之,皮毛者,肺之合也,故肺先受病,饮食生冷,脾胃受寒,母病及子,更伤于肺。

《难经》对病机传变也有论述,当肺有病,累及肾,使肾受病,称母病及子,《难经·五十三难》曰:"间脏者,传其子也",间脏,指在五行相克的两脏中,间隔一脏相传之义。如脾土克肾水,在脾土和肾水间相隔的是肺金,这样,肺就把土水相克的关系形成土生金、金生水的相生关系,从而形成母子相传。

《难经·五十五难》曰:"从后来者为虚邪,从前来者为实邪"亦对母子传变作了说明。

三、关于临床表现

肺系疾病的症状《黄帝内经》已论之甚详,《难经》仅在某些方面作了补充。《难经·十六难》曰:"假令得肺脉,其外证面白,善嚏,悲愁不乐,欲哭。其内证:齐右有动气,按之牢若痛。其病:喘咳,洒淅寒热,有是者肺也,无是者非也",论述了肺系疾病常见的临床证候,即面白,善嚏,悲愁不乐,咳嗽,气喘,发热恶寒等。《难经·十难》还指出金实侮火的脉象为"心脉涩甚",《难经·四十九难》描述其症状"为谵言妄语也""其病身热,洒洒恶寒,甚则咳喘,其脉浮大而涩"。

四、关于治则

《难经》提出了肺系疾病的治疗原则,《难经·六十九难》"虚者补其母,实者泻其子",《难经·十四难》"损其肺者益其气",论述了虚实异治的原则,并强调肺虚病当以补益肺气为先。

第三节 中医肺病学与《伤寒论》

《伤寒论》为东汉张仲景所著,是中医史上第一部理法方药完备、理论联系实际的临床医学著作,其不仅为外感热病立法,同时兼论内伤杂病及其他疾病,奠定了中医辨证论治的原则和方法,《伤寒论》所论肺系疾病的病机、证治和方药至今仍为临床所推崇。其辨证,必辨表里、阴阳、寒热、真假、气血、主证次证、经络脏腑及其相互转化,其论治,必因证设方,因方用药,法度谨严,对肺系疾病有很好的指导作用。

一、辨证纲要

(一)辨表里

因肺主皮毛,太阳之气的作用部位是体表,故肌表受邪气所伤导致的表证,多数为感冒病。与表里皆相关的感冒为半表半里,即少阳证。临床见证颇多。重者直中,或太少两感,并按轻重分为中风、伤寒及表郁轻证。

(二)辨寒热

《伤寒论》第3条 "太阳病,或已发热,或未发热,必恶寒,体痛,呕逆,脉阴阳俱紧者,名为伤寒"。第6条 "太阳病,发热而渴,不恶寒者,为温病。若发汗已,身灼热者,名曰风温"。并随后分别论述伤寒及温病的审证要点,临床思路清晰可鉴。

(三)辨虚实

中风表虚证、太阳病兼里虚者,用桂枝汤,虚人多阳虚,阳虚易生痰生饮生水,用柴胡汤调气机、和少阳,寒、湿表实证用麻黄汤和大青龙汤。

(四)辨兼证

辨虚实后分别将兼证详细论述,中风兼项背强几几为桂枝加葛根汤证,兼喘为桂枝加厚朴杏子汤证等;伤寒兼项背强几几,下利或呕吐为葛根汤证,兼烦躁为大青龙汤证,兼水饮为小青龙汤证。少阳兼太阳表证、支节烦疼柴胡桂枝汤证,兼里实热为大柴胡汤证,兼脾虚津伤为柴胡桂枝干姜汤证,兼表里三焦俱病心胆不宁为柴胡加龙骨牡蛎汤证,太少两感用麻黄附子细辛汤,麻黄附子甘草汤等。

(五)辨禁忌

《伤寒论》用较多的条文列举了治疗用药的禁忌证,其中桂枝汤的禁忌证有3条,麻黄汤有9条,小柴胡汤2条,进一步指导辨证用药。

(六)辨变证

《伤寒论》不仅提出临床失治或误治后,临床证候发生变化,更加指出针对变证的治法,当 "观其脉证,知犯何逆,随证治之"。并对治疗原则指出 "辨汗下先后"。针对具体症状如热证之虚烦、邪热壅肺和下利,虚证之心阳虚、阳虚兼水气、脾虚、肾阳虚、阴阳两虚,结胸、痞证等辨治均有细致论述。

二、治疗原则

（一）随证治之

《伤寒论》创立了个体化的治疗原则，也就是辨证论治的治疗原则。辨证论治这四个字在《伤寒论》中没有出现在文字的表述上，最能够体现辨证论治精神的就是仲景在第16条所云"观其脉证，知犯何逆，随证治之"这12个字。"观其脉证"就是诊察现有的脉象和证候表现。"知犯何逆"就是了解曾用过哪些错误的治疗方法，"随证治之"即根据患者过去和现在的具体情况，采取具有针对性的治疗方法。该原则对肺系疾病的治疗有极大的指导意义。

（二）表里先后

该原则在肺系疾病的治疗中亦多有体现。表里先后亦即先表后里、先里后表和表里同治，是根据疾病过程中的病位浅深、病情缓急而制定的孰先孰后的治疗原则。邪在经络肌表者为表证，邪涉脏腑者则为里证，一般而言，太阳表证宜解表发汗，阳明里证宜清泄里热或攻下里实，邪在半表半里的少阳证宜和解少阳，邪在三阴的里虚寒证则当温补阳气，但有时临床表现在表里证疑似之间或表里同病的时候确定其治疗原则尤显关键，故仲景提出表里先后的原则以示后人。

三、证治方药

《伤寒论》之精髓为六经辨证，但肺系疾病的证治大多集中在太阳病篇，太阳病篇中从肺论治的条文就多达32条，其中表虚兼喘者16条，表实兼咳者9条，汗下失宜兼痰饮致结胸者6条，其他1条，故清代吴坤安在《伤寒指掌》云："肺主卫、主气、主皮毛，故肺家之邪，即可以候太阳之表"。

（一）营卫不和证

12条"太阳中风，阳浮而阴弱，阳浮者，热自发，阴弱者，汗自出，啬啬恶寒，淅淅恶风，翕翕发热，鼻鸣干呕者，桂枝汤主之"。营卫之运行、敷布有赖于肺主气的功能，肺气充沛，营卫和谐，腠理致密辅太阳以护体表，太阳中风为"营弱卫强""卫气不和"，主要机制在于表虚汗出，"卫气不共营气谐和故尔"。治宜扶助卫阳，收敛营阴，主以桂枝汤，方中桂枝、生姜辛甘化阳、益肺卫，芍药、甘草酸甘化阴、助营气、敛阴止汗，甘草、大枣补脾胃以资化源，啜热粥以助上焦升发，卫充营和则邪去正复，凡表虚兼咳嗽、痰喘的治法多以此方加减化裁。

（二）风寒束肺证

太阳之气虽然化生于下焦，补充于中焦，但要很好地布达于体表，行使卫外的功能，必须依赖于上焦肺气的宣发。卫气通于肺，风寒之邪侵袭皮毛，卫气闭郁，导致肺之宣发、肃降功能失调，咳喘作矣。若太阳伤寒表实则投以麻黄汤，《伤寒论》第35条"太阳病，头痛，发热，身疼，腰痛，骨节疼痛，恶风，无汗而喘者，麻黄汤主之"、第36条"太阳与阳明合病，喘而胸满者，不可下，宜麻黄汤"。寒邪壅肺，肺气失宣则表实无汗而喘，麻黄汤宣发肺气，使毛窍开泄，皮腠疏松，络脉流畅，经气通行，故汗出喘止表证得解。李时珍曰："麻黄汤虽太阳发汗重剂，实为发散肺经火郁之药也"。开肺即是开太阳之表，凡外感寒邪，或汗下失宜之变证，多表现为喘闷胸满，痰饮咳嗽与肺相关者，其治法多由此方变通而来。

（三）外寒内饮证

其辨证要点为：①咳嗽，痰多色白清稀，气喘，甚则喘息不得平卧，舌苔白滑；②并见发热恶寒，头身疼痛，无汗，脉浮紧。《伤寒论》第40条"伤寒表不解，心下有水气，干呕，发热而咳，或渴，或利，或噎，或小便不利、少腹满，或喘者，小青龙汤主之"，第41条"伤寒，心下有水气，咳而微喘，发热而不渴，服汤已渴者，此寒去欲解也，小青龙汤主之"。两条均为"伤寒，心下有水气"，上焦素有停饮，又感风寒，外寒里饮相搏，肺气上逆则咳嗽、气喘，40条以干呕，发热而咳为主证，41条以咳而微喘为主证。治以小青龙汤温肺化饮，止咳平喘，方中麻黄、桂枝相须为君，发汗散寒以解表邪，且麻黄又能宣发肺气而平喘咳，桂枝化气行水以利里饮之化。干姜、细辛为臣，温肺化饮，兼助麻、桂解表祛邪。然而素有痰饮，脾肺本虚，若纯用辛温发散，恐耗伤肺气，故佐以五味子敛肺止咳、芍药和养营血，二药与辛散之品相配，一散一收，既可增强止咳平喘之功，又可制约诸药辛散温燥太过之弊；半夏燥湿化痰，和胃降逆，亦为佐药。炙甘草兼为佐使之药，既可益气和中，又能调和辛散酸收之品。若寒饮郁热较盛，咳喘而发热烦躁者，用小青龙加石膏汤治之。

（四）中风兼喘证

19条"喘家作，桂枝加厚朴杏子佳"，此处的喘家作是指素患喘咳疾，又感外风，内外合邪，喘息发作，第43条"太阳病下之微喘者，表未解也，桂枝加厚朴杏子汤主之"指表邪内逆于肺而喘，两者病机相同，故用桂枝汤解肌祛风，调和营卫，加厚朴、杏仁祛痰降逆，平喘止咳，以取表解而喘平之效。

（五）邪热壅肺证

太阳病误治，邪热内陷，壅迫于肺而致喘咳，当治以清热宣肺。《伤寒论》中第63条"发汗后，不可更行桂枝汤，汗出而喘，无大热者，可与麻黄杏仁甘草石膏汤"。第162条"下后，不可更行桂枝汤，若汗出而喘，无大热者，可与麻黄杏子甘草石膏汤"。方中麻黄配石膏，清宣肺中郁热而定喘，石膏用量多于麻黄一倍，借以鉴制麻黄辛温之性而转为辛凉清热之用；杏仁宣降肺气，协同麻黄以治喘；甘草和中缓急，调和诸药。

（六）肺肠热盛证

34条太阳病误下，表邪未解，邪热内蕴，上壅于肺则"喘而汗出"，热邪下趋大肠则"利遂不止"，葛根黄芩黄连汤治之。方中葛根解肌发表，俾外邪得解，黄芩清肺，肺热清则喘汗止，黄连清热止利，甘草和中，诸药合用，能清肺热以解表邪，上热得清，下热易解，肠热除而下利止。

（七）痰热结胸证

138条"小结胸病，正在心下，按之则痛，脉浮滑者，小陷胸汤主之"。伤寒误下，邪热内陷，热与痰饮互相结于胸膈间，肺失肃降，气机滞塞，成为痰热结胸证，表现为心下满闷，按之则痛，用小陷胸汤清热涤痰，宽胸散结，半夏蠲饮，瓜蒌化痰，黄连清热开结，热清痰降，气结得开，胃气下行而愈。凡痰热结聚，胸闷气喘脉滑者，皆可用之。

（八）寒实结胸证

141条"寒实结胸，无热证者，与三物小陷胸汤，白散亦可服"。寒痰结实，聚于胸间成寒实结胸证，三物白散主之。清代钱潢曰："寒实结于胸中，水寒伤肺，必有喘咳气逆，桔梗开之，贝母入肺解结，又以巴豆之辛热有毒斩关夺门之将，以破胸中之坚结"。辛以宣肺，温以散寒，肺气降则寒结开。若寒痰阻闭，肺喘胸闷，或肺痈浊唾吐脓，属寒实者宜之。

（九）痰水互结证

131条"结胸者,项亦强如柔痉状,下之则和,宜大陷胸丸"。此痰水互结于胸膈之高位,治以泻肺开结,使痰水下行,用大黄、芒硝泻热破结,以荡实邪,以利肺气下降,水道通调,胸胁之水饮得以蠲除。因药性力猛,体弱者慎用,以免诛杀太过,反伤正气。

（十）肺寒气逆证

《伤寒论》第96条"……往来寒热,胸胁苦满,默默不欲饮食,心烦喜呕……或咳者,小柴胡汤主之"。尤在泾《伤寒贯珠集》曰:"咳者,肺寒气逆也……故加五味子之酸以收逆气,干姜之温以祛肺寒,参枣甘壅不利于逆,生姜之辛亦恶其散尔"。因此,肺寒气逆而咳的病证,则以小柴胡汤去人参、大枣、生姜,加五味子、干姜以和解少阳、温肺止咳。第318条"少阴病,四逆,其人或咳,或悸,或小便不利,或腹中痛,或泄利下重者,四逆散主之",方后注云:"咳者,加五味子、干姜……"本证主要为肝气郁结,气机不畅,兼咳者,属肺寒气逆,故以四逆散加五味子、干姜,疏肝解郁,温肺止咳。

（十一）饮停胸胁证

《伤寒论》第152条"……其人漐漐汗出,发作有时,头痛,心下痞硬满,引胁下痛,干呕短气,汗出不恶寒者,此表解里未和也,十枣汤主之"。悬饮一证,饮为阴邪,阴遏阳气,肺气不利,故见短气,当投以十枣汤峻下逐水。方中甘遂善行经隧水湿,大戟善泄脏腑水湿,芫花善消胸胁伏饮,三药合用,逐水之力甚强。然三药皆有毒性,故又用大枣益气护胃,缓和诸药之毒,减少药后反应。

（十二）实热迫肺证

阳明实热迫肺的喘咳,因其邪传阳明,邪热与肠中燥屎互结,实热壅滞肠中,气机不得通降,且肺与大肠相表里,出现肺气上逆的之短气、喘等症,当治以通腑泻肺。第208条"阳明病,脉迟,虽汗出不恶寒者,其身必重,短气,腹满而喘;有潮热者,此外欲解,可攻里也;手足濈然汗出者,此大便已硬也,大承气汤主之"。第242条"病人小便不利,大便乍难乍易,时有微热,喘冒不能卧者,有燥屎也"。因阳明里实,燥热与糟粕相结合,形成燥屎,腑气不通,以大承气汤攻下,腑气通畅,则肺气得以下降,咳嗽、气喘等症亦愈。方中大黄泻热通便,荡涤肠胃,为君药,芒硝助大黄泻热通便,并能软坚润燥,为臣药,二药相须为用,峻下热结之力甚强;积滞内阻,则腑气不通,故以厚朴、枳实行气散结,消痞除满,并助硝、黄推荡积滞以加速热结之排泄,共为佐使。

以上为《伤寒论》中有关肺系疾病的常见证型,《伤寒论》十分强调"观其脉证,知犯何逆,随证治之",因此,临证之时还应当考虑合病、并病及兼证等情况,灵活处理。

第四节　中医肺病学与《金匮要略》

《金匮要略》亦为东汉张仲景所著,主要介绍以内科杂病为主的多科病证脉治,论述精要,为后世医家提供了辨证论治及方药配伍的一些基本原则,是我国中医临床医学的奠基著作之一。书中有关肺系疾病包括咳嗽上气、肺痈、肺痿、肺胀、短气、痰饮等,不仅所占篇幅大、病种多,而且理法方药具备,内容甚详,对后世肺系疾病的辨证论治具有重要的指导意义。

一、发病学说

《金匮要略》提出了内科杂病(包括肺系疾病)总的病因病机,《金匮要略·脏腑经络先后病脉证治》曰:"若五脏元真通畅,人即安和,客气邪风,中人多死,千般疢难,不越三条,一者经络受邪,入脏腑,为内所因也,二者四肢九窍,血脉相传,壅塞不通,为外皮肤所中也,三者房室金刃,虫兽所伤,以此详之,病由都尽"。仲景以经络脏腑分内外,六淫邪气为主要致病原因,以邪正力量的对比决定病位的浅深。

二、审因论治

仲景在《金匮要略·脏腑经络先后病脉证治》中指出:"夫诸病在脏,欲攻之,当随其所得而攻之",体现了审因论治的治疗法则。"所得"有所合、所依附之义,此指与病邪相结合的意思。病邪入脏在里,痼结不解,多与体内痰、水、瘀血、宿食等有形实邪相结合,而成肺痈、悬饮、结胸等病,治疗当审因论治,攻逐其有形实邪,使无形之邪失去依附,则病易痊愈。正如唐宗海所云:"得"者,合也。古训相得为相合,五脏各有所合,即脏有病者,当随其所合之腑而攻治"。

三、温药和之

《灵枢·邪气脏腑病形》曰:"形寒寒饮则伤肺",《难经·四十九难》曰:"形寒饮冷则伤肺",均认识到外寒内饮是导致肺病咳嗽、气喘的最重要因素,但都未提出相应的治法。《金匮要略》特设"痰饮咳嗽病脉证并治"篇对痰饮病加以论述,并根据"寒者热之"的原则,提出"病痰饮者,当以温药和之"。饮为阴邪,最易伤阳,若阳能运化,则饮自消,正如赵以德在《金匮方论衍义》中所说"痰饮者,由水停也,得寒则聚,得温则行,况水行从乎气,温药能发越阳气,开腠理,通水道也"。故仲景多用麻黄、桂枝、干姜、细辛等辛温之品以温肺散寒化饮,然而痰饮实乃本虚标实,若专用补益则碍邪外出,过用温燥则伤正,故仲景提出治宜温药"和之",即以调和治本为法则,用药既不过补,又不过温,如苓桂术甘汤,有白术、桂枝、炙甘草之温补,又有茯苓之淡渗利水。小青龙汤有麻、桂、姜、辛之辛温,又有白芍、五味子之酸收,使补不妨邪,辛不散气,温不伤阴。

四、证治方药

(一)寒饮犯肺证

寒饮犯肺,肺失宣降,治当宣肺散饮。《肺痿肺痈咳嗽上气病脉证治》第10条"咳而上气,喉间水鸡声,射干麻黄汤主之"。射干麻黄汤中主用射干、麻黄,辅生姜、细辛,开痰结、宣肺窍,散寒饮,半夏、款冬、紫菀利气化痰,佐五味敛肺,大枣安中,诸药相辅相成,使散中有收,祛邪而顾正,共为宣肺散饮、祛寒化痰之剂。同属本法的还有《金匮要略·惊悸吐衄下血胸满瘀血病脉证治》之半夏麻黄丸、《金匮要略·水气病脉证并治》之甘草麻黄汤、《金匮要略·痰饮咳嗽病脉证并治》之苓甘五味加姜辛半夏杏子汤,三方不同之处在于半夏麻黄丸功兼降逆,甘草麻黄汤功兼健脾,苓甘五味加姜辛半夏杏子汤兼能散寒。

(二)热邪壅肺证

《金匮要略·肺痿肺痈咳嗽上气病脉证治》附方:"《千金》苇茎汤:治咳有微热,烦满,胸中甲错,是为肺痈"。肺乃清肃之地,邪热壅肺,久蕴炼液为痰,或郁伤气血,致邪热痰瘀交阻,壅塞气道,而发痈脓。其中邪热为因,痰瘀壅脓为果,宗《内经》"热者寒之"之旨,当清泻肺热,兼化痰祛瘀排脓,用《千金》苇茎汤治之。方中主用苇茎以清解肺热,合冬瓜仁、薏仁化痰排脓,辅以桃仁活血祛瘀,《金匮要略心典》赞本方治肺痈痰嗽"重不伤峻,缓不伤懈,可补桔梗汤、桔梗白散之偏,亦良方也",洵非虚誉。本方疗肺痈无论痈脓将成与否,均可增损选用。此外,《金匮要略·百合狐惑阴阳毒病脉证治》之栝蒌牡蛎散,功能清解肺胃,引热下行,亦属本法范畴,方中栝蒌根苦寒清解肺胃之热,牡蛎咸寒入肾,可引肾中妄动浮游之相火下行,使肺金不受刑灼,乃实则泻子之法。

(三)肺气上逆证

治以降利肺气之法。《金匮要略·肺痿肺痈咳嗽上气病脉证治》第12条"咳而脉浮者,厚朴麻黄汤主之"。肺居高位,而主肃降。此功一失,非但气不能降,而且水道失却通调之职,水液无以下输,酿成停饮之患。厚朴麻黄汤证即饮邪射肺、肺气膹郁之证。本条文叙症欠详,当参《备急千金要方·十八卷咳嗽门》所载:"咳而大逆上气,胸满,喉中不利如水鸡声……厚朴麻黄汤"予以补之。脉浮似属表证,然非表证,徐中可谓:"咳而脉浮,则表居多,但此非在经之表,乃邪在肺家气分之表也"。可知,表证脉浮,而邪在上焦脉亦浮,今饮踞肺家气分,乃邪盛于上而病近于表也。厚朴麻黄汤功擅降肺散饮,平喘止咳,本方降中有宣,开中有阖,虽苦降清利,然有小麦坐镇中州,不致戕伤胃气,虽辛散水饮,但佐以五味酸收涩敛,不致耗伤肺气,诚散饮降肺,祛邪而不伤正之良剂。

详究肺气上逆,有寒、热、虚、实以及夹痰、夹瘀之别,故而在治疗中,除施降肺气之法外,须斟酌病情,配合散寒、清热、补虚、攻实、祛痰、逐瘀诸法治之。例如:因肺气下通大肠,若肠腑壅实可致浊气上干,肺气无以肃降,上逆为喘。仲景采用上病下取之法,主用大承气汤以峻下热结,通利肠腑,为治疗肺实证别开一径。

(四)实邪阻肺证

若浊痰、水饮、实热阻肺,当泻肺中之实邪。《金匮要略·肺痿肺痈咳嗽上气病脉证治》第15条"肺痈胸满胀,一身面目浮肿,鼻塞清涕出,不闻香臭酸辛,咳逆上气,喘鸣迫塞,葶苈大枣泻肺汤主之"。肺为华盖,至"净"至"虚","虚"而不能实。若痰水(或夹脓浊)、实热之邪阻肺,致肺窍宣降俱失,诸症旋作。宗《内经》"实者泻之"之旨,投峻泻肺窍、攻逐实邪之葶苈大枣泻肺汤,服药后以微利为度,则痰饮实邪径由下窍排出。

《金匮要略·肺痿肺痈咳嗽上气病脉证治》第7条"咳逆上气,时时吐浊,但坐不得眠,皂荚丸主之"。有肺壅气闭,危及生命的可能,当急用皂荚丸以荡涤痰浊、峻泻肺窍。

(五)肺中虚冷证

《金匮要略·肺痿肺痈咳嗽上气病脉证治》第2条"肺痿吐涎沫而不咳者,其人不渴,必遗尿,小便数,所以然者,以上虚不能制下故也,此为肺中冷,必眩,多涎唾,甘草干姜汤以温之"。外寒袭肺,延误日久,伤害肺中阳气,致肺失温摄,变生虚寒痰嗽。原条文虽未提及"咳",但后世医家多视此为肺气虚寒咳喘之祖方,开温肺法之先河。如《青州医谈》云本方治肺气虚寒"气上迫喘咳,汗出多之症"。本条缘于上焦虚冷,肺不摄津,故"吐涎沫",清窍失煦,故"眩",上虚不能制下,故"遗尿,小便数"。此外,尚有形寒不渴,胸背冷痛,脉弦迟,舌淡苔白等症。宗《内经》"寒者热之"原则,以甘草干姜汤治之。方中干姜温肺胃之阳,炙甘草益肺胃之气,正合"辛甘化阳"之旨,其功效一般方书多谓温益肺气,实则暖痿益气而温肺。本证虽以肺中阳气不足为直接原因,然"胃者,水谷气血之海"(《灵枢·玉版》),阳气不足,当源溯阳明。故《金匮辑义》曰:"此证虽云肺中冷,其源未尝不由胃阳虚乏,故主此方。盖与大病差后喜唾者,主以理中汤意略同"。可知,温肺一法,治取阳明方为穷本之道,后世治肺中虚冷的名剂温肺汤(《证治准绳》方)即由此悟出。

另外,《金匮要略·痰饮咳嗽病脉证并治》之苓甘五味姜辛汤,功能温肺散寒,蠲饮止咳,殆属本法。若外寒不得疏解,可入里化热,内寒久蕴,失于温化,亦可转阳化热,《金匮要略·肺痿肺痈咳嗽上气病脉证治》第14条"肺胀,咳而上气,烦躁而渴,脉浮者,心下有水,小青龙加石膏汤主之"。此口干烦渴之症,寒饮已有化热之势,治应温肺化饮,兼清里热,使之并行不悖。

(六)肺燥液枯证

《金匮要略·肺痿肺痈咳嗽上气病脉证治》第10条"火逆上气,咽喉不利,止逆下气,麦门冬汤主之"。肺为娇脏,喜润恶燥,若气火有余,热稽肺胃,致土金无液以濡,而为肺痿。证见喘逆,咽喉干燥,咳唾涎沫,舌红而干,脉虚数。宗《内经》"燥者濡之",立滋养肺胃兼清热降逆法,方用麦门冬汤。方中主用麦冬滋肺胃之阴,兼清虚热,辅人参、粳米、甘草、大枣,培后天之本以益肺金,俾胃津得充,虚火得息,金不受灼,则咳喘自平,更佐半夏以下气化痰。

后世培土润金之法肇于斯。不少治内燥金枯之效方如麦门冬饮、五味子汤(《证治准绳》方)等,即宗本方而拟。余如清燥救肺汤,虽系治外燥(燥邪伤肺)名剂,但其中以麦冬、麻仁、阿胶滋肺,人参、甘草益胃,皆得本方之真谛。

(七)肺气亏虚证

《金匮要略·血痹虚劳病脉证并治》第14条"虚劳里急,诸不足,黄芪建中汤主之"。后云:"于小建中汤内加黄芪一两半……及疗肺虚损不足"。肺主一身之气,肺主气功能旺盛,则全身气机畅和。若因内外虚损,肺主气功能衰颓,并因之而累及宗气,使之虚乏,则为"诸不足"。本方所疗的"诸不足"具体言之,殆如《备急千金要方》所说:"疗男女因积冷气滞,或大病后不复常,苦四肢沉重,骨肉酸疼,吸吸少气,行动喘乏,胸满气急,腰背强痛,心中虚悸……少腹拘急,羸瘠百病,名曰黄芪建中汤"。其脉虚而散大,肺为诸气之主,脾为生气之源,肺脾气虚,则一身之气皆衰。宗《内经》"衰者补之"制本方专培肺脾之气。主用稼穑作甘之味大健中气,俾中土建,化源充,则肺金自复。又,中土虚则木恣,木恣不仅乘土,而且侮金,致土金愈羸,肝木独肆。黄芪建中汤妙在佐以芍药,酸苦泻木,使木土无犯,木金无忤,则有助于土、金之兴。示后人以抑木培土而生金之法。另加黄芪双补肺脾,且固卫气,坚腠理,则周身诸络脉之空虚自得以充实。

此外,《金匮要略·肺痿肺痈咳嗽上气病脉证治》附方中,载以炙甘草汤"治肺痿涎唾多,心中温温液液者",是证乃心脾双损,进而肺无以生,终致肺愈叶萎。仲景制炙甘草汤,本以补益心脾为要,此处广其功用,施于肺痿治疗中,乃间一(补土而生金)、间二(补火生土而生金)之补益法,为后世间接补肺法示以范例。

总之,《金匮要略》的肺病证,无外虚实两端,虚者正虚,多由劳倦、七情、脏腑内伤所致,表现为肺气不足,肺中虚冷和肺阴亏耗,治宜补益肺气、温肺祛寒和滋养肺阴等法;实者邪实,常见于六淫及痰浊、水饮、实热、瘀血诸邪干肺,致肺气失宣,肺失肃降,肺窍闭塞壅阻,治宜宣肺达邪,降肺下气,泄肺逐实以及清解肺热等法。而临床上肺系疾病的辨证,又多虚实夹杂,标本兼见,仲景于具体施治中,尚体现"实中求虚,虚中求实,标本兼顾"之妙用。以上诸法,切用临床,对后世肺病证的辨治体系颇多启迪,迄今,仍具有指导意义。

(倪　伟)

第三章 中医肺病学临床研究与各家学说

第一节 中医肺病学临床研究与河间学派

一、代表医家及学术思想

河间学派是以宋金医家刘完素为代表,以阐发火热病机理论并善用寒凉药物治疗火热病症为特点的一个医学流派。因完素居于河间之地,故得名河间学派。刘完素,字守真,自号通玄处士。他推崇当时盛行的运气学说并对《内经》理论颇有研究,在火热疾病广泛流行的社会背景下,针砭误用《伤寒论》辛温发汗和习用《太平惠民和剂局方》温燥方药之时弊,倡导火热病机理论,自成寒凉一派,是我国著名的金元四大家之首,开金元时期学术争鸣及中医理论实践务实创新的风气之先。著有《素问玄机原病式》《素问病机气宜保命集》《伤寒直格》《宣明论方》《三消论》等书。河间学派代表医家刘完素的学术思想主要有以下几个方面:

(一)精研五运六气,阐发病理机转

"五运"是指木、火、土、金、水五行的运行规律,"六气"是指太阳、少阳、阳明、太阴、少阴、厥阴六经所对应的风、寒、暑、湿、燥、火六种气化。"五运六气"学说是运用五运、六气的基本原理解释自然界天时气候变化及其对人体影响的一种学说。刘完素在《素问玄机原病式·序》中说:"观夫医者,唯以阴阳虚实最为枢要。识病之法,以其病气归于五运六气之化,明可见矣。"反映了他以五运六气之化归纳病证,并作为识病之法的主导思想。

1. 重视五运六气变化与人体发病的关系 刘完素秉承"天人相应"的观点,认为"一身之气,皆随四时五运六气兴衰,而无相反矣,适其脉候,明可知矣",强调自然环境的变化对人体生理、病理状态有着重要的影响。因此有"经曰:'治不法天之纪,地之理,则灾害至矣。'又云:'不知年之所加,气之盛衰,虚实之所起,不可为工矣。'由是观之,则不知运气而求医无失者鲜矣"之说。同时刘完素又认识到人体本身的内在条件与疾病发生的重要关系,提出"主性命者在乎人""修短寿夭,皆自人为"的观点,反对那种认为人体疾病的发生和发展完全受自然气候变化支配的片面看法。

2. 认知疾病寒、热、虚、实的病理属性必须全面地结合脏腑、六气之间的相互关系 刘完素指出在正常情况下,木主春,在六气为风(温),在人体为肝;火主夏,在六气为热,在人体为心;土主长夏,在六气为湿,在人体为脾;金主秋,在六气为燥(清),在人体为肺;水主冬,在

六气为寒,在人体为肾。如果脏腑与六气不相适应,则会有"肺本清,虚则温;心本热,虚则寒;肝本温,虚则清;脾本湿,虚则燥;肾本寒,虚则热"这样的病理变化。刘完素认为只有将六气与脏腑联系起来观察每一脏气的虚实,才不致片面地认为热属实,寒属虚,热属心,寒属肾,因而有"凡脏腑诸气,不必肾水独当寒,心火独当热"的论断。同时刘完素还认为脏腑六气之间,具备互相制约依存的关系,因此临证时,须以五行生克关系来理解脏腑病理的变化。所以他说:"五行之理,递相济养,是谓和平;交互克伐,是谓兴衰,变乱失常,灾害由生。"所以脏腑经络之病变,不必皆是"本气兴衰"脏腑自病的直接结果,"六气互相干而病"亦为常见。如土旺胜水,不能制火,则火化自甚,就会发生胃痛、吞酸、腹胀、疮痒等属热的病证便是明例。

3. 运用"比物立象"的方法,解释《素问》"病机十九条"所列诸证　刘完素将病机十九条分别归纳于五运六气之中,创造性地提出"五运主病"和"六气为病"的分类方法。《素问玄机原病式·五运主病》中云:"诸风掉眩,皆属肝木;诸痛疮疡,皆属心火;诸湿肿满,皆属脾土;诸气膹郁病痿,皆属肺金;诸寒收引,皆属肾水。"其行文虽较病机十九条原文仅加入木、火、土、金、水诸字,但很好地概括了五运与脏腑病症的关系。对其他诸病,则分别归纳为风、热、湿、火、寒,并增列"诸涩枯涸,干劲皴揭,皆属于燥"一条,而成六气为病一类。刘完素创造性地运用五运、六气作为疾病分类的纲领,从而使运气学说与临床诊疗紧密结合在一起。正如他《素问玄机原病式·自序》所说:"遂以比物立象,详论天地运气造化之理两万余言……虽未备论诸疾,以此推之,则识病六气阴阳虚实,几于备矣。"

（二）创造性的阐发"亢害承制"学说

《素问·六微旨大论》云:"亢则害,承乃制,制则生化,外列盛衰,害则败乱,生化大病。"这是"亢害承制"说最早的文献记载。刘完素把这种五行生化的自然之理应用于阐发病机变化,不仅强调了六气为病时疾病的本质与现象之间的内在联系,也为分析病证的真假疑似提供了理论方法,是对《内经》五行和病机学说的重要发挥。

1. 刘完素认为五行承制,动态平衡,是维持天气与人体正常运动的必要条件。"如春令,风木旺而多风,风大则反凉,是反兼金化制其木也;大凉之下,天气反温,乃火化承于金也;夏火热极而体反出液,是反兼水化制其火也。"由于这一关系的存在,气候才不致太过或不及,万物才能生化不息。天人同理,如心火过胜可以克制肺金,而作为肺金之子的肾水,又能制心火之偏胜以助肺金。这样的互相依存、制约可以实现五脏功能的协调统一,从而维持正常的生理活动。

2. 疾病的发生是五行承制关系遭到破坏,亢而为害的结果,其病变主要有"本化"与"兼化"两种情况,也就是会产生真假两方面的症情。其一,"微则当其本化",就是病情轻的,只出现病气本身五行属性范围以内的病变,其病理本质与标象一致。如火气过胜而克制肺金,金不能生水,水不能制火,火多水少,就形成热病,相反,就会形成寒病。其二,"甚则当其兼化",就是病情重的,常会同时出现与病气相克的另一种的表现,其本质与标象不一致。如湿气过甚而见筋脉强直为痉,是"湿极反兼风化制之"的现象;风气过甚而见筋脉拘急,是"风极反兼金化制之"的现象。《素问·玄机原病式》中,对很多疾病是用"反似胜己之化"理论来解释其机理的。但"兼化"不同于相兼同病,皆为假象,正如刘完素在《素问病机气宜保命集·自序》中所说:"木极似金,金极似火,火极似水,水极似土,土极似木者也。故经曰:'亢则害,承乃制'。谓己亢过极则反似胜己之化也。俗未之知,认似作是,以阳为阴,失其意也"。

对于这种真假疑似症的治疗,完素告诫说:"其为治者,但当泻其过甚之气,以为病本,不可反误治其兼化也。"

刘完素从亢害承制的角度探讨病机,并对病理变化的论证和对病候疑似真假做了深刻分析,共目的主要是为了分清疾病中标象与本质的关系,从而在治疗中不致陷于标本不分,"认是而为非"的困境。其对后世诊断学及治疗学都有很大的启示,也是对五行学说的一次重要突破。

(三)创立火热论

刘完素生活于宋金对峙时代,由于战乱频繁,生活环境恶劣,导致疫病和热性病广泛流行,这为刘完素火热论的研究提供了前提。他潜心研究《内经》"病机十九条",应用运气学说加以阐发,论证了火热为病的广泛性。初期主要侧重于六气化火的病机理论和外感热病的治疗,提出"六气皆能化火"的观点,随着研究不断深入,逐渐将火热论思想引入到内伤杂病中,又提出了"五志过极皆为热甚"说。火热论是《伤寒论》延传近一千年之后,在外感热病理论与实践上的重大突破。

1. 认识到火热为病的广泛性　宋金时期热性病盛行,刘完素精研《黄帝内经》病机十九条,发现六气中以火热最为突出,如所列19条,火热二气占9条,除燥气外,其他各气各占一条。属于火的病证有瞀冒、口禁、瘛疭、鼓栗、胕肿、酸疼、冲逆、惊骇、狂、躁10种,属于热的病证有转戾、呕吐、吐酸、下迫、泄泻、腹胀、水液混浊等7种,火热病证共17种,占病机十九条病证的多数。诸胀腹大同时,刘完素对六气病机进行了较全面的分析,他强调不仅"本气兴衰"可以致病,而且"六气互相干而病"更为多见,于是他详尽的发挥了六气之间的关系,在风、热、火、湿、燥、寒六气中,着重强调火、热二气,属风、湿、燥、寒的各症,也都直接、间接与火热有关,这成为刘完素火热病机学说的核心。刘完素围绕火热病机和病证进行创新,他将《素问》病机十九条中的17种火热病证扩大到57种病证,其中属热的有34种,属火的有23种,使火热病证更加广泛。

2. 首倡"六气皆能化火"说　刘完素认为六气有相兼和转化的规律,风、湿、燥诸气的产生,多由火热引起,或在病理过程中互相转化,即使是寒气,也可能因郁遏阳气而化热,因而提出了著名的"六气皆能化火"说。

(1)风与火热:完素认为风火可相互转化,风属木,木能生火,故"火本不燔,遇风冽乃焰",而病理上的风,又每因热甚而生,因此又说:"风本生于热,以热为本,以风为标,凡言风者,热也,热则风动",即言火热是生风的根本原因,开后世"热极生风'之先河。风与火热不仅可以相互转化,而且在病变过程中又多兼化,所以他在阐释"诸风掉眩"时说:"所谓风气甚而头目眩晕者,由风木旺,必是金衰不能制木,而木复生火,风火皆属阳,多为兼化,阳主乎动,两动相搏,则为之旋转。"

(2)湿与火热:刘完素认为湿与火热的关系密切。一方面,火能生土,"夫诸湿者,湿为土气,火热能生土湿也。故夏热则万物湿润,秋凉则湿物燥干也。湿病本不自生,因于火热佛郁,水液不得宣通,即停滞而生水湿也。"另一方面,刘完素又认为"积湿成热"。既然湿热可以互生,所以二者亦可以相兼为病。因此他在论水肿时就指出:"诸水肿者,湿热之相兼也。""湿热相搏,则佛郁痞隔,小便不利而水肿也。"可见湿与火热的关系十分密切。但也有属寒湿为病者,刘完素认为:"虽病水寒不得宣行,亦能生湿,虽有此异,亦以鲜矣。"

(3)燥与火热:刘完素对燥气亦有卓见,他补充了《内经》病机中燥气为病的内容,且认为燥与火热关系密切。燥易伤津而化火热,临床表现为津亏、血少、阴虚,而此三者又都可引起阳亢而生内热,所以刘完素在《素问玄机原病式·燥类》中引用《易经·说卦传》曰:"燥万物者莫熯乎火"。至于燥病的形成,刘完素认为燥为阴邪,或由寒凉收敛,气血不通所致,故"冬月甚,夏月衰",或由中寒吐泻,亡液而成燥,但更为多见的燥病,乃是"风能胜湿,热能耗液而反燥,阳实阴虚则风热胜于水湿而为燥也",如"风热耗损水液,气行壅滞,不得滑泽通利,则皮肤燥裂、肢体麻木不仁",又如:"大便干涩,乃大肠受热,化成燥涩"亦为常见。即便是秋凉成燥,亦多为与火热同化所致。故刘完素说:"金燥虽属秋阴,而其性异于寒湿,反同于风热与火也"。由于燥与火热之性质有相似之处,故二者又易相兼为病,因此,燥和风热密不可分。

（4）寒与火热:寒与火热之气,一为纯阴,一为纯阳,水火难融,但二者亦有一定关系。寒与火热,除阴盛阳衰而为"中寒"(即里寒)者外,其他如感冒寒邪或内伤生冷之"冷热相并",均能使"阳气怫郁不得散"而生热,不可便认为寒,"当以成症辨之",即伤于寒邪,由于阳气怫郁也可化生热证。此外,刘完素认为热极可以生寒,即"火甚似水",如"心火热甚,亢极而战,反兼水化制之,故寒栗也。"

风、湿、燥、寒与火热均有一定的关系,诸气为病可以化生火热,而火热为病又可产生风、湿、燥、寒诸证,因此六气之中火热成为中心,这是刘完素"六气皆能化火"说的基本观点。

3."五志过极皆为热甚"　刘完素不仅是"外感火热论"的倡导者,对"内伤火热"也有研究和阐发,提出了"五志过极皆为热甚"的观点。他在《素问玄机原病式·热类》中说:"五脏之志者,怒、喜、悲、思、恐也,若五志过度则劳,劳则伤本脏,凡五志所伤皆热也……情之所伤,则皆属火热。""惊惑、悲笑、谵妄歌唱、骂詈癫狂,皆为热也。"五志过度,势必精神烦劳,扰动阳气,化火化热,而火热亢盛,又可扰乱神明出现情志失常。如刘完素在解释惊与火的关系时所说:"惊,心卒动而不宁也,火主乎动,故心火热甚也;虽尔止为热极于里,乃火极似水则喜惊也。"可见惊易致心火热甚,心火热甚又易惊,其他情志与火热关系亦然。情志致病历代医家皆有论证,但情志所伤,皆为火热,则为刘完素独创。人病情志失常,都与心火有关,临床上既有火热实证,也有火亢水亏的虚证,变化多端,刘完素抓住了"火热"为病的本质。

4.阳气怫郁说　"阳气怫郁"是刘完素在《素问玄机原病式》中多次提到的一种病机转归,与"六气皆能化火"的论点同出一辙,但病变不限于六气,外感与内伤火热病机均有涉及。阳气怫郁有二层涵义:一是六气、五志化火,有一个"郁"的过程,即六气、五志导致阳气怫郁,由阳气郁结,气机阻滞,而化火热。如寒郁生热,乃"由寒主闭藏,而阳气不能散越,则怫郁内作故也。"又如湿郁生热,乃水湿怫郁不得发散,营卫受阻,"积湿成热";二是由"阳热"导致"怫郁"而发生病变。刘完素云:"郁,怫郁也,结滞壅塞,而气不通畅。所谓热甚则腠理闭密而郁结也。如火炼物,热极相合,而不能相离,故热郁则闭塞不通畅也。"又说:"阳热易为郁结""阳热发则郁",如热极怫郁而生风,火热怫郁以生湿,热郁气行壅滞不得滑泽而生燥,热郁阳气不行则生寒等,都是阳气怫郁的结果。六气与五志因阳气怫郁而化火,火热因阳气怫郁而又可导致六气、五志病变,可见阳气怫郁有其特定的含义和丰富的内容,它与"六气皆从火化"和"五志过极为热"诸说紧密联系,融成一体,构成了刘完素比较完整的火热病机学说,为火热疾病的治法提供了新的理论依据。

（四）辨治火热,善用寒凉

1. 表热首倡辛凉解表,寒温并用,表里双解,突破仲景辛温发散、先表后里的成规　刘完素认为表热是怫热郁结于表,非辛热所宜,辛热药虽能发散开结,因病本属热,用热药解表,有时表虽解而热不去,如果解表而不中病,就会使热邪转甚,不如用辛凉解表药为妥。如《素问玄机原病式·热类》中云:"假令或因热药以使怫热稍散而少愈者,药力尽则病反甚也。其减则微,其加则甚"。因此,他力倡用辛凉或甘寒解表之法,并结合不同情况具体施用。如病暑热郁表,则以甘草、滑石、葱、豉等清利发散,通除三焦湿热而无温燥、寒凝之弊;如见表寒里热,三焦俱实之证,则用自制的防风通圣散或双解散表里双解、上下分消;如见表热里实证候,则用凉膈散、益元散表里两清;如阳热郁遏在表,症见高热恶寒而无汗者,则用石膏、滑石、甘草、葱、豉等辛甘寒药开发郁结,使里热出表,热蒸作汗,气和而愈,此又是清里和表之法,或称辛寒开郁法。可见刘完素治疗火热表证首倡辛凉解表,寒温并用,表里双解。或表里两清,或清里和表,或清利发散,皆应变于临床,突破了仲景辛温发散、先表后里的成规,为后世医家发挥辛凉方治铺平了道路。

2. 里热主用清下,着重泄热解毒　刘完素认为凡表证已除,里热郁结有可下之证者,则用大承气汤或三一承气汤以通里泄热。如《伤寒标本心法类萃·里证》中所言:"凡里证脉实而不浮,不恶寒及恶风,身不疼,自汗谵语,不大便,或咽干腹满者,可下之不可汗也。以上之证宜小承气汤、大承气汤、调胃承气汤,选而用之。一法不问风寒暑湿,或表、里两证俱不见,但无表证而有可下者,通用三一承气汤下之。"并强调不拘古人"三下之热未退即死"之说,倡"热不退者宜再下之"之法。可见刘完素治疗火热里证着意清下解毒,并创制三一承气汤,扩大了下法范围,于后世攻下逐邪多有启迪。

3. 辨六气为病,多用辛苦寒凉　六气为病各有不同特点,刘完素在"主火论"的指导下,用药多选辛苦寒凉之品。火热若以辛苦寒药开通郁结,则热散气和而愈(《素问玄机原病式·热类》);因风本生于热,治以辛凉(《素问病机气宜保命集·病机论》),则泻火木自平;湿因火热怫郁而生,故"制以辛苦寒药,以辛散结,以苦燥湿,以寒除热,湿去结散,热退气和而已(《素问玄机原病式·热类》);燥气性同风、热、火,故其治"宜开通道路,养阴退阳,凉药调之。"(《素问病机气宜保命集·病机论》);寒郁化热,"当以成症辨之"(《宣明论方·伤寒门》),若由伤寒表热怫郁,以辛热发散开冲结滞,或佐以寒药尤良(《素问玄机原病式·火类》),热极而阳厥者,以承气汤之类寒药下之,热退结开而厥愈(《素问玄机原病式·寒类》)。如有六气相兼为病的,又当用六气兼治之法。

《素问病机气宜保命集·本草论》云:"治病必求于本,寒者热之,热者寒之,温者清之,燥者润之,衰者补之,强者泻之","药不执方,合宜而用",可见刘完素并非惟火热论者。在其著作《宣明论方》中所载的方药有350余首,其中寒凉39方,偏于温热44方,其余多为寒热并用之剂,印证了刘完素主火热并不惟火热的学术特点。

二、学术思想对中医肺病学临床研究的启发

肺为娇脏,外合皮毛,外感病证多见,其发病与外界气候或环境密切相关,加之近年以肺部病变为首发或主要表现的呼吸道传染性疾病的流行,使得对此类疾病的发病、机转和治疗的研究成为热点。刘完素以五运六气为"学之门户",其在《素问玄机原病式·自序》中说:"经曰:'治不法天之纪,地之理,则灾害至矣。'又云:'不知年之所加,气之盛衰,虚实之所起,不

可为工矣。'由是观之,则不知运气而求医无失者鲜矣"。因此,探讨、学习运气学说,分析自然环境变化与肺系外感病症的关系,深入开展气候发病学与临床流行病学研究是刘完素运气学说给我们的重要启示。

"肺本清,虚则温",意为肺之本气清凉,若肺气虚,则其气变化为温。它体现了刘完素全面地结合脏腑、六气之间的相互关系,判断疾病寒、热、虚、实病理性质的学术观点。肺系慢病,如哮病、喘证、肺胀等往往反复发作、寒温并见、虚实错杂,开展该类疾病的证候病机研究时,不能只片面地认为热属实,寒属虚,而忽略"肺本清,虚则温"给我们的启示。

"甚则当其兼化",是刘完素在阐述五脏承制关系遭到破坏而病情较重时出现的一种证候真假疑似的病理机转。即一脏病气过甚"反似胜己之化",会同时出现与病气相克的另一种的表现,此"兼化"不同于相兼同病,皆为假象。刘完素认为:"其为治者,但当泻其过甚之气,以为病本,不可反误治其兼化也。"如肺系病症多有燥、热并见的表现,须知"燥极反兼火化制之"是其产生的可能原因之一,用药不可因其热甚而过用苦寒。因此,我们在开展肺系病症的证候和治法研究时,病机、治法的确定和评价需抓住关键因素,不要被假象所惑。

《素问病机气宜保命集》中云:"咳谓无痰而有声,肺气伤而不清也。嗽是无声而有痰,脾湿动而为痰也。咳嗽谓有痰而有声,盖因伤于肺气,动于脾湿,咳而为嗽也。"刘完素首先以"声"和"痰"明确了"咳","嗽"和"咳嗽"的区别,强调了咳嗽是一种复合性症状,其病机也是"伤于肺气"和"动于脾湿"二者缺一不可的复合性因素,不能与单独出现的咳或嗽相混淆。提示在开展中医肺病临床研究,尤其是证候研究过程中,需重视主要症状的细化分类及症状间组合的基本规律。

第二节　中医肺病学临床研究与易水学派

一、代表医家及学术思想

易水学派是以宋金时代易州名医张元素为代表,以李杲、王好古为中坚,以阐发脏腑病机及辨证治疗为中心内容的一个学派。张元素的师承弟子在继承其学说的基础上,各自从不同的角度对某一、两个脏腑独加阐发,使其理论体系日臻完善而形成学派。易水学派丰富了中医学的脏腑学说,对脏腑病机、辨证、治疗的发展做出了重要贡献,并对明清时期温补学派的形成有着直接的影响。

(一)张元素

张元素,字洁古,金代易州(今河北省易水县)人,大抵与刘完素同时而年少于刘完素。他总结一生的实践经验,阐发了脏腑辨证学说和遣药制方理论,成为易水学派的开山。张元素学术思想主要受《黄帝内经》《难经》《伤寒论》《中藏经》《小儿药证直诀》的影响,认为"运气不齐,古今异轨,古方今病不相能也"。张元素学古不泥于古,善于化裁古方,自制新方,著有《珍珠囊》《药注难经》《医学启源》《脏腑标本寒热虚实用药式》等书。其学术思想主要有以下两点:

1. 阐发脏腑辨证学说　脏腑辨证学说源于《黄帝内经》,后汉华佗著《中藏经》有论《五脏六腑虚实寒热生死逆顺脉证之法》11篇。唐代孙思邈《备急千金要方》更类列脏腑虚实辨证,凡数十篇。宋代钱乙著《小儿药证直诀》亦从寒热虚实分析五脏病证。三者比较,元化失之略,思邈失之泛,钱乙侧重于小儿病证,而于六腑又不够详明。张元素学习接受了前人的经验,并结合自己的临床实践,取各家之长,从脏腑寒热虚实以言病机辨证,自成体系,较之以前诸家更系统而精细。其具体内容,主要包括了四个方面,现以肺为例,分述于下:

（1）论述了脏腑的正常生理:《医学启源·五脏六腑除心包络十一经脉证法》云:"肺之经,肺之脉本部在于皮毛,手太阴,燥,辛金。经曰:肺者,魄之舍也,生气之源,号为相傅,乃五脏之华盖也。外养皮毛,内荣肠胃,与大肠为表里,手太阴阳明是其经也"。张元素概括出了五脏六腑的部位、性质、特征等,并把脏腑与经络、六气、五行相联系起来论述其正常生理,体现了中医的整体观。

（2）归纳出了脏腑的病理变化及辨证:如肺病"虚则不能息,身重;实则咽嗌干,喘嗽上气,肩背痛。有积,则胁下胀满痛。中风则口燥而喘,身运而重,形似冒而肿,其脉按之虚弱如葱叶,下无根者死。中热则唾血,其脉细紧浮数芤者,皆主失血,此由躁扰嗔怒劳伤得之,气壅结所为也","肺病实,则上气喘闷,咳嗽身热,脉大是也。虚则力乏喘促,右胁胀,言语气短者是也。乍寒乍热,鼻塞颐赤面白,皆肺病之象也。此肺虚实寒热,生死逆顺脉证法也。是动则病肺胀满,膨膨而喘咳,缺盆中痛甚,则交两手而瞀,此为臂厥。是主肺所生病者,咳嗽上气,喘渴烦心,胸满,臑臂内前廉痛厥,掌中热,气盛有余,则肩背痛,风寒,汗出中风,小便数而欠;气虚则肩背痛寒,少气不足以息,溺色变,遗失无度"。张元素对脏腑病变的认识以脏腑生理特点为基础,总结出了从虚实寒热及是动、所生诸病几个方面进行辨证的方法。

（3）指出对脉象常变的判断在脏腑病症辨证中的重要性:《医学启源·气味厚薄寒热阴阳升降之图》云:"久咳而见血身热,而短气,脉当涩,而今反浮大,色当白,而今反赤者,火克金,十死不治。肺病喘咳身寒,脉迟微者,可治。秋王于肺,其脉多浮涩而短,曰平;反此为病。又反洪大而长,是火刑金,亦不可治;反得沉而软滑者,肾乘于肺,不治自愈;反浮大而缓者,是脾来生肺,不治自差;反弦而长者,是肺被肝横,为微邪,虽病不妨"。

（4）总结了脏腑病的治疗法则和常用方药:"肺苦气上逆,黄芩。肺欲收以酸,白芍药也,补以五味子之酸,泻以桑白皮之辛。虚则五味子补之,实则桑白皮泻之,如无他证,钱氏泻白散,虚则用阿胶散。虚则补其母,则以甘草补土;实则泻其子,以泽泻泻肾水"。张元素这一治则,基本是取法于《素问·脏气法时论》,结合他自己的临床经验,从补虚、泻实、温寒、清热几个方面提出了具体的方药。

总之,张元素从生理、病理、治疗和演变预后四个方面,对肺及其病症辨治进行了系统的研究,其他各脏腑也大略如此,使脏腑辨治自成体系,为后世深入研究脏腑病机辨治奠定了基础。

2. 遣药制方论　张元素在《黄帝内经》理论的基础上,对药物的气味、补泻、归经等方面进行了探讨和研究。在遣药制方上,不仅阐发了《素问》气味之理,而且还每参以五运六气之说,依据《素问·至真要大论》有关六气之邪内淫而病的治疗原则来制方,颇具特色。

（1）重视气味厚薄阴阳与升降浮沉的关系,创药物归经和引经报使说:张元素认为,药物有四气五味,各分阴阳,气为阳,味为阴,阳气主上升,阴味主下降,其中还有厚薄之分。他按药物气味厚薄与升降浮沉的作用,制订了药类法象,对药物的分类,区分为风升生、热浮长、湿化成、燥降收、寒沉藏五大类。如药物味之薄者,气之厚者属阳,归于风升生、热浮长一类中;气之薄者,味之厚者,属阴,归于燥降收、寒沉藏一类中;气平,味淡者,归于湿化成一类中。

张元素重视脏腑辨证,在临证遣药时,又善于取各药性之长,使之各归其经,对某脏腑、经络的病证起一定治疗作用,使药力专宏,疗效更加显著。如同一泻火药,黄连则泻心火,黄芩则泻肺火,白芍则泻肝火,知母则泻肾火,木通则泻小肠火,黄芩又泻大肠火,石膏泻胃火。他认为用药不明归经,则难以获速效。另外在制方中还必知引经报使,用引经药,可向导全方更好地发挥主治效用,如太阴脾和肺经病,多用白芍药。《珍珠囊》创立的“引经报使”理论,对后世影响较大。

(2)遣药制方:张元素不仅阐发了《素问》有关药物气味的理论,而且还参以五运六气之说,根据《素问·至真要大论》六气之邪内淫而病的治疗原则来制方,拟定了风、暑、湿、燥、寒五种制方原则。即“燥制法:肺、金、辛,秋收之道也,失常则病矣。燥淫于内,治以苦温,佐以甘辛,以辛润之,以苦下之”。并为此注云:“酸苦甘辛咸,即肝木、心火、脾土、肺金、肾水之本也。四时之变,五行化生,各顺其道,违则病生。圣人设法以制其变,谓如风淫于内,即是肝木失常也,火随而炽,治以辛凉,是为辛金克其木,凉水沃其火,其治法例皆如此”。同时,还列举出当归拈痛汤的处方方法示例。张元素以朴素的五行配六气合五味等相生相克的理论,说明治病的道理,以启示后学,颇有教益。

(3)师古方之法,化裁新方:张元素治学不墨守成规,认为“古方新病,甚不相宜”,在这种思想的指导下,根据临床实际大胆创新,善于师古方之法,而化裁新方。如:九味羌活汤是张元素在麻黄、桂枝二汤的基础上化裁而来,成为四时发散通剂,使人用之不犯三阳禁忌。

(二)李杲

李杲,字明之,晚号东垣老人,宋金时真定(今河北正定县)人。20多岁时,因痛悼母病死于庸医而发誓学医。当时,张元素以医名燕赵间,李杲捐千金从学之,不数年,尽传其业。东垣在张元素的脏腑辨证学说的启示下,以《内经》“人以胃气为本”“得谷者昌,失谷者亡”“五脏六腑皆禀气于胃”等理论为依据,参考《难经》《伤寒论》等古典医籍的有关论述,结合自己的临床经验,提出了“内伤脾胃,百病由生”的论点,并形成一种具有独创性的系统理论,为充实和发展中医学做出了卓越的贡献。李杲的主要著作有《脾胃论》3卷、《内外伤辨惑论》3卷、《兰室秘藏》3卷等。其学术思想主要有以下四点:

1. 对脾胃生理功能的阐发

(1)脾胃为元气之本:李杲认为元气是决定人体健康的关键,生于先天,长于后天,尤与后天脾胃关系密切。他说:“夫元气、谷气、营气、卫气、生发诸阳之气,此数者,皆饮食入胃上行,胃气之异名,其实一也”,“脾胃之气既伤,而元气亦不能充,而诸病之所由生也”。说明脾胃是元气之本,元气是健康之本,脾胃伤则元气衰,元气衰则疾病所由生。这是李杲脾胃内伤学说中的一个基本论点。

(2)脾胃为升降枢纽:李杲认为升降浮沉是自然界一切事物运动的主要形式,决定万物生长收藏的变化,而这种变化即为“天地阴阳生杀之理”。如:一年四季,以春为首,春夏阳气升浮,万物由萌芽而繁茂,秋冬阳气沉降,万物由凋零而潜藏。人与自然界息息相关,也有类似的升降浮沉运动。人体升降浮沉的枢纽则在脾胃。假如脾胃受损升降浮沉运动失常,就会出现两种不同的病变:“或下泄而久不能生,是有秋冬而无春夏,乃生长之用陷于殒杀之气,而百病皆起;或久生而不降,亦病焉”。不过,在升降问题上,李杲强调升发是主要的、基本的,潜降是次要的、权宜的。

2. 对内伤病因病机的认识

(1)李杲认为内伤病的致病原因,主要有饮食不节、劳役过度、七情所伤三个方面:他在著作中说:"夫饮食不节则胃病,胃病则气短精神少,而生大热,有时而显火上行,独燎其面。《黄帝针经》云:'面热者,足阳明病'。胃既病则脾无所禀受……故亦从而病焉","形体劳役则脾病,病脾则怠惰嗜卧,四肢不收,大便泄泻。脾既病则其胃不能独行津液,故亦从而病焉","此因喜怒忧恐,损耗元气,资助心火,火与元气不两立,火胜则乘其土位,此所以病也",提出了著名的"阴火论"。李杲认为这三种病因,往往综合致病,其中又以精神因素为主导。他说:"皆先由喜怒悲忧恐,为五贼所伤,而后胃气不行,劳役饮食不节继之,则元气乃伤"。

(2)李杲认为内伤病的病机,主要有气火失调和脾胃升降失常两方面。

1)气火失调:李杲受《素问·阴阳应象大论》"壮火食气,气食少火,少火生气,壮火散气"的启发,认为内伤的发病机理,主要是元气与阴火互相制约的关系失调。他认为,脾胃健旺,元气充沛,阴火就不能亢盛为害,所以脾胃气虚是产生阴火的主要原因。他说:"脾胃气虚,则下流于肾,阴火得以乘其土位"。这是说,因为脾胃气虚,升降失常,水谷精微不仅不能上输心肺,化生气血,滋养元气,反而变生湿浊,下流肝肾,致阴火上冲,上乘脾胃,甚而形成脾胃气虚与阴火上乘的恶性循环。另外,劳逸过度和情志不宁,也会直接引起阴火上冲。如他说:"或因劳役动作,肾间阴火沸腾;事闲之际,或于阴凉处解衣裳;更有新淋浴,于背阴处坐卧,其阴火下行,还归肾间","夫阴火之炽盛,由心生凝滞,七情不安故也……心君不宁,化而为火"。

以上说明,不论七情、饮食、劳役等因素,都会伤害脾胃,使元气亏损,阴火亢盛,而阴火上冲就会出现"气高而喘,身热而烦,其脉洪大而头痛,或渴不止,其皮肤不任风寒,而生寒热"等内伤热中的病变。由于病机在脾胃气虚,清阳下陷,故治以补中益气升阳为主,用补中益气汤加减。若阴火太盛,可权宜使用泻火药物。

2)脾胃升降失常:脾胃居于中焦,是升降运动的枢纽,脾胃健运,升降正常,人体才能维持"清阳出上窍,浊阴出下窍;清阳发腠理,浊阴走五脏;清阳实四肢,浊阴归六腑"的生理活动。如果脾胃气虚,升降失常,则精微不能输送到脏腑组织,糟粕也不能排出体外,内而五脏六腑,外而四肢九窍,皮肤腠理,都会发生种种病证,故脾胃升降失常是内伤病病理机制的主要关键。

脾胃气虚,升降失常,会影响其他脏腑,引起很多病变。李杲对此颇为重视,并列专篇对"肺之脾胃虚"和"肾之脾胃虚"加以阐发。所谓"肺之脾胃虚"是指脾胃虚损,清阳不升,水谷精微不能上养肺气,而出现肺脾气虚证候的一种病变,故创升阳益胃汤以补脾胃升清阳。"肾之脾胃虚"是指脾胃虚损,肾阳不足,阴寒内盛,迫阳上越,出现上热下寒的一种病变,治宜温补脾肾为主,可选用沉香温胃丸、神圣复气汤治疗。

3. 重视内伤外感的鉴别　李杲认为,内伤脾胃始得之"热中"证,亦有恶寒发热,头痛烦渴等症,与"外感风寒所得之证,颇同而实异",必须鉴别清楚,以免犯"虚虚实实"之戒。因此,李杲在《内外伤辨惑论》一书中,从辨阴证阳证、辨脉、辨寒热、辨头痛等方面,对内伤与外感两大类疾病作了详细鉴别,对后世颇具借鉴。

4. 用药法度和遣药制方的特点

(1)重视升阳泻火的用药法度:"百病皆由脾胃衰而生",李杲针对脾胃气虚,清阳下陷,阴火上冲这三个脾胃内伤病理的主要环节,创立了补中升阳泻火的用药法度,并认为补中升阳是主要的、基本的,泻火仅是权宜之计。其创立的补中益气汤就是这一思想的代表方剂,全方围绕升阳补气而设,脾胃健旺,阳气升发,元气充足,阴火自然下潜而热自退,恶寒发热诸证悉除。李杲这一论点,被称为"甘温除热法"。凡属内伤之气虚发热,用之得当,确有奇效。

（2）遣药组方特点:李杲十分重视药物升降浮沉的配合,讲究君臣佐使,用药能因时、因地、因人、因脏腑经络所伤之不同,随证加减,灵活权变。制方多从实际出发,可少至二味,如当归补血汤;亦可多至二十余味,如生津甘露饮子。此外,用量轻也是其特点,如补中益气汤总量最多不过二钱八分。在用药过程中,他还提出慎用寒凉淡渗、辛热发汗之药,注意饮食,适寒温,远欲省言,安养心神,以助脾胃功能的恢复。

（三）王好古

王好古,字进之,号海藏,元代赵州（今河北省赵县）人。王好古博通经史,举进士,官赵州医学教授兼提举管内医学。早年同李杲学医于张元素,以年幼于李杲20岁,后复师从之,尽传其学,是金元著名医家之一。他的医著颇多,现存有《阴证略例》《医垒元戎》《汤液本草》《此事难知》。其学术思想主要有以下三点:

1. 阴证论　王好古认为"伤寒,人之大疾也。其候最急,而阴证毒为尤惨,阳则易辨而易治,阴则难辨而难治"。他在前人经验的基础上,结合个人丰富的临床实践,创立了阴证学说,对阴证的病因、病机、诊断、治疗等从理论至实践,都做了全面的阐发,对后世医家研究阴证帮助很大。

（1）阴证的病因病机:王好古认为构成阴证的病因有外因和内因。外因有两大途径:一是外感风寒,二是冷物伤脾,皆可成为内感阴证。王好古发前人之未备,补充了除风寒袭表导致的外感阴证之外的内感阴证,扩大了阴证的范围,把三阴阳虚病证从外感扩大到内伤杂病范畴。但是,他认为这些外因只是条件,而内因"本气虚"和"内已伏阴"才是形成阴证的主要原因。而"本气虚"与"内已伏阴",又重在少阴肾和太阴脾,尤重在肾,因为太阴脾为受病之源,肾是全身阳气之本。

（2）阴证的诊断:王好古对阴证的诊断,主要从色脉辨证,诊病在何经,病属何脏,从而确定其证治。如他说:"若面红而赤,或红赤俱见,脉浮沉不一,细而微者,伤在少阴肾之经也"。认为这种面赤纯为虚阳上泛,肾阳虚,故脉细而微。

（3）阴证的鉴别诊断:阴证阳从外走,出现阴证似阳的现象,往往证候比较复杂,阴阳交错。所谓内阴外阳证,既有"内阴"证,每三阴证候同见;又有"外阳"的假热症状,其共同点是身不冷,四肢温。尽管证候阴阳错杂,但脉象总是沉、涩、弱、弦、微等阴脉,这是鉴别阴证的关键。此外,王好古还详举谵语、发热、出血、发斑、发渴、便秘等症状的阴寒证与阳热证之鉴别要点,对临证很有指导意义。

（4）阴证的治疗:王好古对阴证的辨证着重三阴阳虚寒证,故治疗也是分三阴用药。如伤在厥阴,用当归四逆汤、吴茱萸汤;伤在少阴,用通脉四逆汤、四逆汤;伤在太阴,用理中丸、理中汤。更主张温补脾肾,创立霹雳散、正阳散、火焰散、回阳丹、返阴丹等方药。此外,他还非常重视阴证的服药方法和服药时间,这充分体现了对阴证治疗的辨证思想。

2. 重视内因在发病学上的作用　王好古十分重视内因在发病学上的作用,认为无论内伤或外感的发病,都是因于人体本虚。如论伤寒病的来源时说:"因房室劳役伤与辛苦之人,腠理开泄,少阴不藏,肾水涸竭而得之"。显然,王好古的观点是与《黄帝内经》"邪之所凑,其气必虚","正气存内,邪不可干"的理论相一致的。并且他在李杲"饮食失节,劳倦所伤"内伤脾胃论的基础上,更全面兼论内伤与外感,脾肾并重,尤倡肾阳潜藏的重要性,这种发病学思想,在阴证病机的阐发中更为突出。

3. 扩大伤寒六经辨证的应用范围　王好古阐发阴证论,认为仲景《伤寒论》之法不仅治伤寒外感,而且可治伤寒内感,实质上已把《伤寒论》扩展到内伤杂病的范畴,在《医垒元戎》中,将许多杂病分别归纳在六经中进行论证治疗。如将虚劳里急、营卫不和的黄芪建中汤证和大补十全散证都归纳于太阳经;痰饮内溢,或津液内伤的五饮汤证和增损理中丸证都归纳于阳明经;痰饮凝积而发热的参苏饮证归纳于少阳经;理中汤加减证和平胃散加减证归纳于太阴经;八物定志丸证和天麻丸证归纳于少阴经;四物汤证和八物汤证归纳于厥阴经。

(四)罗天益

罗天益,字谦甫,金末元初真定藁城(今河北省藁城)人。师从李杲,为张元素的再传弟子。撰有《卫生宝鉴》《东垣试效方》等。其学术思想主要有以下三点:

1. 阐发李杲脾胃学说

(1)论脾胃的生理功能:《卫生宝鉴·劳倦所伤虚中有寒》中云:"《内经》曰:肝生于左,肺藏于右,心位于上,肾处于下,左右上下,四脏居焉。脾者土也,应中为中央,处四脏之中州,治中焦,生育荣卫,通行津液……胃者卫之源,脾者荣之本……脾胃健而荣卫通"。明确指出脾胃位居人体之中州,四脏分列四旁,荣卫、津液的化生皆有赖于脾胃。因而"四时五脏,皆以胃气为本。五脏有胃气,则和平而身安",故谓"脾胃,人之所以为本者"。从而突出和强调了脾胃在脏腑中的地位及养生防病方面的重要作用。

(2)论脾胃病的病因病机:罗天益对脾胃病的病因病机的分析多有发挥。李杲强调饥饿、惊恐、劳役等因素内伤脾胃,而罗天益作为太医,治疗对象多为豪门贵族,故多责之于饮食自倍、饮酒无度,或醉以入房等因素内伤为病,其观点正补其师之不足。

2. 治疗脾胃病的特点　罗天益吸取了李杲治疗脾胃病益气升阳的用药法度,但不墨守成规,并不局限于李杲益气升阳诸方。其制方用药特点,主要表现在重视甘辛温补,健脾消滞兼施,慎用寒凉攻下等方面,丰富了脾胃病的治则治法。

3. 对三焦寒热辨治的阐发　罗天益继承张元素、李东垣之说,在脏腑辨证的启示下,对三焦辨证尤多发挥。明确指出心肺属上焦,脾胃属中焦,肝肾属下焦,并根据三焦所属脏腑及气化失常之病机,详辨三焦寒热病证,并从调理气机着手,于"名方类集"中分列"泻热门""除寒门"审证治之。

二、学术思想对中医肺病学临床研究的启发

张元素认为"古方新病,甚不相宜",提倡治学不能墨守成规,当师古方之法,化裁新方。提示我们在开展中医肺病临床研究中,一方面要继承前人经验,认真梳理"古方"所对病证的特点,不能似是而非,混用于"新病";另一方面更要厘清"新病"与"旧病"的区别,把握其病机特征,在"古方"基础上,化裁新方,提出新法。

李杲认为升降浮沉是"天地阴阳生杀之理",在人则以脾胃为升降之枢纽,而肺又为主气之脏,宣发与肃降亦是升降浮沉,二者形式与功能相类。提示我们在开展肺病的立法、处方研究中,需综合考虑脾胃升降与肺气宣肃的关系。

李杲认为,内伤脾胃之"热中"证,亦有恶寒发热,头痛烦渴等表现,与"外感风寒所得之

证,颇同而实异"。同时脾胃虚损,元气不足,则有阴火亢盛,而阴火上冲就会出现"气高而喘,身热而烦,其脉洪大而头痛,或渴不止,其皮肤不任风寒,而生寒热"的病变。二者类似于肺系外感及肺热壅盛的表现,而其原因则同为脾胃虚损,提示开展肺系病的证候调查与病机研究时,信息收集与分析要全面细致,尤其需重视脾胃的功能状态。

王好古阴证论认为,阴证形成的主要原因是"本气虚、内已伏阴",其病重在脾肾,尤重在肾。肺外合皮毛,风寒外袭皮毛,由表入里,由三阳传至三阴,可成外寒外感阴证,而此外感阴证亦必有"本气虚、内已伏阴"的因素存在。因此,在设计肺系外感病证临床研究时,一则需分清目标疾病所属是否为"阴证",二则要重视外感病证中可能存在的内伤因素,不可忽视脾肾对疾病的影响。

王好古在阴证的鉴别诊断中指出,阴证尽管证候阴阳错杂,但脉象总是沉、涩、弱、弦、微等阴脉,这是鉴别阴证的关键。提示脉象这一临床信息在开展肺系病临床调查和证候病机研究中具有的重要作用,应该在研究设计中得到足够的重视。

第三节 中医肺病学临床研究与攻邪学派

一、代表医家及学术思想

攻邪学派是以金元时代张从正为代表,将攻除邪气作为治病的首要任务,祛邪以扶正并善用汗、吐、下三法为学术特色的医学流派,后世亦称攻下派。张从正,字子和,号戴人,金元四大家之一,他秉家学师传,远取《内经》《伤寒论》,近受刘河间火热论及其治病经验的影响,反对金代部分医家盲目投补的时弊,治病力主攻邪,用药多偏寒凉,对汗、吐、下三法运用范围很广,有不少发挥。张从正虽重视攻邪,但临证亦寓补于攻,对攻与补的关系有独到见解。其学术传人麻知几等辑其草稿,整理其经验,编成《儒门事亲》15卷。另著有《三复指迷》《张氏经验方》等书。学派代表医家张从正的学术思想主要有以下几个方面:

1. "邪气致病"的发病学说 张从正论病首重邪气,认为病由邪生,人体发病是邪气侵犯的结果。《儒门事亲·汗下吐三法该尽治病诠》中"夫病一物,非人身素有之也。或自外而入,或由内而生,皆邪气也",体现了他的邪气致病学说。张从正认为,人之发病,不论七情内伤,或六淫外感,均为病邪侵袭人体而成,非人身固有,治病当首论攻邪,"邪气加诸身,速攻之可也,速去之可也,揽而留之何也?"。他指出:"灵枢经谓刺与污虽久,犹可拔而雪;结与闭虽久,犹可解而决",这种因邪致病,论病首重邪气的观点,成为他攻邪论的指导思想。对《黄帝内经》"正气存内,邪不可干"理论的补充和发展,反映了张从正的独特见解,也是他学术理论的精华所在。

2. 创三邪理论,倡攻邪三法 张从正认为,发病之邪不外天邪、地邪、人邪三种。《儒门事亲·汗下吐三法该尽治病诠》中云:"天之六气,风、暑、火、湿、燥、寒;地之六气,雾、露、雨、雹、冰、泥;人之六味,酸、苦、甘、辛、咸、淡。故天邪发病,多在乎上;地邪发病,多在乎下;人邪发病,多在乎中。此为发病之三也"。此论述阐释了天之六气,地之六气,人之六味,都可成为邪气,致人发病的观点,且清晰地描述了三邪致病的病位,此三邪理论反映了张从正对邪气的独特理解。张从正继承了《素问·阴阳应象大论》:"因其轻而扬之,因其重而减之,其高者因而越之,其下者引而竭之,中满者,泻之于内,其有邪者,渍形以为汗,其在皮者,汗而发之,其实者散而泻之"的理论,提出"世人欲治大病,舍汗、下、吐三法,其余何足言哉"的观点,根据上、中、下发病部位和具体症状的不同,采用汗、吐、下攻邪三法,所谓"处之者三,出之者亦三也"。张从正在《内经》《伤寒论》的基础上,引申和发展了汗、吐、下三法的应用范围,形成了"三法能兼众法"的特点。

(1)汗法:张从正遵从《素问·至真要大论》中"其在皮者,汗而发之"的原则,在前人经验的基础上,扩大了汗法的应用范围,丰富了汗法的治疗手段。在汗法的应用上,张从正认为凡邪气侵犯肌表,未入里,即宜汗法。他指出:"诸风寒之邪,结搏皮肤之间,藏于经络之内,留而不去,或发疼痛走注,麻痹不仁,及四肢肿痒拘挛,可汗而出之","风寒暑湿之气,入于皮肤之间而未深,欲速去之,莫如发汗也"。同时张从正认为汗法还可与吐法、下法先后连用,或者吐法与汗法兼用,如破伤风、惊风、狂、酒病、痹证等,都可随证酌情于吐下之后继用汗法,甚至吐汗两法并用,临证时应以辨证为前提,明其阴阳,别其表里,随证治疗。

在汗法的治疗手段上,张从正认为除药物发汗外,"炙、蒸、熏、渫、洗、熨、烙、针刺、砭射、导引、按摩,凡解表者,皆汗法也"。这里他将汗法的具体手段加以扩大。其汗法的含义,已由发汗以祛邪扩展到解表之法,并不以汗出为标志。同时张从正重视血气流通,将刺络放血法归于汗法范畴,认为"出血之与发汗,名虽异而实同",均能起到发泄散邪的作用,适宜于目暴赤肿、羞明隐涩、头风疼痛、少年发早白落或白屑、腰脊牵强、阴囊燥痒、雷头风、面肿风等病症。尤其对喉痹急症提倡用刺血方法,张从正指出:"大抵治喉痹,用针出血最为上策","《黄帝内经》火郁发之,发谓发汗,然咽喉中岂能发汗,故出血者乃发汗之一端也",突出体现了张从正汗法应用的特点,其概念已不同于前人,并对后世有很大启发。

(2)吐法:吐法的运用,自古已备,自《素问·阴阳应象大论》"其高者因而越之",到仲景葱根白豆豉汤、瓜蒂散,再至《本事方》稀涎散、《万全方》郁金散、《普济方》吐风散、《圣济总录》常山散等催吐诸方的记载,历代对吐法均有应用与记述。但至张从正时代此法渐废,无论病家和医家,对吐法往往都心存顾虑,"夫吐者,人之所畏。且顺而下之,尚犹不乐,况逆而上之,不悦者多矣"。而张从正"广访多求,渐臻精妙",体会到"过则能止,少则能加。一吐之中,变态无穷,屡用屡验,以至不疑",遂大力提倡吐法的应用,其吐法范围很广,"如引涎漉涎,嚏气追泪,凡上行者皆吐法也"。

吐法的适用范围,张从正认为凡病位在上者,皆可吐之。"风痰宿食,在膈或上脘,可涌而出之","自胸以上,大满大实,痰如胶粥,微丸微散,皆儿戏也。非吐,病安能出?"如伤寒、杂病中某些头痛,痰饮病胁肋刺痛,痰厥失语,牙关紧闭,神志不清,眩晕恶心诸证,风邪在上者,皆宜吐之。

张从正应用于吐法的方药较多,需审证选用,他强调对吐剂运用应中病即止,"涌吐之药,或丸或散,中病则止,不必尽剂,过则伤人"。其主张先宜小剂,不效则逐渐加量,并辅以钗股、鸡羽探引,不吐可饮以韭汁,边探边饮,名之曰"撩痰"。同时张从正运用吐法非常谨慎,认为性情刚暴,好怒喜淫及病势重危,老弱气衰,自吐不止,亡阳血虚,各种出血病证为吐法禁例,吐则转生他病。吐法这一独特的治疗手段,对于痰饮宿食等病邪疗效显著,应当继承发扬。

(3)下法:下法的产生较早,在《黄帝内经》中即有"土郁夺之"的论述,《伤寒论》中三承气及十枣汤等攻下方剂,已被广泛接受用于临床。张从正认为凡邪滞宿食,蕴结在胃脘以下，都可用下法。即"积聚陈莝于中，留结寒热于内"，无论"寒湿固冷，热客于下焦，在下之病，可泄而出之。"但张从正对下法攻邪有独特的见解，认为"大积大聚，大病大秘，大涸大坚，下药乃补药也"，"陈莝去而肠胃洁，癥瘕尽而荣卫昌。不补之中，有真补存焉"。此以泻为补的理论，是对中医补泻理论的一大发展。

张从正擅长下法并扩大其应用范围，下法并非局限于泻下通便，而是认为凡具有下行作用的方法，都属下法。如"催生、下乳、磨积、逐水、破经、泄气，凡下行者，皆下法也"。其认为攻下法，尤适用于脾胃积滞方面的病证，因脾主运化，胃主受纳腐熟，以通畅为贵，积滞则病，惟攻下而消其积，导其滞，才是复其通畅之功，故其在《儒门事亲·凡在下者皆可下式》中云："《黄帝内经》曰：脾为之使，胃为之市。人之食饮酸咸甘苦百种之味，杂凑于此，壅而不行，荡其旧而新之，亦脾胃之所望也。况中州之人食杂而不劳者乎！中州土也，兼载四象，木、金、水、火皆聚此中，故脾胃为病，奈何中州之医不善扫除仓廪，使陈莝积而不能去也"。张从正下法，重视对脾胃的消积导滞，但又不局限于此，并广泛应用于临床。他认为：伤寒大汗之后，重复劳发，热气不尽者，可下；杂病腹中满痛不止者，此为内实，可下；伤形发热大汗之后，脉沉实，寒热往来，时时涩嗽者，可下；目黄九疸食劳，可下；落马坠井，打仆损伤，肿发焮痛，日夜号泣不止者，可下；杖疮发作，肿痛焮及上下，语言错乱，时时呕吐者可下。泻下有一泻而愈的，有数泻而愈的，当视病情的轻重而施用。同时强调临证若非实证，则不能任意妄攻，均知禁下之例。

张从正主张"治病当论药攻"，用汗、吐、下三法以祛邪，其目的为了使"邪去而元气自复"，所谓"医之道，损有余乃所以补其不足"，故"不补之中有真补存焉"。可见，他视祛邪为扶正的一种积极措施，而在临床上大大地扩展了汗、吐、下三法的应用范围，积累了丰富的临床经验，也丰富和发展了中医学的"治则"理论。

3. 药攻食养观　张从正主张"治病当论药攻"，祛邪是扶正的一种积极措施，邪去而元气才能自复。同时张从正又说："凡药皆毒也，非止大毒、小毒谓之毒，虽甘草、苦参，不可不谓之毒，久服必有偏胜。气增而久，夭之由也"，"乃知诸药皆不可久服，但可攻邪，邪去则已"。盖药物皆有毒，只能用之攻邪治病，中病即止，并强调慎用补法，"邪未去而不可言补，补之则适足资寇"。对于体虚者，或病已去而正未复及无病邪之人，即"惟脉脱下虚，无邪无积之人，始可议补"，主张药攻祛邪，食补养正，"凡精血不足，当补之以食，大忌有毒之药"，"病蠲之后，莫若以五谷养之，五果助之，五畜益之，五菜充之"。他认为善用药者，要使病人进五谷，保养胃气，才是真正懂得补法的道理。"人之四季，以胃气为本，本固则精化，精化则髓充"，"胃为水谷之海，不可虚怯，虚怯则百邪皆入矣"。张从正重保胃气，以食补首当益胃，还往往先以淡浆粥益胃，"胃气和顺五虚皆实也，是以生也"。

张从正阐述了慎用补法的重要性，要审证确切，需要补者，才用补法，"余尝用补法，必观病人之可补者，然后补之"，注重人身气血"贵流不贵滞"，人身阴阳"贵平不贵强"，在临床上他辨证地把药攻与食养结合起来，形成了独特的攻补观，具有卓见。

4. 注重心理疗法　心理疗法是治疗疾病的重要手段之一，在中医临床实践中占有独特的地位。张从正在前人基础上，对情志病的治疗进行了补充和发展，对运用心理疗法有独特的见解与发挥。

在病因病机方面，认为"五志""七情"过极等精神因素刺激是重要的致病因素，可导致脏腑功能紊乱，气机失调而病。"百病皆生于气，遂有九气不同之说"，"所谓九者，怒、喜、悲、恐、寒、暑、惊、思、劳也"。张从正依据"怒则气逆""喜则气缓""悲则气消""恐则气下""惊则气乱""思则气结""劳则气耗""炅则气泄""寒则气收"的理论，对思虑、悲哀、喜乐、愁忧、盛怒、恐惧等九气所伤波及脏腑出现的情志病变，如煎厥、薄厥、躁扰狂越、痴痫、不眠、昏瞆、瞑视、暴盲、耳暴闭、筋挛、笑不休、嗜卧、不嗜食、僵仆、暴喑等临床表现进行了阐发。他依据不同的心理病因，病人性格差异，体质强弱，症状特点，在情志病的治疗上，不仅以汗、吐、下三法祛邪为其主要手段，而且在《黄帝内经》情志五行相胜理论的启示下，巧妙地将以情胜情等情志相制理论应用于临床。张从正在《素问·五运行大论》："怒伤肝，悲胜怒；喜伤心，恐胜喜；思伤脾，怒胜思；忧伤肺，喜胜忧；恐伤肾，思胜恐"理论的指导下对情志病的治疗做了深入的阐发："悲可以治怒，以怆恻苦楚之言感之。喜可以治悲，以谑浪亵狎之言娱之。恐可以治喜，以恐惧死亡之言怖之。怒可以治思，以污辱欺罔之言触之。思可以治恐，以虑彼志此之言夺之。凡此五者，必诡诈谲怪，无所不至，然后可以动人耳目，易人听视"，即"以情胜情"法。张从正对情志病变的诊治，颇具特色，继承并发展了《黄帝内经》的情志理论，在临床实践中，以五行相生相克，相互抑制为原理的心理疗法，治疗某些情志病，取得较好疗效，收到了药物所不能取得的效果，这些宝贵经验，至今仍有临床指导意义。

二、学术思想对中医肺病学临床研究的启发

（一）"处之者三，出之者亦三"对肺系病证临床研究的启发

张从正临证首论攻邪，认为无论外感疾病，还是内伤疾病，皆存邪气，邪去才能安正，祛邪是使疾病向愈的首要任务。他将邪气划分为天邪、地邪、人邪三方面，创立"三邪"理论，根据上、中、下发病部位和具体症状的不同，采用汗、吐、下攻邪三法，即所谓"处之者三，出之者亦三也"。肺为娇脏，易受外感邪气侵扰，但"三邪"中人可相兼存在，此观点提示我们开展肺系病治则、治法研究时，要依据三邪致病的病位特点，选择制定合理的祛邪方法，因势利导，不可有所偏废。

（二）强调血气流通的重要性

张从正在注重祛邪的同时，强调血气流通的重要性，血气壅滞为邪实所害，决其壅碍，则邪实得泄，邪随血去也。肺主气，朝百脉，肺病则气滞血壅，血气无以畅通，因此，此观点提示我们血气流通与祛邪一样是肺系疾病临床治疗的重要思路。

（三）"先去其药邪，然后及病邪"的启示

《儒门事亲·卷六》中载："宛丘营军校三人，皆病痿，积年不瘥。腰以下肿痛不举，遍身疮赤，两目昏暗，唇干舌燥，求疗于戴人，戴人欲投泻剂，二人不从，为他医温补之药所惑，皆死。其同疾有宋子玉者，俄省曰：彼已热死，我其改之。敬邀戴人，戴人曰：公之疾，服热药久矣，先去其药邪，然后及病邪，可下三百行。"张从正明确提出了"药邪"一词，发展了"药邪致病论"，丰富了病因学的内容。同时在攻邪三法的应用中均强调"中病即止，不必尽剂"，也反映了张从正对"药邪致病"的预防思想。张从正提出治病当先祛其药邪的观点，给我们两个启示：①开展肺系病临床疗效评价时，需重视"药邪"的存在对研究结果的影响，增强对"洗脱期"概念的理解和在研究设计中的应用；②对研究设计中疗程的规定，需借鉴服药过久及"中病即止"的药邪致病观点，科学界定。

（四）论治咳嗽"轻者辨六气施治，重者施攻邪三法"的启示

《儒门事亲·卷三·嗽分六气毋拘以寒述二十五》云："其法治也，风之嗽，治以通圣散加

半夏、大人参半夏丸,甚者汗之;暑之嗽,治以白虎汤、洗心散、凉膈散,加蜜一匙为呷之;火之嗽,治以黄连解毒汤、洗心散、三黄丸,甚者加以咸寒大下之;湿之嗽,治以五苓散、桂苓甘露散及白术丸,甚者以三花神佑丸下之;燥之嗽,治以木香葶苈散、大黄黄连阿胶丸,甚者以咸寒大下之;寒之嗽,治以宁神散、宁肺散,有寒痰在上者,以瓜蒂散越之。此法虽已几于万全,然老幼强弱,虚实肥瘦不同,临时审定权衡可也。"此段记载,清楚地表明了张从正论治咳嗽"轻者辨六气施治,重者施攻邪三法"的观点,提示对咳嗽轻重程度加以区分,合理的应用分层设计的方法,给予不同的治疗方案,是在咳嗽临床研究时可以采用的方法。

第四节 中医肺病学临床研究与丹溪学派

一、代表医家及学术思想

丹溪学派是以元代著名医家朱震亨为代表,以阐发阳有余阴不足论及相火论为中心学术思想,善用滋阴降火为治疗特点的一个医学流派。丹溪学派不仅发展了河间学派的火热学说,深入探讨了内伤发热的病变机理,对阴阳气血的生理病理作了深刻的论述,而且还大力阐发了滋阴降火理论,积累了治疗内伤杂病责之气、血、痰、郁的宝贵经验,开创了研究内伤杂病的新局面,对明清温补学派与温病学派均产生了积极的影响。

(一)朱震亨

朱震亨,字彦修,元代婺之义乌(今浙江义乌)人,因世居丹溪,被尊称为"丹溪翁"。其自幼好学,深研《素问》《难经》等经典医著,从学于刘完素的再传弟子罗知悌,故他既得河间之学,又融合了张子和、李东垣诸家之说,因而能发挥经旨、参合哲理,融会诸家并能结合临床实践而创立新说,著有《格致余论》《局方发挥》《金匮钩玄》《本草衍义补遗》等,提出了阳有余阴不足论和相火论,另有《丹溪心法》《丹溪心法附余》等流传后世,系门人整理纂集其医论和临床经验而成。其学术思想主要有以下几方面。

1.阳有余,阴不足论 阳有余,阴不足是丹溪对人体阴阳状态认识的基本观点,其理论源于《黄帝内经》"阳者,天气也,主外;阴者,地气也,主内。故阳道实,阴道虚""至阴虚,天气绝;至阳盛,地气不足"等论述。

(1)人生而阳有余阴不足:朱丹溪根据天人相应的理论,通过分析自然界天、地、日、月的运行状况得出阳多阴少的结论。他从天地之内外、大小,日月外形之虚实和亮度的明晦来比较,说明在自然界中就存在着"阳常有余,阴常不足"的现象。再联系人体的生理变化,提出"人受天地之气以生,天之阳气为气,地之阴气为血。故气常有余,血常不足"的观点,认为人体生而阳有余而阴不足。

(2)阴精难成而易亏:朱丹溪根据《素问·上古天真论》《素问·阴阳应象大论》的论述,结合人体之阴精迟成而早竭的生理现象,阐述了阴精难成易亏的观点。他认为:"人之生也,男子十六岁而精通,女子十四岁而经行,是有形之后,犹有待于乳哺水谷以养,阴气始成,而可与阳气为配,以能成人,而为人之父母。古人必近三十、二十而后嫁娶,可见阴气之难于成"。同时《内经》论:"年至四十,阴气自半,而起居衰矣","男子六十四岁而精绝,女子四十九岁而经断。夫以阴气之成,止供给得三十年之视听言动而先亏矣"。丹溪通过对人体阴阳盈虚的生理过程分析,认为阴气总属难成而易亏,从而得出"阳常有余,阴常不足"的结论。

（3）养阴抑阳具有重要意义:朱丹溪认为人体在一般生理状况下已是阳有余而阴不足,再加上"人之情欲无涯",易引相火妄动,阴精耗损,势必加剧这种状态而转为病变。因此,养阴抑阳具有重要意义,特作《饮食箴》《色欲箴》等篇,告诫后人必须力戒相火之妄动才能保护阴精,从而达到防病养生、延年益寿的目的。他把滋阴降火作为重要的治疗方法,并把养阴抑阳作为贯穿人生从少壮到衰老的全过程中的主要摄生原则。

2. 相火论　相火论和阳有余阴不足论共同构成朱丹溪滋阴降火学说的理论基础。相火论的基本观点渊源于《黄帝内经》"君火以名,相火以位"之说,认为"以名而言,形气相生,配于五行,故谓之君;以位而言,生于虚无,守位禀命,因其动而可见,故谓之相"。相火是相对君火而言的,受心君支配,相行君命,辅助君火而动并可见于外,故名之曰相火。

（1）相火之常维持人体生生不息:朱丹溪认为动为生之象,天地化生万物及一切生命运动均以动为常,而人的生命活动则是由于相火的作用,即所谓"天主生物,故恒于动;人有此生,亦恒于动。其所以恒于动,皆相火之为也"。朱丹溪十分强调相火对维持生命的重要意义,认为"天非此火不能生物,人非此火不能有生"。相火之动正常与否与五脏功能活动情况密切相关,"五火"之动而中节是相火正常的重要保证,"彼五火之动皆中节,相火惟有裨补造化,以为生生不息之运用耳"。故凡人体脏腑、经络、气血等正常功能活动以及生命的延续,无不体现了相火温百骸、养脏腑、充九窍的重要作用,因此相火又称为元阳、真阳、真火。

（2）相火寄于肝肾二部:朱丹溪根据阴阳之间的相互关系指出"火内阴而外阳",联系到人体则表现为相火以肝肾精血为其物质基础,"具于人者,寄于肝肾二部,肝属木而肾主水也。胆者肝之府,膀胱者肾之府,心包络者肾之配,三焦以焦言,而下焦司肝肾之分,皆阴而下者也"。明确提出了相火寄于肝肾,并分属于胆、膀胱、心包络、三焦等腑的观点。

（3）相火妄动为贼邪:朱丹溪认为相火动得其正,有助于生生不息;相火动失其常,是为妄动,妄动则反而为害,病变丛生。即相火妄动则成为危害身体的贼邪,所谓"人之疾病亦生于动,其动之极也,病而死矣"。朱丹溪十分重视相火致病,认为引起相火妄动的原因有情志过极、色欲无度、饮食厚味等许多方面。摄生不当常先激起脏腑之火,"大劳则火起于筋,醉饱则火起于胃,房劳则火起于肾,大怒则火起于肝",然后煽动相火为病,"五脏各有火,五志激之,其火随起","相火易起,五性厥阳之火相煽则妄动矣"。其中相火妄动与心火之动两者关系至为密切。除此之外,"人生至六十七十以后,精血俱耗,平居无事,已有热证……百不如意,怒火易炽",说明精血耗损亦会导致相火妄动。

3. 火、痰、郁证论治心法

（1）火证论治:朱丹溪所论的火证主要是内火,所谓"诸火病自内作",实多指相火为病。朱丹溪还提出"气有余便是火"的著名论点,精辟地阐明了气机阻逆产生邪火的病机。

朱丹溪根据实火、虚火和火郁的不同论治火证。"实火可泻",用黄连解毒汤之类苦寒直折,夺其炎威,为正治之法,但对于体虚者则不可骤用凉药,而宜参用从治之法,可兼用生姜等温散;"郁者可发",凡火邪内郁不能泄越之证,多选用东垣泻阴火升阳汤或升阳散火汤;"虚火可补",凡"中气不足者,味用甘寒",立有补阴降火、甘温除热、引火归原等方法。

朱丹溪阐明了内伤杂病中阴虚火旺的原理,把虚火与实火分别开来。他认为阴虚与火旺是密切相关的,阴虚必然导致火旺,而火旺又必致阴液更伤,故其用药特点为补阴必兼泻火,而泻火也即所以补阴,所谓"补阴即火自降","有泻火为补阴之功"。补阴又有补阴精与补阴血之分,凡阴精虚而相火旺者用大补阴丸,阴血虚而相火旺者用四物汤加知柏。滋阴降火之法既纠河间纯用清热泻火的片面,又在东垣气虚发热中增添了阴虚发热的内容,对后世影响甚大。

（2）郁证论治:"气血冲和,百病不生。一有怫郁,诸病生焉。故人身诸病多生于郁"。朱丹溪论郁证有"六郁",即气郁、湿郁、热郁、痰郁、血郁、食郁。六者可单独为病,也往往相因致病,但总以气机为关键,多由气郁而影响及其他,从而变生他病。对于郁证的治疗,提出"凡郁皆在中焦",以苍术、川芎总解诸郁,随证加入不同药物,据此创制越鞠丸、六郁汤等名方,至今为临床所沿用。

（3）痰证论治:朱丹溪指出:"痰之为物,随气升降,无处不到",所到之处,必然会影响其正常生理功能,产生多种病证,阐发了痰邪为病的广泛性。而痰证的形成,朱丹溪认为"或因忧郁,或因厚味,或因无汗,或因补剂,气腾血沸,清化为浊,老痰宿饮,胶固杂糅",其关键在于脾虚和气郁。

至于对痰证的治法,朱丹溪提出了基本原则,"治痰法,实脾土,燥脾湿,是治其本也",同时"善治痰者,不治痰而治气,气顺则一身之津液亦随气而顺矣",当以顺气为先,分导次之。朱丹溪以《太平惠民和剂局方》二陈汤作为治痰的基本方,并针对痰的不同性质、病证的不同部位,结合体质的盛衰和邪气兼夹情况加减化裁,体现了丰富的临床经验。

（二）王履

王履,字安道,号畸叟,别号抱独老人,元末江苏昆山县人。少年学医于朱震亨,尽得其传。《古今医统》称其"学究天人,文章冠世,极深医源,直穷奥妙"。著有《医经溯洄集》《百病钩玄》《医韵统》等,现惟《溯洄集》行世。

1. 阐发"亢害承制"论　王安道对《素问·六微旨大论》中的亢害承制理论做了极为精辟的阐发,其一,自然界的一切事物都是在不断运动和不断变化的,如果没有了运动变化,生命就要停止;其二,天地万物虽然无时无刻不在变动之中,但又始终离不开一个规律,即相互协调与相互平衡,如果违反了这个规律,则万物生机紊乱,人体变生疾病。因此,亢害承制对事物的发展趋向起到了极为重要的作用,是事物生成和败乱的关键,"亢则害,承乃制"是造化之枢纽。

亢害承制规律在人体有"亢而自制"和"亢而不能自制"两种情况。"亢而自制",即一脏不平,所不胜之五脏更相平之,"以心火而言,其不亢,则肾水虽心火之所畏,亦不过防之而已,一或有亢,即起而克胜之矣",余脏皆然。"亢而不能自制"则发为疾病,当用汤液、针石、导引之法以制其亢而除其害。

2. 分析四气所伤　四气所伤源于《内经》"冬伤于寒,春必病温;春伤于风,夏生飧泄;夏伤于暑,秋为痎疟;秋伤于湿,冬生咳嗽"的论述。历代医家都从其所论,从病因来推论病理变化,而王安道认为当从现有的病情以剖析其病原,方能与临床相符,被四气所伤并非必然发病,即使发病病情亦有差异,这是由正邪双方的具体情况决定的。因此学习医籍当与病邪聚散、正气虚实、体质强弱、时令的太过不及等多方因素相结合,方可免于穿凿之弊。从当下的形证推测其受病之原,考虑将来之变,颇具"治病必求其本"之意。

3. 发挥阴阳虚实补泻　《难经》有论:"伤寒阳虚阴盛,汗出而愈,下之则死;阳盛阴虚,汗出而死,下之而愈"。历代医家对其中的阴阳所指莫衷一是,惟安道之说辞简理明,认为阴阳之盛指寒热病邪,阴阳之虚指表里精气。阴盛阳虚为表阳虚于外而受寒邪,当助卫阳以解表,汗出则愈;阳盛阴虚为热邪内炽,伤及阴津,下其阳热则阴津可保。

《难经》又有论虚实补泻曰:"东方实,西方虚;泻南方,补北方。东方肝也,则知肝实;西方肺也,则知肺虚。南方火,火者木之子也;北方水,水者木之母也,水胜火,子能令母实,母能令子虚,故泻火补水,欲令金不得平木也"。安道认为,所谓虚,是抑其太过而使之衰也,补水泻火之法,使火退则金不受克而制木,土又不受克而生金。"夫肝之实也,其因有二,心助肝,肝实之一因也;肺不能制肝,肝实之二因也。肺之虚也,其因亦有二,心克肺,肺虚之一因也;脾受肝克而不能生肺,肺虚之二因也。今补水而泻火,火退则木气削,又金不受克而制木,东方不实矣。金气得耳,又土不受克而生金,西方不虚矣"。因此,虽不补金,而金自受益,所谓"不治之治",当深思其理。

4. 伤寒温暑为治不同论　冬伤于寒,感而即病者称为伤寒,不即病,过时而发于春夏者称为温暑。温病学说尚未成熟之前,人们多以伤寒方通治之,而安道则认为伤寒、温暑治疗不同。对于温热病,"仲景必别有治法,今不见者亡之也",故"伤寒例曰:冬温之毒,与伤寒大异,为治不同。又曰:寒疫与温及暑病相似,但治有殊耳"。他指出,伤寒、温病和暑病各"有病因,有病名、有病形。辨其因,正其名,察其形。三者俱当,始可以言治矣。一或未明,而曰不误于人,吾未之信也"。根据温暑的病理特点,他提出了以清里热为主的治疗方针,对后世温病学说有很大影响。

(三)戴思恭

戴思恭,字元礼,明代浦江(今浙江浦江)人。少时从学于朱丹溪,丹溪因其颖悟绝伦,乃尽授其术。戴思恭治疗诸病多奇效,名噪于浙。洪武年间,被征为御医,晚岁任太医院使。戴思恭较为完整地继承了丹溪学术思想,不仅深求师意,而且善于发挥,在理论方面,阐述了"阳常有余阴常不足"论之所未尽;在杂病的辨证论治方面,对气血痰郁之治亦多有阐发。其著述有《证治要诀》《证治要诀类方》《推求师意》等,并补校《金匮钩玄》。

1. 气血理论

(1)气属阳,动作火:丹溪云"气有余便是火",戴思恭因之阐发说"气之与火,一理而已,动静之变,反化为二","捍卫冲和不息之谓气,扰乱妄动变常之谓火"。气化火说是戴思恭对气机生理病理方面的重要理论,是综合了河间"五志化火"、东垣"火与元气不两立"和丹溪"相火论"等学术理论,加以发展而形成的。对于诸气病证的治疗,当详审起因,明辨何经,根据病变上下、脏气不同随经选药,特别强调不能概以燥热之药治之,避免以火济火之弊,此外当审五脏火化之候,求其属而分治之。

(2)血属阴,难成易亏:戴思恭宗《内经》之说,提出"荣为水谷之精气,和调于五脏,洒陈于六腑,入于脉中化为阴血","生化旺,诸经持此而长养;衰耗竭,则百脉由此空虚","血者神气也,持之则存,失之则亡","是知血盛则形盛,血弱则形衰,神静则阴生,形役则阳亢",认为阴血对于五脏和周身百脉都有重要意义。同时指出人体动多静少,阳动易化为火,阴血最易被耗,阴血既亏复受阳扰,则百病由生。

2. 痰证论治　戴思恭认为,痰证之因起于饮食不节、外感六淫、内伤七情致谷气不升,荣卫郁滞,津液不行,即所谓"因气成积,积气成痰"。对于痰证的治疗,戴思恭宗丹溪"治痰先治气"之说,认为"善治痰者,不治痰而治气,气顺则一身之津液亦随气而顺矣。"此外"病痰饮而变生诸证,不当为诸证所牵制妄言作名。宜以治饮为先,饮消则诸证自愈"。并提出了许多治疗方药,临证经验丰富可见一斑,常为后世治痰取法。

3. 郁证论治　戴思恭认为郁为传化失常,中焦为致郁关键。戴思恭云:"郁者,结聚而不得发越也,当升者不升,当降者不降,当变化者不得变化,此为传化失常,六郁之病见矣"。六淫七情、劳役妄动所伤,上下所属之脏气出现虚实克胜之变,必影响中焦之气,四脏一有不平,中气必为之先郁,饮食不节、停痰积饮、寒湿不通等又皆郁于脾胃,而传化失常为致郁之关键,因此戴思恭得出"中焦致郁多也"的结论。

戴思恭对六郁的辨证也很详细,指出"气郁者,胸胁痛,脉沉涩;湿郁者,周身走痛或关节痛,遇阴寒则发,脉沉细;痰郁者,动则喘,寸口脉沉滑;热郁者,瞀闷、小便赤,脉沉数;血郁者,四肢无力,能食,便红,脉沉;食郁者,嗳酸,腹饱不能食,人迎脉平和,气口脉紧盛"。治郁之法有中外四气之异,即表里、风寒、热湿。在表者汗之,在内者下之,兼风者散之,微热者寒以和之,热甚者泻阳救水、养液润燥、补其已衰之阴,兼湿者审其温之太过不及,尤土之旱涝也,寒湿之胜则以苦燥之、以辛温之,不及而燥热者则以辛温之、以寒调之。以苍术、香附、抚芎为治郁要药,燥湿健脾,调和气血,疏通阴阳,开发水谷之气。戴思恭对郁证的辨证施治宗丹溪而推求尽致,被后世医家视为准绳。

二、学术思想对中医肺病学临床研究的启发

中医肺病临床每多见痰邪壅滞,气机不畅,其病机虚实夹杂。而朱丹溪认为痰的产生可因气血亏虚而起,指出"若夫气血两亏,痰客中焦",而气血亏虚和痰浊的生成主要责之中焦之脾土,痰证的治则总以健脾理气,燥湿化痰为大法,使气机流畅,水津四布,则痰化饮消。这一观点对今天开展肺病病机及治法研究具有指导价值,提示应重视中焦脾土,实脾土以澄其源,从根本截断痰浊的生成,同时起到培土生金的作用。

朱丹溪治疗杂病注重气、血、痰、郁(瘀)四伤学说,"自气成积,积久成痰,痰挟瘀血,遂成窠囊"。在此四伤之中,一方面,丹溪认为"相火易起,煎熬真阴",津液和血不归正化而成痰瘀,而痰瘀不去,邪火妄动,阴精难复;另一方面,痰瘀内阻,滞而不化,气血运行不畅而致气滞,气滞则痰瘀生,痰瘀因此而愈盛,痰瘀不去,新血不生,终致真阴不足,而郁久化热,亦可助长相火,炼津成痰,因此治必痰瘀同治,气血同生,佐制相火。此观点在慢性肺系疾病,如肺胀、喘证等临床研究中具有现实的指导意义。肺系慢病病情复杂,多种病因兼夹,其病机当从丹溪痰瘀裹结难消入手,其治疗当痰瘀同治,兼理气机。

朱丹溪认为相火居于肝肾二部,易于妄动为贼邪,他又有阳有余阴不足之论,指出阴精易亏而难成,故此应当注重摄生,保护阴精,制相火以养阴抑阳,这对开展肺病防治和哮、喘等慢性病管理具有重要指导意义。

第五节　中医肺病学临床研究与温病学派

一、代表医家及学术思想

温病学派是明朝末年以后,在中国南方逐渐兴起的以研究外感温热病为中心的一个学术派别。明末清初之际,战乱不断,加之温疫流行,尤以江浙一带为著,该地区气候溽暑,热

病盛行,客观上促使江浙诸医家对温热病进行研究,并由此逐渐形成一个学派。温病学派肇始于《内经》,发轫于伤寒,底定于明清。追述温病学派的发展,实际上经历了三个阶段,奠基阶段,形成阶段,成熟阶段。明末清初,是其发展鼎盛阶段,也是其成熟阶段,出现了一批以吴又可、叶天士、薛生白、吴鞠通、王孟英等为代表人物的著名医家。明清以来,温病学专著达240余种。

(一)吴又可

吴有性,字又可,号淡斋,明末清初江苏震泽人。吴又可行医时,正在明末,战争不断,灾荒不断发生,瘟疫流行。他经细心体察与临床实践,著成《温疫论》二卷。其对瘟疫有其独特的看法,其学术思想可以概述为以下几点:

1. 首创戾气病因说　吴又可认为"夫瘟疫之为病,非风非寒,非暑非湿,乃天地间别有一种异气所感",明确提出瘟疫病因是有别于六气的杂气致病,强调了杂气为病的传染性和流行性,他在《温疫论》中云:"此气之来,无老少强弱,触之者即病,邪自口鼻而入","大约病遗于一方,延门阖户,众人相同"。同时认识到了戾气致病有特异性、特适性和偏中性,指出"盖当其特适,有其气专入某脏腑经络,专发为某病","偏中于动物者,如牛瘟、羊瘟、鸡瘟,岂当人疫而已,然牛病而羊不病,鸡病而鸭不病,人病而禽兽不病"。

2. 创"邪伏膜原"病机理论　吴又可认为,温疫的传变,与一般外感不同,乃从半表半里的募原开始。其云:"邪自口鼻而入,则其所客,内不在脏腑,外不在经络,舍于伏脊之内,去表不远,附近于胃,乃表里之分界,是为半表半里,即《内经·疟论》所谓横连膜原者也"。由于感邪有轻重,伏匿有深浅,体质有强弱,因此其传变的方式亦颇不一致。他指出:"温疫之邪,伏于膜原,如鸟栖巢,如兽藏穴,营卫所不关,药石所不及,至其发也,邪毒渐张,内侵于腑,外淫于经,营卫受伤,诸证渐显,然后可得而治之,方其浸淫之际,邪毒尚在膜原,此时但可疏利,使伏邪易出。邪毒既离膜原,乃观其变,或出表,或入里,然后导邪而去,邪尽方愈"。

3. 立"九传治法",倡表里分消　吴又可通过长期实践和细心体验,将瘟疫传变归纳成九种类型,称为"九传"。强调"九传"当用相应的"九治",倡导表里分消,对温疫的辨证施治做出重要贡献。瘟疫传变虽有九种,概括为四个类别:第一类是向表传变,分两种,但表不里和表而再表。其证头身疼痛发热而复凛凛恶寒,内无胸满腹胀等证,谷食不绝,不烦不渴,得斑得汗则愈。如所发未尽,在里仍有残邪,或几日后又如前发热,斑者仍斑,汗者仍汗,治用白虎汤、举斑汤;第二类是向里传变,亦分两种,但里不表和里而在里。里而在上者吐之,在下者下之,上中下皆病,则应下;第三类是同时向表里传变,共分三种,表里分传、表里分传再分传和表胜于里,里胜于表。表里分传见半表半里证者,忌用伤寒先汗后下之法,宜承气汤先通其里,继以三消饮调之。表里分传再分传,有表里分传表里俱病之证,解后复发者,宜如前下法,再服三消饮可愈。若表胜于里者,即传表之邪多,传里之邪少,表证多而里证少,当治其表,里证兼之;若里胜于表者,即传里之邪多,传表之邪少,里证多而表证少,但治其里,表证自愈;第四类是表里先后传变,共分两种,先表后里和先里后表。疫邪先传表后传里,宜先用达原饮或白虎汤,再视里证偏上偏下,酌情运用瓜蒂散或承气汤。疫邪先传里后传表,宜先用承气汤下之,再用白虎汤辛凉解散。如服白虎汤不得汗者,因津液枯竭也,可加人参。

吴又可学术观点对温病学发展具有巨大贡献,提出戾气病因说,是对传染病学的贡献;创"邪伏膜原"病机理论和表里分消的治疗原则,充实了中医温病学理论和治疗学内容;其邪由口鼻而入的观点,启发叶天士,提出"温邪上受,首先犯肺,逆传心包"这一温病学传变的基本规律。

4.详尽阐释温病与伤寒的鉴别 吴又可认为温疫的病因是戾气所致,由口鼻而入,伏于膜原,表里分传,不同于一般外感病证。他从病因、感邪途径、发病部位、传变特点、初起表现、传变规律、治疗原则及预后等方面均加以辨析,主要内容总结于表3-1。

表3-1 温疫伤寒鉴别表

	温疫	伤寒
病因	杂气(戾气、疫气、厉气)	六淫邪气
感邪途径	自口鼻而入	自毛窍腠理而入
邪留部位	邪伏膜原	邪在六经
发病特点	感久而后发	感而即发
传变特点	从膜原分传表里,传里内侵于腑,传表外淫于经,经不自传	由表及里,以经传经
初起表现	忽觉凛凛恶寒以后,但热而不恶寒	发热恶寒并见
治疗原则	初起以疏利为主,先表后里,里通表和,下不嫌早	初起已发表为先,先表后里,先汗后下,下不嫌迟
预后	发斑为外解。虽汗不解,汗解在后	发斑为病重。一汗而解,汗解在先

(二)叶天士

叶桂,字天士,号香岩,清康熙年间人士,《清史稿》称"大江南北,言医者,辄以桂为宗,百余年来,私淑者众"。叶天士对温热类疾病的学术思想主要记载于其著作《温热论》中,而诊疗案例则散在于《临证指南医案》中。其《温热论》堪称温病学派开山之作。对温病的症状和传遍规律做了精辟总结,叶天士将中医千年来以伤寒"六经辨证"为主的外感病诊断方法,进一步发展为以"卫、气、营、血"四个层次为主体的温病辨证的纲领,是继伤寒六经辨证之后,中医辨证论治水平的又一次提高。其指出"温邪上受,首先犯肺,逆传心包。"精准地概括了温病传变的特征性发展规律。其学术思想主要有以下几点:

1.创卫气营血辨证 叶天士根据辨证论治的原则,精研温病的发展规律,在吸收他人学术成就的基础上形成了一套认识温病的理论并总结出治疗法则。他指出:"温邪上受,首先犯肺,逆传心包……辨营卫气血,虽与伤寒同,若论治法则与伤寒大异也……大凡看法,卫之后方言气,营之后方言血。在卫汗之可也,到气才可清气,入营犹可透热转气,如犀角、元参、羚羊角等物;入血则恐耗血动血,直须凉血散血,如生地、丹皮、阿胶、赤芍等物。否则,前后不循缓急之法,虑其动手便错,反至慌张矣"。

叶天士接受了吴又可温邪从口鼻而入的观点,观察到温病初起有卫表阶段的存在,表证不解又有入里或热扰心神等气分里证出现,气分里证不解,亦可扰及心营,进一步可以动血耗血,从而总结出在卫分、气分证之后,可发展为营分、血分诸证的规律,创立了卫气营血辨证方法,将温病学的理论形成系统,补充与发展了《伤寒论》治疗外感病的辨证方法。

2.重视察舌验齿、辨斑疹白痦,充实温病学诊断方法 叶天士重视观察舌苔、舌质、牙齿、齿龈的变化,从斑疹、白痦出现的多少、色泽枯荣等来分析判断病邪轻重深浅,津液存亡,预后吉凶,用以指导临床治疗,是叶天士对温病诊断学的重要贡献。

3. 对杂病诊疗的贡献 叶天士不仅是一位温病大师,也是一位杂病治疗的大家,对内伤杂病诊治也颇有建树。

(1)强调脾胃分论,创立胃阴学说:《临证指南医案》云:"今观叶氏之书,始知脾胃当分析而论也。盖胃属戊土,脾属己土。戊阳己阴,阴阳之性有别也。脏宜藏,腑宜通,脏腑之体用各殊","太阴湿土,得阳始运;阳明燥土,得阴自安,以脾喜刚燥、胃喜柔润也","所谓胃宜降则和者,非用辛开苦降,亦非苦寒下夺以损胃气,不过甘平或甘凉濡润,以养胃阴,则津液来复,使之通降而已矣"。叶天士脾胃分论的认识,尤其是胃阴宜养的学术观点给后学以很大启发。

(2)立阳化内风说,阐发肝风病机:叶天士认为"阳化内风"的病机,是"身中阳气之变动"所致,指出这种肝风内动为"非外来之邪"。《临证指南医案》中云:"今叶氏发明内风乃身中阳气之变动,肝为风脏,因精血衰耗,水不涵木,木少滋荣,故肝阳偏亢,内风时起"。在治疗上,叶天士提出了"滋液熄风""镇阳熄风""和阳熄风""缓肝熄风""养血熄风""介类潜阳"等多种方法,这些观点使中医对肝风的认识和治疗提高到一个新阶段。

(3)理虚之法,圆融贯通:叶天士认为虚损的形成皆是"因病致偏,偏久致损",人体正气亏虚的结果。因此治疗虚损病症,首当重视扶助人体的正气。而扶助人体的正气,主要在于静养、节欲、增进饮食,药疗只起辅助作用。他指出:"劳损之症,急宜静养","损怯之症,不加静养,损不肯复"。其对药物的选用,力主甘药培中,颇具特色。叶天士提出"凡补药气皆温,味皆甘,培生生初阳,是劳损主治法则"。阴伤者与甘凉以养气阴;阳伤者,与甘温以益阳气。同时,叶天士根据虚损之病多由七情、劳倦、欲念房室等损伤精髓气血所致的病机特点,提出治疗虚损"非草木攻涤可却"的观点,主张用血肉有情之品填精补髓,益气养血。治疗过程也十分注重中下兼顾、脾(胃)肾同治的法则。

(4)创久病入络论:叶天士在大量临床实践过程中发现,一些慢性疾患只要邪气久羁,必然伤及血络。所以提出"初病湿热在经,久则瘀热入络""其初在经在气,其久入络入血"的观点。即病之新久,有在经在络,在气在血之分。气属阳而血属阴,气行于周身上下内外,血行于脉中,气之与血又密切相关,而疾病初期,邪气表浅,久则邪气深入,这是疾病发展的一般规律。此"久病入络"理论为慢性病的辨治提供了理论依据。

(三)薛雪

薛雪,字生白,号一瓢,又号扫叶山人,清代吴县人,开创了湿热致病理论,推动了温病学理论的发展,是当之无愧的一代温病大家,代表著作《湿热病篇》,系统论述了湿热致病理论。主要学术观点可以概述为以下几点:

1. 对湿热病病因病机见解独到 薛雪认为湿热病是与时令气候密切相关的一种热性病,其致病因素是外邪与内湿相引。"太阴内伤,湿饮停聚,客邪再至,内外相引,故病湿热。此皆先有内伤,再感客邪,非由腑及脏之谓。"同时强调湿、热合邪的特殊性,"夫热为天之气,湿为地之气,热得湿而愈炽,湿得热而愈横。湿热两分,其病轻而缓;湿热两合,其病重而速。"薛雪提出的"内伤外感"论,从正邪两个方面全面的阐述了湿热病的发病机理,一直为后世所推崇。

薛雪认为湿热病邪的感邪途径也不同于一般外感热病,指出"湿热之邪从表伤者,十之一二;由口鼻入者,十之八九。阳明为水谷之海,太阴为湿土之脏,故多阳明太阴受病。膜原者,外通肌肉,内近胃府,即三焦之门户,实一身之半表半里也,邪由上受,直趋中道,故病多归膜原。"薛雪接受了吴又可"邪伏膜原"之说,并且更明确提出了脾胃是湿热病最易损害的脏腑,强调了湿热病以脾胃为中心的病机特点,对后世具有很重要的理论指导意义。

2. 湿热病论治,以纲带目,条理分明 薛雪首先提出"湿热证,始恶寒,后但热不恶寒,汗出胸痞,舌白,口渴不引饮",认为胸痞苔腻,口渴不引饮是湿热病的辨治要点,然后根据这一基本点,综合运用卫气营血辨证、三焦辨证和脏腑辨证方法,按邪之深重和症状表现上的特点,以纲带目,归纳为:邪在卫表,治以芳香疏泄;邪在气分,治以辛开苦降,宣畅气机,导腑通降,淡渗利湿;湿热化燥传入营血,治以清热凉血,解毒透邪。痉厥疟痢,基本治法为,痉厥者宜清热凉肝息风,疟证宜和解枢机,清热利湿,痢证则宜清热化湿,导滞通便等原则。既概括了治疗湿热病的特点,又表明了各病变阶段的治疗特色,可谓条理分明,完善了湿热病的治疗。

(四)吴鞠通

吴瑭,号鞠通,清代温病学名家,江苏淮阴人。他系统阐述了三焦辨证的理论体系,继承了叶天士"卫气营血"辨证体系并有所创新,被后世尊称为清代温病四大家之一。著有《温病条辨》《吴鞠通医案》等著作,其主要学术思想概述为以下几点:

1. 创三焦辨证,定治疗大法 吴鞠通在吴又可"九传治法"和叶天士"卫气营血辨证"的基础上,结合《内经》三焦部位说、刘河间"三焦分治"理论及自身的体会,在《温病条辨·中焦篇》指出:"温病自口鼻而入,鼻气通于肺,口气通于胃,肺病逆传则为心包。上焦病不治,则传中焦胃与脾也。中焦病不治,即传下焦肝与肾也。始上焦,终下焦",创立了一种辨治温病新方法,即三焦辨证,并按三焦所属脏腑的特点确立了上、中、下三焦病变的治疗大法。

吴鞠通说:"凡病温者,始于上焦,在手太阴。"认为上焦温病主要是手太阴肺的病变。提出"治上焦如羽,非轻不举",这一治上焦温病的大法,即温邪在上焦太阴肺,治疗宜采用辛凉轻清宣透之法,驱邪外出。吴鞠通称中焦温病为阳明温病和太阴温病,主要是指足阳明胃和足太阴脾的病变,属于温病的极期阶段。治疗必须清热、攻实、祛除湿邪,务使脾胃相和,阴阳互济,达到平衡。其提出了"治中焦如衡,非平不安"这一治疗中焦温病的治疗大法。下焦温病是足少阴肾和足厥阴肝的病变,为热邪深入,真阴欲竭,壮火复炽,属温病的重笃阶段,非厚味滋填、重镇潜匿,难以取效,故吴鞠通提出:"治下焦如权,非重不沉"的治疗大法。

吴鞠通三焦辨证对温病的病位、病性、病程、病势做出规律性判断:上焦病在心肺,多为表热,为温病初期,病势浅;中焦病在脾胃,多为里热,为温病中期,邪气实;下焦病在肝肾,多为里虚,为温病晚期,正气虚。

2. 详述寒温水火阴阳辨 吴鞠通认为伤寒之原,原于水;温病之原,原于火,有阴阳之别。伤寒病之寒邪,是水之气,而膀胱为水之府,故寒邪先伤足太阳膀胱经,是以水病水;温热病之温邪,是火之气,而肺为金之脏,故温热先伤手太阴肺经,是以火乘金。水火阴阳之分是伤寒温热二病最根本的区别。

吴鞠通认为由于寒邪首犯太阳之表,阴盛则伤阳,故其传变必然是先表后里,先三阳后三阴,诊治须遵循仲景六经辨证的纲领。温热则从口鼻而犯肺卫,是火来克金,先上焦而后中焦、下焦,诊治当用刘河间的三焦分证法。六经、三焦,一从横看,一从纵看,一纵一横,使温病辨证完全脱离伤寒旧法成为一个独立的体系。

3. 确立清热养阴治则 由于温热之邪易伤人阴液,所以吴鞠通说:"盖温病未有不耗阴者,其耗之未尽则生,耗之尽则阳无以恋,必气绝而死","温病伤人身之阴,故喜辛凉、甘寒、甘咸,以救其阴",即使用辛凉、甘寒诸法。其轻重浅深的准则,亦不能无的放矢而依意为之。因为辛则散,过甚则泻而不收;凉则苦,过甚则燥而津涸;甘之过甚,则壅遏而着邪;寒之过甚,则抑降而不达。最终根据《内经》"实其阴以补其不足"的理论确立了比较完善的清热养阴法。

清热养阴法的主要内容,主要有两个方面:第一,对邪热较盛,阴虚不甚者,以清解为主,兼以养阴。他在叶天士"温邪在肺,其合皮毛,用辛凉轻剂"的基础上加以发挥,提出银翘散为辛凉平剂,桑菊饮为辛凉轻剂,白虎汤为辛凉重剂的观点。使同在气分的病变,有银翘法以化气分之秽,桑菊法以降气分之逆,白虎法以消气分之燥,寓养阴于三法之中,使热去津存;第二,对阴亏液竭,邪少虚多者,则育阴填精,重镇潜匿。温病后期阴亏应养阴,吴鞠通有成熟的经验,他创制一甲、二甲、三甲复脉汤即是典型。下后阴虚而防脱者,则用一甲养而涩之;阴虚而阳不潜者,则用二甲养而镇之;阴虚而不能上济于心者,用三甲养而济之。养阴皆同,而有涩、镇、济之别,同一加减复脉汤,仅在牡蛎、鳖甲、龟板三种同类药物之间作了些调整,其不同的效用若此,足见吴瑭对养阴清热法的深入探究,为后世提供了借鉴。

（五）王孟英

王士雄,字孟英,晚年改字梦隐(一作梦影),堂号归砚、潜斋,自号半痴山人、随息居士等。清代著名医家,尤精温病学。"以轩歧仲景之文为经,叶薛诸家之辨为纬"著《温热经纬》《随息居重订霍乱论》。王孟英主要学术思想概述如下:

1. 辨六气属性,尤重暑、湿、火　王孟英认为六气各有阴阳,暑统风火而均属阳,寒统燥湿而均属阴。他对暑邪认识尤为精辟,首先认为暑即热,不可强分阴阳;其次提出暑多兼湿则可,暑必兼湿则不可的观点;同时认为暑与火关系密切,而火四时皆有,暑则独盛于夏。

2. 辨治霍乱应分热与寒　王孟英认为"热霍乱流行似疫,世之所同也,寒霍乱偶有所伤,人之所独也。"提倡应把"时疫霍乱"与"非时疫霍乱"区分开来。时疫霍乱的病因非一般六淫之气,主要是浊毒疫邪染于水源,感染于人,多为热性霍乱,一朝猝发,渐至闭户延村,风行似疫。而非时疫霍乱的病因,主要是外感六淫(以寒邪、湿邪、风邪为主)与内伤饮食,致阴阳二气乱于肠胃之中,多属寒性霍乱,一般不会延门阖境为灾。

对霍乱证的治疗,热证可用胃苓汤、桂苓甘露饮、白虎汤、葱豉汤、连朴饮、黄芩定乱汤;寒证当选藿香正气、平胃散、胃苓汤等。

3. 温病证治,需分伏气与新感　温病分新感温病与伏气温病两类,一般医家在辨治温病时,往往比较重视由表及里的新感温病,而对由里出表的伏气温病不够重视,王孟英则对伏气温病有所阐发。

王孟英认为:"若伏气温病,自里出表,乃先从血分而后达于气分,故起病之初,往往舌润而无苔垢,但察其脉软或弦,或微数,口未渴而心烦恶热,即宜投以清解营阴之药。迨邪从气分而化,苔始渐布,然后再清其气分可也。伏邪重者,初起即舌绛咽干,甚有肢冷脉伏之假象,亟宜大清阴分伏邪,继必厚腻黄浊之苔渐生","更有邪伏深沉不能一齐外出者,虽治之得法,而苔退舌淡之后,逾一二日舌复干绛,苔复黄燥,正如抽蕉剥茧,层出不穷。"王孟英把伏气温病的特点描述得淋漓尽致,并抓住了辨证的关键,指明了治疗的方向。

二、学术思想对中医肺病学临床研究的启发

温病学派的形成具有鲜明的时代特点,是中医理论在临床实践要求下的自我深化和完善。吴又可的"异气学说"、叶天士的"卫气营血辨证"、吴鞠通的"三焦辨证"及薛生白对湿热病的系统阐释,无一例外均是源自临床观察与实践验证的结果。在当今以肺系传染性疾病流行为代表的新发突发公共卫生事件频繁出现的时代背景下,温病学派的理论及方法不仅为我们防治该类肺系传染性疾病提供了借鉴,而且其创新性的思维方式也对开展中医肺病临床研究具有现实的指导和启发。

吴又可详尽阐释了温病与伤寒的异同,其内容提纲挈领,切中要害。其从病因、感邪途径、邪留部位、发病特点、传变特点、初起表现、治疗原则等方面分析,鉴别了两大类外感热病的病情差异,为开展中医肺系外感热病的临床调查和治法研究提供了范本和思路。

叶天士善于从脾胃中焦着手治疗咳嗽。《临证指南医案》中记载了大量治疗咳嗽的医案,其中从中焦脾胃论治久咳、久嗽的方法颇具特色,"治脾胃者,土旺以生金,不必穷究其嗽"。叶天士从中焦出发治疗咳嗽的经验,提示在中医肺病研究中,要重视脏腑之间的关系,不能局限于肺金一脏,对于疾病的具体把握,无论是病因还是病机以及治疗,均要有五脏整体观的体现。

叶天士提出"温邪上受,首先犯肺,逆传心包……大凡看法,卫之后方言气,营之后方言血。在卫汗之可也,到气才可清气,入营犹可透热转气,如犀角、元参、羚羊角等物;入血则恐耗血动血,直须凉血散血"的论点,形象的阐释了温热病传遍的一般规律和各阶段治疗原则,为开展外感温热病和以发热为主证的肺系传染病的临床研究提供了原则和规范。

叶天士认为慢性病"其初在经在气,其久入络入血",即病之新久,有在经在络,在气在血之分,提出了"久病入络"理论。哮喘、慢阻肺、肺间质性疾病等皆属肺系慢性病范畴,病情缠绵,迁延难愈,"久病入络"理论不仅提示了肺系慢性病发展的一般规律,也为中医开展慢性病的辨治研究提供了理论依据。

吴鞠通擅长从三焦出发治疗肺系疾病,其在治疗咳嗽时提出,上焦咳嗽,因之于肺,主以轻宣,治在肺金;中焦咳嗽,关乎脾胃,重在调和;下焦咳嗽,归属肝肾,或用咸寒,或以通络之法。这些理论为中医肺病临床研究中对疾病病位的判断和治法的选择提供了思路和范本。

(刘恩顺)

参 考 文 献

[1] 刘完素. 素问玄机原病式[M]. 南京: 江苏科学技术出版社,1985.

[2] 刘完素. 素问病机气宜保命集[M]. 北京: 人民卫生出版社,1959.

[3] 张子和. 儒门事亲[M]. 上海: 上海卫生出版社,1958:3.

[4] 刘完素. 黄帝素问宣明论方[M]. 北京: 中国中医药出版社,2007.

[5] 刘完素. 伤寒标本心法类萃[M]. 北京: 中国书店出版社,2013.

[6] 脱脱. 金史[M]. 北京: 中华书局,1975.

[7] 张元素. 医学启源[M]. 太原: 山西科学技术出版社,2013.

[8] 张元素. 珍珠囊补遗药性赋[M]. 北京: 学苑出版社,2011.

[9] 李东垣. 内外伤辨惑论[M]. 北京: 中国中医药出版社, 2007.

[10] 李东垣. 脾胃论[M]. 北京: 中国中医药出版社, 2007.

[11] 黄帝内经素问[M]. 北京: 人民卫生出版社, 2005.

[12] 王好古. 阴证略例[M]. 北京: 中国中医药出版社, 2008.

[13] 王好古. 此事难知[M]. 北京: 中国中医药出版社, 2008.

[14] 王好古. 医垒元戎[M]. 北京: 中国书店出版社, 2013.

[15] 罗天益. 卫生宝鉴[M]. 北京: 中国中医药出版社, 2007.

[16] 朱丹溪. 格致余论局方发挥[M]. 北京: 中国中医药出版社, 2011.

[17] 朱丹溪. 丹溪心法[M]. 北京: 中国中医药出版社, 2008.

[18] 王履. 医经溯洄集[M]. 上海: 上海浦江教育出版社有限公司, 2011.

[19] 朱震亨, 戴原礼. 金匮钩玄[M]. 北京: 人民卫生出版社, 2006.

[20] 戴原礼. 秘传证治要诀及类方[M]. 北京: 人民卫生出版社, 2006.

[21] 吴又可. 瘟疫论[M]. 北京: 中国中医药出版社, 2011.

[22] 叶桂. 温热论(附湿热病篇)[M]. 上海: 第二军医大学出版社, 2012.

[23] 叶天士. 临证指南医案[M]. 北京: 中国中医药出版社, 2008.

[24] 吴瑭. 温病条辨[M]. 北京: 人民卫生出版社, 2005.

[25] 王孟英. 随息居重订霍乱论[M]. 北京: 中国中医药出版社, 2008.

[26] 王士雄. 温热经纬[M]. 北京: 中国中医药出版社, 2007.

第四章 肺藏象理论

第一节 肺生理特性

一、肺为华盖

"华盖"，原指古代帝王的车盖，《内经》以之喻肺。《素问·病能论》说："肺为脏之盖也。"肺位于胸腔，覆盖五脏六腑之上，位置最高，因而有"华盖"之称。肺居于高位，又能行水，故称之为"水上之源"。肺覆盖于五脏六腑之上，又能宣发卫气于体表，具有保护诸脏免受外邪侵袭的作用，故《素问·痿论》说："肺者，脏之长也"；《灵枢·九针论》说："肺者，五脏六腑之盖也。"由于肺位最高，与外界相通，故温邪外侵，首先被犯；肺又外合皮毛，风寒燥湿外袭，皮毛受邪，亦内合于肺。故肺为诸邪易侵之脏。

二、肺为娇脏

肺为娇脏，是对肺的生理病理特征的概括。生理上，肺清虚而娇嫩，吸之则满，呼之则虚，为脏腑之华盖，百脉之所朝会；病理上，外感六淫之邪从皮毛或口鼻而入，常易犯肺而为病；其他脏腑病变，亦常累及于肺。简而言之，肺位最高，邪必先伤；肺为清虚之脏，清轻肃静，不容纤芥，不耐邪气之侵。故无论外感、内伤或其他脏腑病变，皆可病及于肺而发生咳嗽、气喘、咯血、失音、肺痨、肺痿等病症。娇嫩之肺一旦被侵犯，治疗当以"治上焦如羽，非轻不举"为法则，用药以轻清、宣散为贵，过寒过热过润过燥皆所不宜。

三、肺主宣发肃降

肺气宣降，是指肺气向上向外宣发与向内向下肃降的相反相成的运动。肺气的宣发与肃降运动协调，维持着肺的呼吸和行水功能。

肺气宣发，能向上向外布散气与津液，主要体现在以下三个方面：一是呼出体内浊气；二是将脾所转输来的津液和部分水谷精微上输头面诸窍，外达于全身皮毛肌腠；三是宣发卫气于皮毛肌腠，以温分肉，充皮肤，肥腠理，司开阖，将代谢后的津液化为汗液，并控制和调节其排泄。如《灵枢·决气》说："上焦开发，宣五谷味，熏肤，充身，泽毛，若雾露之溉。"如《灵枢·痈疽》说："上焦出气，以温分肉而养骨节，通腠理。"若因外感风寒而致肺失宣发，则致呼吸不畅，胸闷喘咳；卫气被郁遏，腠理闭塞，可致恶寒无汗；津液内停，可变为痰饮，阻塞气道,则见呼吸困难,咳喘不得卧。

肺气肃降,能向内向下布散气和津液,主要体现在以下三个方面:一是吸入自然界之清气,并将吸入之清气与谷气相融合而成的宗气向下布散至脐下,以资元气;二是将脾转输至肺的津液及部分水谷精微向下向内布散于其他脏腑以濡润之;三是将脏腑代谢后产生的浊液下输于肾或膀胱,成为尿液生成之源。人体脏腑之气的运动规律,一般是在上者宜降,在下者宜升,肺位胸中,为五脏六腑之华盖,其气以清肃下降为顺。若肺失宣降,则可出现呼吸表浅或短促,咳喘气逆等症。

肺气的宣发肃降,主要体现在相互制约、相互为用两个方面。宣发与肃降协调,则呼吸均匀通畅,水液得以正常的输布代谢,所谓"水精四布,五经并行"。宣发与肃降失调,则见呼吸失常和水液代谢障碍。一般来说,外邪侵袭,多影响肺气的宣发,导致肺气不宣为主的病变;内伤及肺,多影响肺气的肃降,导致肺失肃降为主的病证。宣发与肃降失常又是相互影响的,同时并见的。如外感风寒首先导致肺气的宣发失常而出现胸闷鼻塞、恶寒发热、无汗等症,同时也可引起肺气的肃降失常而伴有咳嗽喘息等症。

第二节　肺生理功能

一、肺主气司呼吸

肺主气,首见于《内经》。《素问·五脏生成》说:"诸气者,皆属于肺。"肺主气包括主呼吸之气和主一身之气两个方面。

(一)主呼吸之气

肺主呼吸之气,是指肺是气体交换的场所。如《素问·阴阳应象大论》说:"天气通于肺。"通过肺的呼吸作用,不断吸进清气,排出浊气,吐故纳新,实现机体与外界环境之间的气体交换,以维持人体的生命活动。

肺主呼吸的功能,实际上是肺气的宣发和肃降运动在气体交换过程中的具体表现:肺气宣发,浊气得以呼出;肺气肃降,清气得以吸入。肺气的宣发与肃降运动协调有序,则呼吸均匀通畅。肺气失宣或肺气失降,临床都有呼吸异常的表现,但临床表现有所不同。若是因外感引动内饮,阻塞气道,肺气失宣,多为胸闷气急或发为哮喘;若是因肝火上炎,耗伤肺阴,肺失肃降,多致喘咳气逆。

(二)主一身之气

肺主一身之气,是指肺有主司一身之气的生成和运行的作用。故《素问·六节藏象论》说:"肺者,气之本。"

肺主一身之气的生成,体现于宗气的生成。一身之气主要由先天之气和后天之气构成。宗气属后天之气,由肺吸入的自然界清气,与脾胃运化的水谷精微所化生的谷气相结合而生成。宗气在肺中生成,积存于胸中"气海",上走息道出喉咙以促进肺的呼吸,如《灵枢·五味》所说:"其大气抟而不行者,积于胸中,命曰气海,出于肺,循喉咙,故呼则出,吸则入",并能贯注心脉以助心推动血液运行,还可沿三焦下行脐下丹田以资先天元气,故在机体生命活动中占有非常重要的地位。宗气是一身之气的重要组成部分,宗气的生成关系着一身之气的盛衰,因而肺的呼吸功能健全与否,不仅影响着宗气的生成,也影响着一身之气的盛衰。肺主一身之气的运行,体现于对全身气机的调节作用。肺有节律的呼吸,对全身之气的升降出入运动起着重要的调节作用。肺的呼吸均匀通畅,节律一致,和缓有度,则各脏腑经络之气升降出入运动通畅协调。

肺的呼吸功能失常,不仅影响宗气的生成及一身之气的生成,导致一身之气不足,即所谓"气虚",出现少气不足以息、声低气怯、肢倦乏力等症,并且影响一身之气的运行,导致各脏腑经络之气的升降出入运动失调。

肺主一身之气和呼吸之气,实际上都基于肺的呼吸功能。肺的呼吸调匀是气的生成和气机调畅的根本条件。如果肺的呼吸功能失常,势必影响一身之气的生成和运行。若肺丧失了呼吸功能,清气不能吸入,浊气不能排出,新陈代谢停止,人的生命活动就会终结。所以,肺主一身之气的作用,主要取决于肺的呼吸功能。

二、肺主行水

肺主行水,是指肺气宣发肃降运动推动和调节全身水液的输布和排泄。《素问·脉经别论》称作:"通调水道"。肺主行水的内涵主要有两个方面:一是通过肺气的宣发运动,将脾气转输至肺的水液和水谷之精中较轻清部分,向上向外布散,上至头面诸窍,外达全身皮毛肌腠以濡润之;输送到皮毛肌腠的水液在卫气的推动下化为汗液,并在卫气的调节作用下有节制地排出体外。二是通过肺气的肃降运动,将脾气转输至肺的水液和水谷精微中较稠厚部分,向内向下输送到其他脏腑以濡润之,并将脏腑代谢所产生的浊液(废水)下输至肾或膀胱,成为尿液生成之源。

肺以其气的宣发与肃降运动输布水液,故说:"肺主行水"。又因为肺为华盖,在五脏六腑中位置最高,参与调节全身的水液代谢,故清代汪昂《医方集解》称"肺为水之上源"。

外邪袭肺,肺失宣发,可致水液向上向外输布失常,出现无汗、全身水肿等症。内伤及肺,肺失肃降,可致水液不能下输其他脏腑,浊液不能下行至肾或膀胱,出现咳逆上气,小便不利,或水肿等症。肺气行水功能失常,导致脾转输到肺的水液不能正常布散,聚而为痰饮水湿;水饮蕴积肺中,阻塞气道,则影响气体交换,一般都有喘咳痰多,甚则不能平卧的表现。病情进一步发展,可致全身水肿,并能影响他脏的功能。故临床上对主要因外邪侵袭引起的肺气宣发运动失常而致的水液输布障碍,多用宣肺利水法来治疗,即《内经》所谓"开鬼门"之法,古人喻之为"提壶揭盖",清代徐大椿《医学源流论》则称之为"开上源以利下流"。

三、肺朝百脉

肺朝百脉,是指全身的血液都通过百脉流经于肺,经肺的呼吸,进行体内外清浊之气的交换,然后再通过肺气宣发肃降作用,将富有清气的血液通过百脉输送到全身。

全身的血液均统属于心,心气是血液循环运动的基本动力。而血液的运行,又赖于肺气的推动和调节,即肺气具有助心行血的作用。肺通过呼吸运动,调节全身气机,从而促进血液运行。故《素问·平人气象论》说:"人一呼脉再动,一吸脉亦再动。"《难经·一难》说:"人一呼脉行三寸,一吸脉行三寸。"同时,肺吸入的自然界清气与脾胃运化而来的水谷精微所化的谷气相结合,生成宗气,而宗气有"贯心脉"以推动血液运行的作用。肺气充沛,宗气旺盛,气机调畅,则血运正常。若肺气虚弱或壅塞,不能助心行血,则可导致心血运行不畅,甚至血脉瘀滞,出现心悸胸闷,唇青舌紫等症;反之,心气虚衰或心阳不振,心血运行不畅,也能影响肺气的宣通,出现咳嗽、气喘等症。

四、肺主治节

肺主治节,是指肺气具有治理调节肺之呼吸及全身之气、血、水的作用。《素问·灵兰秘典论》说:"肺者,相傅之官,治节出焉。"肺主治节的生理作用主要表现在四个方面:一是治理调节呼吸运动:肺气的宣发与肃降运动协调,维持通畅均匀的呼吸,使体内外气体得以正常交换;二是调理全身气机:通过呼吸运动,调节一身之气的升降出入,保持全身气机调畅;三是治理调节血液的运行:通过肺朝百脉和气的升降出入运动,辅佐心脏,推动和调节血液的运行;四是治理调节津液代谢:通过肺气的宣发肃降,治理和调节全身水液的输布和排泄。由此可见,肺主治节,是对肺的主要生理功能的高度概括。

第三节　肺生理系统

一、肺与脏腑组织官窍

(一)在体合皮,其华在毛

皮毛,包括皮肤、汗腺、毫毛等组织,是一身之表。它们依赖于卫气和津液的温养和润泽,具有防御外邪,调节津液代谢,调节体温和辅助呼吸的作用。肺与皮毛相合,是指肺与皮毛的相互为用关系。

肺对皮毛的作用,主要有二:一是肺气宣发,宣散卫气于皮毛,发挥卫气的温分肉,充皮肤,肥腠理,司开阖及防御外邪侵袭的作用。二是肺气宣发,输精于皮毛,即将输送于肺的津液和部分水谷精微向上向外布散于全身皮毛肌腠以滋养之,使之红润光泽。若肺津亏、肺气虚,既可致卫表不固而见自汗或易感冒,又可因皮毛失濡而见枯槁不泽。

皮毛对肺的作用,也主要有二:一是皮毛能宣散肺气,以调节呼吸。《内经》把汗孔称作"玄府",又叫"气门",是说汗孔不仅是排泄汗液之门户,而且也是随着肺气的宣发和肃降进行体内外气体交换的部位。二是皮毛受邪,可内合于肺。如寒邪客表,卫气被郁遏,可见恶寒发热、头身疼痛、无汗、脉紧等症,若伴有咳喘等症,则表示病邪已伤及肺。故治疗外感表证时,解表与宣肺常同时并用。

(二)在窍为鼻,喉为肺之门户

鼻为呼吸之气出入的通道,与肺直接相连,所以称鼻为肺之窍。鼻为呼吸道之最上端,通过肺系(喉咙、气管等)与肺相连,具有主通气和主嗅觉的功能。鼻的通气和嗅觉功能,都必须依赖肺气的宣发运动。肺气宣畅,则鼻窍通利,呼吸平稳,嗅觉灵敏;肺失宣发,则鼻塞不通,呼吸不利,嗅觉亦差。故曰:"鼻者,肺之官也"(《灵枢·五阅五使》);"肺气通于鼻,肺和则鼻能知臭香矣"(《灵枢·脉度》)。临床上常把鼻的异常变化作为诊断肺病的依据之一,而治疗鼻塞流涕、嗅觉失常等病症,又多用辛散宣肺之法。

喉位于肺系的最上端,为呼吸之门户、发音之器官。喉由肺津滋养,其发音功能由肺气推动和调节。肺津充足,喉得滋养,或肺气充沛,宣降协调,则呼吸通畅,声音洪亮。若各种内伤或过用,耗损肺津、肺气,以致喉失滋养或推动发音失常,可见声音嘶哑、低微,称为"金破不鸣";若各种外邪袭肺,导致肺气宣降失常,郁滞不畅,可见声音嘶哑、重浊,甚或失音,称为"金实不鸣"。

二、肺与精气血津液神

(一)在液为涕

涕,即鼻涕,为鼻黏膜的分泌液,有润泽鼻窍的作用。鼻涕由肺津所化,由肺气的宣发运动布散于鼻窍,故《素问·宣明五气》说:"五脏化液……肺为涕。"肺津、肺气的作用是否正常,亦能从涕的变化中得以反映。如肺津、肺气充足,则鼻涕润泽鼻窍而不外流。若寒邪袭肺,肺失宣,肺津被寒邪所凝而不化,则鼻流清涕;肺热壅盛,则可见喘咳上气,流涕黄浊;若燥邪犯肺,则又可见鼻干而痛。

(二)在志为忧(悲)

关于肺之志,《内经》有二说:一说为悲;一说为忧。但在论及五志相胜时则说:"悲胜怒。"悲和忧虽然略有不同,但其对人体生理活动的影响是大致相同的,因而忧和悲同属肺志。悲忧皆为人体正常的情绪变化或情感反应,由肺精、肺气所化生。过度悲哀或过度忧伤,则属不良的情志变化,又可损伤肺精、肺气,或导致肺气的宣降运动失调。《素问·举痛论》说:"悲则气消。"悲伤过度,可出现呼吸气短等肺气不足的现象。反之,肺精气虚衰或肺气宣降失调时,机体对外来非良性刺激的耐受能力下降,易于产生悲忧的情绪变化。

(三)肺与精气血

肺与气血津液的诸种关系,实际上都是通过肺主宰人体之气的作用来实现的。肺与气的关系,可以理解具有以下内容:①肺与外界相通,吸清呼浊;②肺聚宗气,藏于膻中;③肺布达营卫之气;④胸中大气包举肺外。由此,即可更好地理解肺为"阳气之主""气之宗"。由于气具有化生血、津液,并推动其运行,控制其运动部位等作用,于是衍化出肺与血、津液的关系,即肺"孕水而化血",乃"血纲",而令"水津四布"。肺与血、津液的这种关系,也可以肺的"气化"概之。

三、肺与经络腧穴

(一)肺的经络循行

手太阴肺经的循行路线:起于中焦,向下联络大肠,回绕过来沿胃之上口,通过横膈,连属肺,从"肺系"(肺与喉咙相联系的部位)横行(中府),向下沿上臂内侧,行于手少阴经和手厥阴经的前面,下行到肘窝中,沿着前臂内侧前缘,进入寸口,经过鱼际,沿着鱼际的边缘,出拇指内侧端(少商)。

(二)肺经的络脉

络脉的循行路线:手太阴络脉从手腕的后方(列缺)分出,沿掌背侧一直走向食指内侧端(商阳穴),交于手阳明大肠经。

(三)肺经腧穴

本经经穴分布在胸、肩、上肢掌侧面的桡侧,左右各有11个腧穴。

1. 中府　主治:咳嗽,气喘,肺胀满,胸痛,肩背痛。

2. 云门　主治:咳嗽,气喘,胸痛,肩痛。

3. 天府　主治：气喘，鼻衄，瘿气，臑痛。

4. 侠白　主治：咳嗽，气喘，干呕，烦满，臑痛。

5. 尺泽　主治：咳嗽，气喘，咯血，潮热，胸部胀满，咽喉肿痛，小儿惊风，吐泻，肘臂挛痛。

6. 孔最　主治：咳嗽，气喘，咯血，咽喉肿痛，肘臂挛痛，痔疾。

7. 列缺　主治：伤风，头痛，项强，咳嗽，气喘，咽喉肿痛，口眼歪斜，齿痛。

8. 经渠　主治：咳嗽，气喘，胸痛，咽喉肿痛，手腕痛。

9. 太渊　主治：咳嗽，气喘，咯血，胸痛，咽喉肿痛，腕臂痛，无脉症。

10. 鱼际　主治：咳嗽，咯血，咽喉肿痛，失音，发热。

11. 少商　主治：咽喉肿痛，咳嗽，鼻衄，发热，昏迷，癫狂。

（四）肺经与其他经脉

手太阴肺经下络大肠，与手阳明大肠经互为表里，肺经络脉列缺合于大肠经，大肠经络脉偏历合于肺经。两经在生理上密切联系，病理上相互影响。手太阴肺经与足厥阴肝经有着密切联系，肺经为经气流注之终端，两经直接交接，气血由肝经直接注入手太阴肺经而开始循环，往复不已；而且肝经的支脉直接注入肺中。手太阴肺经"还循胃口"，与胃有着密切联系，在病理上肺胃常互为影响，相兼而病，如肺胃阴虚、肺胃郁热等。

（五）肺经的主要病证

《灵枢·经脉》曰："是动则病肺胀满膨膨而喘咳，缺盆中痛，甚则交两手而瞀，此为臂厥。是主肺所生病者，咳，上气喘喝，烦心胸满，臑臂内前廉痛厥，掌中热。气盛有余，则肩背痛，风寒汗出中风，小便数而欠。气虚则肩背痛，寒，少气不足以息，溺色变。为此诸病，盛则泻之，虚则补之，热则疾之，寒则留之，陷下则灸之，不盛不虚，以经取之。盛者寸口大三倍于人迎；虚者则寸口反小于人迎也。"

手太阴肺经的主要病证有：咳嗽，气喘，少气不足以息，咯血，伤风，胸部胀满，咽喉肿痛，缺盆部位及手臂内侧前缘痛，肩背部寒冷、疼痛等。

四、肺与体质

体质是指人类个体在生命过程中，由遗传性和获得性因素所决定的表现在形态结构、生理功能和心理活动方面综合的相对稳定的特性。人体的正常生命活动是形与神的协调统一，形神合一或"形与神俱"是生命存在和健康的基本特征。体质由形态结构、生理功能和心理状态三个方面的差异性构成。理想的体质是阴阳平和之质。《素问·生气通天论》说："阴平阳秘，精神乃治。"但是，机体的精气阴阳在正常生理状态下，总是处于动态的消长变化之中，使正常体质出现偏阴或偏阳的状态。在体质分类上所使用的阴虚、阳虚、阳亢以及痰饮、瘀血等名词，与辨证论治中所使用的证候名称是不同的概念，体质反映的是一种在非疾病状态下就已经存在的个体特异性。

（一）阴虚体质

阴虚体质者常呈现阴虚内燥、阳热偏亢的病机变化，肺阴不足者往往易感受秋令之燥邪，使肺阴更伤，发病后多表现为内热炽盛，损伤肝肾之阴液。

（二）阳虚体质

阳虚体质者脏腑虚寒，对寒冷气候的适应能力低下。肺阳虚者，卫阳不足，卫外功能低下，更易感受寒邪，或邪气易入里寒化，伤及脾肾阳气，每于深秋或冬季，感受风寒之邪而发病。

（三）气血素虚体质

气血素虚体质者由于脏腑功能低下，适应气候变化及抵抗外邪能力均较差，患者常表现为不耐寒热，卫外不固，常自汗出，稍有不慎即患外感，恢复较慢，反复外感，甚至终年不已。

（四）痰湿体质

痰湿体质者由于水液代谢功能低下，易感湿邪，或饮食不节生痰生湿，使痰邪内生，上贮于肺，影响肺的宣发肃降，形成痰浊阻肺之证。若日久不解，郁而化热，又可转为痰热郁肺之证。

（五）瘀血体质

瘀血体质者主要由于气机郁滞，血脉不畅而呈瘀滞状态，多见心血瘀阻，血滞于肺之证，症见呼吸困难，咳吐泡沫样痰，严重时咳痰带血或咯血。若瘀血阻滞于肺，使肺气阻滞不行，肺气上逆，可见突发性呼吸困难，心悸，剧烈胸痛，剧烈咳嗽，咯暗红色或鲜红色血痰，胸闷，憋气等症。

五、肺与养生

中医学以未病先防、既病防变为其主要防治原则，中医养生学以中医基础理论为指导，根据自身的特点和疾病防治的要求，提出病后防复这一原则，故疾病养生康复有三大原则：未病先防，既病防变和病后防复。未病先防，就是在疾病未发生以前，做好各种预防工作，以防治疾病的发生；既病防变是指在治疗和护理时，应密切观察病情变化，及早发现，及早处理，防止疾病的传变和发展，维护人体正气，使之不被邪伤太过，导致危候，以利疾病的向愈和机体的康复；病后防复是指病将愈或愈后防治疾病加重或复发的传统养护措施。了解肺与自然的关系能够进一步了解肺功能强弱的变化规律，从而指导肺病的养生。

（一）肺与自然

1. 肺与季节　肺与秋季相通应。《素问·六节藏象论》说："肺者……通于秋气。"肺为清虚之体，性喜清润，与秋季气候清凉、干燥的特点相通应。《素问·四气调神大论》说："秋三月，此谓荣平，天气以急，地气以明，早卧早起，与鸡俱兴，使志安宁，以缓秋刑，收敛神气，使秋气平，无外其志，使肺气清，此秋气之应，养收之道也，逆之则伤肺。"说明秋季的三个月，天高气爽，地气清肃，人亦应适应秋季容平的特性。

2. 肺与时辰　在不同的时辰中，肺的生理病理也会有所不同。清代张志聪言："一日分为四时，朝则为春，日中为夏，日入为秋，夜半为冬。"肺在五行属金，故在清晨寅、卯时，木为金所胜，则肺气较旺；日中巳、午时，火为金所不胜，故肺气较弱；午后辰、戌、丑、未时，土能生金，故肺气渐旺；日入申、酉时，与金相通，故肺气较旺；夜半亥、子时，金能生水，故肺气亦较旺盛。《素问·脏气法时论》曰："肺病者，下晡慧，日中甚，夜半静。"

3. 肺与地域　肺在五行属金，由于天人相应，西方与肺气相通，故在西方肺气旺盛。《素问·五运行大论》曰："西方生燥，燥生金……其在天为燥，在地为金，在体为皮毛……在脏为肺。"意即西方地域气候清凉干燥，在人体表现为皮肤毛发润泽有华，体现出肺的功能较旺盛。在西、东、北、中等方位的地域，肺的功能较强，而在南方地域，肺的功能相对较弱。

（二）肺的养生康复

1. 预防要点

（1）加强锻炼，固护正气："正气存内，邪不可干"，加强身体锻炼，可有效的抵制外邪入侵。锻炼应循序渐进,由弱至强,由慢至快,持之以恒,常年不懈。还可进行特定的耐寒锻炼,增强人体抗御寒邪侵袭的能力。

(2)顺应自然,注意起居:呼吸系统疾病多因外感六淫而发,疾病的发生与季节密切相关,故日常生活中应注意顺应自然,注意起居,虚邪贼风,避之有时,根据季节和气候的冷暖变化,随时添减衣服,调整生活规律。气候变化较剧或季节交替时,是呼吸系统疾病多发之时,尤应注意保暖避寒。

(3)注意环境卫生,避免空气污染:肺虚如蜂巢,为清虚之体,只受得外界清气,而不容异物壅滞,污秽污浊之气、毒气可通过呼吸由口鼻进入肺,严重影响肺生理功能。因此,应注意生活环境卫生,避免空气污染,住所应远离街道、工厂等污染较重的地方。

(4)饮食宜清淡,少食辛辣香燥肥甘之品:辛辣香燥之品,久食可灼伤肺津,肥甘油腻,易助湿生痰,壅滞肺气,均可使肺的生理功能失调,诱发呼吸系统疾患。故饮食应以清淡为主,多食水果蔬菜,少食香辣辛燥肥甘之品。

(5)戒烟节酒,保持良好的生活习惯:清代方以智《物理小识》曾云:"烟草服之则肺焦。"嗜烟与呼吸系统疾病的发生有着密切的关系,吸烟直接危害肺功能,长期大量吸烟者,其肺功能比不吸烟者提早10年老化,故吸烟者应戒掉不良习惯。饮酒伤及中焦,使其运化失职,聚湿生痰,会进而引起肺系疾患。故饮酒要有节制,切忌贪杯暴饮,更勿饮用烈性酒,特别是阴虚火旺及伴有咯血的患者,应绝对戒酒。

(6)注意消毒隔离,避免感染:感冒、咳嗽、肺痨等多发及流行季节,应注意避免在公共场合及人群密集的地方久留,尽量减少与传染源接触的机会。定期对居室进行消毒,尤其在疾病流行季节,可改善居室环境,避免疾病传播。

(7)调养精神,怡情放怀:精神愉悦可使人体生机活跃,营卫通利,气血通畅。气郁胸中,可使人肺气不得宣通,上逆而为病,气郁痰浊瘀血内生,壅滞肺气,亦可导致肺气失宣。故应注意调畅情志,保持开朗乐观,积极向上的生活态度,避免忧思郁怒、惊恐及喜乐过度,从而保障脏腑正常生理功能,避免疾病的发生。

(8)药物预防,扶正祛邪:利用中药扶助正气,抵御外邪可有效预防呼吸系统疾病。中医学认为,人体卫气根源于下焦,滋养于中焦,开发于上焦。卫气的盛衰与肺脾肾三脏有密切关系,因而三脏并补可抵御外邪的入侵。

(9)及时治疗他病,防止疾病传变:人体五脏是一个有机的整体,生理上相互联系,病理上彼此影响,其他系统的疾病均可影响肺,引起呼吸系统疾患。如心脏疾患可引起咳嗽气喘,消渴患者易生肺痨。故应及时予以治疗,防止疾病传变。

2. 康复要点　由于肺气亏虚,不慎外感六淫之邪或他病及肺,引起呼吸系统疾病,在使用药物治疗的同时,有效的养生康复手段可起到协同作用,促进疾病向愈,防止疾病传变。

(1)用药宜轻清发散,不宜重镇固涩:肺病多属上焦病变及肺卫表证,故用药以轻清发散为宜,使邪从肌表而解,不宜重镇固涩,以防引邪深入,有闭门留寇之虞,使外邪不但不解,反而入里化热,加重病情。

(2)注意顺应自然,调节衣物起居,防止重感:患者感受外邪,正气已虚,此时更应注意避免外邪再次侵袭人体,使病情加重。

(3)注意休息,适量活动:过度劳累可耗伤正气,适量活动,可使气血通畅,促进正气恢复,有利驱邪外出。

（4）饮食宜清淡：应忌食辛辣肥甘，可多食新鲜蔬菜水果，食物宜加工成流质或半流质，易于消化吸收，防止增加脾胃负担，损伤胃气。

（5）注意病室环境：应保证空气新鲜流通，阳光照射充分，以免滋生细菌，使秽浊之气侵犯人体，不利疾病痊愈。

（6）戒烟节酒，避免灰尘：防止呼吸道受到再次刺激，使病情加重。

（7）调畅情志：肺气宣畅，气血流通，有利于正气恢复，祛邪外出。

（8）利用药膳、药茶、推拿、针灸、刮痧等方法以辅助药物治疗，可取得良好疗效。

3. 病后防复　呼吸系统疾病经治疗，症状虽已消失，但因邪去正虚，容易反复感邪，故应加强病后防复。病后防复，主要内容为防止食复和劳复，即应注意合理饮食和适当休息。饮食宜清淡易消化，不可过于劳累，应逐渐增加活动量，另外，还应注意避免外邪再次入侵，导致疾病复发。

（张　伟）

参 考 文 献

[1] 孙广仁. 中医基础理论[M]. 第2版. 北京: 中国中医药出版社, 2007.

[2] 杨扶国, 齐南. 中医藏象与临床[M]. 北京: 中医古籍出版社, 2001.

[3] 张学梓, 钱秋海, 郑翠娥. 中医养生学[M]. 北京: 中国医药科技出版社, 2002.

[4] 王琦. 中医藏象学[M]. 第2版. 北京: 人民卫生出版社, 2004.

第五章 肺病病因病机

第一节 病 因

一、外邪袭肺

引起肺系病变的原因有外感和内伤。由于肺所居位置最高,与外界自然之气直接相通,肺合皮毛,又为一身之屏障,因此肺病的发生发展,与自然界关系极为密切,如气候变化、环境污染等,肺卫首当其冲,引起肺功能的异常。外邪侵犯肺的主要途径是由口鼻、皮毛而入。引起肺病变的常见外界因素是六淫之邪,即风、寒、暑、湿、燥、火(热)。六淫之中风为主导,常与其他病邪合而为病,如风寒、风热、风燥。

(一)风寒犯肺

风寒之邪经由口鼻、皮毛侵犯肺系,引起肺卫功能失调,肺失宣发肃降,临床以咳嗽咯痰,呼吸急促,气逆而喘,发热恶寒等为主要表现。多因起居失常、寒温失调,肺的卫外功能减退或失调,以致在气候突变、冷热失常时,风寒之邪由口鼻经呼吸道直接犯肺;或汗出之时,腠理疏松,风寒之邪经皮毛侵袭肌表,卫气郁闭,卫阳被遏,失去散气及调节呼吸的作用,影响肺气的宣发肃降。风寒经呼吸道直接犯肺,常影响肺气的宣发肃降功能,其主要表现为咳嗽气急、声重、咳痰清稀色白、伴鼻塞、恶风寒等症,而卫阳被郁之症如发热、身疼并不突出。如果风寒之邪由皮毛而入,外束肌表,卫阳郁闭,则以卫表不和为主,主要表现为恶寒发热,无汗,头痛,鼻塞,全身肢节肌肉酸痛等,而咳嗽、咯痰、气喘等则相对较轻。由此可见,虽同为风寒侵袭肺卫,但由于途径不同,所引起的临床表现也有所差异。但是,由于肺主宣发,与卫气密切相关,又外合皮毛,二者在生理上互相促进,在病理上也常相互影响。若病邪经皮毛而入,侵袭肺卫,病初以郁闭卫阳,卫表失和为主,失治误治后,也常入里,转为以肺失宣降为主的病证。如风寒由皮毛而入引起发热、恶寒、身痛等症,经数日后虽发热、恶寒、身痛消失或减轻,但出现咳嗽频作,咯痰稀薄色白,气逆而喘等症。此外,风寒之邪易于化热,虽在寒冬之际感受风寒,但入里化热,或邪在卫表已经化热,而表现出邪热壅肺,或邪热在表之症。治疗时应根据风寒束表、郁闭卫气及风寒直接犯肺的不同,采取不同的治法。

(二)风热犯肺

风与热邪合而为病,经口鼻或皮毛侵犯肺系,导致肺失宣发,卫表失和的病理改变,主要症状为身热,咽痛红肿,微恶风,头身疼痛,汗出不畅等。若风热之邪经口鼻直接犯肺,可导致风热壅肺,肺失宣肃,主要症状为咳嗽频而剧烈,气喘,呼吸气粗,咳吐黄痰黏稠,或伴身热、口渴、汗出等。若风寒之邪侵袭肺系,复因体内热伏而化热,表现如外感风热之状。外感风热常因体质和病邪兼夹不同而有不同的病理变化。阴虚体质外感风热,易损伤阴液,临床表现除发热、微恶风等肺卫症外,还可见口渴咽干,痰少而黏,难以咯出,或干咳无痰,心烦,舌红少苔等阴液亏虚之症。若风热外袭,热毒内发,则可由于卫表不和,热入营分,形成表有邪郁,营有热迫,而致气血郁于肌肤,外发斑疹。此外,风热犯肺,肺失通调水道,风水相搏泛滥,可引起水肿。

(三)外感暑邪

夏季感受暑邪,暑多夹湿,侵犯卫表,卫表不和,临床表现以身热,微微恶风,汗出不爽,头痛身痛,全身困重,胸闷恶心等为主,而肺气上逆之症则不显著。也有少数患者,暑热灼肺,损伤肺络,出现咯血,或口鼻喷血,名曰暑瘵。或有因暑邪伤肺而咳、喘者。

(四)湿郁肌表

湿邪侵犯人体,郁于肌表,引起卫表失和,多由冒雨涉水、雨露沾衣等,感受湿邪而致。临床上湿与风邪常合而为病,风湿之邪,郁于肌表,卫气被遏,卫表失和,以恶寒发热,无汗,头身重着,四肢酸痛,纳差脘痞等为主要表现。

(五)燥伤肺卫

燥邪侵犯人体,客于肺卫,导致肺失宣降,卫表失和。燥邪多由口鼻、皮毛侵入人体,肺卫首当其冲。燥易伤津,其病变特点为肺津耗伤。温燥侵犯肺卫,多使肺津受损,引起发热,微恶风寒,咽干鼻干,咳嗽少痰,痰黏难咯,痰中带有血丝,口渴舌红等症。凉燥则多由肺卫同病,卫气被郁,肺津受损,引起发热恶寒,头痛,无汗,鼻塞咽干,咳嗽咯痰稀薄,苔白少津等症。

外邪为病,常使肺系受累,导致肺卫同病。一般来说,六淫之邪的属性决定着肺系病变的特点,而体质因素则对病变的发生、发展、传变、转归等起着重要的作用。同样感受外邪,素体阳虚患者易于寒化、湿化,素体阴虚患者易于化热、化燥;此外,体虚卫外不固者,极易感受外邪,常见类型有气虚感邪、血虚感邪、阴虚感邪、阳虚感邪,对此类患者须详问病史,以查明病情。

二、忧郁伤肺

忧为肺志,若情志不遂,忧思气结,最易伤肺,临床可见肺痨患者大多忧郁向内。除忧思伤肺外,肝疏泄失常,肝气郁结,痹阻肺气,气机不利,也会影响肺气肃降,肺气升多降少,气逆而咳嗽,呼吸短促,气急,少痰或无痰,胸胁胀闷疼痛,咽中如窒,每遇情志刺激则病情发作。肝居下焦,主疏泄升发;肺居上焦,主气司呼吸,吸入之气以清肃下降为顺。肺气的清肃下降,可防止和抑制肝之升发太过,从而使肝气和调。这种肝升肺降的生理功能对气血津液的升降出入起着协调和制约的作用。这些作用体现在:气机的升降出入,依赖于肺、肝两脏的协调,肺降肝升,则气机升降出入有序;肺气的肃降及肺朝百脉,可使心血下行于肝,以发挥肝的藏血、疏泄的功能;肺气肃降,可使水津四布,以滋养肝所主之筋。若失治误治,日久化火,肝火上逆犯肺,肺气不降,则表现为心烦易怒,胸闷胁胀而痛,干咳,气喘;若肝血不藏,还可出现咯血或痰中带血等。日久不愈郁火灼伤肺阴,也可出现阴虚火旺,表现为咽干舌燥,两颧潮红,烦躁不宁,潮热盗汗,咳嗽,痰少黏稠,难以咯出,痰中带血或咯血,胸胁灼痛等。抑郁伤肺,其标在肺,其本则在肝,其主要病机是情志不调,肝气郁结,日久不愈,肝郁化火,上犯肺金,故治疗应两脏同治,以治肝为主。

三、饮食不节

饮食不节伤肺,主要是由于饮食失调,痰饮内生所致。

(一)痰邪犯肺

恣食肥甘厚味、烟酒,胃肠积热,炼津为痰,痰火胶结于肺,阻闭肺络,使肺气宣降失常则为病。若恣食生冷、暴饮过量之水、或食少饮多,水停而不消,阻遏阳气,中州失运,湿聚成痰,内伏于肺,复受寒邪诱发,则痰随气升,气因痰阻,壅塞肺气,气逆不能宣降,发为咳、喘等病,如《金匮要略·痰饮咳嗽病脉证并治》所言:"夫病人饮水多,必暴喘满","形寒冷饮则伤肺"。肺气壅塞,临床表现为气逆咳喘,胸部胀痛,甚则张口抬肩,不能平卧,咳痰黏稠,量多难咯,或痰中带血,伴身热心烦,口渴,面赤,汗出,舌暗红,苔黄腻等。日久伤正则可见气阴两虚,虚实夹杂之证。此外,有的患者嗜酒及甘肥油腻之品,导致痰湿内生,伏藏于肺,平素虽不发病,但肺系稍受外邪侵袭,或其他因素诱发,则痰随气升,气因痰阻,阻塞肺气,气逆不能宣肃,即发病为咳、喘、哮等症。

(二)饮邪犯肺

水液代谢失常,饮邪内生,导致肺失宣肃,肺气上逆的病理改变。饮邪的形成与肺的通调水道滞涩、脾的转输水液无权、肾的蒸化水液失职相关。由于饮食不节,嗜食油腻生冷等损伤脾阳,脾失健运,水湿内停,阳气不足,阴寒内盛,则津液遇寒而为饮。根据饮邪所在部位及临床症状的不同,分为痰饮、悬饮、溢饮、支饮等,其中以悬饮、支饮影响肺气宣肃为著。

1. 悬饮　指饮邪停滞胸胁,上迫肺气,肺失宣发肃降,肺气上逆所造成的病理改变。临床表现胸胁胀痛,呼吸转侧痛甚,咳嗽,气急,少痰。初起以胸胁疼痛为主,但随着胸胁疼痛减轻,呼吸困难逐渐加重,甚则咳逆、喘息不能平卧,或仅能偏卧于停饮之侧,病侧可见胸廓隆起等。饮邪郁久化热伤阴时,尚可出现口咽干燥,心烦口渴,颧红盗汗等阴虚火旺之症。悬饮多因感受外邪,肺失宣肃,通调失常,水饮停于胁下所致。

2. 支饮　指饮邪停于胸膈之间,上迫于肺,肺失宣肃所造成的病理变化。其主要临床表现为胸闷,气短,咳逆不能平卧,外形如肿,或兼见头晕目眩,面色黧黑,心下痞坚等。支饮日久不愈,可损伤脾肾阳气,导致脾肾阳虚,出现喘促,动则尤甚,咳而气怯,畏寒肢冷,神疲,心悸,甚则小便不利,双下肢水肿等。支饮主要由饮食油腻生冷、嗜酒等,损伤肺脾阳气,肺不布津,脾失健运,导致湿从寒化而成饮,留于胸膈之间,支撑胸膈,上逆迫肺,肺失宣发肃降,肺气上逆而成。

痰湿水饮的形成与脾失健运密不可分,而且常常先伤脾,后伤肺,所以治肺的同时也应重视实脾、健脾之法。

四、痨虫蚀肺

痨虫,又称为"瘵虫",是一种传染力较强的致病因素。痨虫蚀肺即指痨虫侵袭人体后,在肺部生长、繁殖,侵蚀肺体,耗伤人体阴精气血,导致肺组织破坏、亏虚,引起肺的病理改变。这种病证临床称之为肺痨,痨即指有传染性的虚弱性疾病。痨虫蚀肺而引起病变,其原因有两个方面:一为外因感染,即痨虫伤人;二为正气虚弱,卫外功能低下。

(一)感染痨虫

痨虫有传染性,主要经口鼻、呼吸道进入人体。传染源是肺痨患者的痰液,特别是肺痨期间具有咳嗽、咯痰、咯血症状的患者,具有较强的传染性。患者常常在咳嗽、喷嚏时,把带有痨虫的涎沫喷入空气中,或吐痰干燥后,痨虫随尘埃飞扬,当这些痨虫被正气不足,抗病能力低下者吸入后,即可侵入人体内,主要侵及肺,引起疾病。

(二)正气虚弱

一般而言,少量痨虫进入人体后,不会引起发病,而是被人体正气消灭。如果正气充足,抗病功能健旺,即使经常与肺痨患者接触,也不会发病。如果正气不足,抗病能力低下,一旦受到大量毒力较强的痨虫侵袭,就会导致发病。多见于:

1. 禀赋不足　由于禀赋羸弱,脾胃功能低下,正气不足;或年幼体弱,脏腑娇嫩,形气未充。

2. 酒色过度　饮酒过度,损伤肺气;或房事过度,肾经亏虚。

3. 忧思劳倦　由于思虑过度,暗耗气血;或劳倦过度,耗伤气阴,导致正气不足。

4. 病后体虚　由于大病、久病,耗伤气血阴精,复加失于调治。

5. 营养缺乏　由于生活贫困,营养缺乏,体质虚弱,正不胜邪。

以上五种因素均可导致正虚不能胜邪,是痨虫袭肺的发病基础,而痨虫则是引起发病的因素,只有体虚正气不足,同时感染痨虫,才可能发病。痨虫侵入虚人之体,正不胜邪,痨虫在肺体内生长、繁殖,侵蚀肺体,耗伤肺阴血,继则阴虚火旺,气阴两伤;久之则气血阴阳俱虚。临床症状为咳嗽,咯血,潮热盗汗,泄泻,遗精,月经不调等。正虚显著时,可见形体消瘦、神情倦怠、面色㿠白等肺脾肾三脏俱虚的表现。若肺痨日久不愈,也可继发各种变证,如膨胀、肾痨、悬饮及痨虫犯肺等。临床对痨虫蚀肺可疑者,可以通过结核菌素试验、胸部X线检查及痰液检查等现代检验手段,以早期发现、确诊及治疗。

五、痰瘀阻肺

瘀血与痰浊既是其他病因所导致的病理产物,又可作为新的病因病机引起许多疾病。瘀血和痰浊可以由多种疾病产生,累及肺系,导致肺之功能失常,出现胸痛、咳嗽、咯痰等诸多病证。肺部受邪或肺病日久不愈,肺部血脉瘀阻,或因肺不布津,津液停聚而生痰。瘀血与痰浊,二者相互影响,又相互交结,可以单独引起肺病的发生、发展,又可共同影响于肺,但在不同的时期,瘀痰又有所侧重。

(一)瘀血阻肺

产生瘀血的常见原因有外伤、情志内伤、感受外邪、津液亏虚、正气亏虚、出血等。外伤瘀血导致肺病,主要见于胸部外伤,损伤肺络,肺络破损成瘀,日久不愈,则肺失宣降,导致肺病。若情志失调,肝气郁结,气滞血瘀,或肝气、肝火犯肺,络伤血溢成瘀,可出现咳嗽阵作,胸胁胀痛,气逆而喘,咯血等;若感受燥热外邪,灼伤肺络,或煎熬血液为瘀,或热壅成瘀,肺内酝酿成痈,可引起咯吐脓血、脓血腥臭痰等。正气亏虚,多与心脏有关,由于心气亏虚,推动血液无力,血液不能回流于心,瘀滞于肺,影响肺气的宣发肃降,导致咳逆气喘,端坐呼吸,甚则咯吐血腥泡沫痰。还可因脾气亏虚,不能摄血,而使肺络破损,血溢脉外,阻滞气道,导致呼吸急促,咯血等症。此外,四肢血管和心脏等部位的陈旧性瘀血块也常可脱离脉管,随血液循环进入肺,阻滞血行,造成肺部广泛性血液瘀滞,引起肺气壅塞不能宣降,终致肺部广泛性瘀血后出血,溢出之血又阻塞于肺管,形成复杂危重的病变。其主要表现为突然咳逆气喘、心悸,剧烈胸痛,咯吐暗红色或鲜红色痰,有时可伴有发热,但无寒战;严重时由肺及心,导致心肺阳气衰竭,血液不能回流于心,出现全身充血、瘀血,颈部血脉怒张,胁下积块,以及全身水肿,下肢为甚。总之,由于肺主气,而全身血脉上朝于肺,肺气下注于血脉,所以,瘀血阻滞可导致多种肺病的发生。

(二)痰浊阻肺

痰浊由津液停聚,经熏蒸凝结而成,缘于肺、脾、肾三脏运化、输布水液功能失常,水谷精微不归正化,聚而成为痰、饮。明代李梴《医学入门》说:"痰源于肾,动于脾,客于肺。"痰有有形与无形之分,有形之痰经口腔咳吐可见,无形之痰则指津液停聚而引起的各种痰证。与肺病发生、发展关系较为密切的主要是有形之痰。有形之痰的形成归咎于脾失健运、肺失治节、肾气亏耗、肝火煎熬等。脾失健运多由感受湿邪或思虑伤脾,或饮食伤脾所致,运化失健,致水湿内停,痰浊内生,上犯于肺,阻塞肺管气道,引起肺的宣肃功能失常。"脾为生痰之源,肺为贮痰之器"即指此。而肺失宣肃又可使水津失于宣化,进一步聚而为痰,加重肺的病理改变。脾失健运,痰浊内生,上干于肺时所产生的病证主要为痰浊阻肺,临床常见症状为咳嗽、痰多,色或白或黄,喉中痰鸣,气逆而喘,纳差,脘痞,苔厚腻等。肺失治节则常由外邪侵袭肺卫,肺失宣肃,聚津成痰。根据病邪性质可分为寒痰、热痰、燥痰。寒痰由寒邪侵袭肺卫引起,其特点为痰质清稀,色白,易于咯出;热痰则由风热袭肺,或寒邪袭肺,郁久化热而产生,其特点是痰质黏稠,色黄,难以咯出,量或多或少;燥痰则多由燥邪袭肺,伤津而成,其特点是痰少而黏稠,难以咯出,伴燥邪伤津的表现。如肺阴耗损,虚火煎熬津液,也可导致痰浊内生。肺阴虚痰浊特点为痰少而黏稠难咯,有时痰中带血,伴阴虚火旺之症。脾气虚弱,运化失健,痰浊内生,表现为痰白清稀,或多或少,咯痰无力,气怯等。肾气亏耗,或肾阳不足,不能制水,聚而为痰,其特点为痰多稀薄,咯痰无力,喘而气促,动则尤甚。肾阴亏虚,虚热内生,灼津成痰,痰浊犯肺,其特点为痰少黏稠,难以咯出,咳喘不宁,呼吸短促,伴肾阴虚证。除肺、脾、肾的病变外,肝的疏泄失常,也可生痰。肝郁犯脾,可以聚湿为痰,其特点为咳嗽,气喘,痰少,胸胁胀闷,或咽中如有物梗塞,或有昏仆,呕吐痰涎等;肝郁化火,又可灼津成痰,引起咳逆喘息,咽喉不利,痰少而黏等。此外,痰瘀二者常相互影响,由瘀生痰或由痰生瘀,痰瘀互结,阻滞肺气,在临床上亦属常见病症。

六、病久及肺

(一)大肠病及肺

肺与大肠相表里。生理状态下,大肠需借助肺气的肃降,才能得以正常传导,而肺气的宣发肃降,也与大肠的传导功能相关。病理上,大肠病变也可影响及肺。如阳明腑实,日久不愈常引起肺气不降,导致咳嗽,气逆而喘等症。对此类病症,临床常用承气汤类泻下通腑,腑气通调则肺气自降。

(二)心病及肺

心气不足,则血运无力,从而导致肺之气血不畅,出现胸闷咳嗽,喘息气促,甚则端坐呼吸,不能平卧。如果影响肺之通调水道,还会出现悬饮、水肿等病。此外,心气不足,日久不愈,也常导致肺气亏虚,而出现气短,动则气喘,自汗等肺气不利,卫外不固的表现。

（三）脾病及肺

肺主气，脾为气血生化之源，肺的津气依靠脾运化生成的水谷精微提供。如果脾气亏虚，气血生化不足，常引起肺气不足，出现体倦乏力，气短懒言，呼吸急促，动则气喘，自汗易感等症。若脾失健运，不能运化水湿，痰湿内停，上干于肺，则可影响肺之宣发肃降功能，出现咳喘痰多，胸闷纳差等痰浊阻肺之症。对此类病证除治肺外，必须结合治脾，因为"脾为生痰之源，肺为贮痰之器"，只有治脾才能治本。

（四）肝病及肺

肝的疏泄失常，可影响肺气的肃降，使肺气痹阻，不降而上逆，出现咳嗽气喘，胸胁胀痛，每遇恼怒、惊悸则加重。若肝郁化火，郁火上逆犯肺，肺络受损，除咳喘外，还可出现咯血或痰中带血，咳喘阵作，烦躁易怒等；若肝病日久，瘀血内结，导致臌胀、腹水出现时，也常影响肺气的肃降，出现气短气喘，端坐呼吸，不能平卧等。以上病证的根本原因均在于肝病日久，累及于肺，导致肺之功能失常。

（五）肾病及肺

如果肾阳不足，气化不行，水液泛溢，则可导致水肿、臌胀等，也可导致水泛胸胁，影响肺的宣发肃降功能，不但出现咳嗽气喘，端坐呼吸等，而且由于肺失肃降，通调水道失常，使水邪泛滥之势更甚，加重水肿、臌胀、悬饮等病症。在气机方面，肺主呼气，肾主纳气。肾主纳气具有促进、协助肺主呼吸的功能，只有肾的精气充足，吸入之气经肺肃降后才能下纳于肾，如果肾中的精气亏虚，摄纳无权，则会导致肺气上逆，可见气喘，动则尤甚等。另外，肺肾阴液互相滋补，肾阴不足则不能滋养于肺，可出现咯血、咳嗽、失音等肺阴虚症状。

第二节 病 机

一、宣降失常

（一）肺失宣发

1. 外感风寒　肺主宣发，外合皮毛，其津气与皮毛相通，风寒之邪常经口鼻、皮毛侵袭肺卫，外束肌表，使肺卫失和，卫气郁闭，营卫运行受阻，影响肺气的宣降和津液的输布。常见临床表现为发热恶寒，无汗，头身疼痛，鼻塞流涕，咳嗽咯痰等。若素体虚弱，复感风寒，则表现为正虚邪实之证。气虚之体外感风寒，以正气不足，表卫不固为主要表现，除风寒外感症状外，可兼见气短，汗出，恶风，脉虚等表现；阳虚之体外感风寒，则既有外感风寒之表证，又有神倦欲寐，四肢逆冷，脉沉细等里寒症状。若肺有饮邪内伏，复感风寒，则形成里外皆寒的肺卫表里病证，临床表现为恶寒发热，无汗，咳逆喘息，痰多色白清稀等；若素体蕴热，复感风寒，则可形成表寒里热之证，其表现为发热恶寒，无汗，头身疼痛，心烦，口渴，舌红等。若失治误治，病邪入里，可形成肺气郁闭的重症。

2. 外感风热　指风热邪气由皮毛、口鼻侵犯肺卫，导致肺失宣发，卫表失和的病理改变。风性疏泄，热性升散，可上扰清窍、咽喉、开泄腠理；风热袭肺，肺失宣降，灼津成痰，痰阻气道，故临床常见症状有发热微恶风，头痛，咽赤肿痛，口渴，汗出，咳嗽，咯痰黏稠，脉浮数等。外感风热也常因体质不同而出现不同病理改变。阴虚体质外感风热，由于伤津显著，故除发热微恶风、咳嗽等肺卫表证外,还可出现口渴欲饮,咽干口燥,干咳,心烦,无痰或痰少黏稠,难以咯出,舌红少苔,脉细数等津液亏虚症状,由于津液耗伤,汗源不足,常无汗或少汗。若阴血亏虚复感风热,则临床除可见发热微恶风,咳嗽等风热表证外,还可出现面色苍白、心悸、唇甲色淡等阴血亏虚症状。

3. 外感燥邪　外感燥邪多见于秋季干燥之时,燥邪经口鼻、皮毛侵犯肺卫,耗伤津液,导致肺气失宣,表卫失和的病理改变。初秋燥气偏热称为温燥,深秋燥气偏凉则称凉燥。燥邪为病也受体质的影响,易于寒化或热化,临床以热化较为多见。由于燥邪为病易伤津液,因此无论温燥、凉燥都伴有津伤症状。温燥犯肺主要表现为发热微恶风寒,头痛,无汗,咽干口干,唇干鼻干,咳嗽,痰少黏稠,难以咯出,口渴,舌干边尖红等;凉燥则表现为发热恶寒,头痛,无汗,鼻干,鼻塞,鼻涕色白,黏稠难出,唇干咽干,咳嗽,苔白少津等。

4. 湿郁肌表　湿邪由皮肤、毛孔侵袭肌表,使肺气失宣,卫阳被遏,表卫不和引起的病理改变,其主要表现为发热恶寒,无汗,头身困重酸痛,胸闷不适,口淡纳差,脘胀,苔白腻等。

(二)肺失肃降

1. 肺气上逆　肺失肃降,气机紊乱,必然要导致相关脏腑气机失调。同样,脏腑失调也常引起肺失肃降,以咳、痰、喘为主。正常情况下肺肃降功能体现在助心运血、抑制肝木过亢、助肾纳气、助胃肠之气通降、通调水道等方面。病理情况下可出现:

(1)金不制木:肝性升发,肺主肃降,二者相互制约,保持协调和稳定。如果肝木相火上逆犯肺,就可导致肺失肃降,肺气上逆,形成金不制木的病理改变。常见表现为气逆咳嗽或喘,胸胁胀满疼痛,常随情志波动,兼见头痛目赤,心烦易怒等。

(2)胃失和降:肺气与胃气均以下降为顺,二者在气机下降方面相互促进。若胃气受邪,失于和降,可逆而犯肺;或肺失肃降,引起胃失和降,导致肺胃不和,出现呕吐,咳嗽,气喘等症状;脾失健运,痰浊犯肺,气逆不降,肺失肃降,气不布津,又使津液停聚成痰,出现咳喘痰多,胸闷纳差,常因过食油腻使痰多等病情加重;如果大肠不通,也可影响肺气肃降,肺之肃降失常又可导致大肠腑气不通,因而出现咳嗽气喘,大便秘结等症状。

(3)肾虚失纳:肺主呼吸,肾主纳气,若肺虚纳气失职,久之也可影响肺气的肃降,导致肺气逆而喘。

(4)心血不运:心气不足推动无力,血液不能回流于心,导致血瘀于肺。肺失肃降,出现咳嗽,气逆而喘,端坐呼吸,不能平卧,口唇青紫,血脉怒张等。

(5)外邪犯肺:温热之邪或寒邪等壅滞于肺,导致肺气闭阻,失于肃降,引起喘咳咯痰等外邪壅肺,肺气上逆之病症。

2. 水道不通　肺失肃降,不能通调水道,可分虚实两种病理改变。

(1)痰饮犯肺:痰饮的形成与肺脾肾三脏关系密切,若因各种原因引起肺的肃降无权,不能通调水道,导致水液的输布和运行障碍,则水液可停聚而为痰饮,出现短气咳逆,喘息不得卧,胸胁胀满疼痛等症。如果感受风邪,肺失宣降,通调水道失常,风水泛滥肌肤则可导致眼睑浮肿,继则全身四肢皆肿等表现。

(2)肺虚失治:肺气肃降,通调水道是通过疏通和制约两个方面来实现的。疏通指水行通畅;制约则指水行有节,藏泻适度。若肺气虚寒,不能宣发输布津液,则导致水津不布,直驱而下,出现遗尿,小便频多清长等症。若肾阳不足,不能化气行水,水邪犯肺,则常会引起咳则遗尿的病症,此属病本在下、病标在上的上实下虚之症。

二、主气失调

(一)肺司呼吸异常

1. **肺失宣发,布散失常** 肺的宣发,主要指肺气能使卫气和津液输布全身,以温润肌腠皮肤的作用。而皮肤汗孔的开合,有助于肺气的宣散和布津作用,即肌表之气通于肺,所以肺的宣发失常,病变多见于肺卫,而肺卫表证则多与外邪侵犯有关,常见的有风寒、风热、风燥、风湿等。外邪侵袭肺卫,均可引起肺气失宣,表卫失和,表现为发热、恶风或恶寒、咳嗽、咯痰、头身疼痛、鼻塞、咽部异常、无汗或有汗等。如果素体不足,复感外邪,则除外邪侵袭肺卫病症外,常伴有阴、阳、气、血亏虚的表现。

2. **肺失肃降,水道不通** 此病变又可分为两类:其一,以肺气上逆,引起咳嗽、气逆喘促,甚则端坐呼吸,不能平卧为主要表现。其病因可归结为脏腑功能失调,痰气阻滞于肺及外邪壅肺两类。脏腑功能失调方面,主要与肝、脾、胃、心、肾等功能失常关系密切。外邪方面,则主要是风寒袭肺,痹阻肺气及热邪犯肺,肺气壅塞,而致肺气不降,临床表现为咳逆喘息,咯痰,发热恶风,伴有寒证或热证表现。

3. **鼻喉异常** 由于鼻喉为呼吸之气出入的门户和通道,直接与肺相通。鼻的通气、嗅觉及喉的通气与发音,均受肺气的影响。如果外邪袭肺,肺气不宣,常出现鼻塞流涕,嗅觉不灵,鼻衄,咽喉红肿疼痛,呼吸不利,声音重浊,失音或声嘶等。如果肺热壅盛,则可见鼻翼煽动等。

(二)宗气生成障碍

肺主一身之气,主要体现在肺与宗气的生成关系密切。宗气由水谷之精气与自然之精气结合而成,形成后则上出喉咙以司呼吸,又通过肺朝百脉,随血液运行全身,起到温煦四肢百骸和维持其正常生理功能的作用,如果化源不足,或耗气过多,可导致肺气不足,则宗气的生成必然减少,出现呼吸不利,气短难续而急促,遇劳则加重,语声低微等症。若肺气虚弱,津液失于输布,则可聚而为痰,出现痰多色白清稀,咳声无力,气促而喘,甚则无力助心行血,出现面色㿠白,体倦,唇甲色暗,心悸,舌暗等。如果肺失去呼吸功能,则清气不能入,浊气不能出,宗气不能生成,随着呼吸停止,生命也就结束。

三、通调失常

(一)风水泛滥

由于风邪外袭,客于肺卫,肺气不宣,不能清肃下降以通调水道,水液代谢障碍为主的病理改变。肺居上焦,其气以下降为顺,如果肺失肃降,水道通利失常,则可影响上焦水液下输膀胱,导致风水相搏,溢于肌肤,成为水肿。主要临床表现为:先有风邪侵袭肺卫之表证,随即出现水肿,从眼睑颜面开始,然后向全身蔓延,颜面及双下肢水肿较为显著,甚则全身皆肿,伴肢节酸痛,小便不利,尿少,发热,恶风寒,咳嗽,咽痛,或喘,苔薄白,脉浮紧。

(二)水饮内停

肺失宣降,不能通调水道,除导致风水泛滥,发生水肿外,也可导致水液内停,聚而为饮,成为痰饮病证,其中支饮、溢饮、悬饮与肺之通调功能失常关系较为密切。

肺的通调不利,除与上述病证有关外,如果肺气虚寒,不能宣发输布津液,还可导致水津直趋而下,即肺失治节,出现遗尿、小便频多等症;如果肾阳不足,不能化气行水,水邪犯肺,则出现咳而遗尿等症。

第三节 肺 病 传 变

一、六经传变

六经病症是脏腑、经络病变的反映，而脏腑、经络之间又是相互联系不可分割的整体，因此，六经病症可以相互传变，从而表现为传经、直中、合病、并病等。病邪自外侵入，逐渐向里发展，由某一经病症转变为另一经病症，称为"传经"。其中若按伤寒六经的顺序相传者，即太阳病证→阳明病证→少阳病证→太阴病证→少阴病证→厥阴病证，称为"循经传"；若是隔一经或两经以上相传者，称为"越经传"；若相互表里的两经相传者，称为"表里传"，如太阳病传少阴病等。伤寒病初起不从三阳经传入，而病邪直入于三阴者，称为"直中"。伤寒病不经过传变，两经或三经同时出现的病证，称为"合病"。如太阳阳明合病、太阳太阴合病等。伤寒凡一经病证未罢，又见他经病证者，称为"并病"，如太阳少阴并病，太阴、少阴并病等。

六经辨证，是东汉张仲景继承内难二经之说，总结前人经验，创立了治疗伤寒外感病的六经辨证论治体系。

太阳病主要论述太阳表寒虚实证治，分太阳表寒实证，症见恶寒，发热，头项强痛，身体疼痛，无汗，脉浮紧，或见气喘，治用麻黄汤；太阳表寒虚证，症见发热，恶风，汗出，脉浮缓，或见鼻鸣，干呕，治用桂枝汤。膀胱属太阳经，故其邪深入，又有在经在腑之别。若太阳表寒由经入腑，一为太阳经证（膀胱气化被阻），症见发热恶寒，小便不利，小腹满，口渴，或水入即吐，脉浮或浮数，宜用五苓散；一为太阳腑证（瘀热在里），症见少腹急结或硬满，小便自利，如狂或发狂，健忘，大便色黑如漆，脉沉涩或沉结，宜用桃核承气汤。太阳主表而统卫气，肺主气属卫而外合皮毛。故太阳、卫分、上焦肺三者之间的关系极为密切，病在太阳，势必牵连肺卫。因此，病在太阳，皆可责之于肺。

二、卫气营血传变

温热病的整个发展过程，实际上就是卫气营血证候的传变过程。卫气营血证候的传变，一般有顺传和逆传两种形式。顺传是指病变多从卫分开始，依次传入气分、营分、血分。它体现了病邪由表入里，由浅入深，病情由轻而重，由实致虚的传变过程，反映了温热病发展演变的一般规律。逆传是指邪传卫分后，不经过气分阶段而直接深入营、血分。实际上"逆传"只是顺传规律中的一种特殊类型，病情更加急剧、重笃。

卫气营血辨证是清代叶天士创立的治疗外感温病的辨证论治体系。其治疗原则是："大凡看法，卫之后，方言气，营之后，方言血。在卫汗之可也，到气才可清气，入营尤可透热转气……入血就恐伤耗血动血，直须凉血散血。"

风温邪犯卫分症见：发热，微恶风寒，少汗，头痛，全身不适，口微渴，舌边尖红，苔薄黄，脉浮数，或有咳嗽，咽喉肿痛，宜用银翘散，此为卫分表热实证；若为表热虚证，则宜用加减葳蕤汤，或七味葱白饮。湿温初起，邪郁卫分，宜用藿朴夏苓汤。肺主气属卫而外合皮毛，故卫分病，皆可责之于肺。

三、三焦传变

三焦病证多由上焦手太阴肺经开始,传入中焦,进而传入下焦,此为"顺传",标志着病情由浅入深,由轻到重的病理进程。若病邪从肺卫而传入心包者,称为"逆传",说明邪热炽盛,病情重笃。故《温病条辨·中焦篇》总结为:"温病由口鼻而入,鼻气通于肺,口气通于胃。肺病逆传则为心包。上焦病不治,则传中焦,胃与脾也。中焦病不治,即传下焦,肝与肾也。始上焦,终下焦。"

三焦病证自上而下的传变,是一般的规律。临床有邪犯上焦,经治而愈,并不传变者;亦有上焦病证未罢而又见中焦病证者,或自上焦而径传下焦者;亦有中焦病证未除而又出现下焦病证者,或起病即见下焦病证者;还有两焦病证错综互见和病邪弥漫三焦者,因此,对三焦病势的判断,应根据临床资料,进行全面、综合地分析。三焦辨证是清代吴鞠通《温病条辨》根据叶天士"温邪上受,首先犯肺"之说,创立的治疗外感温病的三焦辨证论治体系。

上焦病变在肺与心(心包络)。叶天士云:"温邪上受,首先犯肺,逆传心包。肺主气属卫,心主血属营。"温邪致病,病性属热,治法宜清。风温邪犯上焦肺卫,症见发热,微恶风寒,头痛,汗出,口渴,咳嗽,舌边尖红,脉浮数或两寸独大,或见但热不寒,咳嗽,气喘,口渴,苔黄,脉数,甚则高热,大汗,谵语神昏或昏愦不语,舌蹇肢厥,舌质红绛,宜用桑菊饮、银翘散;若邪自肺卫分迫及肺气分,宜用麻杏石甘汤;若卫分之邪已解,邪入肺气气分,宜用白虎汤,若因肺热日久、耗散津气,宜用白虎汤加人参汤;若津气欲脱,宜用生脉散;若肺热灼伤血络,则宜用犀角地黄汤。若肺热逆传心包,宜用中医"三宝"(即安宫牛黄丸、紫雪丹、至宝丹)。若因手厥阴心包热盛引动足厥阴肝风(热极生风),宜用羚角钩藤汤。又湿温初起,邪遏上焦肺,宜用三仁汤。若病因是温邪入心包,宜用苏合香丸。上焦温病,皆则之于肺。若病邪逆传,则病在心包。

四、脏腑传变

(一)肺病传心

肺病最易传心,因肺主气,心主血,气病及血;肺心最近,肺病逼心;肺气不降,心火独亢;肺气盛实,反侮于心。其病变涉及气血不和、水火不济、升降失调、精神变异等多方面,颇为复杂。其间最为关键的非气病及血莫属。在肺与心的关系中,无论是生理或是病理,气对于血都处主导地位,血病的发生、发展与转归,无不与气病相关,对此古今之研究已达成共识。

(二)肺病传肝

肺金与肝木之间存在着相克的关系,肺病传肝乃肺对肝的制约失常所为。其制约失常表现为太过或不及。肺金制肝太过则为"相乘",肝喜条达,过于压制,其气郁而不畅,众医所举"痈肿""筋脉沮弛""胁痛"诸证,实寓气滞血瘀之病机于其中。反之,肺金制肝不及,肝气又升发无度,众医所举"鼻衄""发惊"诸证,实寓气逆血升、阳亢动风之病机于其中。故肺之于肝是非制不可,但又不得制之太过,稍有偏颇,肝即失于安宁,逆乱于内也。

对临床上常见的金不制木,由于其过在于肺失宣降,故治疗上当以治肺为要,即"佐金"。而这种佐金,实乃清肺热、养肺阴,使金清肺肃,以降而制木。若木气升发太过,反侮之势较甚,"佐金"之时,又当辅以"平木",以清泻肝火,迫使肝木得平。"佐金"之治可选用石膏、知母、黄芩、麦冬、沙参之类;"平木"之治,可选用栀子、龙胆草、青黛、菊花之类。

（三）肺病传脾胃

金为土之子,生理上:肺主气为其本,脾生气为其源;肺主治节而降下,脾主运化而升清;肺司宣降而为水上之源,脾主运化而为水之中洲。肺病传脾表现在:

1. 子盗母气,肺气虚损则母来相救,终致脾气虚弱而不守。

2. 肺气壅滞,固而不通,可致脾气受阻。

3. 肺气在上不降,则脾气在下难升,上下失于交通,可使土气壅实。

4. 肺失治节,水道失调,水湿滞留,因而脾土受困于中。

肺病及脾,其病机重在气的生化与运行,以及水液代谢失常两方面。肺与脾母子相生相依,同称太阴,同行气于诸脏,二者相互为用又相互为害也。

肺病及脾,当病变表现在气化方面时,即便是子盗母气,治疗上也当以补脾为主,旨在资其生化之源。当病变表现在气之运行与水液代谢方面时,治疗上或以宣肺、或以运脾、或两脏同治,上焦得以温运,气行津布,水饮自消、痰湿自化。

（四）肺病传肾

金为水之母,金水相生、肺肾相关的理论,于二者的生理、病理及病治中皆有重要意义。

肺肾之阴阳互相资生,故肺寒肺热皆可移于肾。肺移寒于肾,肾阳既虚,无力气化行水则为涌水、飧泄等病。肺阴虚移热于肾,真阴消烁,液干髓枯,筋骨失养而为柔痓;肺热入肾,消烁肾脂,津液、精微无气管摄,则饮一溲二,溲如膏油,此乃肾消病也,由上消传变所为。

肺为水上之源,肾乃水下之源,上源治则下流调也,倘若上之宣降失治,则下之开合失调。如肺受火烁,上焦有热,绝水之源,源郁而渗道闭,见溺涩或小便不利也;如肺气虚弱,见淋证或小便遗失也。肺为气之主,肾为气之根,呼吸出纳,清浊交换,升降有序。倘若肺虚及肾,肾不摄纳,气无所归,喘病作也。

（五）肺与大肠病互传

肺与大肠相表里,肺气肃降,有助于大肠之传导;腑气通畅,亦有助于肺气之肃降。病变时,脏病及腑,腑病及脏,从而脏腑互传。

脏病及腑:肺气不降,大肠传导受阻,而便闭便结;肺气虚弱,大肠传导无力,或为便秘而虚坐努责,或难以收敛而脱肛、腹泻;肺燥津伤,移热于大肠,或为大便硬结,或为肠澼下痢,或为肠风痔漏。腑病及脏:一旦大肠邪滞于内,肺难保其清肃,常有邪痹大肠而气逆上干于肺者,致喘争大作。

肺病及腑,除与大肠关系甚密外,尚与胃和膀胱有关。肺病及于胃,乃因肺脉起于中焦,还循胃口,故肺气失降可致胃气不降,为哕为呕吐之证,病见于胃而出于肺也,病机十九条将"呕"之病机责于上焦之肺,意乃在于此。肺病及于膀胱,则取决于二者皆与水液相关,肺为水上之源,膀胱为津液之府,肺失宣降或肺中伏热,金不生水,水源断绝,津液之府干涸,小便何以得利,甚则点滴不出而闭。

五、各种传变形式之间的关系

六经、三焦、卫气营血与脏腑辨证论治之间具有不可分割的内在联系。六经辨证论治中也包含有三焦和卫气营血的名目,三焦、卫气营血辨证论治中也包含有六经的名目;同样,在六经、三焦和卫气营血辨证论治中又包含有脏腑经络的名目,而在脏腑辨证论治中也包含有六经、三焦和卫气营血的名目。

　　肺系疾病包含有"六经"的太阳病和阳明病的大肠腑证、中焦腑证,"三焦"的上焦病,"卫气营血"的卫分证、气分证。因肺属上焦,主气属卫而外合皮毛,主表,又肺与大肠相表里,故上述病位皆可从肺系论治。

（张　伟）

参 考 文 献

[1] 孙广仁. 中医基础理论[M]. 第2版. 北京: 中国中医药出版社,2012.

[2] 杨扶国,齐南. 中医藏象与临床[M]. 北京: 中医古籍出版社,2000.

[3] 张学梓,钱秋海,郑翠娥. 中医养生学[M]. 北京: 中国医药科技出版社,2002.

[4] 王琦. 中医藏象学[M]. 第2版. 北京: 人民卫生出版社,2005.

[5] 朱文锋. 中医诊断学[M]. 第2版. 北京: 中国中医药出版社,2011.

[6] 程爵棠,程功文. 实用中医脏腑辨证治疗学[M]. 北京: 学苑出版社,1999.

第六章 肺病辨证论治思维

辨证论治是中医认识疾病的基本原则,是中医学对疾病的一种特殊的研究和处理方法。它包括了辨证与论治两个过程。

所谓辨证,其实是对证的一个认识过程,证是对机体在疾病发展过程中某一阶段病理反应的概括,包括了病变的病因、病位、病性及邪正关系,反映了一个阶段的病理变化本质。因此,证比症更全面、更深刻、更正确地揭示疾病的本质。而所谓辨证,就是根据四诊所收集的资料,通过综合分析,辨清疾病的病因、病性、病位,以及邪正的关系。

论治又称施治,是根据辨证的结果,确定相应的治疗方法。在诊治疾病的过程中,辨证和论治是相互联系密不可分的两个部分。辨证是决定治疗的前提和依据,论治则是治疗的手段与方法。我们在具体的临床工作中,就是通过观察患者的症状所得之感性材料,经过思考,找出其本质和规律,然后给予恰如其分的治疗。

在中医学发展的历史长河中,先贤们创立了多种辨证方法。它们既可独立偏重于某种疾病的辨证论治,也可相互互补地对某些疾病进行辨证论治。下面分别就肺与卫气营血辨证、六经辨证、气血津液辨证、三焦辨证和脏腑辨证进行论述。

第一节 肺病与卫气营血辨证

卫气营血辨证是清代叶天士所创立的一种论治外感温热病的辨证方法。即将外感温热病中所反映的不同病理阶段,分为卫分证、气分证、营分证、血分证四类,用以说明病位的浅深、病情的轻重和传变的规律,并指导临床治疗。

卫气营血的概念首见于《内经》。《灵枢·营卫生会》曰:"清者为营,浊者为卫,营在脉中,卫在脉外"。《灵枢·本脏》指出:"卫气者,所以温分肉,充皮肤,肥腠理,司开阖者也","卫者,卫外而为固也"。《灵枢·邪客》云:"营气者,泌其津液,注之于脉,化以为血。"《灵枢·决气》又指出:"中焦受气取汁,变化而赤,是谓血。"《内经》有关卫、气、营、血生理功能及病理变化的论述,为卫气营血辨证的产生奠定了理论基础。汉代张仲景《伤寒杂病论》将卫、气、营、血的病理引入外感病领域,开创了卫气营血辨证的先河。经过宋、元、明代的医家不断完善,至清代著名医家叶天士在《伤寒论》六经辨证的基础上,继承历代医家治疗温热病的学术经验,根据温病病机演变的规律性,结合临床,创立了卫气营血辨证论治体系,至此,卫气营血辨证成为温热病辨证论治的纲领,为防治多种温病范围的感染性疾病做出了重要贡献。

叶天士在《温热论》中云"大凡看法,卫之后方言气,营之后方言血"明确表明温病的病变过程分为卫分、气分、营分和血分四个阶段,这几个阶段又反映了疾病的病位深浅。卫分证病轻邪浅,病理特点是肺经郁热,微有阴伤;气分证是邪在卫分伤阴后的深入与发展,病理特点是邪热炽盛,肺胃阴伤;营分证是肺胃之阴已伤,邪仍不解,进而则深入阴分,伤血中之阴,病理特点是营热阴伤,扰神窜络;血分证是营分证病变的进一步发展,病理特点是动血耗血,瘀热内阻。除此,《温热论》中还明确了"在卫汗之可也,到气方可清气,入营犹可透热转气,入血就恐耗血动血,直须凉血散血"的治疗法则及用药特点。

从生理角度来讲,肺主气,司呼吸,外合皮毛,卫气通于肺。从病理角度来讲,温邪袭表,除了导致卫外及开合失常以外,必然影响肺的宣降功能。因此温病的发生发展与肺密切相关。

从肺的病变来看,温病中肺的病变有卫分证、气分证、营分证和血分证。如风温、秋燥之卫分证,病多内及于肺。在治疗时重点都不离于肺。若病热进展,表解之后,往往出现肺经的气分证,治疗重在清泄肺经之热。肺的病变除了卫、气分证外,又有营分证。风温发疹,即是热邪窜入营分导致。肺的病变还有血分证,如《温病条辨·上焦篇》十一条说:"太阴温病,血从上溢者,犀角地黄汤合银翘散主之。"

下面分而述之。

一、卫分证

卫分证为温热病的初起阶段,指温热病邪侵犯肺卫,致使卫外功能失调,肺失宣降所表现的证候。本证是以发热、微恶风寒、舌边尖红、脉浮数为辨证要点。临床表现为发热,微恶风寒,舌边尖红,脉浮数,常伴头痛,咳嗽,口干微渴,咽喉肿痛等症。

病机变化:温邪从口鼻而入,卫分首当其冲,卫受邪郁,肌肤失于温养,则恶风寒。正气抗邪,邪正相争而发热;温邪袭表,阳热上扰清窍而头痛,温热之邪犯肺,肺失清肃,上逆为咳,温邪伤津则口渴,温邪上灼咽喉,气血壅滞则咽喉肿痛。

病理特点:邪郁卫表,肺失宣肃,正气抗邪,邪正相争。

转归:温热邪气犯于卫分,病情较轻,正气未衰,能够祛邪外出,或加上及时恰当的治疗,温邪从表而解,疾病得愈。感邪较重,或治疗不及时或不恰当,正气不能祛邪外出,温热邪气从卫入气;如患者正气极虚,温邪可由卫分直接传入营分或血分,此时病情较为险重。

如西医学中急性上呼吸道感染,包括普通感冒、急性咽-喉-气管炎、细菌性咽-扁桃体炎、疱疹性咽峡炎等,属于中医"外感热病"范畴。急性上呼吸道感染如出现上述临床表现均可辨为卫分证。

二、气分证

气分证是指温邪在里,引起人体脏腑或组织气机活动失常的一类证候。气分证的病变范围广泛,凡温邪不在卫分,又未传入营(血)分,均可属气分证范围,涉及的病变部位主要有肺、胃、脾、肠、胆、膜原、胸膈等。气分证的形成,一是温邪自卫分传入,二是温邪径犯气分,三是气分伏热外发,四是营分邪热转出气分。

气分证是温热邪气内入脏腑,正盛邪实,正邪剧争,阳热亢盛的里热证。由于邪犯气分所在脏腑部位的不同,所反映的证候便亦有很多类型。常见的如热盛于肺,热扰胸膈,胃热炽盛,热结肠道,热郁于胆,脾胃湿热等。临床上以发热不恶寒反恶热,舌红苔黄,脉数为主要脉证,常伴有心烦、口渴、尿赤等症;或见咳喘,胸痛,咯吐黄稠痰;或见心烦懊侬,坐卧不安;或见壮热,烦渴喜冷饮,大汗,脉洪大;或见潮热便秘,或纯利稀水,腹满硬痛、舌黄燥、甚则焦燥起刺,脉沉实有力。

病机变化:气机受郁,正气奋起抗邪,邪正剧争,热炽津伤。里热炽盛,邪正剧争,故不恶寒反恶热。热炽津伤则口渴,尿赤,苔黄,扰心则烦,热盛则舌红苔黄,脉数。若邪热壅肺,肺失肃降,肺气不利,热邪炼津为痰,则见咳喘,胸痛,咯吐黄稠痰;若热扰胸膈,心神不宁,则见心烦懊侬,坐卧不安,阳明为十二经之海,多气多血,抗邪力强,故邪入阳明,正邪抗争,里热蒸迫,同时耗伤津液,而见壮热,烦渴喜冷饮,大汗,脉洪大;若热结肠道,腑气不通,可见潮热便秘,腹满硬痛;燥屎结于肠中,热迫津液从旁而下,则下利稀水,秽臭不堪,此所谓"热结旁流";实热内结,故舌黄燥、甚则焦燥起刺,脉沉实有力。

病理特点:正邪剧争,里热蒸迫,热盛伤津。

转归:邪在气分,邪气既盛,正气抗邪力亦强,正气奋起抗邪,或经及时而正确的治疗,可冀邪退而病在气分阶段得愈。正不敌邪,或得不到及时和正确的治疗,邪热更加亢盛,可进一步进入营血分。

如风温肺热病是风温与肺热病的合称,是由风热病邪犯肺,热壅肺气,肺失清肃所致,以发热、咳嗽、胸痛为主要临床表现,相当于西医学中急性肺部感染性疾患。风温肺热病属温病范畴,其传变和辨证治疗规律多遵循卫气营血辨证。如肺炎出现发热不恶寒反恶热,咳喘,胸痛,咯吐黄稠痰,舌红苔黄,脉数等证均可辨为气分证。

三、营分证

营分证是指温热病邪内陷,劫灼营阴,心神被扰所表现的证候,是温热病发展过程中较为深重的阶段。可由气分证不解,邪热传入营分而成;或由卫分证直接传入营分而成;亦有营阴素亏,初感温热之邪盛,来势凶猛,发病急骤,起病即见营分证者。本证以身热夜甚,心烦神昏,舌红绛,脉细数为辨证要点。临床主要表现为:身热夜甚,口干,反不甚渴饮,心烦不寐,时有谵语,斑疹隐隐,舌质红绛,脉细数。邪热由卫、气深入营分,内迫于心,造成热毒内燔,终致各种危重征象的产生。但邪热入营,如能及时给以清透,使转气分而解,则可达到正胜邪退趋于好转的目的。相反,热毒深陷于血,引起各种出血,则为邪胜正衰,趋于恶化。

病机变化:营分受热,则营阴被劫,而见身热夜甚,脉细数。营热蒸腾,则口干反不甚渴饮;侵扰心神则心烦不寐,时有谵语;营分受热,热迫血行,热窜血络,出现斑疹隐隐。

病理特点:营热阴伤,扰神窜络。

转归:邪在营分时,邪热可以转出气分,病情可以好转。营分进一步加重出现血分证,如斑疹和腔道出血或热扰心神,动血耗血均有可能引起正气外脱。

如西医学病名为重症肺炎,当出现感染性休克,中毒性脑病,凝血功能障碍等,临床表现为身热夜甚,神昏谵语,斑疹隐隐,舌红绛,脉细数等症状时均可辨为营分证。

四、血分证

血分证是指温热病邪深入阴血,导致动血、耗阴所表现的一类证候。血分证是温热病发展过程中最为深重的阶段,是由邪在营分不解,传入血分而成:或气分热盛,劫营伤血,径入血分而成；或素体阴亏，已有伏热内蕴，温热病邪直入血分而成。主要表现为热盛动血、热盛伤阴两大类型。本证以身热夜甚，昏谵，斑疹紫黑，舌质深绛，脉细数为辨证要点。主要临床表现为：身热夜甚，躁扰不安，或神昏谵语，吐血，衄血，便血，尿血，斑疹密布，舌质深绛，脉细数。

病机变化：邪热入血，灼伤阴血，阴虚内热夜发，故身热夜甚；血热内扰心神，则躁扰不安或神昏谵语；迫血妄行，则见出血诸症。邪热灼津，瘀热内阻，血行缓滞，故斑疹密布，舌质深绛，脉细数。

病理特点：动血耗血，瘀热内阻。

转归：邪在血分时，血分证病情虽然危险凶重，但经积极救治，血分邪热渐衰，正气逐渐恢复，病情可望缓解，病渐向愈。血分热毒极盛，而正气不足，正不敌邪，可因血脉瘀阻，脏器衰竭或急性失血，气随血脱而死亡。

如西医学中传染性非典型肺炎（SARS）患者出现多脏器功能衰竭，弥散性血管内凝血，出现神志改变，咯血、尿血、便血、皮肤黏膜广泛出血等表现时，临床上均可辨为血分证。

五、卫气营血证候传变

温热病的发展过程，实际上就是卫气营血证候的传变过程。体现了温热病发生、发展的规律。卫气营血证候传变秩序，一般有顺传和逆传两种形式。

顺传：是指邪气入卫分开始，依次传入气分、营分、血分。体现了病邪由表及里、由浅入深、由轻而重、由实致虚的传变过程。

逆传：是指邪入卫分后，不经过气分阶段而直接深入营分、血分。体现了疾病的急剧，重笃。

卫气营血证候传变类型，又可以分为以下几种：

由表入里：指温邪循卫气营血层次渐进深入，即为顺传，此种传变方式多见于新感温病。

由里达表：指温邪自血而营，由营转气，从气达表的过程。伏邪温病多具有此种传变形式。

传变不分表里渐次：指温邪不循卫气营血层次的传变。正如叶天士所说"大凡看法，卫之后方言气，营之后方言血。"但也有卫气营血证候可越期或重叠，如王孟英说"然气血流通，经络贯串，邪之所凑，随处可传，其分其合，莫从界限，故临证者，宜审病机而施活变，弗治死法以困生人"。因此，临床上亦可见卫分之邪未解，而气分之象已见者，称之为卫气同病证。除此，临床还可见气营两燔，卫营同病等表现。

第二节 肺病与六经辨证

六经辨证由张仲景在《伤寒杂病论》中创立，为中医学建立了第一个完整的辨证论治体系。在探讨六经辨证在肺病中的应用前，首先要明确什么是六经辨证。经者，径也。六经与经络密切相关，如伤寒论第一条即说"太阳病之为病，头项强痛而恶寒"，头项即是足太阳膀胱经的循行部位，少阳病多有胸胁苦闷等症，阳明经热证可见面目缘缘正赤、口干、鼻燥等症，无不表明六经与经络息息相关。

但六经并不是单纯的经络循行部位,还反映了机体的气化功能和脏腑功能,正如柯韵伯在《伤寒论翼》中说:"仲景六经是经界之经,而非经络之经。"自然界中有风寒暑湿燥火六气,人体六经也有风寒暑湿燥火六气,如《素问·天元纪大论》中早有"厥阴之上,风气主之;少阴之上,热气主之;太阴之上,湿气主之;少阳之上,相火主之;阳明之上,燥气主之;太阳之上,寒气主之"的论述。而六经也常用来代表脏腑,如《灵枢·经脉》中太阳代表膀胱和小肠,阳明代表胃和大肠,少阳代表胆和三焦,太阴代表脾和肺,少阴代表心和肾,厥阴代表肝和心包。

脏腑与经络相连,经络分布于周身,各脏腑经络具有不同的气化功能特点,在受到邪气侵袭时具有不同的病理生理反应,发生于不同的病位,体现出寒热虚实等不同病性,对气血津液产生不同的影响,表现出多种多样的症状。六经辨证中的六经包含了经络、脏腑、气化等多重涵义,是机体应对邪气反映的高度概括和总结,因此不但可用于外感病,也完全适用于内伤杂病。现将其在肺病中的应用简要概述如下:

一、太阳病与肺病

太阳为一身之籓篱,主肌表而统营卫。而清代钱潢在《伤寒溯源集》中说:"然风寒之邪,皆由皮毛而入,皮毛者肺之合也,肺主卫气,包罗一身,天之象也。证虽属乎太阳,而肺实受邪。"因此肺病中病位在表,反映出太阳经表不利,营卫失和的病证就可按太阳病辨证论治。如许多外感病的初期阶段,以发热咳嗽鼻塞脉浮等为主症,风寒表实者可用麻黄汤,表虚者桂枝汤,夹湿者麻杏苡甘汤或桂枝附子汤,如患者口渴不恶寒反恶热的为温病,可按温病诊治,或加入辛凉透热之品,也参用越婢汤治疗。

太阳为寒水之经,易寒化水化,肺病中表证未解,脉浮发热,气化不利,津液输布失常,小便不利的可参用五苓散治疗。如以水饮停聚于肺为主,可参用小青龙汤,夹热者小青龙加石膏汤,热邪煎熬成痰的可用小陷胸汤。

二、阳明病与肺病

阳明又称盛阳,为气血旺盛之经,因此抗邪有力,正邪交争剧烈,是热病的极期阶段。分为两个阶段,经证时以发热、大汗出、脉洪大、不恶寒反恶热为特点,无形邪热充斥周身,当然也包括肺,如外感性肺系疾病的极期时,常常就属于阳明病。阳明经燥气为主,病程较长或病势较重时又易耗伤津液致胃肠津液亏虚大便燥结,以发热,不大便,乃至痞满燥实四症并见,甚至循衣摸床等,治疗则当参用三承气汤攻腑泻热,如柳宝治在《温热逢源》中所说:"盖肺中之热,悉由胃腑上熏。清肺而不先清胃,则热之来路之清,非釜底抽薪之道也。"另外应当指出的是如患者尚有恶寒无汗等表证未解时,不能纯用苦寒清热,当参麻杏石甘汤组方,参入辛散之品,以免闭遏邪气。

三、少阳病与肺病

少阳又叫小阳,抗邪能力不如阳明和太阳,邪气侵犯人体以后,正气不足以祛邪外出,常常正邪纷争,热型以寒热往来为特征。另一方面,少阳为相火之经,喜条达,少阳经行于身体的侧面,受邪经气不利常常表现为胸胁硬满,心烦口苦等症。并且少阳为半表半里,治疗时有"汗、吐、下"三禁,无论太阳少阳合病还是少阳阳明合病或是三阳合病治疗都以少阳为主,治用小柴胡汤和解为宜,因此凡是热型为往来寒热、病症部位在身体两侧的肺病都应按少阳病治疗。

四、太阴病与肺

太阴病是三阴病的开始阶段,疾病由邪实转向正虚,表现中阳不足,运化失常,而太阴之上,湿气主之,常常导致寒湿伤脾。肺系疾病属于太阴病的有两大类,一类是外感邪气影响了脾胃的运化功能,如外感寒凉,或饮食不节等导致胃肠型感冒,脉浮,以表证为主,同时合病有呕吐下利等胃肠功能紊乱的症状,所谓"太阴病脉浮者,可发汗,宜桂枝汤",治疗仍以表为主。另一类则是久病不解子盗母气,或医源性如过用寒凉吐泻等损失了脾胃功能,治疗上以温中健脾为主,以理中汤为主,重者可用四逆汤。另原有脾胃虚寒而新感外邪致肺病者,在祛邪时应当照顾到脾胃不足的特点。

五、少阴病与肺病

少阴病病位较深,除少数情况外多由他病继发而来,如太阴病传变而来,或因误用苦寒泻下过度发汗等而来。凡肺病日久,久病及肾,阴阳虚损,脉微神衰的都可归入少阴病。少阴为水火之脏,藏精而主火,可有两种主要表现:真阳受损的虚寒证和真阴不足的虚热证。

少阴阳气受损,脉微细,乃至四肢厥逆,应回阳救逆,选用四逆汤类方。同时少阴为主水之脏,阳气不足主水无权则水邪泛滥,水饮上凌心肺,治宜温阳利水,可见下肢水肿、不能平卧等症,肺病中常见于肺胀等肺心病心功能不全患者。如果真阴不足,肾水不足,心火炽盛,心烦不寐,可用黄连阿胶汤。

太阳少阴为表里之脏,太阳之气依赖于肾气的资助,《灵枢·营卫生会》有"太阳主外""卫出下焦"的论述。真阳不足,三焦气化不利,卫外不固,则常易感受外邪,治疗外邪时不可忘记固护真阳,可参用麻黄附子细辛汤。

另少阴经脉循喉咙夹舌本,因此咽痛也常从少阴论治。

六、厥阴病与肺病

《医宗金鉴》说"厥阴者,阴尽阳生之脏,与少阳为表里者也。邪至其经,从阴化寒,从阳化热,故其为病阴阳错杂,寒热混淆也。"厥阴病病位较深,多为继发,可由太阴、少阴病传入,或用寒凉药误治导致,所谓"两阴交尽,名曰厥阴"。但另一方面"阴之极也,阳之始也",厥阴病阴盛之后阳气来复,并且厥阴肝经为风木之脏,内寄相火,性喜条达,相火郁积就会出现热证,因此厥阴病以上热下寒的错杂证为典型表现。在肺系疾病中典型的厥阴病较少见,但肝火犯肺,痰热壅于上焦,而中下焦同时存在脾肾虚寒证的情况却并不少见,治疗取法乌梅丸、干姜黄芩黄连人参汤等方。

第三节　肺病与气血津液辨证

气血津液辨证是运用脏腑学说中有关气血津液的理论,分析气、血、津液的病变,辨认其所反映的不同证候。由于气、血、津液是脏腑功能活动的物质基础,在生理功能上气、血、津液的关系密切,病理上,肺主气的生理功能障碍,久之必影响血液运行和(或)津液输布的功能,而气血津液的病变也必然会影响肺的功能。因此,肺系疾病的气血津液病变是与肺密切相关的。

一、气病辨证

肺是脏腑中与气关系最为密切的脏器,肺主气,司呼吸,主宣发肃降,故肺的功能失调,首先表现在气的升降失常,继而影响血液和津液的正常运行,导致瘀血、痰饮等病理产物积聚,罹患诸病。肺气病的辨证主要是指肺气虚和肺气运行失调所致病证的辨证方法。

(一)肺气虚证

隋代巢元方《诸病源候论》云:"少气者,此由脏气不足故也。肺主气而通呼吸,脏气不足,呼吸微弱而少气也……肺气不足,则少气不能报息,耳聋咽干,是为肺气之虚也,则宜补之。"而清代俞根初《重订通俗伤寒论》云:"肺气虚者,气喘息促,时时自汗,喉燥音低,气少不能言,言而微,终日乃复言。"

临床表现:呼吸短促或微弱,咳嗽声微,痰液清稀,言语音低,自汗,畏风,易感冒,舌淡苔白,脉弱。

证候分析:肺气虚,多因久病咳喘,耗伤肺气、或因年老体弱,肺失充养,肺气不足,呼吸功能减弱,而见呼吸短促或微弱;津液不布,聚而为痰,随气上逆,则吐痰清稀;喉为发音器官,赖肺气以充养,肺气虚则言语音低;肺气虚,不能宣发卫气于肌表,腠理不密,卫表不固而见自汗,畏风,易感冒。舌淡苔白,脉弱,为肺虚之征。

(二)肺气上逆证

隋代巢元方《诸病源候论》云:"肺主气,邪乘于肺则肺胀,胀则肺管不利,不利则气道涩,故气上喘逆,喘息不通。"《诸病源候论》又云:"肺气盛,为气有余,则病喘咳上气,肩背痛,汗出,尻阴股膝踹胫足皆痛,是为肺气之实也"。《葛氏方》云:"上气喘嗽,肩息不得卧,手足逆冷,及面浮肿者死。"清代俞根初《重订通俗伤寒论·气血虚实》:"肺气实而上逆,则有胸痞头眩,痰多气壅等症,甚则喘不得卧,张口抬肩。"

临床表现:咳嗽,呼吸急促,甚则张口抬肩,不能平卧。

证候分析:肺气以肃降为主,邪气犯肺,肺失于肃降,肺气上逆而见咳嗽,呼吸急促等。

(三)肺气失宣证

肺气宣发,布散气津,开窍于鼻。肺气的宣发功能失常,病变常见于肺卫。《素问·咳论》云:"皮毛者,肺之合也,皮毛先受邪气,邪气以从其合也。"因此肺失宣发,主要表现为肺卫表证。

临床表现:咳嗽,痰多薄白,咽痒,鼻塞流涕;甚则鼻扇,或小便不利。

证候分析:外感风邪,肺气不宣,肺气闭塞,鼻窍不通而见咳嗽、痰多、喉痒、鼻塞等。

二、血病辨证

血为营,营行脉中,滋荣之义也。气为卫,卫行脉外,护卫之义也。营卫二气,周流不息,一日一夜,脉行五十度,平旦复会于气口。阴阳相贯,如环无端。肺为气之主,气者血之帅也,气行则血行,气止则血止,肺系病之血病证候主要表现为咳血,衄血。咳血又有实证和虚证之分,实证者多因外感失血,或肝火刑金,或胃中积热,火盛乘金而致咳嗽,咳血,舌红脉弦数;虚证者则由肺阴津亏虚,阴虚火旺,迫血妄行,见咳血,舌红脉细数。正如《血证论》云:"肺主气,咳者气病也,故咳血属之于肺。盖咳嗽固不皆失血,而失血则未有不咳嗽者。或外感失血,病由皮毛,内合于肺,自应咳嗽。或由胃中积热,火盛乘金,气上而咳。或由肝之怒火,上逆而咳。此失血之实证,必致咳嗽者也。或由阴虚火旺,肺失清肃之令,痨燥作咳。或挟脾经忧郁,心经虚火,以致咳嗽。或肾经阴虚,阳气不附,上越而咳。此失血之虚证,不免咳嗽者也。"《灵枢·百病始生》:"卒然多食饮,则肠满,起居不节,用力过度,则络脉伤,阳络伤则血外溢,血外溢则衄血,阴络伤则血内溢,血内溢则后血。衄血者,阳络之伤,则营血逆流,而卫气不能敛也。"

三、津液病辨证——痰饮

津液是人体正常水液的总称,有滋养脏腑、润滑关节和濡养肌肤等作用。其生成和输布,主要与脾的运化、肺的通调、肾的气化功能有密切关系。肺的通调水道功能失调可导致痰饮。隋代巢元方《诸病源候论》云:"痰饮者,由气脉闭塞,津液不通,水饮气停在胸腑,结而成痰。又其人素盛今瘦,水走肠间,漉漉有声,谓之痰饮。其为病也,胸胁胀满,水谷不消,结在腹内两肋,水入肠胃,动作有声,身体重,多唾,短气,好眠,胸背痛,甚则上气咳逆,倚息、短气不得卧,其形如肿是也。"

(一)痰证

痰证是指水液凝结,质地稠厚,停聚于脏腑,经络,组织之间而引起的病证。常由外感六淫,内伤七情,导致脏腑功能失调而产生。《医林绳墨·痰》:"痰者,人身之痰饮也。人之气道清顺,则痰不生,窒塞则痰壅盛。或因风、寒、暑湿、热之外感,或因七情、饮食之内伤,以致气逆而液浊,而变为诸证之所生焉。是以聚于肺者,则名气痰,其痰喘嗽上出;……在肺经者,名为风痰,其痰青而多泡"。

临床表现:咳嗽咯痰,痰质黏稠,胸脘满闷,纳呆呕恶,头晕目眩,或神昏癫狂,喉中痰鸣,或肢体麻木,见瘰疬、瘿瘤、乳癖、痰核等,舌苔白腻,脉滑。

证候分析:痰阻于肺,宣降失常,肺气上逆,则咳嗽咯痰。痰湿中阻,气机不畅,则见脘闷,纳呆呕恶等。痰浊蒙蔽清窍,清阳不升,则头晕目眩。痰迷心神,则见神昏,甚或发为癫狂,痰停经络,气血运行不利,可见肢体麻木。停聚于局部,则可见瘰疬、瘿瘤、乳癖、痰核等。苔白腻,脉滑皆痰湿之征。

(二)饮证

饮证是指水饮质地清稀,停滞于脏腑组织之间所表现的病证。多由脏腑功能衰退等障碍等原因引起。《金匮要略·痰饮咳嗽病脉证并治》:"问曰:夫饮有四,何谓也?师曰:有痰饮,有悬饮,有溢饮,有支饮。问曰:四饮何以为异?师曰:其人素盛今瘦,水走肠间,沥沥有声,谓之痰饮;饮后水流在胁下,咳唾引痛,谓之悬饮;……咳逆倚息,短气不得卧,其形如肿,谓之支饮。水在心,心下坚筑,短气,恶水不欲饮。水在肺,吐涎沫,欲饮水。夫心下有留饮,其人背寒冷如手大……留饮者,胁下痛引缺盆,咳嗽则辄已。胸中有留饮,其人短气而渴,四肢历节痛"。《千金方》云:"夫饮有四,其人素盛今瘦,水走肠间,沥沥有声,谓之痰饮;下后水流在胁下,咳唾引痛,谓之悬饮;饮水行归于四肢,当汗出而不汗出,身体以重,谓之溢饮;其人咳,倚息,短气不得卧,其形如肿,谓之支饮"。

临床表现：咳嗽气喘，痰多而稀，胸闷心悸，甚或倚息不能半卧，或脘腹痞胀，水声辘辘，泛吐清水，或头晕目眩，小便不利，肢体浮肿，沉重酸困，苔白滑，脉弦。

证候分析：饮停于肺，肺气上逆则见咳嗽气喘，胸闷或倚息，不能半卧。水饮凌心，心阳受阻则见心悸。饮停胃肠，气机不畅，则脘腹痞胀，水声辘辘。胃气上逆，则泛吐清水。水饮留滞于四肢肌肤，则肢体浮肿，沉重酸困，小便不利。饮阻清阳，则头晕目眩。饮为阴邪，故苔见白滑。饮阻气机，则脉弦。

第四节　肺病与三焦辨证

三焦辨证是由清代著名医家吴鞠通创立，作为温病学说的核心之一，对温病辨证论治具有重要指导意义。三焦辨证体系的形成其实也经历了一个漫长的过程。三焦之理，源于《难经》《内经》，《难经》提出了"三焦者，水谷之道""三焦者，元气之别使也"；《内经》中三焦所指有二：一为六腑之一，《素问·灵兰秘典论》提出"三焦者，决渎之官，水道出焉"；一为人体上焦、中焦、下焦的合称。在仲景的《伤寒杂病论》中也多次运用了三焦辨证。至明末吴又可对三焦辨证体系已经有了较为完善的学说，清初叶天士也提出温病可从三焦辨证，但立论甚简。吴鞠通在博采众家的基础上，总结出了三焦辨证。同是针对温病的三焦辨证体系，三焦辨证弥补了卫气营血辨证在病变脏腑定位中的不足，对卫气营血辨证既有继承又有发展，使两者有机地结合起来。但是确实也应该看到，以三焦来划分病程，对多种外感热病的传变规律缺乏客观细致的描述，把始于上焦终于下焦绝对化，不能把整个温病的全过程紧密连接起来。

肺居上焦，属太阴经，故在三焦辨证中亦被称之为太阴温病，通常是温病的初早期阶段，病性多为表热证、表温热证。在治疗上用药讲究清、轻二字。在传变中，可有以下几种情况：不传变、顺传中焦、逆传心包。从中我们可以看到，逆传心包虽心包仍属上焦，但疾病的严重程度却明显重要于顺传中焦者，也就说肺病在上焦时虽多为轻证，但亦可见重证。当然逆传心包等重证亦非清、轻之剂可以治疗的。

肺与大肠相表里。而从五行学说来看，肺、脾又是相生关系。而脾、胃、肠都属中焦，这就决定了肺系疾病与中焦也存在着千丝万缕的关系。如肺气清肃下降功能正常，则气机调畅，能促进大肠的传导；大肠之气通降，则腑气通畅，也有利于肺气肃降。当肺气壅塞，失于肃降，气不下行，津不下达，可导致腑气不通，肠燥便秘；反之，大肠实热，传导不畅，腑气阻滞，也可影响肺的宣降，而见咳、喘、满、闷之症。临床上可见通下大肠来泻肺热，逐痰饮，降气止咳平喘等。脾土生肺金，土为金之母，金为土之子。因此，子病犯母，或是母病及子，如脾土不足，不能生养肺金，而致肺脾两虚。

肝、肾虽居下焦，但肺、肾关系密切。一方面金水相生；另一方面，"肺为气之主，肾为气之根"，共主一身之气。当肺气久虚，肃降失司，久病及子而致肾气不足，摄纳无权，两者相互影响终致肺肾皆病之证。肺以肃降为顺，肝以升发为宜。当肝郁化火，或肝气上逆，肝火上炎，可耗伤肺阴，使肺气不得肃降，而见咳嗽、胸痛、咳血等肝火袭肺之证，即所谓"木火刑金"。

第五节　肺病与脏腑辨证

除了卫气营血辨证、六经辨证、三焦辨证、气血津液辨证以外,脏腑辨证在肺疾病中也有着广泛的应用。脏腑辨证是根据肺的生理功能、病理变化,对通过四诊所获得的疾病症状和体征进行综合分析与归纳,从而推求病机,判断病位以及病变性质和邪正盛衰状况,最后确定肺的虚、实、寒、热的一种辨证方法。许多与肺系疾病相关,而不具卫气营血、三焦以及六经辨证的疾病,如慢性阻塞性肺疾病(肺胀)的肺气虚证、肺脾气虚证等,则可通过脏腑辨证,采取补肺气、健脾益气的方法来进行治疗。

以藏象学说来看,肺与大肠、皮毛、鼻等构成了肺系统。肺在五行属金,在五脏阴阳属阳中之阴,主气司呼吸,通调水道,宣化卫气,朝百脉而助心行血,在五脏六腑中位居最高,故称"华盖"。从解剖来看,肺呈白色,是一个质地疏松,内里含气之脏,"其虚如蜂窠""得水而浮",故又称为清虚之脏。

肺与其他脏器的关系是非常密切的。与心同居上焦,朝百脉而助心行血。与脾在五行中属相生的关系,当肺出现虚证的时候往往因为"子盗母气"而致脾气亏虚。肝为将军之官,肝火旺则可"木火刑金",临床上可出现干咳、烦躁,甚至少量咳血。与肾的关系也较为密切,肺为气之主,而肾为气之根,只有心肾相交才能使得呼吸畅通而平稳。由此可见,临床上常常有肺病而涉及他脏者,亦有因他脏病变而致肺发生病理变化的现象。

一、肺气虚证

清代俞根初撰《重订通俗伤寒论》:"肺气虚者,气喘息促,时时自汗,喉燥音低,气少不能言,言而微,终日乃复言。"而在隋代巢元方的《诸病源候论》则认为"肺气不足,则少气不能极息,耳聋,咽干,是为肺气之虚也。"由此可见,肺气虚证的症状主要可表现为:咳喘无力,少气短息,动则益甚,语声低怯,或自汗,畏风,易于感冒,神疲体倦,面色苍白,舌淡苔白,脉弱。

二、肺阴虚证

正如清代李用粹在《证治汇补》中所言"……阴虚嗽者,五心烦热,气从下升,午重夜甚;劳伤嗽者,干咳无痰,喉痒声哑,痰中见血",概括其临床症状为:干咳少痰,或痰少而黏稠,不易咳出,咽干口燥,形体消瘦,五心烦热,午后潮热,盗汗,颧红,或痰中带血,声音嘶哑,舌红少津,脉细数。

三、肺阳虚证

对于肺阳虚证,在宋《太平圣惠方·治肺虚补肺诸方》有如此论述:"若肺虚则生寒,寒则阴气盛,阴气盛则声嘶,语言用力,颤掉缓弱,少气不足,咽中干,无津液,虚寒乏气,恐怖不乐,咳嗽及喘,鼻有清涕,皮毛焦枯,诊其脉沉缓,此是肺虚之候也。"不难看出,这里所指的"肺虚寒"即"肺阳虚"。此证我们在临床上可见的常见症状是:面色苍白或晦暗,咳喘无力,声音低微,少气,动则益甚,易感冒,咳吐涎沫清稀量多,畏寒肢冷,精神萎靡,口淡不渴,小便清长,舌质淡紫胖嫩而润,舌苔白滑,脉沉迟弱。

四、肺热炽盛证

关于肺热证的描述较多，如《素问·刺热论》："肺热病者，先淅然厥，起毫毛，恶风寒，舌上黄，身热，热争则喘咳，痛走胸膺背，不得太息，头痛不堪，汗出而寒。丙丁甚，庚辛大汗，气逆则丙丁死。刺手太阴、阳明，出血如大豆，立已。"又如《太平圣惠方·治肺实泻肺诸方》曰："夫肺实则生热，热则阳气盛，阳气盛则胸膈烦满，口赤鼻张，饮水无度，上气咳逆，咽中不利，体背生疮，尻阴股膝踹胫足皆痛，诊其脉滑实者，是脉实之候也。"从中可以看出该证的主要症状为：发热，口渴，咳嗽，气喘，鼻煽气灼，胸痛，咽喉红肿疼痛，小便短赤，大便秘结，舌红苔黄，脉数。

五、痰热壅肺证

清代何梦瑶《医碥·咳嗽》中指出"嗽因于痰，痰本脾湿，脾热则湿蒸为热痰。"可见痰热壅肺，不仅有肺热，更有脾热而生痰，故临床可见：咳嗽，咳痰黄稠而量多，或喉中痰鸣，胸闷，气喘息粗，甚者鼻翼煽动，烦躁不安，发热，口渴，或咳吐脓血腥臭痰，胸痛，大便秘结，小便短赤，舌红苔黄腻，脉滑数。

六、寒邪客肺证

《素问·咳论》指出"皮毛者肺之合也。皮毛先受邪气，邪气以从其合也。其寒饮食入胃，从肺脉上至于肺，则肺寒，肺寒则外内合邪，因而客之，则为肺咳。"主要症状可见：咳嗽气喘，痰白清稀，形寒肢冷，口淡不渴，舌淡苔白，脉迟缓。

七、风寒袭肺证

明代秦景明在《症因脉治·伤寒咳嗽》中认为："伤寒咳嗽之症，头痛身痛，恶寒发热，无汗喘咳，此寒邪咳嗽之症也。伤寒咳嗽之因，时令寒邪，外袭皮毛，内入于肺，不得外伸，郁而发热，则肺内生痰，恶寒无汗，头痛喘咳，而为伤寒咳嗽之症矣。"该证的典型症状是：咳嗽，咳痰清稀，微有恶寒发热，鼻塞流清涕，喉痒，或见身痛无汗，舌苔薄白，脉浮紧。

八、风热犯肺证

清代吴坤安在《伤寒指掌·风温》中说："凡天时晴燥，温风过暖，感其气者，即是风温之邪。阳气熏灼，先伤上焦，其为病也，身热汗出，头胀咳嗽，喉痛声浊，治宜辛凉轻剂解之，大忌辛温汗散。"本症见：咳嗽，痰稠色黄，鼻塞，流浊涕，发热微恶风寒，口微渴，或咽喉疼痛，舌尖红，苔薄黄，脉浮数。

九、燥邪犯肺证

《症因脉治·伤燥咳嗽》指出："伤燥咳嗽之症，口渴唇焦，烦热引饮，吐痰不出，或带血缕，二便带赤，喘急咳嗽。伤燥咳嗽之因，天行燥烈，燥从火化，肺被燥伤，则必咳嗽。"临床可见：干咳少痰，或痰黏难咳，甚则胸痛，痰中带血，口、唇、鼻、咽干燥，或见鼻衄、咳血，便干少尿，苔薄而干燥少津，发热，微恶风寒，无汗或少汗，脉浮数或浮紧。

十、心肺气虚证

元代李东垣《内外伤辨惑论·辨气少气盛》曰:"内伤饮食劳役者,心肺之气先损,为热所伤。热既伤气,四肢无力以动,故口鼻中皆短气,少气,上喘,懒语。人有所问,十不欲对其一,纵勉强答之,其气亦怯,其声亦低,是其气短少不足之验也。"临床症见:心悸,咳喘,气短,乏力,动则尤甚,兼见胸闷,痰液清稀,面色㿠白,头晕神疲,自汗,声低气怯,舌淡苔白,脉沉弱或结代。

十一、肺脾气虚证

元代李东垣《脾胃论·脾胃盛衰论》曰:"肺金受邪,由脾胃虚弱,不能生肺,乃所生受病也。故咳嗽气短、气上,皮毛不能御寒,精神少而渴,情惨惨而不乐,皆阳气不足,阴气有余,是体有余而用不足也。"故临床可见:久咳,气短而喘,痰多稀白,食欲不振,腹胀便溏,声低懒言,疲倦乏力,面色㿠白,或面浮足肿,舌淡苔白,脉细弱。

十二、肝火犯肺证

《素问·咳论》曰:"五脏六腑皆令人咳,非独肺也……肝咳之状,咳则两胁下痛。"而在《症因脉治·肝经咳嗽》中更明确地指出:"肝经咳嗽之因,木气怫郁,肝火时动,火盛刑金,则为喘咳,二者肝经咳嗽之因也。"所以肝火犯肺可症见:胸胁灼痛,头晕目赤,咳嗽阵作,痰黏量少色黄,动则咳血,并常兼见急躁易怒,烦热口苦,舌红苔薄黄,脉弦数。

十三、肺肾阴虚证

清代唐荣川《血证论·脏腑病机论》曰:"肺开窍于鼻,主呼吸,为气之总司。盖气根于肾,乃先天水中之阳,上出鼻,肺司其出纳。肾为水,肺为天,金水相生,天水循环,肾为生水之源,肺即为制气之主也。"当肾不生水,则阴亏于下,肺不主气,气浮于上,临床可见:咳嗽痰少,腰膝酸软,形体消瘦,口燥咽干,骨蒸潮热,颧红,盗汗,舌红少苔,脉细数。甚至可见咳嗽,痰中带血,声音嘶哑,男子遗精,女子月经不调等症。

第六节　肺系疾病的治疗用药原则

中医临床学在长期的医疗实践过程中,通过历代医家丰富的临床经验的积累与总结,在认识了疾病发生发展规律的基础上,形成了一整套完整的辨证论治理论方法。对疾病进行辨证论治,不仅在于对疾病的多种临床征象运用中医理论去辨别分析,从而对病情做出正确的诊断,更重要的还在于根据辨证诊断结论,制定正确的治疗原则,采用恰当的治疗方法,进行合理地用药或应用其他有效治疗手段以解决疾病。在临床论治的过程中,治疗原则的确立和治疗方法的选用,对于疗效的取得具有十分重要的意义。

对于肺系疾病来说,其治疗原则仍然是在整体观念和辨证论治指导下具有普遍意义的原则。主要有:①治病求本,分清主次缓急;②扶正祛邪,正确处理正与邪的关系;③重视整体,正确处理局部与整体的关系;④因时、因地、因人制宜。但在制定具体治疗方法与用药时,则要重点考虑肺的病理生理特点，来进行遣方用药。

在治疗肺系疾病中常用的治法有：

轻清宣散法：如桑杏汤辅以枇杷叶、蝉衣、桔梗、前胡等。

宣肺降气法：临床常用药对有前胡与苏子、麻黄与杏仁等。

宽胸理气法：以丹参、瓜蒌皮为君药，辅以杏仁、桔梗、当归、薤白等。

寒凉清热法：常用鱼腥草、知母、黄芩、七叶一枝花等。

祛风脱敏法：常用地肤子、紫草、蝉衣、白鲜皮、防风、地龙、钩藤等。

芳香开窍法：常用藿香、苏叶、白芷、苍耳子等。

解毒排脓法：常用千金苇茎汤。

化痰平喘法：常用麻黄、杏仁、二陈汤、三子养亲汤。

润肺止咳法：常用清燥救肺汤、沙参麦门冬汤等。

运脾化痰法：如二陈汤、平胃散。

和胃降逆法：如川连、吴茱萸，旋覆代赭汤。

宁心安神法：如甘麦大枣汤。

（王　真）

参 考 文 献

[1] 陶景之. 六经辨证源流之探究[J]. 新中医, 1994, (S1): 11-12

[2] 刘传鼎. 试论六经、卫气营血和三焦辨证之间的关系[J]. 陕西中医学院学报, 2002, 25(1): 17-18

[3] 刘义生, 刘敏, 童国祥. 论伤寒的十大辨证关系[J]. 江西中医药, 1995, 26(6): 46-50

[4] 邹克扬, 贾敏. 温病卫气营血辨证源流初探[J]. 贵阳中医学院学报, 1993, 15(2): 1-3

[5] 周永学. 三焦辨证临证意义探析[J]. 中医药学刊, 2002, 20(1): 76, 84

[6] 冯维斌, 岑鹤龄. 试评叶天士的卫气营血辨证[J]. 现代中西医结合杂志, 1999, 8(12): 1919-1920

[7] 崔儒涛, 谢建群. 吴鞠通学术成就述评[J]. 浙江中医学院学报, 1999, 23(2): 10-12

第七章 中医肺养生与肺病康复临床研究

中医养生学,是在中医理论的指导下,探索人类生命发生、发展规律,总结中国历代医家养生经验,探究养生理论和养生技术,以实现人类强身健体、预防疾病、延长寿命等目的的科学。中医养生学不能简单等同于预防医学,延缓衰老、增强智力、调适心理、美容养颜、提高性生活质量、促进人类与自然及社会的协调能力等均属于中医养生学的研究范围,比之现代的预防医学,其内容更加丰富,技术更加多样,动机也更为积极。中医康复学,则是在中医理论指导下,研究康复医学的基本理论、基本方法及其应用的一门学科。

中医肺养生临床研究则是在中医养生学的指导下,关注中医肺系的养生原则、方法及临床相关科研,在临床研究方面,侧重中医肺养生方法对于预防疾病、延缓衰老、调适心理、美容养颜等的循证发现、循证积累、循证设计及疗效评价等研究。中医肺病康复临床研究,隶属于中医康复学,但侧重总结肺功能衰退或障碍的恢复原则及方法,在临床研究方面主要关注中医肺病的康复方法对于各种肺病造成的功能障碍的循证发现、循证积累、循证设计及疗效评价等。

中医肺养生及中医肺病康复临床研究二者虽在学科名称、学科目的、学科范围、学科原则等方面有一定的不同,但二者的学术渊源、理论基础、方法技能等却多有相通。因此,在中医肺养生及肺病康复临床研究的编写过程中,二者多合而论述。

第一节 中医肺养生及肺病康复原则

一、整体原则

(一)五脏相关,以肺为要

五脏是人体生命活动的中心,系统内部各脏腑组织、形体器官按照阴阳五行规律、脏腑表里关系及生理功能联系等,构成一个有机的统一整体,共同维持生命活动的正常运行。中医肺养生及肺病康复技术的实施,必须遵循这一规律。在着重养肺、复肺的同时,还要从五脏关系的角度整体实施养生康复方法,以实现整体协调、相互促进、重点突出的肺养生及肺病康复局面,如"培土生金"法之饮食养生助肺气,"通腑泄浊"法之排便养生调肺气等。

(二)肺体金魄,形神共养

《灵枢·本神》说:"故生之来谓之精,两精相搏谓之神,随神往来者谓之魂,并精出入者

89

谓之魄,所以任物者谓之心……因虑而处物谓之智。"指出了神来源于父母的先天之精,并藏于心中,随着心的功能活动逐步衍生出更高级的精神活动,而人之魂、神、意、魄、志产生后又分别为五脏所主,因此人的各种精神意识思维活动皆不离五脏。健康的精神,正常的情志变化,必须有强壮的身体做基础。另一方面,精神情志对人体也产生反作用,影响着人的生理活动、形体的发育及病理变化。正常的情志活动能使人体气血调和,而突然、强烈或长期的情志刺激,一旦超过了人体本身的正常生理调节范围,就会使人体气机紊乱,脏腑阴阳气血失调,从而导致疾病的产生,或使已有的疾病加重。

肺属金,为华盖,亦为娇脏,其体喜温喜润,但不耐寒热,肺其神为魄,并精而出入,藏于肺,与人体反应力、精力等有关。肺养生及肺病康复,要注意肺体、金魄共养,以魄之力护体之娇,以体之健养魄之威,两相促进,形神共养共康。

(三)天人合一,杂合以治

《老子》谓"道生一,一生二,二生三,三生万物",认为"道"是宇宙万物的根源,宋钘、尹文学派将老子的"道"解释为一种物质的"精",即最精细的"气",所谓"精也者,气之精者也"。中医学吸收发展了这一思想成果,《内经》反复强调"天有精,地有形……故能为万物之父母"(《素问·阴阳应象大论》),提出"气始而生化,气散而有形,气布而蕃育,气终而象变"(《素问·五常政大论》),从唯物主义哲学的高度提出人和自然都是一元精气所化生,气是组成天地万物最根本的物质,宇宙的物质性统一于气之中。

因此,处于天地系统的人,其生理病理必然受到自然、社会信息震荡的影响,在肺养生及肺病康复,同样应该考虑到气候环境——因时制宜,地理环境——因地制宜,社会环境——因人制宜(包括个人体质、年龄、性别等差异)等,根据三者的具体情况、肺养生及肺病康复的要求及"三因"与肺养生、肺病康复的关系,酌情制定肺养生康复方案,力争养生康复疗效最大化。

另外,《素问·异法方宜论》曰:"故圣人杂合以治,各得其所宜,故治所以异而病皆愈者,得病之情,知治之大体也",中医肺养生及肺病康复应采用多种方法,综合调理,方能发挥优势,提高疗效。

当前,人的平均寿命不断延长,年老体衰,易患慢性肺病,病情趋于多样化、复杂化,常常表现为多因素致病、多病理改变、多层次受累、多功能改变,因而大多需要疗养兼顾,这就越来越显示出中医学"杂合以治"的优势。

1.形神兼顾,标本同治　人体是一个有机的整体,中医整体观念决定养生、康复的对象应是整个人体。如慢性肺病患者可同时兼杂多种疾病,单一的肺养生或肺病康复方法多难以达到治疗目的,而"杂合以治"则充分注重养生者、功能障碍者的整体状态,采用综合性康复治疗手段,做到形神兼顾,标本同治。

2.三因制宜,辨证论治　中医辨证论治原则注重个体差异,要求三因制宜。肺养生、肺病康复的对象往往个体差异较大,如体质的强弱,体型的肥瘦,住所的变迁,精神状态等,各有不同。"杂合以治"可充分注意因地理环境、风俗、气候条件、饮食习惯等所形成的个体差异,集"五方之法",分别选用药物、针砭、艾灸、导引、按摩等疗法,"杂"中选优,针对性强,最能切合病残者的实际。

3.疗养结合,调节康复　肺养生康复的对象大多以肺气衰弱、肺阴虚耗为其特征。由于肺病自身发病特点,要求其养护周期长,临床获效慢。因此,必须注意疗与养的结合。"杂合以治"可集疗与养于一体,健身药物、药膳、太极拳、保健气功等方法都具有"有病治病,无病健身"的综合功效,都能发挥人体的自我调节能力和自我修复能力,将自疗与医疗有机地结合起来,是家庭化、社区化养生康复的理想手段。

二、辨证原则

（一）辨质养生

人群及人群中的个体在遗传的基础上,在环境的影响下,在其生长、发育和衰老的过程中形成的功能、结构与代谢上相对稳定的特殊状态,即所谓人类体质。这种特殊状态往往决定着这种体质对某些致病因子的易感性以及产生病变类型的倾向性。

体质差异是指不同的个体,在形质、功能和心理等方面存在的特殊性。体质不同,应采取不同的肺养生方法,进而改善体质上的某些偏颇或缺陷。

《黄帝内经》中就有阴阳二十五人和五态之人的体质分类。无论哪种养生方法,都应兼顾体质特征。例如起居养生,"辨质论治",即有"五劳所伤"之论,"久视伤血,久卧伤气,久坐伤肉,久立伤骨,久行伤筋"(《素问·宣明五气》),依据人群的不同体质,做到"行不疾步,耳不极听,目不极视,坐不至久,卧不极疲"(《寿亲养老新书》)。在精神调摄方面也要根据不同个体的体质特点:气虚体质者,大多性格内向,情绪不稳定,胆小易惊,不喜欢冒险,应注意自我宽慰;痰湿体质者,大多性格偏温和,稳重恭谦,和达,应注意愉悦、欢笑。正如《类经》注曰:"祸始于微,危因于易,能预此者,谓之治未病,不能预此者,谓之治已病,知命者其谨于微而已矣。"

例如饮食养生,应针对人群不同的体质类型,"辨质论食",阴伤者润之,阳虚者温之,气虚者提之,血虚者补之,湿重者利之,血瘀者化之,偏颇者调之,虚甚者强之。在精神调摄方面也要根据不同个体的体质特点:气郁体质者,大多精神抑郁不振,多愁善感,孤僻内向,应注意情感上的疏导;阳虚体质者,大多精神萎靡,神情冷漠,喜静少动,胆小易惊,自卑,缺乏勇气,应鼓励、增强其信心。正如明代汪绮石《理虚元鉴》中所说:"荡佚者,惕之以生死;偏僻者,正之以道义;执著者,引之以洒脱。"

（二）辨病、辨证康复

"病",即疾病,是指有特定的发病原因、发病形式、病机、发展规律和转归的一种完整的生命过程。"证",即证候,是指在疾病发生发展过程中某一阶段的病理概括,它包括病因、病位、病性以及邪正盛衰变化等病理要素的状态。辨病可以从总体上把握疾病的发展过程以及预后、转归,以确定总体上的康复治疗方案和最终目标;辨证则是在辨病明确的基础上,对疾病现阶段病变本质的把握,并以此确定现阶段的康复治疗方法。中医肺康复,既重视辨病,又重视辨证,主张辨病与辨证相结合。

三、调气原则

肺主气司呼吸、主行水、朝百脉、主治节,其中,肺主行水、朝百脉、主治节的生理功能,皆是以肺主气的生理功能为基础的。肺主呼吸之气,通过肺的呼吸作用,不断吸进清气,排出浊气,吐故纳新,实现机体与外界环境之间的气体交换,以维持人体的生命活动。肺又主一身之气的生成和运行,在一身之气的生成方面,肺通过呼吸作用吸入清气,在胸中与脾胃运化的水谷之气相合生成宗气,宗气积存于胸中气海,走息道上出喉咙以促进肺的呼吸运动,并能贯注心脉以助心推动血行,还可沿三焦下行脐下丹田以资先天元气。在全身之气的运行方面,肺通过有节律的呼吸,对全身之气的升降出入起着主要的调节作用,肺的呼吸均匀通畅,节律一致,和缓有度,则各脏腑经络之气升降出入运动亦通畅协调。

因此,肺的养生,要谨守"调气"的原则,务必以宣肃肺气、补养宗气为要。肺的康复,同样要注重"调气",以恢复肺主气功能为第一要务,或发汗以助宣发,或苦泄以助肃降,或培土生金以养宗气,不一而论。

四、功能原则

功能原则,就是以加强或恢复肺系统功能,加强或恢复生活和职业能力为目标的肺康复原则。

肺养生犹如锦上添花,是为了使人们的生活质量在原有的基础上,得到进一步的提高。肺养生所达到的功效,如延长生命、美容驻颜、增强肺活量等等,都能使生活质量得到较大的提升。在身体、精神素质提高的基础上,其职业能力自然也得到增强。而肺病康复的最终目标,在于减轻或消除病残者功能上的缺陷,帮助患者在其身体条件许可的范围内,最大限度地利用和强化残存的功能(包括经过训练而恢复的部分功能),以提高日常生活和劳动能力,重返社会。因此,功能恢复并不是单指器官组织生理水平上的恢复,而是个体生活能力、家庭生活能力、社会生活能力和职业工作能力等综合能力的恢复。综合能力的恢复需要综合性的康复措施,除辨证康复治疗外,还要进行生理、心理、智能、体力、运动技巧等方面的功能训练,如衣、食、住、行及个人卫生等基本动作和技巧训练;职业工作所必需的体力、技能、智能以及心理等方面的训练等等。

另外,当患者身体组织结构或功能出现重度缺损,严重影响日常生活能力和职业工作能力,这些缺损既不可能通过训练恢复,又不可能由其他残存能力代偿时,则需要功能补偿。常用的补偿方法有:装配和使用假肢、矫形器、轮椅、手杖和生活辅助器等。而肺病康复的最主要功能补偿就是呼吸机相关设备了。

第二节 中医肺养生及肺病康复方法

一、中医肺养生、肺病康复的自然方法

中医肺养生及肺病康复的自然方法涉及环境、起居、饮食等等多方面,本部分仅就"起居"主题作一简单介绍。

起居养生康复,指对日常生活中各个方面进行科学安排及采取相应的健身措施,以达到祛病强身,益寿延年的目的。日常生活的内容琐碎而众多,每一个细节都是养生学注意的地方。清代养生家石天基在《养生镜》中提出了每日调摄、每夜调摄、四时调摄、行旅调摄、酒后调摄等方面的保养要求。曹慈山的《老老恒言》,对作息之安寝、盥洗、散步、昼卧、夜坐、燕居、见客、出门,衣着之衣、帽、带、袜、鞋,卧室之房、床、帐、枕、席、被、褥、便器,一一分析宜忌、利弊,指导取舍等等,这里介绍与中医肺养生及肺病康复最为相关的起居养生康复方法——排便。

大便是人体新陈代谢、排出代谢废物的主要通道之一。大便正常与否,不仅影响肺气的宣降,影响肺的养生及肺病康复,而且对人体整体的健康水平亦产生巨大影响。

古代养生家对保持大便通畅极为重视。每天有规律地正常排便两次被认为是老人长寿的征象。汉代王充在《论衡》中指出:"欲得长生,肠中常清,欲得不死,肠中无滓。"金元时代的朱丹溪也说:"五味入口,即入于胃,留毒不散,积聚既久,致伤冲和,诸病生焉"。只有肠中的残渣、浊物(废产物)及时地排出体外,才能保证机体的生理功能正常运转。如果大便经常秘结不畅,可导致浊气上扰,气血逆乱,脏腑功能失调,因此而产生或诱发多种疾病。现代的衰老理论中,有一种自身中毒学说,认为衰老是由于生物体在自身代谢过程中,不断产生毒素,逐渐使机体发生慢性中毒,进而导致衰老。大便久积体内,产生大量毒素,最易使机体产生慢性自身中毒。这与中医保持大便通畅可以延年益寿的观点是一致的。

保持大便通畅的方法很多,简要介绍如下:

1. 按时排便 晚上睡觉之前或早晨起床之后,可按时上厕所,久而久之,则可养成按时大便的习惯。

2. 顺应自然 做到有便不强忍,大便不强挣。忍便不解,会使粪便中的毒素被肠组织黏膜吸收,危害机体。强挣努责,会过度增高腹内压,导致血压上升,对高血压、动脉硬化者不利,容易诱发中风。另外,由于腹内压增高,痔静脉充血,还容易引起痔疮、肛瘘等病。

3. 肛门卫生 便后所用手纸应以薄而柔软、褶小而均匀为宜,不可用含油墨的旧报纸、废书纸、圆珠笔写过的纸,更不可用土块、石块、木块等代替手纸,以免污染肛门或损伤肛门,引起感染。每天晚上睡觉前,最好用温水清洗一下肛门,或经常热水坐浴,保持肛门清洁和良好的血液循环。如果肛门已有炎症,最好用水冲洗,不要用纸擦拭,并要积极治疗,防止再引起其他疾病。尤其是老年人,更应注意肛门卫生。

4. 便后调理 每次排便后,稍加调理,对身体会有很多益处。若在饥饿时大便,为了防止便后气泄,排便时宜取坐位,便后稍进食物,还可做提肛动作3~5次,以补固正气。若在饱食后大便,便后宜少喝一些汤或饮料,以助胃气利消化。

5. 运动按摩 平常可选用一些传统保健功法锻炼,如太极拳、气功导引养生功、腹部按摩保健法等运动按摩方法,以起到疏畅气血,增强肠胃功能和消化排泄功能,加强大小肠蠕动,促进新陈代谢,通畅大便的作用。

6. 提肛运动 在马王堆医书中,提肛运动称为"翕州",是气功的基本动作。它是一种积极有效、简便易行的方法,不仅能促进排便,维护和加强肛门的功能,而且是中医养生学重要的健身方法。现代西方国家将其作为治疗阴道肛门括约肌群松弛的唯一疗法。

7. 综合调护 应配合其他方面的综合保健。如饮食调理,饮食多样化,多素少荤,粗细结合;调摄精神,保持情绪安定。在食物中,燕麦具有通便,降低胆固醇、甘油三酯的作用,也有减肥效果,燕麦粥通大便功效较好,尤其适宜老年人。对有便秘者,辅以药物对症治疗。如果能做到上述各项,就能有效地保持大便通畅。

二、相关中医肺系统的养生

(一)鼻部养生保健

鼻为呼吸道门户,司嗅觉,助发音,为肺系之所属。鼻腔是呼吸道的出入口,是防止细菌侵入的第一道防线;同时又是很多细菌聚居的地方,也是扩散细菌的源泉。因此,应做好鼻部的防护工作。

1. 浴鼻　浴鼻可改善鼻黏膜的血液循环，增强鼻对天气变化的适应能力，预防感冒和呼吸道其他疾患。分冷水浴鼻和冷空气浴鼻两个动作，即多呼吸新鲜空气，一年四季用冷水洗鼻。浴鼻可与按摩结合，效果更好。

2. 按摩

（1）鼻外按摩：鼻外按摩可增强局部气血流通，使鼻部皮肤滋润光泽，能润肺，预防感冒，防治各种鼻炎。分拉鼻、擦鼻、摩鼻尖三个动作。

拉鼻：用拇指与食指夹住鼻根两侧，并用力向下拉，由上至下连拉12次。

擦鼻：用两手大指的指背中间一节，相互擦热后，摩擦鼻梁两侧24次；或用手指刮鼻翼，从上向下10次；或将双手鱼际互相摩擦至发热后即按鼻两侧，沿鼻根至迎香，上下往来，摩擦至局部有热感为止，此后再由攒竹向太阳穴推，至局部有热感，每天2~3次。

摩鼻尖：分别用两手手指摩擦鼻尖各12次。

（2）鼻内按摩：鼻内按摩既可增强鼻黏膜的抗病能力，预防感冒和鼻炎，又能使鼻腔湿润，保持黏膜正常。在冬春季，能有效地减轻冷空气对肺部的刺激，增加耐寒能力，还有防治萎缩性鼻炎之效。操作如下，将拇指和食指分别伸入左右鼻腔内，夹住鼻中隔软骨轻轻向下拉若干次。

3. 气功导引

（1）鼻衄导引法：操作如下，盘膝跌坐（即双足交叠而坐），身体笔直而不倾斜，左右两掌心覆盖于左右膝盖上，将头向左转，头面的正中线恰在肩上，约两次呼吸的时间，头位慢叠复位。然后再转向右侧，动作如上，头向左右各转15次。最后叩齿，鼓漱。

（2）健鼻功：操作如下，两手拇指擦热，摩擦鼻关36次。然后静心意守，排除杂念，二目注视鼻端，默数呼吸次数3~5分钟。晚上睡觉前，俯卧于床上，暂去枕头，两膝部弯曲，两足心向上，用鼻深吸清气4次，呼气4次，最后恢复正常呼吸。

4. 鼻疗法　指采用鼻腔给药的途径，以各种不同的方法将中草药（包括各种制剂）纳入鼻中，从而发挥特定的效用，达到防治全身各种疾病的疗法，属于中医外治法范畴。它不仅可以防治鼻腔及邻近组织器官的局部性病症，而且对内、外、妇、儿、骨伤、五官等各科病症均有疗效，对老幼虚弱之体和各种原因引起的服药不便者较为适宜。中医鼻疗法种类繁多，内容丰富，作用广泛，并具有使用方便、作用迅捷、用药量小、疗效卓著等特点。其种类有搐鼻、吹鼻、塞鼻、涂鼻、灌鼻、滴鼻、探鼻、嗅鼻、熏鼻、闻香等10余种，常用的鼻疗方法有滴鼻、嗅鼻、香佩、搐鼻法等。

（1）滴鼻法：是将药物制成水剂或油剂，滴入鼻腔内治疗疾病的方法。可使药液直接作用于鼻部，迅速有效地发挥清热解毒、祛邪通窍、收敛祛湿、活血化瘀、辟邪止痛等作用，除治疗鼻部疾病外，还可使药液从鼻黏膜充分吸收，产生全身药理效应，以治疗内、妇、儿各科疾病。临床常用于防治支气管炎、哮喘、胃脘痛、黄疸性肝炎、头痛、癫痫、中暑、产后血晕、小儿外感发热、肺炎、麻疹、百日咳、流行性脑脊髓膜炎、咽炎、扁桃体炎、失语、喉阻塞、骨鲠、牙痛等病症。

（2）嗅鼻法：是将中药制成粉末，煎取药汁，或鲜品捣烂，以鼻闻其气味的一种疗法。其机理，《医学启源》认为是："药气从鼻孔中直达肺，通经贯络，透彻周身，卒病沉疴，从症用之，以助药之所不及。"近年来，嗅鼻法以及根据该法原理发展起来的药枕、药物口罩、鲜花嗅鼻法等都得到了很广泛的应用。主要适应证有：支气管炎、呃逆、心绞痛、头痛、失眠、嗜睡、抑郁证、中暑、晕动症、小儿肺炎、牙痛等，还可用于戒烟。

搐鼻和嗅鼻均为患者随呼吸主动吸入药物。所不同的是，嗅法仅限于吸入药物的气味，搐法在吸入药物气味的同时又吸入少量药末，导致嚏喷反应。

（3）香佩法：又称闻香法，是将芳香药末装在特制囊状布袋或绸袋中，佩戴在胸前、腰际等处，或装入贴身衣袋内，以防治疾病的方法，主要用于预防用药。香佩法的历史十分悠久。在长沙马王堆汉墓出土文物中就有香袋。古人用香囊，一是作为饰物，以助美观；二是驱邪辟秽，保健防病。其机理与嗅鼻法相同，只是方法上稍异：嗅鼻法是用鼻深吸，香佩法则是在自然呼吸中摄入药物气味中的成分。

东晋葛洪的《肘后备急方》收载多首香佩方，如辟魔寐方、绛囊、单行方等。现代有川芎、白芷、荆芥、薄荷、羌活、霍香、防风、细辛、辛夷花、雄黄、冰片等药装袋，预防感冒；用柴胡、吴茱萸、羌活、白芷、钩藤、川芎、桂枝、藁本、细辛等药作香囊，防治慢性头痛等。

（4）搐鼻法：又称"喷嚏法"，是将药物制成粉末，搐入鼻内治疗疾病的方法，是一种古老的疗法。所谓搐，指由患者自行吸入药粉而言。由于本法所用的药物多为辛香走窜之品，吸入鼻腔中，对黏膜产生强烈的刺激作用，因而多伴有喷嚏反应。人为制造喷嚏有调动肾气，布达阳气，抵御外邪的作用。多用于外感病和精神困顿等。

鼻疗在选药配方上多选用辛香走窜，刺激性较强的药物。这类药物能开结行滞，直达病所，从而发挥独特的疗效。常用药有冰片、麝香、樟脑、花椒、丁香、肉桂、乳香、没药、薄荷、胡椒、檀香、沉香、苏合香、霍香等；其他对鼻黏膜有较强刺激作用的药物有葱、蒜、韭、醋、皂角、艾叶、巴豆、蟾酥、明矾、生姜、荜茇、威灵仙、全蝎、苍耳子、硫黄、雄黄、藜芦、鱼腥草、细辛等。

（二）肺系养生与美容

中医美容学，是以中医美学思想、医学美学基本理论为指导，以中医学为基础，研究人体的形神美，并运用中医药的方法维护、修复、改善与塑造人体的形神美及研究其规律的一门学科。中医美容学所蕴藏的整体观念，是中医美容的重要指导理念，也是区别于现代美容学的最主要特征，而其中从五脏，注重内修外饰的思想越来越引起现代美容学的关注和重视。

1. 文质兼修论美容 所谓"文"，即强调形体结构或后天加工的美；所谓"质"则指修养、品德、脏腑调和的内在美。现代美容学较为关注"文"之美，而中医美容学则出现许多文质兼修的主张，最为典型者，当属晋代医家葛洪，他反对论人美丑仅"求之以貌，责之以妍""务在皮肤，不料心志"，提醒世人，不得以俗人之见，"徒观其外形之粗简，不能察其精神之渊邈"，并断言，"以貌取之，则不必得贤"。其实，相关论述不仅在中医学专著中，许多文人雅士也发现了修身养性对人容貌的影响。宋代诗人黄山谷有言："三日不读书，便觉语言无味，面目可憎"，学者们多从心理角度解释这种现象，编者则据中医"有诸内必形诸外"理论，认为修身养性达到美容的效果有其更深刻的内涵。

《灵枢·本神》言："故生之来谓之精，两精相搏谓之神，随神往来者谓之魂，并精而出入者谓之魄。所以任物者谓之心，心有所忆谓之意，意之所存谓之志，因志而存变谓之思，因思而远慕谓之虑，因虑而处物谓之智"。神魂魄意志乃肝心脾肺肾五脏之神，意志思虑智则为五神之具体表现，而人之修养、品德的锤炼，即能决定意、志、思、虑、智的不同，从而表现出精神情绪，语言动作的变化，直接影响容貌；亦可影响五神，支配五脏，通过五脏的生理反应，间接改变人的气质容貌。具体而言，心与美容的关系主要体现在面色、睡眠及汗液对皮肤的滋润方面；肝与美容的关系主要体现在气色、眼睛、形体、爪甲方面；脾与美容的关系主要体现在气血、形体方面；肺与美容的关系主要体现在皮肤水合度、毛囊及代谢产物的排泄方面；肾与美容的关系主要体现在颜面、眼袋、形体、毛发、牙齿等方面。可见，"修质"而美的根本即是"情志美容"和"调五脏美容"。

当然，笔者强调"修质"，并非忽视"修文"，必须"文质兼修"，才能达到最好的美容效果。正如葛洪所说："瑶华不琢，则耀夜之景不发……故质虽在我，而成之由彼也"，"朱漆饰致，错涂炫耀，则枯木隐矣"，均指出美的人或物经文饰后更美，而丑的人或物经文饰后，丑可被掩饰而变得美。

2. 调肺饰美靓容颜　调肺美容的理论基础主要在于肺的生理功能，尤其是"肺主皮毛"的生理特性，所谓"肺主皮毛"包括两方面内容，既指肺气宣发的水谷精微、卫气于皮毛，使皮毛不燥、不寒，又指皮毛助肺呼吸、调节津液代谢、维持体温以及御邪等的功能。肺的生理功能正常，则皮毛疏泄有度，寒温适宜，温润光滑，色康质韧，容貌靓人。而良好的皮毛状态又能更好的发挥肺的生理功能，从而形成良性循环。

另外，肺为华盖，位居最高，为水之上源，与脾肾、三焦、膀胱等共同参与人体水液代谢。除了通过皮毛以"雾露之溉"外，尚能通过呼吸和"下输膀胱"帮助人体排泄废物，保证皮肤免受毒素侵蚀而失去光泽。肺排毒养颜功能的实现，还与其"与大肠相表里"的特性有关。盖大肠传化糟粕，又助肺气肃降，则"废水""废气""废物"分消前后二阴，不致蕴藉腠理，皮肤自得健康美丽。

1）补肺气，泽皮毛：《望诊遵经》云："皮肤润泽者，太阴气盛；皮毛枯槁者，太阴气衰。"若肺气受损，一则不能正常助心行血，脉气不畅，血行瘀滞，常致皮色暗淡，甚至出现黧黑斑；二则布散无力，脾所转输的津液和水谷精微不能正常布散周身，皮毛失养，皮肤失去柔软，毫毛失去光泽。肺气亏虚证者，除肌肤晦暗无泽外，常伴有乏力、气短、自汗、语声低微、咳嗽等表现。临床治疗黧黑斑、黄褐斑等损美性疾病，常从肺论治，以补益肺气、行气活血立法，予四君子汤、血府逐瘀汤等加减，往往收获奇效。

2）养肺阴，润肌肤：肺阴充盈，肺气清宁，津液充足，则输布得行，肌肤润泽光滑；若肺阴已伤，则津不输布，肌肤滋养乏源，出现皮肤干燥，面容憔悴等皮肤缺水或失养性表现。日久则燥甚、产生皱纹、终致皮肤衰老。临床治疗皮肤粗涩诸疾及濡养容颜多从养肺胃之阴入手。肺阴亏证者，除肌肤粗涩枯槁外，多伴有干咳无痰、咽干口燥、形体消瘦等其他全身表现。对于此类损美病证，常以养阴润肺立法，可予沙参麦冬汤加减治疗，或以玉竹、百合、麦冬、北沙参煲猪手作食疗方，对抗衰驻颜确有良效。

3）通腑泻肺，助肤排毒：《中西医汇通医宗精义·上卷》曰："大肠之所以能传导者，以其为肺之腑。肺气下达，故能传导，是以理大便必须调肺气。"肺与大肠相表里，若腑气不通，糟粕不行，肺失宣肃，秽浊之气熏蒸，必使肌肤晦暗无泽或变生疮疖。《备急千金要方》曰："便难之人，其面多晦。"损美性疾病源于腑气不通者，除其面多晦外，往往伴随口臭、消化不良等其他表现。临床常见的痤疮、酒糟鼻患者，多由于肺经湿热或风热，致肺失清肃，腑气不行，热毒循经上壅，使症状加重。治疗时常注重通腑泄肺，调畅气机，使大便得通，肺经之邪从下而解，痤疮、酒糟鼻之红肿热痛症状可消。西医学研究亦表明，人体衰老的一个重要原因是肠源性毒素进入血液，毒害组织器官，从而导致皮肤衰老。

4）以喜胜悲，平和心态：五志太过，伤及五脏，表现于五体之上，可出现筋脉失养、面色无华、肌肉枯萎、齿摇发脱等虚损之象,影响人的容貌。《素问·举痛论》曰"悲则气消",悲哀太过,耗伤肺气,则皮肤暗淡、粗糙。严重者,还会出现痤疮、黄褐斑等损美性疾病。治疗可根据《素问·五运行大论》"忧伤肺,喜胜忧"的情志相胜法。"喜则气缓","喜则气和志达,营卫通利",而"悲则气消","忧愁者气闭塞而不行",喜胜悲即以气之缓和舒畅去宣散气之愁结闭塞。张介宾在《类经》中也指出:"喜为心火之志,能胜肺金之忧"遇事保持乐观的心态,不因挫折或失意而悲伤,即有助人容光焕发。

三、中医肺康复特色疗法

(一)中药肺康复

中药康复是中医康复疾病的重要方法之一。中药康复的治疗途径有内治和外治两方面。中药肺康复,则是根据中医辨证观以及所康复肺病的性质、部位、药物作用趋向及病之虚实等方面的不同情况,分别施以不同的治则方药,采用内服、外用及两者相结合的给药形式,以促使患者精神情志和身体功能的康复。

1. 内治法　　常用的中药内治方法,可归纳为补虚、调理、抗衰三种。

(1)补虚:针对肺病康复患者形神受损、正气不足,采用中药内服手段以补养肺气不足、肺阴亏耗,协同其他脏腑、气血、阴阳,康复其形神功能。

1)滋阴

养阴润肺,益胃生津:以竹叶石膏汤为代表方,多用于老年病后体虚、肺胃津伤。病因外感温热病初愈,肺胃阴液大伤,正气未复而余邪未尽,而见低热不退或夜热早凉、形体消瘦、神疲乏力、口咽干燥、食少、呃逆、干咳、少痰症状者。

养阴润燥,滋补肺肾:常用方剂如六味地黄丸、河车大造丸等,主要用于慢性病真阴亏损、内生虚热。病因久病及肾或恣欲伤肾,肾阴亏虚而出现形体消瘦,腰酸腿软,头晕目眩,遗精盗汗,耳鸣健忘,舌燥口渴等症状者。

养阴增液、润肠通便:代表方剂如增液汤、麻子仁丸,多用于年老体衰或热性病后期,气液两虚,而出现大便干硬难下,气短乏力,皮肤干瘪,腹胀作痛症状者。

2)益气

益气健脾,和胃降浊:常用方剂如四君子汤、参苓白术散等,适用于多种原因所致的身体虚弱。病因饮食失调,劳倦太过,思虑过度或吐泻日久,造成脾胃气虚,运化无力而出现食少、腹胀,大便稀溏,精神不振,少气懒言,面色萎黄,舌质淡,脉虚症状者。

补中益气,升阳举陷:以补中益气汤为代表方,多用于饮食失调,思虑劳倦,或久病体虚,脾胃损伤,中气不足,升举无力,气虚下陷,而见神疲乏力,头晕目眩,少气懒言,及内脏下垂症状者。

补气固脱,强心复脉:以生脉散为代表方,多用于久病重病,元气大亏,阴津外泄,而见神疲乏力、心悸、气短、胸闷、自汗,头晕目眩,口咽干燥,脉虚无力,甚则脉微欲绝症状者。

3)养血

补血和营,滋阴养肺:以四物汤为代表方,适用于一切营血亏虚的患者。病因久病重病,耗伤阴血,或思虑过度,阴血暗耗,或脾肾亏虚,血无化源,而出现头晕眼花,耳鸣、心悸、乏力,面色萎黄,唇舌淡白,爪甲不荣,妇女月经不调等症状者。

(2)调理:肺病康复患者由于正气不足,机体抗病能力低下,往往导致虚实夹杂、寒热互结、内外合邪而产生气郁、血瘀、食滞、痰阻、湿停、引起脏腑功能失调,经络气血不通,治宜调理脏腑功能,疏通经络气血,祛除致病邪气,此即调理法。

1)行气导滞

利气祛痰,通阳散结:以瓜蒌薤白白酒汤为代表方剂,多用于胸阳不振,痰湿阻滞,气机不畅,心脉痹阻,而见心胸部位隐痛憋闷,甚则胸痛彻背,喘息气短,舌苔白腻,脉沉弦或沉紧症状者。

软坚散结,行气止痛:以天台乌药散、橘核丸为代表方剂,多用于肝气郁滞,下焦寒湿,气血凝滞,而引发小肠疝气,见少腹坠胀疼痛,睾丸偏坠胀痛,坚硬肿胀,阴下湿冷等症状者。

2)活血化瘀

活血化瘀,行气止痛:以血府逐瘀汤为代表方剂,多用于胸中瘀血停滞,气机受阻,或由于肝郁气滞,血行无力,瘀于胸中,出现心胸部刺痛,部位固定不移,心悸失眠,头痛心烦,入暮身热,舌有瘀斑,脉涩或弦紧。

3)化痰平喘

温化痰湿,宣肺降气:代表方剂为杏苏二陈丸,主要用于慢性支气管炎等见有以上症状的患者。病因寒邪侵袭,肺气不宣,或久病咳喘,痰湿阻肺,而出现咳嗽痰多,痰稀色白,胸闷气喘,舌淡胖,苔白腻症状者。

解表散寒,止咳平喘:常用方剂如通宣理肺丸,适用于感冒症状比较明显者;青果止嗽丸,适用于咳喘较重而表证较轻者;小青龙汤,适用于外有风寒,内有痰饮,表证、里证俱重者。多用于常年咳喘不愈的慢性支气管炎或年老、体弱者,病因外感风寒,肺气不宣,而出现发热恶寒、咳嗽气喘、胸闷痰多、鼻塞声重、鼻流清涕、肢体酸痛、脉象浮紧等症状者。

滋肾润肺,化痰止咳:常用方剂如百合固金汤,主要用于肺结核患者的康复。病因久病劳嗽,肺肾阴虚,虚热内生,肺金失润,而见于干咳少痰,甚或痰中带血,咽干口燥,五心烦热,潮热盗汗,舌红少苔,脉象细数症状者。

养阴生津,润肺止咳:常用方剂如养阴清肺汤等,多用于秋令燥邪感冒、白喉、扁桃体炎、咽喉炎、鼻咽癌等患者的康复。病因感受燥邪,或温热病后期,肺津受伤,燥热内蕴,肺失清肃而见干咳无痰,口干舌燥,声音嘶哑,咽喉肿痛等症状者。

补肾益肺,止咳定喘:方用人参蛤蚧散,对于久病重病,身体极虚的咳喘病患者,有较好的康复作用。病因久病咳喘,耗气伤阴,元气虚衰,肾不纳气,以致咳喘无力,呼多吸少,甚则喘喝欲脱,气短胸闷,自汗乏力症状者。

(3)抗衰:衰老,是一种自然现象,但是可以通过服用药物,调理脏腑,补益精气,延缓衰老的发生,以达延年益寿之目的。中医学在这方面积累了丰富的经验,实践证明,中医的许多延年益寿古方,不仅有抗衰老作用,同时也具有康复治疗作用。

1)补肾填精,抗老益寿——八仙长寿丸:主治老年阴虚,筋骨痿弱无力,憔悴盗汗,发热作渴等,或用于肾亏肺燥,咳嗽喘逆,短气食少,骨蒸潮热等。

2)健脾益气,助运养胃——四君子汤:主治年老体弱,病后体虚,脾胃气虚,运化无力,食少腹胀,大便稀溏,语声低微,神疲乏力等。

3)健脾补气,强身防病——八珍糕:主治年老、久病,形体瘦弱,面色无华,食欲不振,或腹胀便溏的患者。本方健脾强身之功颇为稳健,无任何禁忌,香甜适口,特别适用于家庭自制点心,作为保健食品。

4）补脾益气,抗衰延年——阳春白雪糕:主治久病体虚,年老体衰,形瘦体弱,脾胃气虚。本方的组成、功效、用法与八珍糕相似,可以参照。

5）益智养心,补肺滋肾——琼玉膏:益气填精,健脑益智,抗衰延年。久服之,能养心益智,乌发固齿,强身壮体,延缓衰老。

此外,还有许多抗衰长寿方药,可根据情况,选择服用。

2. 外治法　常用的药物外治方法有熏、洗、蒸、贴、敷、熨等。运用时,可根据辨证选用不同的药物和方法,亦可根据需要,几种方法结合起来运用。

（1）熏法:选用具有康复治疗作用的方药,燃烟熏烘,通过药气和热疗的作用,调和气血。

（2）蒸法:将选用药物放入容器内,加水煮开后,将温度调控在50~60℃,然后患者暴露躯体或患处于药液之上,利用药液蒸气与热疗结合,发挥作用。蒸法目前已有专门蒸疗床,由床垫、床架、贮药液器及电器设备组成。电器设备位于贮药液器以下,以煎煮、保温,床架架于贮药液器之上,铺床垫后,患者卧于其上,并在患者身上加以透明塑料罩,增强效果。

本法用于病灶广泛、病位深在的病证之康复。

（3）贴法:又称膏药疗法,古称"薄贴"法。即将药物特殊加工后的一种膏脂状物,涂于布或纸等裱背材料上,常温下呈固态,35~37℃时则溶化,故能粘贴于病位皮肤或一定穴位上,起局部或全身的治疗作用,以及机械性保护作用。贴法用于康复治疗。用于补益五脏的膏药:如温中膏,能温补中焦脾胃;滋肾膏,能滋补肾阴;补肝膏能补养肝阴、肝血;补肺膏能滋阴降火,治疗多种肺虚疾患。

（4）敷法:敷法是将中药加热或煎煮后,敷于患处或一定穴位,以康复疾病的方法。

《难经》对于食疗养生有这样的记载"人赖饮食以生,五谷之味,熏肤,充身,泽毛",明确提出食疗养生的重要性。实践证明,脱离病情,过量过久服食药膳,不仅不利于机体的康复,还会造成机体生理功能失调,产生新的病证。药物攻逐病邪,食疗康复机体,但不可长期过量使用。所以,食疗过程中,应注意掌握既要康复机体,又不过用成害的原则,适量使用药膳。中医学还认为,凡食皆具性味,长期偏食,亦伤脾胃,甚至化热、化火,煎灼津液,酿成疾患。正如《灵枢·五味论》所说:"五味入口也,各有所走,各有所病。酸走筋,多食之,令人癃;咸走血,多食之,令人渴;辛走气,多食之,令人洞心;苦走骨,多食,令人变呕;甘走肉,多食之,令人悗心。"

（二）针灸肺康复

1. 体针疗法　针灸康复,是运用针刺或艾灸来刺激人体穴位或特定部位,以疏通气血,调和阴阳,康复身心疾病的方法,包括传统的针刺疗法、艾灸疗法、皮肤针疗法、三棱针疗法和近代发展起来的电针、水针、耳针、头针等疗法。

2. 耳针疗法　耳针是在耳廓上施行针刺、埋针、埋豆等以治疗、康复某些病证的方法。耳穴,又称反应点、压痛点、刺激点、良导点或敏感点。耳穴在耳廓上的分布,恰似子宫内一个倒置的婴儿,头部向下,臀部向上。某个穴位出现压痛、变色、丘疹或电阻变化等,常表示其相应脏腑、器官发生了病变,而在这个穴位上施以针刺、埋豆等,则能对相应脏腑、器官产生治疗作用。常用耳针疗法包括针刺、埋针、压豆等。

3. 艾灸疗法　艾灸,是一种以艾火熏烤人体的某些穴位,以康复治疗疾病的技术,具有温阳补虚和清热祛邪的双重调整作用。由于艾灸具有补虚和泻实的双重调节作用,故需要康复的病证,不论寒热虚实,皆可以艾灸使之康复。艾灸既可以单独应用,也可以与针刺或药物配合应用,使其疗效相得益彰。

灸术的起源早于砭术,是随着火的发明而诞生的。古老的灸术是以艾火直接熏灼皮肤,称为"攻"或"火攻",现称为直接灸。以后历代医家对此又有发展,发明了隔蒜灸、隔盐灸、隔豆豉灸、隔黄土灸、隔附子饼灸等间接灸术,还发明了用艾条熏烤皮肤的艾条灸等。

对虚寒证,应选取具有强壮补益作用的穴位,任点燃的艾绒自灭,使火力温和,刺激时间较长,灸毕急按其穴,以防正气外泄;对于实热证、瘀血证,应选取具有疏通、祛除病邪作用的腧穴,艾绒点燃后,助艾火迅速燃烧,使火力集中,刺激时间较短,并使其速灭,灸完规定的刺激量后,不按其穴,以引邪外出。

(三)按摩肺康复

按摩康复是医生用手在身体的一定部位或穴位上施以不同的手法按摩,以促进身心疾病康复的一种方法,具有畅通气血、扶正复元的作用。

按摩人体的局部或穴位,能通经络、行气血,因而具有行滞、消瘀、散肿、止痛的作用,还能通过畅达气血来改善患部的营养,防止肌肉萎缩并促进损伤的修复。按摩又能调补气血、振奋精神、扶正固本,对慢性虚损患者有增强体质、消除疲劳、恢复元气、怡畅情志、聪耳明目之功。由于按摩既能通郁,又能补虚,既能复形,又能康神,故可用于多种疾病的康复治疗。外可用于经脉、筋肉、骨骼、关节之损伤以及痹痛、麻木、痿瘫诸证;内可用于脏腑阴阳气血失调引起的多种病证,如腹胀、腹痛、泄泻、便秘、眩晕、失眠等。

按摩治病,也要辨证。郁者通之,虚者补之,是为常法。一般说来,手法较重、刺激较强者为泻,用于实证和较重的痛症;手法轻柔、刺激较弱者为补,用于虚证。

(四)气功肺康复

气功疗法是在中医学理论指导下,通过调息练气、调心练意、调身练形而起到防病治病作用的一种自我身心锻炼方法。中医学认为气功疗法具有调和阴阳、调畅气血、调理脏腑、调养精气神的作用。现代研究证明,气功疗法具有调节神经系统的兴奋与抑制过程,促进血液循环,增强心脏的功能,降低代谢率,改善消化吸收过程,矫正异常的呼吸形式,增强机体免疫防御功能等作用。其可以通过松静功、内养功、强壮功、静功、快速诱导气功、太极棒气功等多种功种实现肺康复的目的。

(五)环境肺康复

环境肺康复是指利用自然环境所提供的条件,来促进人体肺以及其他身心疾病康复的方法。它借助于泉水、日光、空气、香花、泥土、森林等大自然资源的某些治疗作用,达到康复治疗的目的,此法简便易行,疗效可靠,没有副作用。

(六)刮痧肺康复

刮痧肺康复是根据中医十二经络及奇经八脉理论,施以活血行气方法,使坏死之细胞活化,全身血液通畅,行正本清源之道的一种物理康复法。

"刮痧"是中医学的一部分,在民间流传甚广,一般用来治疗中暑和感冒,以前是用铜钱蘸上麻油,或用汤匙蘸酒、水及油脂,或用老姜在人体皮肤表面刮拭,使之出现红色瘀血的现象,使病症得以解除。其方法简单独特,功效宏大,属于有病治病、无病强身的自然疗法。

(七)拔罐肺康复

因古代以牛角制罐,故称"角法";以后改用竹筒,故又称"吸筒法";现一般用玻璃罐、陶罐及抽气罐施术。拔罐是一种借热力或其他方法排出罐中的空气,使其吸附于腧穴或特定部位,产生温热刺激,并造成局部皮肤充血或轻度瘀血,以康复治疗疾病的技术。

四、西医学肺病康复方法

(一)胸部体疗

1. 训练有效咳嗽方法

(1)缓缓吸气,同时上身向前倾。

(2)咳嗽时将腹肌收缩,腹壁内收,一次吸气,连续咳3声。

(3)停止咳嗽,缩唇将余气尽量呼尽。

(4)再缓慢吸气,或平静呼吸片刻,准备再次咳嗽。如深吸气可能诱发咳嗽,可试分次吸气,务使肺泡充分充气,增加咳嗽效率。

2. 体位引流方法　也称为支气管引流,使患病的肺部处于高位,引流支气管开口向下,利用重力原理,使肺和支气管内分泌物顺体位引流至气管而被咳出。通常每日2~4次,一个部位的每次引流时间约5~10分钟,整个引流时间不应少于30分钟。体位引流的次数取决于引流分泌物的量以及患者主观症状改善程度。肺部各段病变引流的体位见表7-1。

表7-1　肺部各段病变引流的体位

病变部位	引流体位
上叶前段	仰卧,患侧背部垫高或向健侧转体45°
上叶尖后段	坐位,身体略向前倾
中叶或舌叶	仰卧,患侧背部垫高45°,床脚抬高
下叶基底段	仰卧或侧卧,患侧在上,床脚抬高30cm,呈头低脚高位
下叶背段	俯卧,腹部垫枕,床脚抬高

(二)全身运动锻炼

试验证明全身锻炼可增加人体活动量和心肺功能负荷,增加活动耐力。全身运动锻炼包括以上肢为主的运动(如游泳、划船等),以及以下肢为主的运动(快速行走、跑步、骑自行车等)。日常生活中使用上肢较多,有些上肢肌肉可参与呼吸,故上肢运动训练对COPD患者显得特别重要。

1. 锻炼强度　对于健康人,运动锻炼强度至少要超过本人有氧代谢最大运动量的50%,才能取得增加最大氧耗量的目的。但这一运动负荷量在呼吸系统疾病中,由于出现呼吸困难症状而难以达到,特别是COPD患者。所以,对于COPD患者,应先试行全身运动锻炼量,在其可以耐受的基础上逐渐增加强度,观察呼吸心跳反应,摸索出符合患者自身情况的全身锻炼强度,是比较可取的方法。

2. 锻炼时间　对于健康人,采用高强度、短时间锻炼与低强度、长时间锻炼可取得相同效果;而COPD患者一般适于后一种方式。COPD患者只能采取较轻运动负荷,增加运动次数,每天4~5次,逐渐适应后,再延长时间至每次20~30分钟,每天3~4次。

3. 锻炼形式　一般采取与日常生活活动有密切关系的体力锻炼形式,如行走、慢跑、登楼、踏车、清扫园艺等。目前习用的12分钟行走测验是较为简单可行的行走锻炼形式,又是一项评价全身运动能力的指标。全身锻炼前应先做一些适应活动如曲臂、伸腿、弯腰等动作。锻炼时要求患者尽最快速度在平地上行走12分钟,根据患者呼吸困难和心悸程度,结合呼吸频率、心率、血氧(耳垂血氧计检测)等客观资料,决定一个锻炼强度(距离),每天锻炼3~4次。

总之,锻炼既是患者的体力负担,又要成为生活的一个内容。运动时低氧血症的患者可辅以氧疗,以提高锻炼的强度和时间。

(三)呼吸锻炼

COPD患者呼吸浅速,若有膈肌疲劳可出现胸腹矛盾呼吸;这些异常呼吸模式可降低通气效率。腹式呼吸、缩唇呼气和我国中医学中的气功锻炼可以改善呼吸模式,提高呼吸效率。

1. **腹式呼吸**　锻炼方法:锻炼前应讲解与呼吸运动有关的解剖、生理和呼吸动力等基本常识,联系呼吸系统疾病的病理生理,说明腹式呼吸锻炼的意义、目的和要求。根据病情,锻炼时可取卧位、半卧位或坐位。初学时以半卧位为容易。锻炼时,保持全身肌肉放松,经鼻吸气,从口呼气,呼吸要缓、细、匀。如取卧或半卧位时,两膝下可垫小枕,使膝关节半屈曲,从而使腹肌松弛。将左、右手分别按放上腹部和前胸部,以便于检测胸腹呼吸运动情况。患者通过手感,了解胸腹活动是否符合要求,注意纠正。吸气时可见上腹部鼓起,呼气时内收。锻炼初期医护人员应在场,先作示范指导,每日2次,每次10~15分钟。熟练后增加次数和时间,并在坐位或立位随时进行锻炼,力求最后养成不自觉的呼吸习惯形式。

目的:由于COPD患者膈肌下移、收缩效率减低以及呼吸道阻力增加和胸肺有效顺应性减低,需要动员辅助呼吸肌参与呼吸过程。即使在安静情况下,呼吸常常以上胸廓活动为主,呼吸浅速。这种以胸式呼吸为主的表浅呼吸使肺泡通气比例降低,又易引起呼吸肌疲劳,增加耗氧量。通过腹式呼吸锻炼,协调膈肌和腹肌在呼吸运动中的活动,尽量使肋间肌、辅助呼吸肌保持松弛休息状态,减少能量消耗。呼气时腹肌收缩,膈肌松弛,膈肌随腹腔内压升高而上抬,增加呼气潮气量;吸气时膈肌收缩下降,腹肌松弛,增加吸气量。

监测指标:腹式呼吸可增加潮气量,减少功能残气量,提高肺泡通气量,降低呼吸功耗,使呼吸困难症状减轻,换气功能改善。

2. **缩唇呼气**　锻炼方法:缩唇大小和呼气流量,以能使距离口唇15~20cm处蜡烛火焰随气流倾斜,不致熄灭为适度。缩唇口形太小,呼气阻力过大,呼气费力,呼气时间延长,呼出气量可能减少,患者也难以忍受;缩唇口形太大,则不能达到防止小气道陷闭的目的。因此,呼气时缩唇程度由患者自行选择调整。缩唇呼气可与腹式呼吸结合起来锻炼。

目的:由于COPD患者呼吸道阻力增加,呼气时胸膜腔内压上升,小气道内压力低于胸膜腔内压,使管腔受挤压而狭窄陷闭,引起肺泡气滞留和呼气量减少。通过缩唇呼气锻炼,提高呼气时气道外口内压,增加呼气阻力,减少呼吸道内压力递减梯度,使等压点移向中央气道,小气道保持较大的腔内压,防止呼气时小气道过早闭合,以利肺泡气排出,促进肺泡换气,改善缺氧及二氧化碳潴留。

监测指标:COPD患者采用缩唇呼气后气体陷闭减少,动脉血氧分压和动脉血氧饱和度增高。

(四)呼吸肌锻炼

1. **呼吸肌肌力锻炼**　锻炼装置有以下几种类型:①非线性阻力呼吸器,优点是体积小、携带方便、价格便宜;缺点是阻力负荷的调节较粗略,影响锻炼强度;②阈值压力负荷装置,只有达到一定的压力后才能开始吸气,与非线性阻力呼吸器相比压力负荷易于调节,且较稳定;③靶流量阻力装置,通过调整吸气压力以达到一定吸气流量来确定压力负荷,使用也较方便。以下锻炼装置多属吸气或呼气二相通气阻力器,各种装置使用时,患者加鼻夹,保持全身肌肉放松,经鼻吸气,从口呼气,呼吸要缓、细、匀。锻炼时,两膝下可垫小枕,使膝关节半屈曲,从而使腹肌松弛。将左、右手分别按放上腹部和前胸部,以便于检测胸腹呼吸运动情况。患者通过手感,了解胸腹活动是否符合要求,注意纠正。吸气时可见上腹部鼓起,呼气时内收。锻炼初期医护人员应在场,先作示范指导,每日2次,每次10~15分钟。熟练后增加次数和时间,并在坐位或立位随时进行锻炼,力求最后养成不自觉的呼吸习惯形式。

通过锻炼增加吸气肌和呼气肌的力量。肌力锻炼可以引起呼吸肌肌丝和肌纤维数量增多,供应肌纤维的毛细血管数量增多,肌肉蛋白质合成增加而分解减少,肌纤维增粗,使肌肉收缩力量增强。

锻炼效果可以用最大吸气口腔压反映。最大吸气压反映了吸气肌最大收缩后引起的口腔负压变化,代表整个吸气肌群包括膈肌、肋间肌和辅助呼吸肌的功能。最大呼气压是评价呼气肌功能的指标,与评价患者的咳嗽及排痰能力有关。还可用跨膈压反映膈肌的收缩力,但须行食管插管测压,使临床应用受到限制。

2. 呼吸肌耐力锻炼　耐力锻炼以增加通气量作为呼吸肌的负荷。如CO_2过度通气锻炼采用主动深快呼吸法,呼吸频率达30~60次/分。每天锻炼最少20分钟,锻炼次数可适当增加。用于锻炼呼吸肌肌力的装置在一定程度上增加呼吸肌耐力,也可用作呼吸肌耐力锻炼。为防止通气增加动脉和肺泡气CO_2分压下降,需要较复杂的部分重复呼吸通路装置。

通过锻炼增加呼吸肌耐力,提高呼吸肌抗疲劳能力。肌力锻炼主要影响快收缩糖酵解纤维,而耐力锻炼则影响慢收缩氧化纤维。耐力锻炼引起肌肉线粒体数量增加、体积增大,氧化酶增加,增强肌肉的血液循环和氧化代谢,使快收缩糖酵解纤维转变为慢收缩氧化纤维。

呼吸肌耐力指标有最大自主通气量、最大维持通气量(MSVC)、最大持续吸气压(SIPm)、膈肌张力-时间指数等。

上述肌力或耐力锻炼的各种方法不能截然分开,它们往往对呼吸肌肌力和耐力均有作用,只是侧重点略有不同而已。

第三节　中医肺康复方案的制订

一、康复对象与基本原则

患者是康复医疗的中心和关键,决定康复方案成败的是患者对其疾病的了解,态度和个人目标。康复医疗过程自始至终都需要患者积极参与。中医肺康复方案主要针对COPD(如慢性支气管炎、阻塞性肺气肿)伴有不同程度肺功能损害的患者,亦包括某些慢性支气管哮喘、肺囊性纤维化和限制性肺疾病的患者。制定康复方案最重要的原则,就是注重个体化康复方案的制订与实施。患者应有参加康复医疗的积极态度和必要的经济条件及家庭其他成员的支持。其次,应充分考虑患者肺疾病类型、严重程度,其他伴随疾病,社会背景,家庭情况,职业和教育水平等因素。

二、康复组织架构

一个完整的肺康复治疗团队需要多学科、多领域团队人员共同参与,需要包括有经验的呼吸科医师、护师、呼吸治疗师、心肺功能测定技师、理疗师、运动体疗师、精神病医师、心理学家、社会工作者、职业病治疗师、营养师等综合性的顾问或咨询队伍,同时根据患者的情况,提供必要的咨询和服务。多学科综合性队伍对于提高肺康复水平和开展科研、教学是特别适合的。

三、康复医疗方案的组成

为实现确定的目标,需进一步制定康复医疗的步骤和方法,详细的康复内容和计划,详尽的康复医疗时间表,必要的医疗和训练条件及器材均应提供。一般每期的肺康复医疗安排4~6周。肺康复医疗方案通常包括以下内容:

1. 一般措施　健康教育及家庭教育;营养支持,包括调整饮食习惯,控制体重;督促戒烟,避免有害气体吸入;避免感染(如预防感冒,应用免疫治疗,进行预防疫苗注射等);维持水、电解质正常摄取和平衡。

2. 物理疗法　休养疗法、呼吸管理、有效咳嗽训练和咳痰、缩唇呼吸。

3. 呼吸治疗　气溶胶吸入疗法、氧气疗法、家庭内通气或无创性通气。

4. 药物治疗　支气管舒张剂、黏液促动剂、抗生素、利尿剂、精神或镇静药物、伴发其他疾病的药物治疗。

5. 运动锻炼　游泳、散步、骑自行车、呼吸操、日常生活能力锻炼以增加运动的体力和耐力。

6. 行为干预　日常生活动作的训练、挖掘潜能、增加独立生活能力。

7. 心理干预　精神和心理的康复。

8. 社会干预　工作能力的锻炼和职业康复。

第四节　中医肺养生及肺病康复的循证研究

目前,中医养生学主要致力于中医养生理论及方法的总结,对于其在预防疾病、改善体质、延缓衰老、改善亚健康状态等方面的效果评价,尤其是高质量的、证据等级较高的临床研究较少,肺养生的循证研究就更加凤毛麟角。

王成祥等通过主题词、关键词等检索方式,检索2004年1月—2013年9月CNKI、VIP、万方数据知识服务平台、PubMed、The Cochrane Library等文献数据库中中药(复方、单味药或中药提取成分、中成药等)、传统运动(太极拳、八段锦、六字诀、经络呼吸操、传统气功等)、穴位疗法(穴位敷贴、穴位注射、穴位埋线、针灸、艾灸等)等中医措施干预COPD稳定期的RCT报告(以安慰剂、西药、生活方式的干预、呼吸训练、空白对照等为对照组),依照2010年更新的CONSORT声明及修改后Jadad量表进行质量评价,纳入修改后Jadad评分≥3分且符合纳入标准的共计30篇文献,其中干预措施为中药的文献10篇(修改后Jadad评分≥4分),干预措施为传统运动的文献7篇,干预措施为穴位疗法的文献13篇。系统评价结果显示:西药联合中药可能提高显效率、总有效率,降低无效率;中药干预COPD稳定期可能提高$CD3^+$水平,降低$CD8^+$水平,提示中药治疗可能改善患者的免疫功能;中药治疗可能降低SGRQ评分,提示联合中药治疗可能改善的生活质量;西药联合中药治疗可能提高FVC水平;西药联合中药治疗与单纯西药治疗相比,对6MWD水平、FEV_1、FEV_1/FVC影响可能无明显差异。西药联合太极拳可能对SGRQ评分无明显影响;太极拳、八段锦等运动对FVC、FEV_1等指标可能无明显影响,而五禽戏对FEV_1、FEV_1/FVC、FEV_1占预计值%可能有疗效;太极拳、八段锦、五禽戏可能提高6MWD水平,有助于改善运动耐力;针灸穴位敷贴对FEV_1、FEV_1占预计值%、FEV_1/FVC可能无明显影响,基础治疗联合灸法可能提高FEV_1/FVC、FEV_1占预计值%,灸法、穴位敷贴可能提高6MWD水平,有助于改善运动耐力;穴位敷贴可能降低SGRQ评分,改善生活质量。

　　王旭东等以南京中医药大学医学专业二年级心理亚健康状态学生为研究对象,将89个研究对象随机分为4组,即八段锦干预组23人、中医五行音乐干预组22人、八段锦+五行音乐综合干预组20人、空白对照组24人,干预时间为4周。通过对试验前后研究对象心理亚健康状态90项症状自评量表的评分比较,探究八段锦和五行音乐对心理亚健康状态的干预作用。研究发现,八段锦组、五行音乐组、综合干预组干预后心理亚健康状态的症状自评量表得分均较干预前降低,其中,躯体化、焦虑、抑郁、强迫症状、消化不良和睡眠障碍得分较干预前显著性下降。组间比较则显示,八段锦组的躯体化因子分低于五行音乐组(P<0.05),五行音乐组的焦虑、抑郁、强迫因子分较八段锦组低(P<0.05),综合干预组总均分和所有因子分都比空白对照组低,改善焦虑、抑郁、精神病性、消化和睡眠的程度优于八段锦组,改善躯体化、精神病性、消化和睡眠的程度优于五行音乐组。可见,八段锦和五行音乐能够改善心理亚健康状态,且联合干预的效果更好。

　　王俊等随机选取宁波市东柳街道4个社区,通过电话通知和门诊就诊相结合方式,参考预调查时对象参与的依从性,确定参与东柳街道《城区居民体质中医评估及干预效果分析》的居民(50岁以上、在籍居住、知情同意),2个社区参与对象定为干预组,另2个社区参与对象定为对照组,对照组按干预组对象年龄、性别构成整群匹配。其中,干预组完成调查3101人,对照组完成调查2879人。干预组进行中医体质辨识和中医干预(饮食药膳建议、运动处方、经络穴位等)个体化指导。干预时间为三个月。通过观察干预组中医体质分布情况,干预组干预后健康变化情况以及不同中医体质类型健康改善情况比较分析,探讨宁波市城区中老年居民中医体质评估及干预效果。研究表明,平和质占干预组调查总数34.57%,8种偏颇体质占65.43%。女性气虚、阴虚、阳虚体质比例显著高于男性,男性痰湿体质比例显著高于女性。干预组干预后健康得分4.05,显著高于干预前3.51(配对t检验,P<0.01),其中以体力状态和睡眠情况改善最为明显。总体健康情况和体力状态在气虚、湿热和阳虚体质对象中改善最为明显,血瘀、气郁和特禀体质中改善情况相对较差。睡眠情况在湿热、气虚和阴虚体质中改善最为明显。可见,根据中医体质采取有针对性的中医干预对辖区中老年居民健康状况改善取得较好的效果,尤其是在体力状态和睡眠情况方面效果更为明显。

　　刘焕兰等通过整理大量文献,制作中老年健康状况调查表,对广州市老年大学、公园或社区的中老年人中随机选取调查对象并发放调查表,通过横断面调查的流行病学研究方法,筛选年龄在45岁以上,自愿接受调查,并能够理解提问,完成访谈或调查表填写的293例中老年人进行健康状况调查分析。通过观察研究对象的一般情况分析(包括居住环境、年龄、性别、月收入、职业、文化程度、婚姻状况、体重指数)、症状评分以及疾病种类研究衰老程度分布情况,分析中老年人健康状况及其衰老的影响因素,探讨"治未病"理论对维护和促进健康以及抗衰延年的指导意义。研究结果表明,年龄、性别、饮食偏甜及酸、吸烟、喝酒、睡眠习惯、运动时间和次数、人际关系、家庭关系、疾病对衰老具有一定影响,而年龄、饮食、喝啤酒、睡眠、运动、疾病是影响机体衰老进程及衰老程度的最主要的几个关键因素。衰老症状的统计结果提示:腰膝酸痛和视力减退是出现次数最多的衰老症状,其次是白发、夜尿、健忘等,面色改变出现频数最少。疾病种类不同的衰老程度比较研究结果提示,无病者衰老程度最轻,其后依次是仅有一种疾病者,有两种疾病者,患有3种及以上疾病者衰老程度最重。可见,衰老不是由某一种因素作用的结果,而是由多方面条件综合作用的结果。因此,抗老防衰应该从多方面着手,在"治未病"理论指导下,建立良好的科学的生活方式,践行养生之道,调摄情志,合理饮食,适量运动对于减少衰老的症状,减轻衰老的程度,防治老年病、慢性病的发生具有显著效果。

早在20世纪50年代,发达国家就开始了肺康复的实践。1974年,美国胸科医师学会肺康复委员会首先提出了肺康复的定义,自1997年欧洲呼吸学会(ERS)首次推出了肺康复的循证指南以来,累积了大量的肺康复循证医学证据,形成了相对完备的肺康复体系,美国胸科学会(ATS)/欧洲呼吸学会(ERS)于2013年将肺康复进行了新的定义:肺康复是一项全面的干预,它在全面的患者评估后进行个体化治疗,它包括但不仅仅包括运动、锻炼、教育和行为的改变,旨在提高慢性呼吸疾病患者生理和心理状态,并促进长期坚持增进健康的行为。

中医肺病康复的内容散在于古代中医书籍之中,但并没有形成系统的学科体系,目前,中医肺病康复的循证研究主要集中于慢性阻塞性肺疾病(COPD),较具代表性的研究主要有:

金宏柱等通过选用2008年10月—2010年10月期间江苏省省级机关医院门诊及病房出院后符合2007年《慢性阻塞性肺疾病诊治指南标准》中诊断标准及分级标准中Ⅰ级和Ⅱ级COPD稳定期患者作为实验研究对象,共计118例。将Ⅰ级患者57例,随机分为对照1组17例,对照2组15例,实验组25例,三组均不服用药物,对照2组执行缩唇呼吸+步行处方,实验组执行健身气功养肺处方。Ⅱ级患者61例,随机分为对照1组18例,对照2组17例,实验组26例,三组均使用药物美特罗替卡松气雾剂,对照2组在服用药物基础上执行缩唇呼吸+步行处方,实验组在服用药物基础上,加练健身气功养肺处方,执行处方时间为6个月。通过观察经过6个月健身气功养肺处方治疗前后肺功能、运动耐力、临床症状积分、生活质量评分、动脉血气分析、急性发作次数、疗效、用药量变化、不良反应等指标的变化情况,探讨健身气功防治COPD稳定期患者的临床疗效。研究发现,Ⅰ级患者实验组、对照2组、对照1组三组进行比较,除肺功能指标无明显变化外,临床症状积分、急性发作次数、运动耐力、生活质量、动脉血气PaO_2、中医症候疗效评定水平均有显著差异($P<0.01$),实验组、对照2组与对照1组具有明显差异,实验组与对照2组之间无明显差异;Ⅱ级患者实验组、对照2组、对照1组与实验前进行比较,临床症状积分、急性发作次数、运动耐力、生活质量、动脉血气PaO_2、动脉血气$PaCO_2$、肿瘤坏死因子、IL-4、IL-6评定水平均有显著差异($P<0.01$),实验组、对照2组、对照1组与实验前具有显著差异,实验组、对照2组与对照1组具有明显差异,实验组与对照2组之间无明显差异。可见,健身气功养肺处方对慢性阻塞性肺疾病的发生具有良好的预防和辅助治疗作用,是一

种简便易行、有效并适宜推广的肺康复方法。

王振伟等通过选用2010年12月至2011年12月入组的COPD稳定期患者150例，按随机数字表法分为对照组30例（予常规西医疗法）、康复1组30例（予常规西医疗法加"六字诀"操）、康复2组30例（予常规西医疗法加"六字诀"操，强化四字诀）、康复3组30例（予常规西医疗法加"六字诀"操，强化摩腹）、康复4组30例（予常规西医疗法加"六字诀"操，强化四字诀及摩腹），观察时间为1年。通过观察中医证候积分、汉密尔顿心理问卷（HAMA与HAMD）积分变化情况，探讨强化"六字诀"肺康复操对稳定期COPD疗效影响。研究发现，治疗前后组内比较，5组的中医证候积分、HAMA及HAMD积分差异均有统计学意义（$P<0.05$）。组间治疗后比较，康复各组与对照组中医证候积分差异均有统计学意义（$P<0.05$）。但就中医症候评分而言，康复4组、康复2组分别与康复3组、康复1组比较，差异有统计学意义（$P<0.05$）；康复4组与康复2组比较，差异无统计学意义。就HAMA及HAMD积分而言，康复4组、康复3组分别与康复2组、康复1组比较，差异有统计学意义（$P<0.05$）；康复4组与康复3组比较，差异无统计学意义。可见，强化"六字诀"（强化四字诀及摩腹）肺康复操联合西医常规疗法治疗稳定期COPD，可显著改善患者的临床症状及焦虑、抑郁状态。

王继红等进行太极拳对COPD的康复疗效Meta分析结果表明太极拳运动可能改善老年COPD患者的肺功能和运动耐力，是值得临床推广的。Ya-Jun Zhang等研究表明16周太极拳对非小细胞肺癌术后生存者可显著延缓淋巴细胞表面补体调节蛋白CD55表达的升高。Chang YF等研究太极拳对哮喘患儿肺功能影响试验证实太极拳的训练可能使哮喘患儿的肺功能得到改善，但仍需大样本的相关证据的支持。

Suzuki M等做了一项随机平行对照试验，将68名COPD的患者随机分配到针灸组和安慰剂针灸组，治疗过程中继续服用药物治疗。62例患者完成了整个治疗阶段。治疗12周后，针灸组borg、视觉模拟评分、6min步行距离指标、氧饱和度、圣乔治呼吸问卷SGRQ评分都较安慰剂针灸组有了明显提高。李戎等通过针灸治疗特发性肺纤维化的临床观察表明针灸可提高糖皮质激素对IPF的临床疗效。

第五节　重点、难点、疑点探究及临床研究思路

一、完善不同肺病的循证康复方案

目前，西医学对COPD的肺康复疗效有大量的研究和循证医学证实，肺康复已经作为治疗COPD重要的一部分而写入2017最新GOLD。COPD已经形成了一套系统的肺康复的方案，它一般包括康复评定、健康教育、呼吸训练、运动康复、营养支持和心理干预等。而其他的呼吸系统疾病肺康复仍处于探索阶段，目前基本都是在借鉴已成熟的COPD肺康复方案基础上结合病症的自身特点而各有偏重，比如肺癌的康复重点在心理干预、营养支持，围手术期的康复重点在并发症的胸部物理治疗等，尚缺乏真正适合其他慢性呼吸系统疾病肺康复的康复方案，诸如运动时间、强度和频率等因素在不同疾病的患者获得最大的获益的要求界定等。因此，针对不同肺疾病的最佳肺康复方案及方法仍需大量的循证研究和高质量证据积累。

二、构建具有中医药特色的肺病康复（肺脏养生）方案及康复（养生）疗效评价体系

目前，所谓的中医肺病的康复方案，多数缺少标准化、规范化约束，其疗效也缺少高质量证据支持，造成可选的中医养生康复方法虽多，但对何时何人选择何种方案方法，其养生康复疗效最佳缺少标准和证据。在疗效评价方面，目前也缺少较为公认的、具有中医药特色、又满足循证要求的评价指标或体系。

因此，中医肺养生和中医肺病康复要将相关的中医养生、康复方法进行筛选和规范，筛选出最适合肺养生及肺病康复的方法以提高针对性和节约时间、精力，减少不必要的投入，而对于具体的方法则要制定标准和规范，比如某种动作的强度、持续时间界定，多种方法先后顺序的界定等等，在充分借鉴已有循证支持的西医学肺康复治疗方案及康复疗效评定体系的基础上，结合肺的生理功能和生理特性，制定中医（中西医结合）肺病康复的方案及评价体系，进而开展大样本、高质量的临床试验，根据试验结果修订和优化中医肺养生、肺病康复的方法规范、评价体系和疗效机制，并进行上述研究循环，直至达到研究目的。

第六节　肺康复循证指南简介

2013年慢性阻塞性肺病全球防治创议（GOLD）再一次将肺康复引入慢性阻塞性肺疾病（COPD）的个体化治疗中。研究表明，肺康复具有改善呼吸困难症状，提高健康相关生活质量，延缓COPD患者肺功能下降等优势。GOLD和各国的COPD防治指南均已将肺康复列为COPD非药物治疗中的主要推荐疗法。随着相关研究的不断深入，对肺康复循证防治COPD的认识亦有了长足的发展和进步。编者将主要从COPD肺康复循证指南的定义、作用、团队构成、康复方案等方面予以简介，以飨同道。

一、肺康复定义及分级

1997年，美国胸科医师学会（American College of Cheast Physicians，ACCP）和美国心血管肺康复协会（American Association of Cardiovascular and Pulmonary Rehabilitation，ACCVP）发表了肺康复的循证医学指南（简称旧指南），并于2007年对该指南进行了更新（简称新指南）。新指南中对肺康复的定义为："肺康复是对有症状、日常生活能力下降的慢性呼吸系统疾病患者采取的多学科综合干预措施。在患者个体化治疗中加入综合性肺康复方案，通过稳定或逆转疾病的全身表现而减轻症状，优化功能状态，增加患者依从性，减少医疗费用。"

新指南将证据强度分为A、B和C三级：肢体功能锻炼、肌肉耐力训练和健康促进综合方案为A级；健康教育、无创正压通气为B级；普通家庭氧疗为C级。

此定义较以往定义的不同点，在于关注康复能否成功的3个重要方面：①多学科干预和综合性肺康复方案；②注重个体化康复方案的制订与实施；③关注患者的生理功能和心理功能，改善患者的躯体功能和社会功能，优化医疗状态，减少医疗费用。

循证指南亦指出："肺康复不仅仅是肺功能的康复，它是一个整体的康复过程，包括肺功

能康复、运动能力康复、心理行为康复以及回归家庭社会的康复等诸多方面。大量临床循证研究证实,肺康复是促进COPD患者康复最有效的措施之一。

二、肺康复的作用

肺康复的主要目的是最大限度地恢复患者的独立功能。肺康复可以帮助患者更积极地进行运动训练,更多地了解疾病的发展进程、治疗方案的选择和急性加重时的应对措施。鼓励患者积极参与社会活动,独立进行日常活动,减少对专业人员和昂贵医疗资源的依赖。肺康复不仅要稳定和逆转疾病的进程,更重要的是力图减轻症状和疾病致残的程度。

综合性COPD肺康复方案的主要目标:①缓解或控制呼吸疾病的急性症状及并发症;②消除疾病遗留的功能障碍和心理影响,开展积极的呼吸和运动锻炼,挖掘呼吸功能潜力;③教育患者如何争取日常生活中的最大活动量,并提高其运动和活动耐力,增加日常生活自理能力,减少住院风险。

肺康复医疗可被认为是临床治疗的延续,是有效治疗COPD不可缺少的一部分。同时,肺康复医疗不仅是治疗,也是对肺疾病的积极主动预防。

三、肺康复团队人员组成

肺康复的对象可分为慢性肺疾病患者和非慢性肺疾病患者,主要包括COPD伴不同程度肺功能损害的患者,部分慢性支气管哮喘、肺囊性纤维化、限制性肺疾病和肺外科手术前后的患者。

COPD肺康复方案是多学科的个体化综合干预措施,因此,全面的COPD肺康复需要多学科、多领域团队人员共同完成。

COPD肺康复组织架构如下:1位专业呼吸科医师和康复医师,1位呼吸治疗师,1位运动生理学家,1位精神病学家或心理学家,1位社会工作者,1位职业咨询人员和1位营养师。咨询顾问可对患者自身难以解决的营养、心理或设备问题进行针对性辅导。

四、COPD综合肺康复方案

美国胸科协会(American Thoracic Society,ATS)在循证指南指导下,提出了综合肺康复的最新定义为:以循证医学为基础,综合多学科内容,为慢性呼吸系统疾病患者制定个体化综合干预方案。为患者设计个体化综合治疗方案,旨在改善其呼吸功能、减轻疾病症状、提高日常活动耐力和促进疾病趋于稳定。肺康复形式主要包括住院康复、门诊康复、家庭康复和社区康复四类。综合肺康复方案包括运动康复疗法、呼吸训练、健康教育、康复评定、家庭综合干预、营养支持、心理行为干预、氧疗、无创通气及效果评价等多个方面,运动疗法是其核心内容。综合肺康复方案体现多学科合作、满足个体化需求、关注身体和社会功能、优化药物治疗等特点。

(一)运动疗法

2007版肺康复指南再次强调运动锻炼是综合性肺康复方案的基石,运动耐力降低和活动受限是COPD患者的显著临床特征,COPD患者通过运动疗法,对于减轻呼吸困难、提高有效呼吸和改善患者生活质量起到至关重要的作用。

运动疗法主要从运动方式、强度、时间和频率、运动周期以及运动方法等方面进行计划。

运动方式按锻炼部位可分为三种：①下肢肌肉锻炼（推荐级别1A级）：是运动锻炼的主要组成部分，包括步行、跑步、爬楼梯、平板运动、功率自行车等；②上肢肌肉训练（推荐级别1A级）：有助于增强辅助呼吸肌的力量和耐力，包括上肢功率计法、举重物、扔球等；③全身锻炼：如种花、扫地等的家务，各种传统的体育锻炼、游泳和康复操等，其中气功、内养功、太极拳、太极剑是我国所特有的运动方式，不仅能调整患者呼吸比，还能缓解紧张、焦虑情绪，不失为全身锻炼的有效方法。此外，运动方式亦有力量训练和耐力训练分类方法。根据COPD患者不同的心肺功能选择采取相应的运动方式。心肺运动试验是确定患者运动强度的标准方法，目前临床多以VO_{2max}和靶心率作为运动强度的重要检测指标。ATS建议COPD患者运动方案持续8~12周，每周2~5次，每次20~30分钟，但重度老年患者因自身耐受情况和依从性较差，可酌情减少运动时间和降低运动强度。

（二）呼吸肌训练

吸气肌肉训练可增加吸气肌肌力和耐力，减轻患者主观和劳力性呼吸困难，提高健康相关生活质量。美国胸内科、心血管和肺康复协会（ACCP/AACVPR）亦推荐把呼吸肌肉训练加入到肺康复计划。目前，呼吸肌训练方法主要包括控制性深慢呼吸锻炼、缩唇-腹式呼吸锻炼、阻力呼吸锻炼、呼吸体操等。目前，国际上多采用复合呼吸肌肉训练法，操作如下：同时用鼻快速用力吸气和鼓腹后，同时缓慢缩唇呼气和逐渐缩腹。

（三）健康教育

健康教育包括健康相关生命质量干预（推荐级别1A级）与教育干预（推荐级别1B级）。针对COPD患者和高危人群的健康教育内容包括疾病基础知识、正确有效的体育锻炼方式、有效的排痰方法、饮食指导、戒烟、自我控制病情、社区医生定期随访管理等。健康教育是一种切实可行、安全有效的措施，可以帮助患者培养起良好的疾病认知，提高患者坚持规范用药与呼吸健康训练的自觉性。

（四）家庭综合干预

目前国外已开展信息自动化反馈系统研究，将COPD患者居家的生命体征情况、每日运动锻炼依从情况及患者自身健康状况进行检测，医护人员通过信息反馈系统及时评估并调整干预措施。

（五）营养支持

由于营养治疗作为肺康复辅助手段的研究较少，因此，新指南未对此给出推荐意见。但营养问题是个体化治疗方案的一部分，特别是对于合并糖尿病、代谢综合征和营养不良的COPD患者，则更有其实际意义，应该引起重视。

（六）心理行为干预

随着生物—心理—社会医学模式的转变，对患者进行有效的心理行为干预已成为西医学模式对医护人员的基本要求，COPD患者由于病程较长、呼吸困难等因素，普遍存在焦虑、抑郁等负性心理情绪，因此，医护人员必须加强对患者的关注及心理疏导。新版肺康复指南对心理行为干预进行了更加细致的描述，如评估COPD患者精神状态，有针对性地进行支持、疏导、安慰、鼓励等放松锻炼干预或药物治疗，行为干预包括营养指导、戒烟督促等内容，干预内容与旧版基本一致。

（七）氧疗和无创通气

新指南中增加了氧疗和无创通气这方面的内容。对于运动期间血氧饱和度低于90%的

COPD患者,在运动中吸氧可以增加其运动耐力。因此,新指南推荐,运动诱发严重低氧血症的患者,在康复运动训练期间应采用氧疗(推荐级别1C级);运动未诱发低氧血症的患者,在高强度运动训练期间采用氧疗可进一步改善运动耐力(推荐级别2C级)。肺康复通常采用2种无创通气方式:①运动中进行无创正压通气,包括持续气道正压通气技术、压力支持和比例辅助通气;②运动期间使用夜间无创正压通气治疗。用无创正压通气作为辅助治疗,可以使患者的呼吸困难和运动耐力在短期内得到改善。新指南中将无创通气作为严重COPD患者运动训练的辅助治疗(推荐级别2B级)。

(八)效果评价

近年来的研究发现,COPD属于全身性疾病,不仅仅累及肺。单一肺功能检查指标不能准确地反映COPD患者的全身状态,因此,需要一个综合的评价标准。目前,国际上比较公认的是BODE评分系统,包括BMI(体重指数)、气流阻塞(AO)、呼吸困难(D)和运动耐力(E)。此评分方法对于预测COPD患者死亡率、再入院率及存活率等重要指标具有重要意义。

COPD肺康复循证指南作为以COPD为主的慢性呼吸系统疾病的非药物康复方案之一,其作用越来越得到我国众多学者的认可,国内已有关于肺康复运动强度、家庭肺康复和运动中吸氧对COPD患者的影响等研究报道,但高水平研究的数量有限,其评价方法的差别也较大。我们应了解国际研究动向,提高国内研究水平,尽快与国际接轨,制定出符合我国国情的肺康复指南。

(曲妮妮)

参 考 文 献

[1] 王旭东. 中医养生康复学[M]. 北京: 中国中医药出版社,2012.

[2] 杨岚,沈静,许婧,等. 前景广阔的中医美容学[J]. 中华医学美学美容杂志,2006,12(5): 319-320.

[3] 单德红,郑晓霓,王德山. 中医五志　五脏　五体理论与美容的关系[J]. 辽宁中医杂志,2003,30(1): 75.

[4] 薛芳芸.《黄帝内经》情志相胜原理及方法探究[J]. 中国中医基础医学杂志,2012,18(11): 1181-1182.

[5] 韩明向,李泽庚. 现代中医呼吸病学[M]. 北京: 人民卫生出版社,2005.

[6] 刘言. COPD稳定期中医措施分类系统评价及适时御邪方案疗效观察[D]. 北京中医药大学博士学位论文,2014.

[7] 耿元卿. 八段锦和五行音乐对心理亚健康状态干预作用的研究[D]. 南京中医药大学博士学位论文,2013.

[8] 王俊,王雪君. 宁波市城区中老年居民中医体质评估及干预效果评价[J]. 中国预防医学杂志,2015,16(5): 346-350.

[9] 吴莉. 中医"治未病"理论及其对衰老进程干预的研究[D]. 广州中医药大学硕士学位论文,2009.

[10] 阳春明. 中医综合肺康复治疗稳定期慢性阻塞性肺疾病的临床应用[D]. 广州中医药大硕士学位论文,2009.

[11] 刘晓丹. 健身气功防治COPD稳定期患者的临床观察及机理的研究[D]. 南京中医药大学博士学位论文,2011.

[12] 王振伟,汤杰,黄海茵,等. 强化"六字诀"肺康复操对稳定期COPD疗效影响的多中心临床随机对照研究[J]. 上海中医药杂志,2014,48(9): 51-54.

[13] 王继红,刘晓丹,胡军,等. 太极拳对老年慢性阻塞性肺疾病患者肺功能和运动耐力影响的Meta分析[J].

中国组织工程研究,2015,19(5): 815-820.

[14] Ya-Jun Zhang, Ru Wang, Pei-Jie Chen, et al. Effects of Tai Chi Chuan training on cellular immunity in post-surgical non-small cell lung cancer survivors: A randomized pilot trial[J]. Journal of Sport and Health Science, 2013,2(2): 104-108.

[15] Chang YF, Yang YH, Chen CC, er al. Tai Chi Chuan training improves the pulmonary function of asthmatic children[J]. J Microbiol Immunol Infect,2008,41(1): 88-95.

[16] Suzuki M, Muro S, Ando Y, et al. A randomized, Placebo-controlled trial of acupuncture in patients with chronicobstructive pulmonary disease(COPD): the COPD-acupuncture trial(CAT)[J]. Arch Intern Med, 2012,172(11): 878-886.

[17] 李戎,闫智勇,李文军,等. 针灸治疗特发性肺纤维化临床观察[J]. 中国针灸临床杂志,2004,20(2): 11-12.

[18] Ries AL, Bauleloft GS, Carlin BW, et al. Pulmonary rehabilitation: joint ACCP/AACVPR evidence-based clinical practice guidelines. Chest,2007,131(5): 4s-42s.

[19] Ries AL, Bauldoff GS, Carlin BW, et al. Pulmonary rehabilitation: joint ACCP/AACVPR evidence-based clinical practice guidelines. Chest,2007,131(5 Suppl): 4s-42s.

[20] Hill K, Vogiatzis I, Burtin C. The importance of components of pulmonary rehabilitation, other than exercise training, in COPD[J]. Eur Respir Rev,2013,22(129): 405-413.

[21] 孟申. 从肺康复指南的更新看肺康复研究的进展[J]. 中华结核和呼吸杂志,2010,33(3): 216-218.

[22] Nici L, Donner C, Wouters E, et al. American Thoracic Society/European Respiratory Society statement on pulmonary rehabilitation[J]. Am J Respir Crit Care Med,2006,173(12): 1390-1413.

[23] 吴蓉瑛,毕克毅,刘鹏珍,等. COPD病人的康复运动疗法[J]. 临床肺科杂志,2006,11(6): 811.

[24] American Thoracic Society. Pulmonary rehabilitation-1999[J]. Am J Respir Crit Care Med,1999,159(5): 1666-1682.

[25] Morgan M, Calverley P, Clark CJ, et al. Pulmonary rehabilitation . British thoracic society standards of care subcommottee on pulmonary rehabilitation[J]. Thorax,2001,56(11): 827-834.

[26] 陈炼,张国林,林少姗,等. 健康教育对稳定期慢性阻塞性肺疾病患者肺功能和生活质量的影响[J]. 中华流行病学杂志,2005,26(10): 808.

[27] 和玲玲,刘丽丹. 以肺康复指南为指导的慢性阻塞性肺疾病康复方案研究[J]. 中国初级卫生保健, 2014,28(2): 111-112.

第八章 中医肺病学临床研究切入点及方法

随着科学技术的迅速发展,如何吸取、应用现代科学技术的理论、方法和手段促进中医肺病学的发展,意义重大。回顾自然科学的发展历史,任何一门学科的发展,总是与方法学的突破与思路的创新密不可分。然而,由于中医学对人体生命活动规律的认识、临床思维和实践特点都与西医学有着许多差异,故决定了中医在临床研究中不可能照搬西医的模式和方法,而应有自己的特点。第一,提出并检验假说是中医药临床实践和研究的重要模式。在临床实践中发现问题、探索解决方案、根据临床疗效对观察到的经验进行整理、总结,并根据当时的方法将其总结、升华为中医理论,并反馈回临床实践进行理论的修正是中医药学实践和理论体系构建、发展的基本形式。第二,辨证论治是中医学诊疗疾病的基本准则。辨证论治集中体现了中医药学对人体生理、病理规律的认识和临床治疗水平,是有别于西医学诊疗体系的一大特色和优势。第三,中医学临床实践是建立在整体观基础之上的。中医学认为疾病是机体在内外多种有害因素的作用下,自身功能调节的失衡和对自然、社会环境适应能力的下降。中医临床不仅是以"病"为研究对象,更重要的是以患病的"人"为研究对象,这就决定了"个体化"治疗成为中医学重要的医疗模式。

在进行中医肺病临床研究中,要想取得良好的进展,必须找到合适的切入点,唯有如此才能在呼吸系统疾病顽症的理论和治疗上取得突破。开展中医肺病学临床研究,选择所研究疾病切入点的主要依据有:①严重危害群体健康的呼吸系统慢性、重大疑难疾病。②发病率高的常见呼吸系统疾病,或具有交叉感染、传染和流行性病毒性疾病。③中医优势病种。所谓中医优势病种,是指与西医比较,在促进患者由疾病状态向健康状态转化的过程中,中医在疗效上具有优势的病种。当然,这种优势,除了医学上的标准外,还有社会学、心理学、文化学和经济学等方面的考量。④具有良好的前期研究基础和(或)具有较好的临床应用前景。而其研究途径则可从以下几个方面入手:

1. 中医基础理论的研究 中医基础理论的研究,直接关系到中医药学术的继承与创新,是中医药文化及事业持续发展的奠定基石。中医的基础理论包括了病因、病机、气血津液、脏腑学说、经络学说、养生与治则、中医的哲学观点方面等。如"肺与大肠相表里"的系列理论、实验和临床研究,极大丰富了中医肺病治疗的内涵,对临床治疗有较好的推动作用。

2. 文献研究 中医文献是中医伟大宝库的具体体现,是中医学术的宝贵遗产,是中医理论知识与临床经验的载体,是中医学术研究的基础。传统的文献整理研究包括善本影印、标点、今译、校勘、注释、类编、丛书编辑、史书的编纂、文献工具的编纂、中医文献理论研究等方面。现代的文献研究除了传统的综述外,则主要运用计量学研究、成分分析、因子分析、聚类分析以及系统评价（Meta分析）的方法等进行多篇文献的综合分析，以得到临床有意义的启发。

3. 中医流行病学研究　临床流行病学从宏观或群体的角度，采用人群对照设计方案，研究疾病的分布特点、流行因素以及消长规律，从而探讨疾病在人群中发生和流行的原因。流行病学调查是临床流行病学的一个重要方法，可分为现况研究和纵向调查，现况研究是调查特定人群中某种疾病或某种特征在某一时间的情况，纵向调查是指对一组人群定期随访，观察疾病或某种特征在人群及个体中的动态变化。近年来，流行病学调查的方法在中医证候的研究中应用较为广泛，在特定时段和地域对特定人群的中医特点及证治情况采用横断面或纵向研究的方法，用现代统计学方法统计并结合中医理论特点进行分析，为疾病的中医病因学、证候诊断、证候量化、证治关系等提供依据。

4. 中医临床试验研究　许多中医药的临床经验与药性检验是经过千百年的考验得以证实的，却因为缺乏循证医学证据而得不到更好的传承与认可。中医临床试验研究，主要以两点为切入点，其一为提出某病证发病及治疗的疑难之处，而西医学治疗疗效不确定及疗效不佳，其二抓住中医药治疗疾病的优势点在何处，这种优势并不一定如西医治疗所显示的那样，得到痊愈及各症状的好转，中医药治疗可以就临床某几点的症状的改善或是改善患者生活质量而展开研究。

5. 中医临床基础研究　针对中医药防治每一种疾病的具体优势为重点，从整体、器官、细胞和分子水平进行系统研究，揭示中医药的作用规律和疗效机理。研究中要重视中医药在分子水平的调节机制研究，尤其是对功能基因转录、表达及调控作用的研究，以揭示出中医药调整作用的科学内涵和分子学机制，注重从中发现新的现象和规律，为治疗重大疾病提供新的思路、理论和方法，以促进人类医学的进步和中医药现代化进程。

6. 中西医病证结合的模式研究　中西医结合模式在现在医疗的临床研究与临床治疗中都普遍存在。中西医结合模式切入点在于：①病证结合模式，即西医的疾病结合中医的辨证进行基础理论或是临床试验的研究；②中西医治疗相结合的研究，中药和西药叠加治疗能得到最佳的疗效。

7. 名老中医经验研究　名老中医是中医药学术发展的杰出代表，是中医临床研究工作最基础、最可靠、最生动的原始数据，是联系传统与现实中医发展的灵魂，名老中医的一些理论和经验已经过数十年乃至数百年的实践验证，弥足珍贵。总结名老中医的临床经验、用药规律和学术思想，对中医药的薪火传承具有重要的理论意义和应用价值，是中医临床创新发展的源泉。

临床科学研究是按科学的实验方法，研究疾病临床阶段的规律而进行的各种临床试验过程。主要是对疾病的病因、诊断、治疗、预后进行的临床研究。包括以下几方面：①研究某一疾病的病因或机理，寻求早期诊断指标；②根据病因或临床转归等制定疾病的临床分型；③研究影响疗效的因素及疗效对比（目前，这是主要的研究方面）。根据不同临床研究的目可以选用不同的研究方法，具体体现在如下几个方面：

1. 疾病病因评价　疾病的病因比较复杂，往往是多种因素引起的，通常用现况调查、病例对照研究、队列研究、干预试验研究的方法进行探索与验证（其论证强度见表8-1）。

从流行病学观点，有四类因素在疾病病因中起作用。它们每种都可能是必需因素，但单独的每种则很少是引起某种疾病或状态的充分病因。它们是：①易患因素（predisposing factors）：如年龄、性别、过去的疾病可以形成对某病因的易感状态。②诱发因素（enabling factors）：如缺乏营养、低收入、居住条件不良及医疗保健不宜等可促发疾病。相反的状况又有助于疾病恢复、维持健康。③速发因素（precipitating factors）：如暴露于某特异病原因子（agent）或有害因子能促进发病。④加强因素（reinforcing factors）：屡次暴露于致病因子或做不适宜的重工作，可以加重已发生的疾病或状态。

表8-1　不同类型的方法在病因研究中的论证强度

方法	论证因果联系的强度
病例分析	－
横断面研究	±
病例对照研究	＋
队列研究	＋＋

2.疾病诊断评价　疾病的诊断方法很多,有物理-影像学的,如X线、CT、超声波、各种内窥镜探查与造影,有生化的各种试验,有血清学与免疫学的各种检查。然而,这些诊断方法的灵敏度、特异度、误诊率、漏诊率、预测价值等,均要通过"诊断试验"进行评价。

3.疾病治疗评价　疾病的治疗可采用药物、手术、理疗、放疗、针灸等方法进行,而这些措施的确切效果如治愈率、有效率与副作用等均需用临床试验进行观察。试验主要设计历史性对照研究、非随机同期对照研究、随机对照试验（RCT）、交叉试验、序贯试验。

4.疾病预后评价　疾病的预后如康复概率、生存率、致残率、复发率等,要用前瞻性随访研究加以测定。

按照研究目的不同可采用如表8-2的研究方法：

表8-2　临床科研设计分类

分类	设计方案
病因研究	随机对照试验、前瞻性队列研究、病例对照研究
临床疗效评估	随机对照试验、自身前后对照、交叉研究
诊断试验评估	与诊断标准相对照
预后和自然病程评估	队列研究
疾病在人群中的定量分布	横断面研究
特殊病例描述和介绍	病例报告、病例分析

中医临床研究是把中医学的理论体系、辨证模式和诊疗方法与科研方法相结合,形成临床研究思路,假说的建立,研究对象的确定,科学的结局,指标的选择,合理的研究方法等一套研究过程。中医药学从整体观、辨证论治的理论体系出发,建立其对人体健康及疾病规律认识的理论和防病治病的方法,对于假说的检验、现在理论的产生及方法的形成主要通过临床实践而完成,许多研究是在临床实践经验确定的基础上进行临床研究,以提供循证医学证据。故临床实践中提出假说并进行验证是中医药临床研究的一大特点。其次中医药临床研

究始终与中医的整体观及辨证施治相结合。辨证是给予干预的前提,证候的确定在建立受试方药及疾病的病理规律的认识中始终贯穿,中医临床研究中注重病证结合模式能更深入地认识疾病本质与发展变化,更能确切评价干预措施的有效性。而整体调节也贯穿于中医临床研究的全过程。复方或综合治疗不是作用于某一单一靶点或疾病的某一单一环节,而是立足于脏腑、经络、气血的整体功能调节与机体内环境稳定的建立。美国国立卫生研究院指出复杂的补充医学体系可以当成完全形态来研究或看成结合的整体。

当然,在当代的社会医疗环境下,中医临床研究不同于西医学的临床研究,已经很难单独用中医的语言来描述,也就意味着在进行中药方剂的临床研究中,其针对的不仅是中医的"证",也要针对西医的"病",对于中药方剂的评价也不再局限于中医"证候"的改善,更要着眼于"病"相应客观指标的改善和恢复,还要兼顾患者的主观感受。这就必然牵涉一个问题——中医药在临床中的作用到底是什么? 故而,在进行呼吸系统疾病的中医临床研究中,首先要回答的一个问题是: 中药方剂所处的地位到底是什么,是作为主导治疗、辅助治疗,还是西医治疗后的善后治疗? 只有明确了中药方剂研究的不同作用定位,才能正确地把握试验方案的设计,也才能达到预期的研究目标。

一般来说,主导治疗是指在某疾病或疾病的某一阶段、某一环节,单用中医药治疗或以中医药为主的治疗方法。辅助治疗是指在某些疾病或疾病的某一阶段、某一环节,目前中医药只能发挥辅助治疗作用。辅助治疗的目的有两个,即增效和减毒。中医药所发挥的辅助治疗作用往往是西医学所不具备的。善后治疗的目的有两个,一是常规治疗之后的后续治疗或康复治疗,如中风后,肢体功能障碍康复治疗。二是巩固已经取得的疗效,保证最终康复。

不同的中药作用定位是由疾病本身的规律和中医药的疗效特点决定的,随着疾病谱的发展,中医也要在继承传统病证名称的基础上寻找和确定中医优势病种,及最佳介入时点。同样,针对同一种疾病的不同发展阶段,中药所起的作用又是可以互相转换的,如针对慢性阻塞性肺疾病(chronic obstructive pulmonary disease, COPD),在急性发作期中医药可以作为辅助治疗,而当该疾病处于稳定期时,中医药则可以发挥主导治疗作用,如减少疾病发作次数、延长稳定期时间、提高患者生活质量等。所以在确定一个临床研究方案时,必须结合临床实际设计方案。

当然,目前西医对于每一种研究方法在研究结束撰写研究报告的时候都有相应的报告规范,研究者可以根据报告规范的条目来指导研究方案的设计及具体实施,并在研究结果中按规范撰写研究报告(表8-3),这相当于一种指南。传统医学在这方面也进行过一定程度的改良以适应中医研究特点的需要。

表8-3　医学研究类型与论文报告规范

分类	报告规范	分类	报告规范
系统评价(RS)	修订QUOROM声明	病例对照研究	STROBE声明
RCT	CONSRT声明	现况研究	STROBE声明
Non-RCT	TREND声明	诊断试验	STARD声明
队列研究	STROBE声明		

第一节 概 述

一、临床研究的主要环节

任何临床研究都包括施加因素、研究对象、结局指标三个环节。

施加因素：又称研究因素、试验因素或处理因素，在防治措施研究中称受试因素、处理因素或干预因素，是人为施加或强加给研究对象并能观察效应的因素，在病因学研究中称暴露因素。研究因素的类别：生物性因素、化学性因素、物理性因素、地理因素、遗传性因素、心理性因素、社会性因素。临床研究中可出现单因素或多因素，施加因素有着不同的水平可产生不同的效应。

研究对象：是指在观察性研究或干预性研究中的观察对象或干预实施对象。包括目标人群、可及人群、研究样本。主要源于：①根据临床和人口学特点人群；②目标人群+时间和地点；③可及人群+志愿参加。研究对象的确立首先根据纳入标准(临床特征、人口学特征、时间特征、地点特征)及排除标准(尽量少、影响随诊、数据质量、治疗顺应性、安全性等)锁定目标人群，再根据抽样(方便抽样、consecutive better、几率抽样、简单随机抽样、系统抽样、分层随机抽样、整群抽样)确定研究对象，使研究对象代表性强，降低无应答、失访风险，确保样本量足够。

研究效应："效应"是研究对象对研究因素的反应，用具体指标来进行评价(观察指标、使用指标、评价指标)。指标分计数指标、计量资料、等级指标。指标的选择原则：①关联性：选用的指标与研究的目的有本质的联系，如糖尿病患者检测总胆固醇、甘油三酯。②特异性：能准确地反映出与研究因素有关的特殊效应，同时又不为其他因素干扰影响的指标。如痰结核菌阳性率是传染性肺结核病的特异性指标。③客观性：观察指标从性质上可分为客观和主观指标两类。客观指标是使用仪器等工具测量的指标，结果客观、重现性好。主观指标是靠研究对象回答或研究者自行判断而不能客观检测记录的指标。④灵敏性：指标能敏感地反映出研究的真正效应和量的变化。在选择时，以标准来观察其灵敏度。⑤精确性：指标能用仪器准确精密地测量，并具有稳定性和可重复性。

二、临床研究设计的基本原则

对于任何一项科学研究，研究设计的好坏直接关系到研究结果的质量。临床研究方案的设计必须建立在科学性和可行性的基础之上，从而确保研究结果的真实可靠。临床研究的基本原则主要有随机化、对照、盲法和可重复原则。

(一)随机化原则

随机化(randomization)是临床科研的重要方法和基本原则之一。在抽样研究中，抽取或分配样本时，每一个研究对象或观察单位都有完全均等的机会被抽取或分配到某一组，而不受研究者或被研究者主观意愿所左右。随机化的目的是排除选择性偏倚，使被抽取的研究对象能最好地代表其所来源的总体人群，或使各比较组间具有最大程度的可比性。随机化包括随机抽样与随机分配(组)。

1. 随机抽样(random sampling)　随机抽样是指被研究的对象从被研究的目标人群中，借助于随机抽样的方法，使目标人群中的每一个个体，都有同样的机会被选择作为研究对象。常用的随机抽样方法有简单随机抽样法、系统随机抽样法和多级抽样法等。

（1）简单随机抽样法(simple random sampling)：首先要有一份所有研究对象排列成序的编号名单，再利用随机数字表，随机选出进入样本的号码(已经入选的号码一般不能再次列入)，直至达到预定的样本含量为止。

（2）系统随机抽样法(systematic random sampling)：首先将总体中各单位按一定顺序排列，根据样本容量要求确定抽选间隔，然后随机确定起点，每隔一定的间隔抽取一个单位。该方法也叫"等距离抽样"。

（3）多级随机抽样法(multi-stage sampling)：首先将总体人群分成一定规模的抽样单位，抽出几个单位后再从中进行第二次抽样，称为两级抽样法或从属抽样法。如果从第二次抽样的单位中再行抽样，即为三级抽样法。如此反复抽样的方法叫做多级抽样法。

2. 随机分组(random allocation)：在治疗性临床研究中，将研究对象(连续的非随机抽样的样本)应用随机的方法进行分组，使其都有同等的机会进入"试验组"(experimental group)或"对照组"(control group)接受相应的干预措施。随机分组目的是防止选择或分组分配时来自研究者或受试者的主观因素干扰产生的选择性偏倚，使组间的若干已知的或未知的影响因素达到基本一致的水平，能被测量的和不能被测量的因素基本相等，增强组间的可比性。

随机化分组的方法：常用的随机分组有简单随机法、分层随机法、区组随机法、分层区组随机法等。

（1）简单随机法(simple randomization)：有抛硬币法、抽签、掷骰子、查随机数字表、用电子计算机或计算器随机法等。抛硬币法是根据硬币落下时，向上的是正面或背面，决定该样本分配到试验组或对照组。

（2）分层随机法(stratified randomization)：分层随机法是根据研究对象的重要临床特征或影响研究结果的某些主要因素，如年龄、病情、有无合并症或不同危险因素等作为分层因素，采用先分层再在各层内用随机化的方法进行随机分配，可使分层因素在组间达到均衡，以保证组间基线的可比性，增加结果的可信度。

目前广泛开展的多中心研究也属分层随机(以中心分层)，每个中心都要设立试验组和对照组，进行随机分组。分层随机化方法通常在小样本临床试验中使用，在大样本临床研究中可在观察结束后进行分层分析。

（3）区组随机法(block randomization)：首先确定合适的区组数(block size，即每个区组的病例数)，一般区组数为研究措施数的倍数，如果研究措施为2种，区组数可选择为2，4，6……然后根据区组数确定患者纳入的顺序，一般有排列组合法、随机数字表法。

（二）对照原则

所谓"对照"，即设立与试验组条件相同及诊断一致的一组对象，接受某种与试验组不同的干预措施，目的是用以与试验组结果进行对照性比较，以消除非干预措施的影响，有效地评价试验措施的真实效果。这种用以对照比较的一组研究对象，称为对照组。对照组除不接受试验组的疗法或干预措施外，其基线情况、其他方面的试验条件、观察指标和效应标准等均与试验组相同，才具有可比性。

一般来说,治疗措施的总效应来自三方面:一是疾病的自然缓解,二是非特异性的反应,三是治疗措施本身的特异效果。在评价一种干预措施特别是药物作用的临床研究中,其目的就是明确措施或药物本身的特异性效果有多大。因此,为了明确某种措施的真正疗效,必须设立对照组,通过比较,以排除因疾病自然缓解和非特异反应所产生的效果。

1. 按研究设计方案分类

(1)同期(平行)对照:是指试验组和对照组的研究要同步进行,从同一时间、同一地点选择患者;具有明确、统一的诊断和纳入研究的标准;试验条件基本一致,观察期限一致。前述的空白对照、安慰剂对照、标准对照都可以采用同期(平行)对照的方法。若采用随机同期对照,可以避免与时间变化有关的许多偏倚,可以消除、控制或平衡许多已知或未知的偏倚,保证了试验组与对照组除了治疗措施不同外,其他非处理因素的均衡性,从而使研究结果真实可靠。

(2)自身对照(self control):受试对象自身在前、后两个阶段,分别用两种不同的药物治疗或干预措施,最后对比两种药物或干预措施的疗效。一般在前一阶段结束时应有一段时间间隔,称洗脱期,以避免前一种药物的后效应对第二阶段治疗效应的影响。自身对照适用于慢性病对症治疗的研究。

(3)配对对照(paired control):为了消除某些混杂因素干扰组间的可比性,增强研究结果的真实性,可将试验组的对象按配对因素(matching factor)选择与对照组相配对,叫配对对照。例如,以年龄、性别或病情程度为配对因素相互配对,于是两组间的研究结果就可以消除其配对因素的影响,增强可比性,通常以1∶1或1∶2配对,不宜大于1∶4。

(4)历史对照(historical control):历史对照是将新的干预措施的结果与过去研究的结果作比较。历史对照是非同期对照,因患者的选择和试验条件很难相同,两者的基线可能不一致,诊断和治疗的方法也随时间改变而改变,预后也随之发生变化,故历史性对照有局限性及偏倚,论证强度较低。

2. 按对照组的处理措施分类

(1)空白对照(blank control):又称无治疗并行对照。在无治疗的对照研究中,受试者被随机分配到试验治疗组或空白对照组。基于伦理学的考虑,临床研究中单纯使用空白对照的情况不多,且空白对照不可能采用双盲设计,这种设计很可能仅仅是在下列情况下才需要和适用:即有理由确信研究终点是客观的;不可能实行双盲(如药物治疗与手术治疗;容易识别药物毒性的治疗)。

(2)安慰剂对照(placebo control):安慰剂为不具有治疗或致病效应的制剂。对照组用安慰剂,与具有治疗或致病效应的试验措施进行比较对照,则为安慰剂对照。口服剂型通常用淀粉、维生素或葡萄糖粉作安慰剂,注射剂常用生理盐水作安慰剂。将安慰剂制成与试验用药物在包装、外形、颜色、味道、气味上难以区别者,称为模拟剂。

(3)标准对照(或阳性药物对照、阳性对照):是指对照组使用公认"有效"的干预措施或药物,如诊疗指南、治疗方案或教科书推荐的干预措施或药物。这是应用最多的一种对照措施,常用于比较新的干预措施或药物和已知有效的"老"的干预措施或药物间的疗效差别。

(三)盲法原则

在临床研究中,"隐藏"治疗分组情况,使研究者或被研究者不知道每位受试者在试验组还是对照组,接受的是试验措施还是对照措施,称盲法研究(blind trial)。此外,盲法还应用于对研究资料的分析和报告的撰写。盲法的目的,是为了有效地避免研究者或受试者的测量偏倚和主观偏见。

1. 盲法的分类

(1)单盲法(Single-blind):"单盲"是指受试者不知道自己是在试验组还是对照组,而研究者知道。单盲法优点是操作简单,容易进行,发现临床问题能及时处理,对受试者的健康和安全有利。单盲法虽然可以减少来自受试者的偏倚,但不能避免研究者主观意愿的干扰,尤其是较难客观、定量测量的指标,如神经精神科的各种量表、中医的证候判效等。

(2)双盲法(double-blind):"双盲"是指受试者和研究者双方都不知道分组情况。双盲的优点是可避免来自受试对象和研究者双方的偏倚,使资料的收集和结果的评价真实、可靠;缺点为在管理上缺乏灵活性,有特殊副作用的药物容易被破密,不适用于危重患者。双盲法通常用于评定药物的疗效,尤其在采用反映主观判断指标时(如心绞痛、头痛、眩晕、呼吸困难等),盲法试验更为重要。但双盲法在管理上会增加一些困难,临床研究如果使用有特殊副作用的药物容易被破密,如肾上腺皮质激素等。

(3)三盲法(trible-blind):"三盲"是指受试对象、研究者和资料分析或报告者都不知道受试对象分配在哪一组和接受哪一种干预措施。三盲的优点是在双盲的基础上还可避免资料收集、结果评价和资料分析时的偏倚;缺点为较复杂,执行进程中有一定困难。

(4)双盲双模拟法:如果试验药品与对照药品的剂型、用药时间或剂量不同,为保证盲法的实施,往往要采用双盲双模拟法。如试验药片剂与对照药注射剂比较,可先制作试验药片剂的模拟剂和对照药注射剂的模拟剂,执行时采用如下方法:

试验组:试验药片剂+对照药注射剂的模拟剂

对照组:试验药片剂的模拟剂+对照药注射剂

两组患者都接受了两种干预措施,但每组只体现一种干预措施的效应。

(四)重复原则

重复(replication)原则是指在相同试验条件下进行多次研究,确保研究结果的重现性。具体包括:①同一研究对象的重复观察:这是保证观察结果的准确度和可靠度。包括对仪器设备、条件方法、操作规程等要求。②多个研究对象的重复观察:避免把个别情况误认为普遍情况,把偶然或巧合的现象当作必然的规律,通过确定质量(同质性)和数量(足够的样本含量)的两个条件,使结果具有稳定性,使假设检验达到预定的目的。

1. 控制同质性 临床研究的同质性(homogeneity)是指同一研究目的,要求纳入具有相同范围、性质、特征的研究对象,使研究样本所得到的结论能推及于相应的人群。同质性的控制一般涉及诊断标准、纳入标准、排除标准三方面。

2. 样本量估算 在临床研究中,无论是抽样调查还是临床试验,都不可避免地要遇到样本量多少合适的问题。当然,研究对象的例数越多,从样本计算出的频率或平均数等统计量就越接近总体,从这个角度讲,研究例数越多越好。但若观察例数太多,不仅增加了临床研究的困难,可执行性低,而且难以控制研究质量,影响研究结果。因此,样本量以恰当为宜,多少是恰当呢? 通常需要根据研究类型、研究目的、方案设计、专业要求和统计学要求而确定。

三、影响试验性研究的常见偏倚

偏倚(bias),又称系统误差,是指临床研究中受某些因素的影响,使样本人群所测得的某变量值一致向真实值的某一方向偏离的现象。偏倚是影响临床研究质量的主要因素,使研究结果与真实情况之间出现偏差。在试验(治疗)性研究中的常见偏倚有:

(一)选择性偏倚

选择性偏倚(selection bias)主要是研究对象的选择和分组时,由于人为的干预而导致的偏倚。选择性偏倚在试验性研究和观察性研究中有不同的表现,在治疗性研究中,主要表现在分组方面,如研究者有意将病情轻、病史短、治疗反应好及依从性好的患者分为一组,而将相反情况分为另一组,由于两组患者在观察开始时就存在除干预措施以外的差异,其治疗效果必然会偏离真值,两组比较就失去真实性。

(二)测量性偏倚

测量性偏倚(measurement bias)主要是测试观察指标时,受人为倾向的影响而造成的偏倚,由于测量的非规范化操作、测量仪器的差异、测量频度与强度的差异及对影像资料判断或量化的差异,歪曲了真实性,从而产生测量性偏倚。

(三)干扰

干扰(co-intervention)是指试验组的患者额外地接受了类似试验药物的某种有效制剂,从而人为地造成一种夸大试验组疗效的一种假象。

(四)沾染

沾染(contamination)是指对照组的患者额外地接受了试验组的药物,从而人为地造成一种夸大对照组疗效的虚假现象。

(五)霍桑效应

在治疗性研究中,研究者对自己感兴趣的研究对象较对照者往往更为关照和仔细;而被关照的患者对研究人员又极可能报以过分的热情,从而对治疗反应报喜不报忧。这种人为地引起夸大客观效果的现象,谓为"霍桑效应(Howthorne effect)"。

(六)安慰剂效应

安慰剂效应(placebo effect)是指受试对象使用了与有效药物在外形、颜色、味道和气味上难以区别的安慰剂(模拟剂)后,产生一些类似于治疗药物的作用,包括治疗效应或不良反应。

(七)均数回归现象

均数回归现象(regression to the mean)是指有些测试的指标,如血压或某些生化指标在初试时患者在异常水平,然而,在未干预或无效治疗的条件下复试,可能有些恢复到正常水平。它可以造成误认为治疗有效的假象。

(八)机遇

机遇(chance)即随机误差或抽样误差所致的偏倚。机遇因素在治疗性研究中不可能消除,只能在研究设计中,通过限制Ⅰ型错误和Ⅱ型错误的允许水平,使机遇因素的影响控制在容许的范围之内。

(九)混乱

混乱(noise)是指"研究"工作杂乱无章,以致造成研究的结果不科学和不可靠。

（十）依从性

依从性（compliance）是指患者执行医嘱的客观应答反应的程度。全面认真地执行医嘱，按规定方案接受治疗和检查，称为依从性好；反之，则是不依从（non-compliance）或依从性不好。患者的依从性影响着研究质量，一般不依从率应力争控制在10%范围内。

第二节　描述性研究

描述性研究属于观察性研究的一种，是流行病学研究的基础步骤。描述性研究通过对疾病或临床事件的各种特征进行描述，并进行初步分析和推论，为进一步开展分析性研究提供线索，而且常常推动更严密的研究，因此是临床科研的初步阶段。传统的描述性流行病学关注三个问题：人、地点和时间，或者说致病因素、宿主和环境。一个良好的描述性报告应该回答五个基础问题：谁、什么、为什么、什么时候、在哪里，以及第六个问题：那又如何。描述性研究包括个案报道、病例系列报告和横断面研究等。

一、个案报道

中医学历来重视个体化治疗，强调因人、因时、因地三因制宜，故而中医个案成为历代医家医案的最主要形式。医案是对医生诊治疾病过程的忠实记录，其中蕴含着医生的宝贵经验，大量的中医有效性证据就存在于这些个案之中，它反映了中医临床以辨证论治为特色的成果，"中医之成绩，医案最著，名家工巧，悉萃于是。学者要想寻求前人心得，钻研医案可收事半功倍之效"（章太炎）。但现今之中医临床研究，多强调大样本、多中心、双盲随机对照试验的群案分析为多，个案分析的重视程度不够。但必须明白，随机对照试验的研究着重于药物，而个案研究则着重于人。故而，个案研究与随机对照试验研究存在相互依存的关系，不可偏废，否则就淡化了中医临床个体化治疗的特色。

尽管中医临床个案研究意义重大，早在西汉时，名医淳于意即提出看病要把患者的姓名、居里、病状、脉象、治疗经过和所施方药等记录下来，称作"诊籍"，但时至今日，它的表达仍没有一个公认的标准。中国中医科学院中医临床基础医学研究所组织专家就个案报道的表达规范提出了原则，认为可包括以下10个方面：①简短摘要：概括性说明诊治方法、结果、意义及病例类型（常案，类案，变案，坏案，疑难病例，罕见病例，奇、特效病例）。②背景介绍：对该病的既往理论、实验和临床研究进行总结性回顾，指出诊断和治疗难点，说明选择本个案理由，突出病例的代表性与示范意义。③病例一般信息：性别，年龄，婚姻，职业，常住地，发病节气，资料收集方法。④主诉：尽量采用病证结合术语以利于行业内外的理解与沟通。⑤病史：现病史和既往史。⑥诊断：中西医双重诊断，包括鉴别诊断，中医辨证。⑦治疗（初诊）：描述详尽的可溯源的中西药治疗，治则治法，对处方组成要提供配伍（君臣佐使，四气五味，升降浮沉等配伍）的理论依据；给出复方药物的产地、炮制方法、质量控制方法与标准，同时亦应注明给药方法、时间和剂量。自配方需注明方剂组成，成方、修改方需提供变更目的，注明使用剂型，尽可能描述制剂过程及药物在成品中的比例，药物的质量控制标准和方法等。复诊患者要记录症状、体征及理化指标等变量的变化，并予以疗效评价。还需说明变量的测量方法和标准，提供病例报告可信性证据，随访记录。⑧讨论：解释结果，讨论研究结论的初推程度,分析影响疗效的因素,诊治上存在的问题,说明研究者与该病例的有关利益冲突(说明报告者,研究者和患者的关系)。⑨专家点评:画龙点睛式地说明病例的临床意见、推广性与局限性。⑩参考必要的文献。并指出,上述③~⑧项是中医个案表述的主体部分,不可或缺;①、②、⑨、⑩项是辅助部分,有助于对病例的理解与推广。

以上是关于中医个案的报告规范,那么应该如何阅读和使用中医个案呢?一要鉴别:要学会鉴别阅读个案,要有科学的鉴别力,要全面分析、衡量、归纳,看它的真实性、科学性、开拓性、罕见性、有无独到与创见,要进行去伪存真、去粗取精的处理,对比阅读。二要相信:对经过鉴别的个案就要相信它,相信了才会真正深入去体会它,才会精读、细读。三要联想:看个案要善于联想,举一反三,这时,可能找出新思路、新理论、新方法。个案有些时候可为后续的研究提供很好的切入点。四要深思:要有丰富的想象力,尤其是古人的个案多简练,有的省去不少内容,不用心深思则往往持否定态度。五要升华:当你反复深思,仔细地读完一个个案时,对最感兴趣、想得最多之处要记下来,这是产生新飞跃的起步与象征,不能放过。

二、病例系列报告

病例系列报告是指在一个报道中集中报告数个个案。单个不寻常病例的报告可能不能启动进一步的研究,而数个不同寻常病例的系列报告就增加了考虑的分量。如张亭栋等1973年发表的病例系列报告《"癌灵注射液"治疗6例白血病初步临床观察》,启发了后来一系列的基础研究和临床试验,让医学界广泛接受了三氧化二砷对急性早幼粒白血病的治疗作用。

病例系列报告及个案报道的优点:①可用于观察临床对照试验排除的患病人群;②观察特殊疾病、并发症和不良反应;③费用低廉,容易进行;④指明未来研究方向。缺点:①外在真实性不确定;②发生严重偏倚;③高估观察结果。

三、横断面研究

横断面研究属于描述性研究,主要用于描述现象的特点和规律,为进一步的研究提供线索。临床研究中的横断面研究主要用于描述疾病(或症状、体征、中医证候等)的自然转归、诊断、治疗、预后等方面的人群特征,以便找出其中的规律,指导临床实践。横断面研究也可以看作是一种在队列研究人群中进行病例对照研究的类似情况。但由于在横断面研究中因和果的数据收集发生在同一时点,因和果缺乏时间先后关系,只有像性别和血型这些长时间的暴露因素才会肯定比结局要早。横断面研究所发现的事物之间的因果关系需要其他更加严格的研究方法确证,因此,横断面研究在对因果关联下结论时一定要慎重。

横断面研究的实施步骤:首先要确定研究类型和对象,明确调查目的,根据研究目的的实际情况确定研究对象,方法包括普查和抽样调查。第二步就要计算样本量,样本量的大小直接决定了研究结果的精确度和代表性。精确度要求越高,样本含量越大,预期患病率越高,样本含量越少。第三步确定抽样方法,抽样方法包括非随机抽样、单纯随机抽样、分层抽样、系统抽样、整群抽样和多级抽样等。第四步要确定变量,制定调查表。首先确定研究变量,研究变量应反映研究目的,研究变量可以是疾病或中医证候指标,也可以是相关因素变量、人口学指标。第五步要进行资料的收集,对暴露测量必须有明确的定义和测量尺度,采用调查表、实验室检查、体检等手段来测量,通过现场调查、信访、电话调查、电子邮件调查、网上调查等形式来实现。治疗的收集应该保证较高的应答率,一般认为调查的无应答率不得超过30%,否则将会影响结果的真实性。第六步就要进行治疗的分析和整理,检查核对原始资料,然后对原始资料进行必要的分组、整理,制定统计表,进行统计分析,当然,在研究过程中和结果分析时应该采取相应措施分析和避免偏移,并加强过程中的质量控制。

横断面研究在方法学上应注意以下几点:①要有明确的研究目的,一项研究最好明确一个目的,说明一件事情;②要依据研究目的对研究对象给出清楚的定义;③要明确研究对象获得的方法、主要步骤,如果是抽样获得,要说明抽样的框架、抽样的方法。④要有确定样本量大小的依据,以保证结果的可靠性;⑤临床研究中多涉及疾病(或症状、中医证候),因此对研究的疾病(或症状、中医证)要给出标准,谁做出的诊断,诊断的依据等;⑥横断面研究都是在一定时间点上进行的,要把时间范围说清楚;⑦影响所研究疾病(或症状、中医证候)的因素很多,在一个研究里要说明研究的因素是什么,控制的因素是什么;⑧如果采用已有资料进行分析,需要对资料的质量有所评估,以保证资料是可靠的。

1. 中医证候流行病学调查现状　中医证候的流行病学调查由于现代疾病的命名依据与中医不尽相同,故而一个西医病名可能囊括一个以上的中医病名,故而完全依据其中的某一个或几个中医病症的证候分型作为参考,恐有某种程度的偏颇,所以对某一西医疾病进行证候规范化的研究有重要意义。如COPD属于中医的咳嗽、喘证、肺胀等范畴,而咳嗽、喘证、肺胀的中医证候分型、病因病机乃至证治规律并不完全相同,若不进行针对性的研究,势必影响西医病名涵盖下的中医辨证论治的疗效。同时由于中医个体化治疗的特点,在进行中医证候的流行病学调查时,应特别注意地域、季节和被调查人体质等的如实记录。

实例

北京中医药大学牵头对位于全国5省1市的10家单位开展的COPD稳定期证候及证候分布特点的多中心临床流行病学调查发现,774例COPD稳定期患者的高发证型分布依次是肺肾气虚证、痰热壅肺证、脾肺气虚证、肺肾气虚合痰热壅肺证、痰浊阻肺证、肺肾亏虚证、肺气虚证、肺阴虚证、气阴两虚证、痰瘀阻肺证等20个证型。其病位类证候要素依次是肺、肾、脾、胃、经络等10个证候要素,其病性类证候要素依次为痰、气虚、火(热)、血瘀、阴虚、虚、湿(浊)、阳虚等16个证候要素,为COPD的临床研究和治疗提供了前期基础。

2. 横断面调查量表的编制　量表作为一种计量医学,是近年来发展起来的一门新型边缘医学。量表评测方法对受试者主观感受进行测量与评价,能更好地对软指标进行定量分析,较好地弥补了原有重视医生的评价和单纯理化指标评价方法的不足,被认为是解决治疗评价问题的值得探索的一条途径,近年来在医学界受到了越来越多的重视。下面我们通过一个实例来看看量表编制的方法和步骤。

实例

研究同上,为了客观科学地评价中医药治疗COPD稳定期的临床疗效,研究者基于中医形神一体观理论,研究COPD稳定期患者报告结局量表,并进行该量表的临床实用性评价,以期为中医辨证论治临床疗效评价提供科学客观的评价工具。

COPD稳定期患者报告结局量表测试版的编制:①要明确研究对象和目的:该量表应用的对象为COPD稳定期患者,开发的目的是适于COPD稳定期患者中医辨证论治疗效自我报告结局评价。②量表编制的工作方式:采用议题小组和核心工作组交互工作的方式编制量表。议题小组负责条目的提出,核心工作组负责组织条目的提出、研讨和筛选条目等具体研究工作。③量表的理论构想根据中医形神一体观理论以及COPD稳定期患者的特点和辨证论治疗效评价的应用目的：设想量表理论框架应包含辨证论治临床疗效关注的肺、脾、肾虚症状，功能活动，情志影响3个领域。④条目池的建立和量表测试版的编制：通过文献研究、议题小组讨论，形成备选条目池；核心工作组依照、独立性、敏感性的原则，对备选条目逐条反复讨论，形成初选条目；将初选条目形成问题形式，条目评分采用李克特5级评分法，并按照同类项目排列在一起的方法组成初始量表；对初始量表招募15名患者进行试用，对条目重要性、有无歧义或者是否容易理解、语言的流畅性等方面进行评价，进一步调整和修改条目。

COPD稳定期患者报告结局量表测试版的考评：基于全国6个中心招募的324例住院患者进行临床施测。采用5种方法进行条目分析，利用由保留条目组成的量表进行心理测量学评价，考察其信度、效度和反应度。通过对考评结果的分析，确定最终的入选条目。

3. 观察性流行病学研究报告规范　临床医师所关注的临床问题，一方面是药物等有关治疗和干预效果的证据，另一方面就是疾病频率、危险因素、诊断及预后等信息，而这后一方面的信息多来自观察性研究。因此规范观察性流行病学研究的报告具有重要的意义。观察性流行病学研究报告的质量（STROBE声明）限定在队列研究、病例对照研究、横断面研究三种设计，并制定成一种通用的格式。

横断面研究的优点：①常用抽样调查，结果有较强推广意义；②有来自同一群体的自然形成的同期对照组，结果具有可比性；③可同时观察多种因素。缺点：①难以确定现因后果的时象关系；②不能获得发病率资料。

第三节　分析性研究

分析性研究又叫分析流行病学，对所假设的病因或流行因素进一步在选择的人群中探寻疾病发生的条件和规律，验证所提出的假说。主要有两种：①从疾病（结果）开始去探找原因（病因）的方法叫病例对照研究，从时间上是回顾性的，所以又叫回顾性研究。②从有无可疑原因（病因）开始去观察是否发生结果（疾病）的研究方法叫队列研究。从时间上是前瞻的，所以又叫前瞻性研究。

一、病例对照研究

病例对照研究是属于因果关联推论的一种分析性研究，是探求患有某种疾病（或发生了某种结局）的病例组与未患该疾病（或未发生某种结局）的对照组之间对危险因素（或治疗）的暴露情况，通过询问或复查病例档案等方式，获得既往暴露因素与疾病结局之间相关性的研究。如果两组在研究因素之间存在差异，则推论该危险因素（或治疗）与疾病结局有相关性。

病例对照研究可以应用于药物或其他疗法的疗效评价、病因或其他危险因素的研究、药物不良反应观察和疾病的早期诊断。病例对照研究对于中医药的研究有两个方面的意义，其一，研究中医药整体作为一个暴露因素与疾病结局的关系；其二，探讨中医药各个组成要素分别作为独立暴露因素与疾病结局之间的关系。病例对照研究的特点是不给予任何干预因素,设立有对照组,观察由果至因,属回顾性观察,对暴露原因一种关联推测,难以证实因果关联。病例对照研究适用于发病率低的疾病。优点是方便、经济,短时间内可获得结果提供病因线索,缺点是在选择病例和对照时的偏性和回忆偏性可能影响研究结论的可靠性。病例对照研究是因果关联推断的基本研究方法,对探讨中医药复杂要素的构成以及各要素与结局之间的关系具有不可替代的作用,也是随机对照试验和队列研究的前期工作,用以产生合理的科学假说。

病例对照研究优点:①费用低廉,研究所需时间短;②可用于评估罕见疾病或药物不良反应;③可研究大量的独立样本;④一定程度上可重复;⑤为进一步研究提供假设。缺点:①不能描述疾病发生率;②不能证明因果关系;③资料收集问题;④对照组问题;⑤每次只能研究一种疾病;⑥不适于研究人群中暴露(治疗)比例很低的因素,因为需要很大的样本量。

实例:福州地区汉族人群冠心病血瘀证影响因素的病例对照研究

1. 明确研究目的　探讨影响福州地区汉族人群冠心病血瘀证易感性的主要因素及其影响强度。

2. 明确病例来源　176例冠心病血瘀证患者均为2009年8月1日—2010年1月30日福建省人民医院就诊的新发患者。(病例最好选择新发病例,由于发病时间接近暴露时间,病例能较好的回忆暴露史,可降低回忆性偏倚。病例要符合公认的诊断标准,不论西医的疾病诊断还是中医的证候判别。)

3. 设置对照　对照组为2009年8月1日—2010年1月30日福建省人民医院就诊的新发冠心病非血瘀证患者123例以及非冠心病非血瘀证的其他疾病患者104例。(对照有人群对照与医院对照两种模式,即来自同一社区中未患所研究疾病的居民,或同一医院中未患所研究疾病的其他患者或健康体检者。人群对照可以保证与病例的可比性,但人力、物力花费较大,而且应答情况较差。医院患者对照合作性好,可保证病例和对照间医疗因素的相似性。)

4. 计算样本量　本研究没有交代样本量估算的内容。病例对照研究的样本计算与4个因素有关:①对照组中的估计暴露率(P0);②估计具有意义的最小增加或减少的比值比(R);③希望达到的检验水准α(通常取0.05);④检验的把握度(1–β)(β通常取0.20或0.10)。

5. 确定变量,设计调查表　用自行设计的冠心病血瘀证发病影响因素调查表,对人选的观察对象进行问卷调查及实验室检查。(设计调查表要时刻把握住两个关键点:第一,中医药整体作为一个暴露因素,要精确定义暴露程度——即中医药的不同暴露水平。第二,中医药各组成要素作为独立暴露因素,要在调查表中详细罗列。)

6. 精确测量,控制偏倚和混杂　调查中应采用直接询问式的调查,使用相同的调查表,调查员用统一的询问方式、询问时间,最好采用盲法以避免询问偏倚和回忆性偏倚。

二、队列研究

队列研究是指选择一个尚未发生所研究疾病的人群,根据有无暴露于研究因素而将其分为暴露组(也可根据暴露程度再分组)和非暴露组,随访观察一段时间后,比较两组发病率或死亡率的差异,从而判断暴露因素与疾病的关系的一种研究方法。在流行病学研究设计方法中,队列研究由于因果现象发生的时间顺序合理,可直接测量疾病相关危险因素指标(如相对危险度、归因危险度等),并减少与确定暴露相关的偏倚,被认为是研究暴露与研究结局关联的最佳设计类型。

队列研究的特点:①通过观察得到结论,有时被称为"自然实验",但有别于实验研究;②设立了非暴露组(对照组);③验证的暴露因素有关的疾病研究开始前并不知道,不同于病例对照研究;④由"因"到"果",因而可以确证暴露与疾病的因果联系。

队列研究的用途:①验证病因假设:通常在描述性研究之后有了病因线索并经病例对照研究初步验证病因假设之后,选择其中最可能的某项病因假设,用队列研究的方法进一步验证,而且这种验证可以了解某种(组)因素与多种疾病的关系。②描述疾病自然史:观察个体病例的自然发病过程包括起病到痊愈或死亡的全过程,叫做个体疾病的自然史。③评价自发的预防效果。

队列研究的种类:①前瞻性队列研究:研究开始时,暴露因素已经存在,而疾病尚未发生,研究的结果需要前瞻随访观察一段时间才能得到,即从现在追踪到未来。②回顾性队列研究:又称历史性队列研究,研究开始时暴露和疾病均已发生,其特点是追溯过去历史资料确定暴与非暴组,然后追查到现在的发病或死亡情况。③混合性队列研究:即在回顾性队列研究的基础上,继续进行一段时间的前瞻性队列研究,结合以上两种方法的优点。

队列研究的优缺点:优点:①资料可靠,选择性偏倚较小;②可直接计算发病率或死亡率,可用于不同地区人群的比较;③可直接估计暴露因素与疾病的关联程度,因果关系的可能性大;④暴露因素的作用可分等级,便于计算"剂量-效应关系";⑤可同时观察一种暴露因素引起的多种疾病的结果。缺点:①费时、费力、费钱;②不适用于发病率很低的疾病的病因研究;③易产生各种失访偏倚;④研究因素一旦未能选准,得不到结果,则损失较大;⑤研究设计要求严格,暴露人年数的计算复杂。

实例:补益肺肾、祛风化痰法治疗慢性持续期哮喘的临床研究

目的:观察根据补益肺肾、祛风化痰法研制的温养化痰方、清养化痰方治疗慢性持续期哮喘的临床疗效及其作用机理。

方法:采用多中心、队列研究方案,将哮喘缓解期患者121例(名中医组队列)根据寒哮、热哮的不同,分别给予温养化痰方和清养化痰方,并与常规中医治疗的81例(常规组队列)对照,对照组分别给予回本咳喘汤和麦味地黄汤,并检测血清免疫球蛋白E、嗜酸性粒细胞阳离子蛋白、白细胞介素-4、γ-干扰素水平。

结果:寒哮、热哮的名中医组分别与常规治疗组比较,临床控制显效率有显著性差异($P<0.01$);血清ECP、IgE治疗后下降,其中寒哮、热哮名中医组和常规组治疗前后的比较均有显著性差异($P<0.05$或$P<0.01$),治疗后热哮名中医组优于常规组($P<0.05$或$P<0.01$);IL-4经治疗后数值下降,寒哮、热哮名中医组治疗前后的比较有显著性差异($P<0.05$或$P<0.01$)。γ-干扰素治疗后各组数值增高($P<0.01$),寒哮名中医组与常规组比较有显著性差异($P<0.01$)。

结论:名中医方虚实兼顾的治疗方案具有良好的疗效,优于单纯以补益为法的常规中医组。

第四节 非随机对照试验

随机对照试验在作为评价西药、化学药、中药新药（以制剂形式出现的中药新药）的疗效方面，其作用是毋庸置疑的。然而，随机对照试验并不是医学研究，更不是临床研究，也不是干预措施有效性评价的唯一方法。不同的研究目的需要应用不同的设计方案。在西药疗效评价的历史上，像青霉素、氯霉素的疗效肯定并没有经过随机对照试验的检验。许多综合治疗（复杂干预）、外科治疗方法肯定也没有经过随机对照试验的检验。人们在实践的基础上，经过多次、乃至无数次的反复实践，而取得大致相同结果的治疗手段、方法，应该得到肯定。因此国际上的另一种倾向性共识是，设计良好的非随机对照试验在评价治疗干预的有效性方面也是可以信赖的。中医药临床实践的固有特征需要重视非随机化对照研究。当然，应该针对中医药的实际（多年积累的宝贵经验、临床经验总结的实际），提高非随机对照试验的质量。

非随机对照试验是将参与者，不是随机分配到暴露组中（治疗或预防），研究者常用不够标准的方法，如交替分配。临床医疗实践中，有时因为病情急重，或已具备可行的备选药物或治疗方案，或因临床医生以及患者强调要求或选择某种治疗措施，因而不适宜作随机对照试验。或受伦理学等问题的限制，在临床医学和预防医学研究的实践中，随机化分组有时难以实现。非随机对照试验的研究很常见，循证医学需要对非随机对照试验的报告进行总结分析，为评价干预措施效果提供重要的数据资料，为公共卫生实践提供理论依据（非随机对照试验研究报告规范见表8-4）。在临床治疗性试验研究中，非随机同期对照试验更为常见。这种试验尽管受到许多已知的或未知的偏倚因素的影响，观测结果的真实性远逊于同期随机对照试验，但是，如果累积的病例量大，其结果也不是说就没价值，特别是某些分层比较结果值得审视。因此，要从临床实际出发，持科学的分析态度对待这一类文献报道。其设计模式与结果分析均与RCT一样，区别在于没有对患者做随机分组。

研究对象接受何种治疗由主管研究的医师决定，或根据患者或患者家属是否愿意接受某种治疗而分组，两组同时随访。非随机对照试验（non-randomized controltrim, non-RCT）对于各级证据均主要源于临床实践的中医药学，以及有着大量非盲法、非随机化临床试验的中医药和中西医结合临床研究，也有着重要的、特殊的意义。

突发公共卫生事件如SARS、人禽流感等领域的中医临床研究可采用非随机同期对照研究或描述性研究。非随机同期对照研究容易操作，不存在医德伦理问题，容易被医师和患者接受，依从性较高，但需严格控制入选条件，尽量保证各组间治疗前的可比性。描述性研究也较容易进行，耗费时间、人力、物力不多，能为进一步研究提供不可缺少的线索。对于慢性稳定或复发性疾病，如高血压和高血脂等，可采用自身前后对照研究。由于同一组病例或同一个体先后作为治疗组和对照组而接受治疗，可确切判断每例患者对研究因素和安慰剂的反应，具有良好的可比性，结果的可靠性亦远高于不同病例组的前后对照研究，且所需病例数较少。

总体来看，non-RCT的优点是方便、简单。减少或消除了选择性治疗和医德伦理问题，容易被医师和患者接受,依从性较高。但同时也应注意到non-RCT的不足,如非随机同期对照研究难以保证各组间治疗前的可比性,治疗组和对照组在基本临床特征和主要预后因素方面分布不均。自身前后对照研究需根据干预措施的不同制订洗脱期,故所需研究周期较长,且应用病种范围有限;队列研究随访时间长,易产生失访人群;病例对照研究易产生选择性偏倚、回忆性偏倚等;描述性研究论证强度低,偏倚大,结果可靠性差等。而中医临床研究应当综合研究目的、研究条件等不同而选择适宜的研究方案。有很多种非随机试验设计都可以为评价干预措施的效果提供重要资料。

表8-4　TREND声明清单(非随机对照试验研究报告规范)

	内容与主题	条目	描述
介绍	标题和摘要	1	①研究对象如何分配到各个干预组;②摘要结构化;③研究对象或抽样的相关信息
	背景	2	①科学背景与理论的解释;②行为干预设计中应用的理论
	研究对象	3	①入选标准;②征集受试者的方法;③征集环境;④数据收集的环境和地点
	干预	4	各组干预的细节以及何时、如何实施
	目标	5	设定的目标和假说
	结局	6	明确定义主要和次要结局指标,描述收集数据的方法和提高测量水平的方法以及与证实测量工具有效性相关的信息,如对心理和生物学特性的测量
	样本大小	7	样本量大小如何确定,如有可能,应解释中期分析和终止试验的条件
	分配方法	8	①分配单位;②分配方法;③为减少因非随机化而可能出现的偏倚所采取的措施
	盲法	9	研究对象、干预实施人员、结局评估人员是否并不知晓分组情况?如果是,盲法是否成功,如何评价?
	分析单位	10	①描述用于评价干预措施效果的最小分析单位;②如果分析单位和分配单位不同,需要使用分析方法来进行换算
	统计方法	11	①比较各组主要结局使用的统计学方法,包括相关数据的综合法;②其他分析方法,如亚组分析和调整分析;③如果用到缺失数据,还应考虑到缺失数据的处理方法;④统计软件或程序
结果	研究对象的流动	12	各个阶段研究对象的流动情况,如登记、分配、实施干预、随访、分析(重点建议使用流程图)
	征集研究对象	13	征集和随访的时间范围
	基线数据	14	①各组基线人口学特征和临床特征;②与特定疾病预防研究有关的每个研究状况的基线特征;③总体和研究人群中失访组与在访组基线情况的比较;④基线研究人群和关注的目标人群的比较
	基线一致性	15	各研究组基线一致性的数据和用于控制基线差异的统计方法
	分析的数字	16	①纳入每个分析组的研究对象数据(分母),尤其是结局不同时会发生变化的分母,如可能使用绝对数字来表达结果;②是否进行了意向性分析,如果没有,应该说明分析中如何处理不依从的研究对象数据

内容与主题		条目	描述
	结局和估计	17	①对每个主要和次要结局,报告各组综合结果,估计效应大小,使用可信区间描述精度;②列入无效和负性结果;③如有其他干预的因果通路,还需附加列入
	辅助分析	18	总结分析结果,包括亚组分析和调整分析,阐明哪些分析是预先设定的,哪些是探索性的
	不良反应事件	19	各个干预组所有重要的不良反应事件或副作用
讨论	解释	20	①结合研究假设、潜在偏倚的来源或测量的不精确性以及累加分析有关的风险,对结果进行解释;②关于结果的讨论,应考虑干预措施起作用的机制(因果通路)或可选的机制及解释;③讨论实施干预的成功和阻碍,干预的真实性;④对研究、计划或决策建议的讨论
	可推广性	21	试验结果的可推广性(外部有效性)
	证据总体	22	结合现有的证据,对结果进行全面解释

第五节　随机对照试验

随机对照试验(randomized controlled trial,RCT)属一级设计方案,采用随机分配的方法,将符合要求的研究对象,分别分配到试验组或对照组,然后,接受相应的试验措施,在一致的条件下或环境里,同步地进行研究和观察试验效应,并用客观的效用指标,对试验结果进行测量和评价的试验设计。随机对照试验现已被公认为临床治疗性试验的金标准方法。

随机对照试验的应用范围为:①随机对照试验最主要是用于临床治疗性或预防性的研究,借以探讨某一新药或新的治疗措施与传统的治疗或安慰剂的比较,是否可以提高对疾病治疗和预防的效果,为正确的治疗决策提供科学依据。②在特定的条件下,随机对照试验也可以用于病因学因果效应研究。③随机对照试验还可应用于非临床试验的系统工程。④药物不良反应证实:在有关RCT的研究结果中,呈现出的某种药物不良反应或严重后果,其证据当属可靠的因果效应,对指导临床实践的决策是十分重要的。

随机对照试验的特点:①可排除研究对象分组时选择性偏倚的干扰。随机对照试验中研究对象分组,是不依研究人员或研究对象的主观意愿为转移的,而是将合格的对象应用随机化的方法分入试验组和对照组。当执行隐匿性随机分组措施后,更能避免有关测量性偏倚的发生。②增强研究结果的可比性。在随机对照试验的设计中,研究者可以主动制定防止若干偏倚干扰的措施和方法,使组间除了研究因素以外的其他因素和条件可比。根据研究对象的来源、临床特点,研究者可以主动地制定合适的纳入与排除标准,使分组后的研究对象在病理的基础上有可比性。由于随机化的分组,特别是在分层随机或分层分析的情况下,能维持基线状况的组间可比性,并可以抵消可能存在的混杂因素干扰(随机对照试验研究报告规范见表8-5)。

表8-5　CONSORT声明清单(随机对照试验研究报告规范)

条目(共22条)		定义及说明
标题和摘要	1	以结构式摘要报告目的、对象和方法、治疗、主要结果和结论
前言	2	简要介绍研究的背景、科学意义和立论依据
方法		
对象	3	诊断标准、纳入/排除标准、研究场所、资料收集的来源
治疗措施	4	试验治疗和对照治疗的详细用药方案、疗程及依从性
试验目的	5	特定的目的和假设
评价的结局	6	主要及次要结局的名称、测量方法和时段
样本量	7	说明样本量估算的依据
随机化		
随机分配的方法	8	具体说明用什么方法进行随机分配
分配方案的隐藏	9	说明随机分配方案的执行过程,有无做到治疗方案的隐藏
实施	10	说明随机分配方案的制作者、试验对象的纳入和分组执行者
盲法	11	说明受试对象、治疗实施者、结局评估者是否对其设盲
统计学方法	12	用于结局资料组间比较的分析方法(包括亚组和校正分析)
结果		
受试对象流程图	13	以示意图表示受试对象纳入试验各阶段的数目和流失情况
对象纳入的期间	14	说明从纳入第一例到最后一例的时间段及随访情况
基线资料	15	各组纳入病例的基线人口学和临床特征(通常列表比较)
纳入分析的例数	16	说明各组纳入分析的例数和退出/失访例数,意向性治疗分析
结局和效应大小	17	报告每一主要及次要结局,给出原始数据及分析结果
亚组或校正分析	18	对事先说明的亚组和校正因素进行附加的资料分析
不良事件	19	报告各组的不良事件、副作用或药物不良反应
讨论		
对结果的解释	20	结合研究的目的或假设、可能存在的偏倚,对结果进行解释
结果的推广应用性	21	试验结果对实际应用的意义和价值
概括证据	22	根据当前其他研究所获得的证据,对该试验结果进行概括

随机对照的优点:①内在真实性高;②易检测到治疗效果;③能够证明因果关系;④提供未来研究方向。缺点:①外在真实性低;②高估或低估检验结果;③样本量有限;④费用昂贵;⑤安慰剂问题;⑥不能体现中医特点。

(李风森)

参 考 文 献

[1] 王家良.临床流行病学-临床科研设计、测量与评价[M].第3版.上海: 上海科学技术出版社,2009.

[2] 俞蕙,桂永浩.临床医学研究常用设计方案实施方法: 第12讲 描述性研究[J].中国实用儿科杂志,2008, 23(12): 951-954.

[3] Kenneth F.Schulz, David A.Grimes.《柳叶刀》临床研究基本概念[M].王吉耀,主译.北京: 人民卫生出版社, 2010.

[4] 王忠,纪征瀚,姜淼,等.中医临床个案发表与过程规范的建议[J].北京中医药大学学报,2009,32(12): 797-799.

[5] 施边镇.谈中医临床个案总结问题[J].山西中医,1985,1(1): 51-53.

[6] 张亭栋,张鹏飞,王守仁,等."癌灵注射液"治疗6例白血病初步临床观察[J].黑龙江医药,1973,(3): 66-67.

[7] 饶毅,黎润红,张大庆.中药的科学研究丰碑[J].科学文化评论,2011,8(4): 27-44.

[8] Greenland Si Rothman KJ. Modern epidemiology [M].Boston,1998.

[9] 于丽丽,王天芳,徐雯洁,等. 慢性阻塞性肺疾病稳定期证候及证候要素分布特点的临床研究[J].北京中 医药大学学报,2010,33(10): 699-702.

[10] 朱燕波,李友林,王伟,等.慢性阻塞性肺疾病稳定期患者报告结局量表的研制与临床适用性[J].中西医 结合学报,2011,9(8): 857-865.

[11] 于河,李赞华,刘建平. 观察性研究在中医临床研究中的应用(2)——病例对照研究设计与报告[J].中 医杂志,2008,49(7): 598-601.

[12] 梅丽娟,熊尚全,王婷,等. 福州地区汉族人群冠心病血瘀证影响因素的病例对照研究[J].中国中西医结 合杂志,2012,32(2): 168-171.

[13] 秦颖,詹思延,李立明.流行病学队列研究的历史回顾[J].中华流行病学杂志,2004,25(5): 449-451.

[14] 王志英,周学平,李国春,等. 补益肺肾、祛风化痰法治疗慢性持续期哮喘的临床研究[J].南京中医药大 学学报,2014,30(4): 316-319.

第九章　中医肺病学临床研究前沿

第一节　循证医学与中医肺病学临床研究

循证医学(evidence-based medicine，EBM)是在临床医学实践中发展起来的一门新兴学科。循证医学强调医疗决策的制定应将个人的临床经验与现有的最可靠的临床研究证据以及患者的期望进行结合。

1992年加拿大麦克玛斯特大学David Sackett及同事,在长期的临床流行病学实践的基础上正式提出了循证医学的概念,同年在英国牛津成立了以已故Archie Cochrane博士姓氏命名的英国Cochrane中心。1993年英国牛津正式成立国际Cochrane协作网(the Cochrane Collaboration),旨在通过制作、保存、传播和更新医学各领域的系统评价,为临床治疗实践和医疗卫生决策提供可靠的科学依据。1996年7月,在我国四川大学华西医学中心(原华西医科大学附属第一医院)正式开始筹建中国循证医学中心,1997年7月获国家卫生部认可。1999年经国际Cochrane协作网指导委员会正式批准注册成为国际Cochrane协作网的第十四个中心。2000年3月,国家中医药管理局在广州中医药大学DME培训中心,成立了国家中医药管理局临床疗效系统评价中心,根据循证医学的原理,开展中医药的临床疗效系统评价体系的关键技术研究。

循证医学与传统医学有着重要区别。传统医学以个人经验为主,医生根据自己的实践经验、高年资医师的指导、教科书和文献古籍的报告为依据来处理患者。其结果可能导致一些真正有效的疗法不为公众了解而长期未被临床采用,而无效的防治措施又可能被长期地广泛使用。循证医学实践重视个人临床经验和强调采用现有的、最好的临床研究证据,两者缺一不可。因此,应用循证医学对中医药临床疗效做出客观、科学、系统的评价是十分必要的。

一、循证医学基本概念

循证医学是指所有的医疗卫生决策均依据当前最佳的、可获得的研究证据和临床经验,结合患者情况和要求,提出和实施最佳诊疗方案并加以评价的医疗实践活动。循证医学的关键是研究证据、医师的临床实践和患者的意愿三者之间相互结合。临床证据主要来自大样本的随机对照临床试验(randomized controlled trial，RCT)和系统性评价(systematic review)或荟萃分析(Meta-analysis)。

二、循证医学的实施步骤

（一）提出临床问题

提出一个明确的、可回答的问题是循证医学实践中的第一步，也是非常关键的一步。临床问题的范围十分广泛，凡是涉及疾病的诊断、治疗、转归和疾病的病因及其预防的问题，均属于此范围。

（二）查找科学证据

临床问题提出后，接着就是查找科学证据。随着网络技术和医学信息学的发展，查询证据的手段和资源越来越多。研究者通常会根据提出的临床问题制定相应的文献检索策略，包括所需查询的资料库、检索词、检索时间段和是否增加手工检索等。这一步骤要解决的问题是获得靶向疾病诊疗手段所涉及的干预措施的种类和证据类型，为纳入路径、制定流程提供依据。在检索文献时，应当首先查阅和获取当前科学性最强的证据，并对其可靠性进行评价。

对于临床研究来说，英文的网络数据库包括美国医学图书馆在线生物医学数据库PubMed、国际Cochrane图书馆临床试验中心注册库以及欧洲最大的生物医学数据库EMBASE。中文的数据库包括中国生物医学文献数据库（CMB disc）、中国知网数据资源（CNKI）、万方数据资源（Wanfang Data）、维普资讯数据库（VIP）、中国中医药数据库（TCM online）。

（三）证据的分级和可靠性

证据是循证医学的基石，遵循证据是循证医学的本质所在。对预防、治疗和康复的干预措施评价的临床研究证据分为5级（表9-1）。

表9-1　预防、治疗和康复的干预措施评价的临床研究证据级

证据的分级	
一级证据	多中心随机对照试验
二级证据	单个、大样本的随机对照试验
三级证据	前瞻性非随机的对比研究
四级证据	回顾性的病例对照研究
五级证据	病例系列分析、个案报告、叙述性综述或专家意见

预防和治疗性干预措施的临床研究是从单个病例的治疗观察开始的，通过建立假说、初步检验假说、验证假说到证据综合的过程，构建证据体。其中，随机对照试验是公认的验证干预措施疗效的"金标准"设计方案。然而，它不能脱离大量的治疗实践和临床观察的基础。应当说每种研究设计所适用的临床问题不同，各自具有优缺点，不能简单地以某一种设计类型获得的证据来下结论。一般应该首先查阅和利用一级证据，在情况允许的情况下，再向下逐级查询。

根据证据来源的可靠性级别及其结果的一致性，其可靠性分级为A、B、C、D四级。

表9-2　证据来源的可靠性分级

可靠性	证据级别	结果一致性
A级	一级证据或许多个二、三、四级证据	结果均一致
B级	多个二、三、四级证据	结果基本一致
C级	多个二、三、四级证据	一致性差
D级	四、五级证据	一致性差

（四）证据的严格评价

循证医学强调对研究的报告进行严格评价（critical appraisal），对其结果的真实性和临床可应用性做出评估。针对不同的研究设计类型，如系统综述、随机对照试验、队列研究等有相应的评价指标体系。重点是对其内部真实性、外部真实性以及临床相关性进行评估。

对提出的问题收集到所需文献材料如论文或资料进行评价。主要有两方面。

第一是真实性（validity），即论文的科学性、研究结果的可靠性。评价真实性的目的在于了解论文的科学价值。临床医生选择最佳的诊治方案必须筛选出当今国际上科学性最强的研究证据。具体方法是按照临床流行病学的原理和方法，逐一审视该研究的全过程，首先考察研究设计和测试是否科学和适当，是否存在研究中常见的选择偏倚（selection bias）、信息偏倚（information bias）和混杂偏倚（comfounding bias）。若存在这些偏倚，则应确定其性质和产生的原因，衡量其对研究结论的影响。

第二是实用性，即论文的临床价值或临床意义。有些研究证据虽然科学性很好，但无临床意义或临床意义不大。在循证医学中，有若干客观指标可用于评价研究证据的临床意义，如症状消除率（时间）、体征改善率（时间）、疾病治愈率、有效率、好转率、病死率、致残率、不良反应发生率、试验组事件发生率、对照组事件发生率等。

（五）证据的选择使用

对于经过循证医学严格评价的研究证据，可供临床选择应用，以解决临床实际问题。循证医学强调证据的全球化、决策的本土化，即研究证据是共性和规律，具体用于指导临床时应当兼顾当时、当地的实际情况有选择性地使用，而不是生搬硬套。除了疗效和安全性的证据以外，还需要考虑干预措施实施的技术和条件要求，还需考虑经济因素，确保合理的医疗费用开支。

三、循证医学在中医肺病学临床研究中的应用

循证医学的出现和发展为中医传统的辨证论治提供了新的思路和模式。辨证论治就是寻求对疾病进行诊疗的最佳证据的过程。现就循证医学用于肺病诊治研究的应用情况分别举例说明。

以多中心、大样本、前瞻性随机对照的临床试验为例。林洪生等进行中医药防治非小细胞肺癌的循证医学研究中，将术后Ⅰ～ⅢA期非小细胞肺癌分为三组，三组进行术后的常规化疗，其治疗方案相同，在此基础上再随机分为益肺清化膏组、参一胶囊组、安慰剂对照组，观察中医药治疗对证候和生存质量的影响，对术后Ⅰ～ⅢA期非小细胞肺癌的1年和2年生存率、复发转移率、无病生存期等。结果表明采用扶正培本中药（益肺清化膏、参一胶囊）对非

小细胞肺癌切除术后患者的辅助治疗,可以明显改善患者临床症状,提高患者卡氏评分并有增加患者体重的趋势,改善术后患者身体状况、功能状况及社会家庭状况等领域生存质量状况,调节患者NK细胞及T细胞亚群,延长患者一年及两年生存率,并有减少患者复发与转移的趋势,无严重的不良反应。

张天嵩等采用Meta分析评价中西医结合治疗咳嗽变异性哮喘随机对照试验。通过计算机检索MEDLINE(1950-2011)、PubMed(1992-2011)、EMBASE(1966-2011)、Cochrane图书馆(2011第2期)、中国生物医学文献数据库(1978-2011)、万方数据全文(1998-2011)、维普医药信息资源系统(1989-2011)、中国数字图书馆等数据库(1994-2011),结合手工检索相关杂志,按系统评价方法筛选试验、评价质量、提取资料,并用WinBUGS软件进行Meta分析。共计纳入28个试验,含2226例患者,结果显示纳入试验的方法学质量均低下。Meta分析显示试验组相对于对照组提高一个或一个以上更佳疗效的比数比为2.936[95%可信区间(2.454,3.508)]。结论显示虽然中西医结合治疗咳嗽变异性哮喘有益,但由于纳入试验的研究方法学质量低下,需要进一步高质量随机对照研究加以证实。

王海峰等系统评价了中西医结合治疗重症肺炎的有效性和安全性。检索CNKI、CBM、VIP、PubMed和Cochrane图书馆,纳入1998年5月—2008年6月公开发表在国内外医学期刊的中医药疗法或中西医结合疗法治疗重症肺炎的随机对照试验,手工检索发表与未发表的中文文献,评价人员独立提取资料。按Cochrane系统评价方法,对纳入研究逐个进行质量评价,而后采用RevMan 4.2.2软件对提取资料进行Meta分析,结果显示3篇共涉及220名患者的随机临床试验符合纳入标准,均为低质量试验,临床疗效指标以总体有效率、症状、体征、白细胞、血气分析指标为主。中西医结合治疗重症肺炎有一定优势,表现在降低体温、减少呼吸次数、降低白细胞数、提高血氧饱和度和氧合指数、减少住院天数方面。试验未发现严重的不良反应。结论显示由于纳入评价的文献方法学质量较低以及发表性偏倚的存在,中西医结合治疗重症肺炎的临床有效性和安全性有待于进一步验证。

通过发表的关于中医药治疗肺病的临床研究不难看出,中医肺病学在临床循证医学研究的文献整体总体质量较低,难以为中医肺病学的发展提供确切证据。因此,在今后的中医肺病循证医学研究中,应加强对科研方法学的重视和学习,制定规范的临床研究设计方案,严格控制研究质量,努力为中医药研究提供更多的有力证据。

第二节 中医指南制订与肺病学临床研究

临床指南是相关领域专家对于某一特定疾病的干预措施的各种单一研究结果进行系统查询、严格评价、统一分析后制定出来的用于指导和规范临床医务人员诊疗行为的指导意见。中医学长期以来缺乏相关的临床实践诊疗方案。近年来,在国家中医药管理局的指导下,围绕多发病及重大疾病的防治,重点开展了中医临床病证诊疗指南、针灸临床治疗指南的制订工作,初步形成了的中医临床诊疗指南体系。这将使各级医疗机构的医务人员在日常医疗工作中有章可循、有据可依,有利于提高广大中医医务工作者的综合素质和医疗质量,推进我国中医药医疗卫生工作科学化、规范化、法制化的进程。

一、中医指南制订基本内容及方法

(一)临床指南的概念

临床指南的基本概念是随着时间的演变而不断发展的。1990年,美国医学研究所提出了临床指南的对象是指系统开发的多组指导性文件。目的是帮助医生和患者针对具体的临床问题做出恰当处理,从而选择适宜的卫生保健服务。临床指南是指导临床诊疗、规范医疗行为、改善卫生保健质量、控制医疗费用的有效手段。临床指南曾经使用过同义词有:方案、标准、推荐、共识性声明、实践参数等。美国卫生部成立了保健研究和质量局,每年投入数亿美元推动临床指南的制定。

(二)临床指南的意义

1. 规范临床实践的差异性 对同一临床问题,不同国家、不同地区甚至同一地区内的不同医院处理方法有很大差异。实际上对于患者的诊疗决策是基于医生个人的专业训练和临床经验,它是建立在理论推导或多年积累的临床经验之上。这种模式不但导致不同医生对同一患者的诊治差异而且往往缺乏相关的证据支持。高质量的指南应该建立在高质量的临床研究基础上。由于我国临床研究起步较晚,中医药科研的方法学有待完善,临床研究整体水平和质量都不高,而中医临床研究则由于辨证论治与个体化诊疗的特点,更是存在诸多问题。基于循证医学的临床指南可缩小差异,规范医疗行为,使患者得到应有的合理的诊断与治疗。

2. 控制日益增长的医疗费用 目前全世界卫生服务系统面临的最大难题是社会的医疗保障,日益增长的医疗费用和有限的医疗资源无法满足对医疗保健的需求。研究表明我国近年医疗费用的平均年增长率(约21%)大大超过国民生产总值的增长率。对大多数中国人来说其收入水平难以支付不断上升的医疗费用。各国政府和医疗保险机构也难以承担种类繁多的治疗措施,特别是昂贵的治疗。因此,根据科学证据(包括成本-效益分析)制定一套规范化的诊断与治疗措施,对于制定医疗费用相关政策、合理及高效地使用有限的卫生资源具有重要意义。

3. 规范医疗措施的使用 有研究显示医疗实践行为中大约1/4~1/3的医疗措施存在着滥用、误用或使用不足等。例如,抗生素对普通感冒和病毒感染导致的急性支气管炎没有相关临床证据,但美国一项研究指出,半数的感冒和2/3的急性支气管炎患者接受了抗生素治疗。抗生素的滥用既增加了副作用和产生耐药性的机会,又增加了患者的经济负担。过去的20年来,由于临床实践的极大差异、医疗措施的明显不恰当使用及人们对医疗费用的关注等原因,制定临床实践指南引起了临床医学界的极大重视。目前普遍认为临床实践指南可以减少不恰当的医疗行为、改善患者的预后,并可成为提高和保障医疗服务质量、降低医疗成本及改进医学教育的工具。近10年来,国际上制定临床实践指南成为热点,各发达国家的医学专业团体,政府机构及其他组织纷纷制定诊治各种疾病的临床实践指南,试图借此将散乱的临床实践合理地规范起来。

(三)临床实践指南的制定方法

临床实践指南的制定方法可大体分为两类。

1. 专家共识法 主要用来解决有关研究决策过程中两个方面的问题:一是参与讨论者的同意程度;二是参与者之间的彼此认可度。根据推荐意见的确定方式又分为非正式和正式的专家共识制定法。

非正式专家共识法：是由一组专家共同讨论将一次或多次讨论后达成的共识形成推荐意见作为指南，由专业学会或政府机构进行指南发布。这种指南的优点是简单、快速、经济。但推荐意见缺乏证据基础，容易受到专家个人意见的影响，可靠性和质量较差。

正式的专家共识法：是就某一治疗措施给专家组提供相关研究证据的综述及可能的适应证清单，按照规定的程序和规则由专家进行评分评价，最后的评分反映了专家组成员的一致性程度。此方法主要考虑了研究证据，但没有将推荐意见与相关证据的质量明确联系在一起，专家的主观意见仍是确定适用性的基础。

2. 循证临床指南法　循证临床指南的制定方法是将指南中的推荐意见与相关的证据质量明确地联系起来，依据对现有证据进行评价的结果来确定推荐意见，是目前国际指南制定的主要方法。

循证临床指南有严格的制定程序和方法，其推荐意见有科学的证据支持，同时又标注了推荐意见的强度。推荐强度标准可简要分为4级：A级推荐意见根据最有力的证据提出，强度最高，应该尽可能遵循；C或D级推荐意见所依据的证据可靠性最低，临床医生可有较大的灵活性，可结合自己的经验和判断来执行；B级推荐意见介于二者之间。

全球指南制定者对证据质量和推荐强度如何分级未能完全统一。但总的原则是根据文献质量，按质量从高到极低对证据进行分级，进而产生推荐意见。关于治疗研究的证据按质量及可靠程度可简要分为5级（表9-3）。

表9-3　治疗研究的证据按质量及可靠程度的分级

1级	所有随机对照试验（RCT）的系统评价（Meta分析）
2级	单个的样本量足够的RCT
3级	设有对照组但未用随机方法分组的研究
4级	无对照的系列病例观察
5级	专家意见

由于中医药临床试验是20世纪90年代逐渐开始的，近年来虽呈增长趋势。但目前研究现状是RCT数量少、研究质量较差。在目前临床研究匮乏的大背景下，应加大专家共识法在指南制定中的应用。用规范的方法充分收集一线临床专家的意见，形成具有普遍共识的建议。并且，从中医学自身的特点来看，其辨证论治和个体化治疗的特点更需要专家经验的积累和共享。这对于中医临床指南的开发与临床实践水平的提高无疑具有更现实的意义。

（四）临床实践指南制定的流程

1. 确定指南要解决的问题　主要是确定服务对象和主题，包括指南拟解决问题的重要性（发病率、结局严重性、经济花费等）及制定指南的必要性、目的和适用范围。中医药临床指南应选择具有中医特色和疗效优势的病种来确定指南的服务对象。如2011版慢性阻塞性肺疾病指南对于合并支气管哮喘、支气管扩张、闭塞性细支气管炎、弥漫性泛细支气管炎的COPD患者的诊治可作为参考使用。对于具有气胸、胸腔积液、肺栓塞和慢性肺源性心脏病严重心功能不全者等合并症患者并不建议使用。临床指南一般有其相应的选题标准。

2. 成立指南制定小组　指南的制订应由一个专门的多学科团队来完成，指南开发组一般由10~20人组成。人员构成应该包括一个多学科多领域能平衡各方利益的专家和代表。除卫生保健领域的人员以外,尽可能还要有与该临床指南利益相关的其他各方代表参加,如患者、医疗付费方的人员等。由于疾病的复杂性,亦可将任务进一步分解,成立若干专题小组进行工作,分别负责危险因素评价与预防、诊断、治疗、合并症的预防与处理、随访及健康教育等工作。

3. 文献的检索与评价　首先是根据临床指南拟解决的临床问题确定关键词。具体方法可分别针对患者或人群干预措施或暴露因素,结局等方面提出问题,提取关键词,并确定检索的时限和范围。第二是确定检索方式与范围。通常采用计算机检索和手工检索相结合的方式。中医国内文献的检索多使用中国知网、万方、维普等数据库,国外文献检索通常数据库的选择顺序为MEDLNE、Cochrane Library、EBMR、CRDD、Guideline及期刊等,一般多是几个数据库联合应用。可用关键词、期刊名、作者名等作为检索词进行检索。手工检索书本式检索工具,尽可能多地阅读相关中医古典医籍、医学杂志、会议论文集、内部刊物等,逐期翻阅,然后复印检出文章的原文,并标出归类的关键词或在首页上加上必要的注释。最后是检索结果的报告。检索结果需由专人负责排除明显不相关的或在方法学方面质量差的研究之后再送指南制订小组。

中医的文献多为古代医家经验,而高质量的随机对照试验非常少,使中医文献的评价遇到不少困难,但是许多学者仍然努力做出新的探索,如南京中医药大学汪受传等研制的《中医儿科古代文献数据库》等。

针对医学证据的关键问题,刘建平提出了中医临床指南的分级标准,具体内容有:

Ⅰa: 由随机对照试验、队列研究、病例对照研究、病例系列这4种研究中至少2种不同类型的研究构成的证据体,且不同研究结果的效应一致。

Ⅰb: 具有足够把握度的单个随机对照研究。

Ⅱa: 半随机对照试验或队列研究; Ⅱb: 病例对照研究。

Ⅲa: 历史性对照的病例系列; Ⅲb: 自身前后对照的病例系列。

Ⅳ: 长期在临床上广泛应用的病例报告和史料记载的疗法。

Ⅴ: 未经系统研究验证的专家观点和临床经验,以及没有长期在临床上广泛运用的病例报告和史料记载的疗法。

4. 指南的起草定稿与试用修订　指南的起草主要是依据得到的合格证据提炼形成相应的指南推荐意见,起草时应综合考虑支持证据的质量和数量的一致性、实用性、推广性等。所有的临床指南所提出的指导意见都要得到科学证据和(或)多数专家的意见支持,都进行严格的专业审查。指南起草完成后,首先要进行同行评议,评价其在临床实践的适用性。此外,要征求公认的权威性的机构(学会)和专家的意见并征得其认可。在取得同行和权威机构或专家的意见后,指南小组讨论达成共识后对指南进行修订应强调的是在指南的修改过程中要反复听取使用者的意见,在此基础上完成对指南的修订和定稿工作。

二、中医肺病学的指南制定研究

目前,我国已经制定了470项中医临床实践指南,指南领域涉及了内、外、妇、儿等各科临床常见病种,并已作为行业标准在全国范围内进行推广应用。2011年,第一部基于循证医学制定方法的中医临床实践指南《中医循证临床实践指南》正式出版发行。该指南综合最新研究证据和专家经验、引入循证医学的理念制定完成,标志着我国在中医临床实践指南的制定工作在方法学上日趋成熟,制定过程更加科学、规范。中医临床指南在医患临床决策和卫生政策制定时起着重要作用。近年来以循证医学思想为指导,注重中医特色,对既往和现有的中医肺病学临床指南进行充分收集、评价,采用专家共识法最终形成证据的推荐意见,编写成中医肺病学相关疾病的临床指南。兹简要介绍如下:

(一)中医肺病学中常见疾病的诊治指南

1. 慢性阻塞性肺疾病(COPD)　慢性阻塞性肺疾病是一种具有气流受限特征的疾病,气流受限不完全可逆,呈进行性发展,与肺部对有害气体或有害颗粒的异常炎症反应有关。COPD多属于中医学的"咳嗽""喘证""肺胀"等范畴。

为进一步完善诊疗规范,促进中医诊治水平的提高,国家中医药临床研究基地重点病种COPD建设项目组组织成立了由中医或中西医结合临床和基础研究、临床流行病学、循证医学、统计学、卫生经济学等多学科人员组成的《慢性阻塞性肺疾病中医诊疗指南》修订小组,参照2008年版《慢性阻塞性肺疾病中医诊疗指南》,依据《指南研究与评价的评审(Appraisal of Guidelines Research and Evaluation, AGREE)》《指南标准化会议(Conference on Guidelines Standardization, COGS)》确定的评价指南标准和苏格兰指南制定组织(Scottish Inter collegiate Guideline Network, SIGN)所归纳的指南制定步骤,以循证医学思想为指导,注重中医特色,对既往和现有的相关证据进行了充分收集和评价,证据来源包括中国学术期刊全文数据库、中国生物医学文献数据库、维普、万方数据库、Cochrane图书馆、教科书、相关专著、国家、行业学会颁布的相关诊疗标准等,尚未发表的有关中医治疗COPD临床研究报告。根据制定的推荐意见的证据质量分级共分5级别8等次,获得42篇不同质量等级的相关证据,并采用共识法最终形成证据的推荐意见,编写成本指南以供参考。本指南是在总结近年来中医药诊治COPD研究成果的基础上编制而成,以期能够为从事COPD防治的中医、中西医结合临床医师提供指导性意见,促进和提高中医药诊治水平。指南研制小组将对该指南的临床使用情况进行评估,并继续收集、评价新的临床证据,以对指南进行补充与更新。该指南供中医内科、中西医结合内科医生临床使用,适合于COPD的中医辨证治疗。对于合并支气管哮喘、支气管扩张、闭塞性细支气管炎、弥漫性泛细支气管炎的COPD患者的诊治可参考使用。对于合并气胸、胸腔积液、肺栓塞和慢性肺源性心脏病严重心功能不全者不建议使用。

2. 慢性肺源性心脏病　慢性肺源性心脏病(简称慢性肺心病)是指由肺组织、肺血管、胸廓等慢性疾病引起肺组织结构和(或)功能异常,肺血管阻力增加,肺动脉压增高,引起右心扩张、肥厚等损害,伴或不伴右心衰竭的心脏病,并排除先天性心脏病和左心病变引起者。慢性肺心病属于中医学"肺胀""喘病""水肿"等范畴。

中华中医药学会肺系病专业委员会成立了由中医、中西医结合临床和基础研究、临床流行病学、循证医学、统计学、卫生经济学等多学科人员组成的《慢性肺源性心脏病中医诊疗指南》制定小组,以循证医学思想为指导,注重中医特色,对既往和现有的相关证据进行充分收集、评价。该指南供中医内科、中西医结合内科医生临床使用。适合于慢性肺心病的中医辨证治疗,对于合并支气管哮喘、支气管扩张、慢性阻塞性肺疾病及慢性呼吸衰竭患者的辨证治疗可参考使用,对于急性肺心脏病或慢性肺心病合并气胸、肺栓塞、急性呼吸窘迫综合征者不建议使用。该指南中的药物剂量为参考剂量,供临床应用时参考。指南研制小组将对该指南的临床使用情况进行评估。并继续收集、评价新的临床证据,以对指南进行补充与更新。

3. 弥漫性间质性肺疾病　弥漫性间质性肺疾病（DPLD或ILD）是一组主要累及肺间质、肺泡和（或）细支气管的肺部弥漫性疾病，它包括200多个病种。弥漫性间质性肺病归属于中医学"肺痹""肺痿""咳嗽""喘证"等范畴。弥漫性间质性肺病（DPLD或ILD）中医诊疗指南（2013年修订）是由山东中医药大学中医肺病学"泰山学者"岗位、山东中医药大学呼吸疾病研究所以及山东中医药大学附属医院肺病科专家组成员，对既往和现有的相关资料进行充分收集、评价共同制订而成。该指南认为本病中医基本病机为气虚、痰阻、血瘀、毒滞，并且痰瘀毒痹阻肺络贯穿疾病始终。病位首先在肺，继则影响脾、肾，后期病及于心。病理因素主要为痰毒、瘀毒，且两者之间相互转化、兼夹为病。病理性质多属本虚标实，但有偏实、偏虚的不同，且多以标实为急。外感诱发时偏于邪实，平时偏于本虚。治疗应抓住治本、治标两个方面，扶正与祛邪并举，依其标本缓急，有所侧重。标实者，根据病邪的性质，宜采取祛邪宣肺，降气化痰等方法。本虚者，应以补肺、滋肾、健脾为主，或气阴兼调，或阴阳两顾。益气、祛痰化瘀、解毒通络法应当贯穿疾病治疗始终。并将本病分为两期：肺泡炎期和纤维化期。肺泡炎期是指在弥漫性间质性肺病早期，Ⅰ型肺泡上皮细胞受损，Ⅱ型肺泡上皮细胞增生，血管内皮细胞受损，肺泡内可有各种炎症细胞浸润。这一病理过程称之为肺泡炎期。并阐述了此期对应的三个临床证型：风热犯肺证、燥热伤肺证、痰热壅肺证。纤维化期是指在弥漫性间质性肺病的后期，各种炎症和免疫效应细胞与细胞因子间相互作用，成纤维细胞活化、增殖及产生胶原和细胞外基质，尤其是胶原纤维增多，形成纤维化。这一病理过程称之为纤维化期。此期相应的临床证型包括痰瘀痹阻证、肺脾两虚证、肺肾两虚证、阴阳俱虚证。

4. 社区获得性肺炎　社区获得性肺炎（CAP）是在院外罹患的感染性肺实质（含肺泡壁即广义上的肺间质）炎症，包括具有明确潜伏期的病原体感染而在入院后平均潜伏期内发病的肺炎。社区获得性肺炎多属于中医学"风温肺热""咳嗽"等病证范畴。为进一步完善CAP的诊疗规范，提高中医药诊治水平，为从事CAP防治的中医中西医结合临床医师提供指导性意见。中华中医药学会内科分会肺系病专业委员会组织成立了由中医、中西医结合临床和基础研究、临床流行病学、循证医学、统计学和卫生经济学等多学科人员组成的社区获得性肺炎中医诊疗指南制定小组，指南制定小组编制了《社区获得性肺炎中医诊疗指南（2011版）》，此指南从诊断标准、病原学诊断、病情严重程度、老年肺炎的特点、辨证论治及单方验方等方面总结近年来中医药诊治CAP的研究成果的基础上编制而成，以期能够为从事CAP防治的中医、中西医结合临床医师提供指导性意见，促进和提高中医药诊治水平。该指南供中医内科、中西医结合内科医生临床使用。

（二）临床指南的认识与应用

指南的编写目的是帮助临床医师尽快了解和掌握某一疾病诊治或某项技术的最新进展，仅供临床医师临床决策时参考。首先是要正确认识指南，由于证据级别的不同，指南的可靠程度不同，指南具有时效性，指南反映的是当时的学术发展水平，指南随着新的证据不断更新。其次是指南的应用原则普遍适应性和具体适应性，指南总原则是尽量遵循指南。实际工作中如果没有充分理由否定，就应该参考指南的意见，因为即便是B级、C级或D级推荐，也是指南编写者在回顾大量文献的基础上进行多人多次讨论的结果，比起个人有限的经验来说，其参考价值更大。反过来，也不应过分迷信指南，应结合患者的具体情况。

医学临床指南是指导一线医疗工作者进行疾病预防、诊断、治疗、康复、保健等工作的重要依据,同样也是倡导高效率、高品质、低费用医疗服务的内在要求。指南的科学性、实用性、适用性和规范性直接影响了临床诊疗决策的进行。因此,目前我国已全面启动了中医药规范化的进程,对指南涵盖人群,患者、公众等应有一个明确的描述,包括年龄范围、性别、临床类型及伴随疾病。从临床经验的总结到指南的形成是实践到理论的提升。指南在临床实际应用中指导实践,又需要在实践中不断提高质量和水平。中医诊疗指南不但需要体现国际通行指南的共性,又要符合中医学特点。充分体现中医指南辨证论治的特色和优势,不断整合现代标准研究方法,逐步建立起国际认可的中医药特色标准体系和技术方法体系是中医药标准化的重要任务。中医学的理论体系和发展模式决定其目前尚无法提供高等级循证医学证据,而中医学已有的大量基于临床实践的经验成果,包括辨证论治、辨证施护以及药物剂型的选择等,已经过反复验证,具有确切的疗效。因此,以后的研究应基于中医学辨证论治的特点,严格细化纳入标准并针对临床实际中细节问题展开深入研究,逐步验证中医的疗效优势,为临床指南提供依据。

第三节 "真实世界"的科研范式与中医肺病学临床研究

随机对照临床试验(randomized controlled trial, RCT)是目前获得证据、制定诊疗策略的主要依据之一。但是,随机对照试验并不总能代表临床实践中的真实情况。真实世界研究(real world study, RWS)是通过"真实世界样本"来反映真实世界总体。临床试验关注效力研究,而真实世界研究则关注效果研究。真实世界研究需要使用多重倾向性评分来减少协变量在组间分布的不均衡性。近年来,真实世界研究越来越多地应用到中医临床研究中。中医学通过"真实世界"的研究范式,进一步佐证了真实世界研究与中医药理论的契合性,为中医学的未来发展提供了新的思路。

一、"真实世界"的科研范式基本概念及内容

真实世界研究起源于实用性临床试验,是指在较大的样本量基础上,根据患者的实际病情和意愿非随机选择治疗措施,开展长期评价,并注重有意义的结局治疗,以进一步评价干预措施的外部有效性和安全性。1993年, Kaplan等发表在*CARE Investigators*的论文中首次使用此概念。其涵盖的范围较随机对照试验更宽,除治疗性研究外,还可用于诊断、预后、病因等方面。针对严格的解释性RCT纳入人群限制较多、用药条件控制严格,使得研究结果的内部真实性较高,外部真实性却较差,研究结果的实际应用推广受限等问题。国际上在实用性RCT的基础上,提出了真实世界研究的概念和方法,即通过"真实世界样本"来反映真实世界总体。RWS最初主要用于对药物临床不良反应的监测,就某药物在现实临床中监测到的不良作用,采用药物流行病学分析方法,辨别是否属于该药的不良反应;其后逐步发展到上市药物有效性和安全性再评价及临床干预措施的评价,主要是在不限定临床干预措施的情况下研究其效果。RCT从医疗者角度评估医疗手段的"效力(efficacy)",是确定医疗手段有效性和安全性的标准方法。RWS在真实医疗过程中进行观察性临床研究,用于观察药物、新疗法在广泛真实医疗过程中的疗效和不良反应,是从患者角度评估医疗措施的"效果(effectiveness)"。值得注意的是,效力并不等于效果。RCT关注效力研究(efficacy trials),即

药物与干预措施能否在理想、严格控制的环境下产生预期的效果，着重于内部有效性，不易普遍化；选择人群观察时间短，人群样本小，测量手段主要有中间终点如糖化血红蛋白、第一秒用力呼气量、血压等。当然如果随访时间较长也有硬终点，如病死率等。RWS关注效果研究（effectiveness trials），即评价药物在真实临床环境下的治疗效果，重在外部有效性；缺乏控制，存在选择性偏倚、观察性偏倚等混杂因素，需要有不同于RCT的统计方法进行校正。测量手段有死亡率、无症状时间、患者生存质量等（RCT与RWS设计的对比见表9-4）。

真实世界数据或真实世界研究覆盖多种研究类型及数据资源，包括患者注册研究、已有的电子健康记录、常规收集的服药数据、患者原始数据、人群健康调查等，数据来源十分广泛。在多种数据类型中，临床终点指标（如发病率、死亡率）、患者报告的终点事件、安全性数据、疾病进展的自然病史均可直接提供参考；而处方类型、经济学模型数据、流行病学数据则要分别结合当地经济及政策、疾病及国家具体情况考虑；治疗路径、使用资源及患者服务经验则因各国国情不同而无法参考。

表9-4 RCT与RWS设计的对比

指标	RCT	RWS
患病人群	严格有限样本，设计者制定纳入标准和排除标准	宽泛大样本，无需制定纳入标准和排除标准，符合治疗适应证的患者均可纳入
分组方法	按随机、安慰剂对照的原则将样本分为治疗组及安慰剂对照组	在非随机、开放无安慰剂对照的情况下将患者分为暴露组和公认有效的对照组
研究过程	在较短时间内通过研究方案的治疗和随访得出结果	通过长时间专门的治疗和随访（质控伦理），在完备注册信息和数据库支持下得出结果
局限性	结论外推性差，这一直是制约其发展的重要原因	观察者偏倚，且样本量大、随访时间长造成科研成本高，庞大的数据收集量也增大了工作难度，并有可能存在潜在编码错误和数据丢失的问题

RCT和RWS是非对立关系，而是互补与承启关系。RCT是评价任何临床干预措施的基础，用于评价有效性和安全性，没有RCT，任何外部有效性的结果都将受到质疑。在RCT的基础上制定相应的治疗指南，新的临床干预措施得以真正用于临床，但指南是一种推荐，它告诉医生哪些应该做或可以做，而不是哪些必须做，指南不能替代临床经验。所以，就需要RWS作为有效补充，RWS用于决定效应性，能够用于决定临床实践中真实的效益、风险和治疗价值，使临床研究的结论在RCT后回归真实世界。

二、"真实世界"中医临床科研范式

中医药的特点导致缺乏设计规范、取得广泛认可的RCT。主要因为：第一，中医的辨病和辨证依据及疗效评价均以主观描述为主，缺乏客观标准的量化指标；第二，辨证论治的主观性较大，具体表现在辨证受医生专业水平及患者表达能力的影响，遣方用药受医生用药习惯及学术思想流派的影响，疗效评价受患者心理因素及治疗意愿的影响等；第三，中医强调因人、因时、因地的个体化治疗。但是RCT为主的临床研究多基于群体性质的特征，强调基线均衡、控制混杂因素，而在中医学中，这正是患者或疾病的个体化特征因素和医生个体化辨证论治的关键。实践证明目前中医药难以达到RCT客观、条件绝对控制等要求,并出现中医优势特色被淡化、传承困难等问题。因此,基于真实世界的中医科研范式呼之欲出。

真实世界中医临床科研范式的核心是临床科研一体化,其鲜明特征是以人为中心,以数据为导向,以问题为驱动,医疗实践与科学计算交替,从临床中来到临床中去。中医辨证论治、综合疗法的优势特色,只有在真实世界的条件下,才能充分地得到实施和发挥。但对于辨证论治中所蕴含的中医对疾病规律的新认识、新方法、新方药等却由于真实世界临床记录的非数据化、临床信息的复杂性等,一直没有受到人们的关注。随着大数据时代的来临,将真实世界实践中所产生的信息数据化、数字化,在大数据管理和工具的辅助下,从不同思维角度去再现、分析、重构等已经成为一种现实。同时,理想世界的临床科研,由于可以从真实世界的临床医疗记录中直接转移数据,可以说它是真实世界临床科研的一种特殊形式。真实世界的临床科研必将成为临床研究的主要模式,对于中医药的发展的重要意义不言而喻。

(一)"从临床中来,到临床中去"是真实世界中医发展的基本模式

临床实践一直是中医新思路、新学说、新理论、新方药、新技术等产生的根本源泉,亦是中医药不同于西医等其他学科的重要特色之一。医生首先是将从书本或前人经验中获得的中医药知识,通过临床诊疗实践转变成自己的临证经验,在经验积累的基础上,再通过"悟性"提炼升华,形成自己的学术观点。这些观点一方面又回到临床,指导自己的临床实践;另一方面通过不同途径(论文、著作、讲座等)被其他医疗工作者所学习和完善,成为较为认可的学术思想,在更大的范围内指导临床实践;部分学术思想在其代表人物及其追随者的推动下,在长期不断解决临床难题的实践中形成了学术流派,并逐渐升华为中医理论的重要组成部分。这是一个典型的、真实世界的中医药发展模式,通常被俗称为"从临床中来,到临床中去"。它保障了中医辨证论治个体化治疗、整体调节诊疗实践得以畅行,也使中医形成了其独特、系统的防病治病理论和方法体系。其中如何将真实世界医疗实践数据化并充分利用成为中医跨越式发展的关键。

(二)临床科研一体化是真实世界中医继承创新的主要形式,也是中医临床科研范式的核心

张仲景《伤寒论》临证时通常采用"某某方加减"的方式。如:"太阳病,下之后,脉促,胸满者,桂枝去芍药汤主之","太阳病,下之后,其人恶寒者,桂枝去芍药加附子汤主之"。其中桂枝汤方,可以是来源于前人、他人或自身以往临床经验,是医者通过"知性思维",针对"太阳病"人群共性规律的治疗方药之一,是一种沿用或学习,从根本上看是一种继承。而"去芍药""加附子",则是对太阳病共性规律分析的基础上,结合患者具体状况,辨证思维的"抽象具体"结果,蕴含着医者临证的一种创新。可以说对每个患者的辨证论治过程,都是中医医生继承与创新的过程。这种继承创新的方式可以将其简述为"临床科研一体化"模式,即真实世界中医临床医疗实践过程,也是科研创新的过程。

(三)"以数据为导向"是真实世界中医临床科研范式的前提与技术关键

真实世界临床科研范式的前提,是要将真实世界中的临床各类诊疗信息全面采集并数据化,而数据化的过程是临床实践事实量化的过程。量化程度越高、数据化程度就越高,而临床实践中所蕴含的各种继承创新,就能越深入细致的得到分析、挖掘和重构。但在实际操作中数据化又受到临床术语规范化、医师思维方式以及临床数据采集效率等要求的制约,所以到目前为止,临床实践过程中信息数据化问题仍然是信息科技领域的前沿问题。而当海量的临床数据产生后,管理、查询、利用这些数据,也是一个新的、前沿性的研究领域。只要能够将真实世界的临床实践的诊疗信息快捷、准确、全面地数据化,形成前所未有的大数据,才可能使中医辨证论治个体诊疗正常实施中所蕴含的各种创新得以科学地展现。未来临床数据、古代文献数据、现代文献数据以及海量的生物学实验数据,如基因组、蛋白质组和代谢组数据以及借助物联网所获取的人体健康相关的衣食住行的数据的不断形成和整合,必将成为一种现实,以大数据支撑的中医临床科研的新局面即将来临。从这个角度来看,"以数据为导向"将是中医临床科研的必由之路,是中医西医有机整合,优势互补的技术关键,也是真实世界中医临床科研范式的前提和技术关键。

(四)"医疗实践和科学计算交替"是真实世界中医临床科研的主要手段

数据和知识的海量化,使得科学计算成为锐利的工具。医疗实践的验证是必须的,因此医疗实践和科学计算需要交替进行。真实世界中医临床科研范式给中医临床科研人员提供了一种遵循中医自身发展规律,吸纳了临床流行病学、循证医学、转化医学理念,以信息科技支撑的中医科研新定律、理论和技术实践的范例。临床研究与临床实际脱节、基础研究与临床脱节等问题将得到彻底解决,隐含在辨证论治个体诊疗背后的医学规律、诊疗观点,以及医生间疗效、经验的差异将会展示在人们面前,中医的优势特色将会进一步明确并得到弘扬。

三、"真实世界"科研范式下的中医肺病学临床研究思路

目前,基于真实世界科研范式下的中医肺病学研究尚处于起步阶段,临床报道极少。班承钧等选择全国20家三甲医院COPD患者医院信息系统(hospital information system, HIS)信息,使用频数分析方法对26491例COPD患者进行分析后,显示COPD患病的高峰年龄为60~89岁,男性是女性患者的2.69倍,心血管病占合并疾病首位,痰瘀阻肺、痰湿阻肺、肺气虚弱是COPD患者的主要证候。β内酰胺类抗生素、茶碱、地塞米松为常用呼吸系统用药。常用中药依次为活血化瘀、祛痰止咳、扶正、清热解毒、通腑类。并由此得出了COPD患者住院以高龄男性居多,心血管合病是最常见合并病,痰、瘀、虚是COPD的病机要点,感染可能是住院的主要原因,抗生素的应用符合指南的推荐,整体上中成药的选择符合住院COPD患者基本病机的结论。王薇等选择全国18家三甲医院信息管理系统,对患者一般信息、诊断信息、医嘱信息进行描述性分析,显示提取52350例肺癌患者中男/女比为2.5,中位年龄为60岁,中位住院天数10天,中位住院费用12894.4元。随着患者年龄的增加,男女比例、住院天数、住院费用均升高。患者入院时间在2006年—2011年间,男女比例升高,住院天数下降,住院费用基本不变。53.13%的患者诊断为"其他恶性肿瘤",提示其存在转移。患者合并疾病和并发症的比例随着年龄的增长而增高,出现转移的比例反而下降。患者的入院主症和出院主症都是以气阴两虚证为主。药物使用方面,使用频率最多的西药是地塞米松(60.53%),中药是参芪扶正注射液(20.86%),使用频率最高的西药类别是抗生素类(9.85%),中药功效类别为扶正类(29.1%)。并就此得出了我国肺癌患者的特点是老年患者、晚期患者比例高,证候以气阴两虚证为主,扶正类中药在治疗中应用频率较高的结论。

总之,基于真实世界科研范式下的中医肺病学研究尚处于起步阶段,如何利用该范式来更好的指导中医肺病学的科研和临床还需要更多探索和实践。

第四节　数据挖掘与中医肺病学临床研究

历代中医古籍文献及当代的临床实践和理论研究积累了丰富的信息,面对海量且无序的中医药数据,仅靠传统经验分析和简单统计学处理无法获得数据中隐含的规律。数据挖掘为从海量数据中提取潜藏信息提供了方法学支持。对于总结和研究中医药辨证论治规律、名老中医经验和提炼学术思想具有重要的意义。数据挖掘技术可以克服主观性强、可重复性差、效率低下等诸多不足。其方法主要有频数分析、关联规则、聚类分析、决策树分析、回归分析、人工神经网络等,在实际应用过程中可根据不同的需求选取不同的方法进行分析研究。

一、数据挖掘的概念及方法

(一)数据挖掘的概念

数据挖掘(data mining,DM),又称为资料探勘、数据采矿。它是数据库知识发现(knowledge-discovery in databases,KDD)中的一个步骤,是从大量随机的数据中提取潜在有用信息和知识的过程。也就是说,数据挖掘是通过分析每个数据,从大量数据中寻找其规律的技术,主要有数据准备、规律寻找和规律表示三个步骤。数据准备是从相关的数据源中选取所需的数据并整合成用于数据挖掘的数据集;规律寻找是用某种方法将数据集所含的规律找出来;规律表示是尽可能以用户可理解的方式(如可视化)将找出的规律表示出来。由上述步骤可看出,数据挖掘牵涉了大量的准备工作与规划工作,事实上许多专家都认为整套数据挖掘的过程中,有80%的时间和精力是花费在数据预处理阶段,其中包括数据的净化、数据格式转换、变量整合,以及数据表的链接。可见,在进行数据挖掘技术的分析之前,有许多准备工作要完成。

(二)数据挖掘的任务

数据挖掘的任务主要有关联分析、聚类分析、分类、预测、时序模式和偏差分析等。

1. 关联分析(association analysis)　关联分析是一种简单、实用的分析技术,就是发现存在于大量数据集中的关联性或相关性,从而描述了一个事物中某些属性同时出现的规律和模式。关联分为简单关联、时序关联和因果关联。一般用支持度和可信度两个阈值来度量关联规则的相关性,并不断引入兴趣度、相关性等参数,使得所挖掘的规则更符合需求。

2. 聚类分析(clustering analysis)　依据研究对象的特征,对其进行分类的方法,目的是将性质相近事物归入一类。聚类分析可以建立宏观的概念,发现数据的分布模式,以及可能的数据属性之间的相互关系。

3. 分类(classification)　分类就是找出一个类别的概念描述,它代表了该类数据的整体信息,并用这种描述来构造模型,一般用规则或决策树模式表示。分类是利用训练数据集通过一定的算法而求得分类规则。分类可被用于规则描述和预测。

4. 预测(predication)　预测是利用历史数据找出变化规律,建立模型,并由此模型对未来数据的种类及特征进行预测。预测关心的是精度和不确定性,通常用预测方差来度量。

5. 时序模式(time-series pattern)　时序模式是指通过时间序列搜索出的重复发生概率较高的模式。它是用已知的数据预测未来的值。

6. 偏差分析(deviation)　偏差中包括很多重要的知识,数据库中的数据存在很多异常情况,发现数据库中数据存在的异常情况是非常重要的。

(三)数据挖掘方法

数据挖掘方法包括神经网络方法、遗传算法、决策树方法、粗集方法、覆盖正例排斥反例方法、统计分析方法、模糊集方法等一系列算法。为特定的分析任务选择最佳算法具有一定的难度。研究者可以使用不同的算法来执行同样的业务任务,但每个算法都会生成不同的结果,而某些算法还会生成多种类型的结果。深入了解各个算法,选择最佳算法十分重要,本节不作详细论述。

(四)数据挖掘与统计分析的区别

统计分析的基础之一是概率论。在对数据进行统计分析时,分析人员常需要对数据分布和变量间的关系做假设,确定用什么概率函数来描述变量间的关系,以及如何检验参数的统计显著性。但在数据挖掘的应用中,分析人员不需要对数据分布做任何假设,数据挖掘中的算法会自动寻找变量间的关系。因此,相对于海量、杂乱的数据,数据挖掘技术有明显的应用优势。需要说明的是数据挖掘和统计分析从理论来源来看在很多情况下是同根同源的,不应该硬性地把两者割裂开来,也无法割裂。

二、数据挖掘在中医肺病学临床研究中的应用

数据挖掘技术随着应用推广也逐步被引用到中医肺病学研究中。2004年起,在各大期刊中发表的与肺疾病和数据挖掘相关的论文呈逐年增加的趋势。这些论文多通过对既往资料的挖掘,指导肺系疾病的诊断、证候、方剂及其药物配伍规律,对临床辨证论治,处方用药有重要的指导意义。由于数据挖掘中各种技术的特性不同,在具体选择应用时应该依据其各自的特性选择合适的方法。

回归分析可解释一个变量与多个自变量间的相互关系,常用于中医疾病与的证型的相关性及证型的主次关系的研究。分类通过既往的数据的分类来预测未知分类的情况,常用于西医学中一些疾病的诊断和鉴别诊断。聚类分析可评价数据库中数据元素内在的分散与聚集情况,用于分析治疗某一疾病的大量处方中的药组的分布,指导辨证论治。关联分析可解释一个事物中某些元素的相互关系,常用于分析治疗某一疾病的常用药、药对、药组的研究。在进行具体数据挖掘过程中,常常应用多种数据挖掘的方法,提取出中医数据库中的有效信息,指导临床辨证论治,处方用药。

进行中医药的数据挖掘是一个有着非常美好前景但又充满挑战的研究方向,相信任何希望中医药继续发扬光大的人都会支持应用现代科学技术进行中医药的研究,以加速中医药知识的更新和创新,并推进中医药的产业化和国际化进程。数据挖掘作为一个在海量数据中获取知识的有力工具,目前已经不再仅仅限于技术层面的研究,而是越来越多地扩展到不同领域的应用中,这对中医药古籍文献的整理以及相关科学规律的获取研究将是难得的发展机遇,对于通过现代科学技术对中医药科学内涵进行证明和阐述,带动中医药学术水平的提高,拓展中医药的生存空间将会产生巨大的启迪和促进作用。

数据挖掘的应用实例分析:

例1　回归分析的应用

如王海峰等收集4所三甲医院慢性呼吸衰竭患者资料300例,使用Epidata软件建立数据库。选取人工神经网络、模糊系统,运用MATLAB6。5软件进行编程。采用动态kehonen网络,通过增加动态神经元形成动态自适应神经网络,形成最优模糊规则。基于临床数据挖掘结果获取慢性呼吸衰竭证候常见证候特征,并检验其合理性。结果显示通过规则转换,主次证的筛选,明确7个证候及其对应的主、次证,分别为:痰热壅肺证、痰瘀阻肺证、阳虚水犯证、痰湿壅肺证、气阴两虚证、痰瘀阻肺兼阴虚证、痰蒙神窍证。证候诊断标准检验结果诊断符合率为74.6%。结论为该方法所获取的模糊分类规则以较高的精度反映了学习样本集中存在的规律性,说明了模型的可靠性。说明了自适应模糊推理系统可用于中医证候特征的研究。(例中运用回归分析的方法建立数据模型筛选出了7个与呼吸衰竭最相关的证型及其主次。)

例2　分类的应用

如陈卉等在1998年6月至2004年12月在北京友谊医院和北京结核病院胸部肿瘤研究所经手术或穿刺活检病理证实的孤立肺结节200例(恶性135例,良性65例),观察2项临床指标(年龄及是否有痰中带血丝)和5项薄层CT指标,并按7:3的比例将样本随机数字法分配到训练集和测试集中。分别用Fisher线性判别分析、Logistic回归分析、决策树和神经网络方法构建诊断分类器,并用测试样本验证各个分类器。利用诊断的敏感度、特异度评价分类器的准确性,用ROC曲线及曲线下面积比较各个分类器总体诊断性能。结果显示:对60例样本进行诊断测试,4种方法的敏感度分别为84.6%,87.2%,87.2%和87.2%,特异度分别为85.7%,81.0%,76.2%和81.0%;4种方法诊断的ROC曲线下面积分别为0.918,0.918,0.939和0.942,任何两种方法比较,曲线下面积的差异均无统计学意义。结论为从分类算法的分类准确性、分类器的可理解性以及对诊断的指导意义三方面进行比较,Logisitc回归和神经网络方法具有较高的诊断分类准确性,判别分析、Logistic回归分析和决策树方法具有较好的模型可理解性,基于BP算法的神经网络对实际诊断具有较好的指导作用,它们都可用于计算机辅助诊断系统中。[例中对既往明确诊断的孤立肺结节200例(恶性135例,良性65例)的7项指标(2项临床指标和5项薄层CT指标)进行良恶性分类,完成对孤立性结节的良恶性计算机辅助诊断。并通过回归分析的方法建立数据模型对其加以验证。]

例3　聚类分析的应用

如陈菲等整理古今方剂文献资料,共搜集肺胀方剂194首,采用层次聚类的方法进行分析。层次聚类发现麻黄、甘草、半夏、干姜、桂枝、五味子、细辛温肺化饮聚类;石膏、杏仁、麻黄、甘草宣泄肺热聚类;陈皮、枳壳、桔梗理气化痰聚类;当归、桃仁、川芎、竹沥活血祛瘀化痰聚类;附子、白术、茯苓温肾健脾聚类。结论为肺胀方剂具有宣肺化痰、温肺化饮、清热泻肺、活血祛瘀、温肾健脾等配伍特点。该结果对临床治疗肺胀相关疾病的辨证用药有所启示。(例中分析了治疗肺胀的194首方剂的聚类情况,发现了5组药物的聚类关系及肺胀的5种主要治法)

例4　关联规则的应用

如李婧等运用数据挖掘分析的方法,对《清宫医案集成》中止咳类方药进行初步归纳并总结临床经验论治规律,并对其咳嗽的治疗经验进行探讨。方法为筛选清宫医案113首止咳方剂,统计其中各药的使用频率,利用数据挖掘分析不同药味在治疗咳嗽中的使用规律。结果显示常用止咳中药出现频率前5位：甘草、茯苓、桔梗、半夏、陈皮。止咳中药按类型统计，使用频率前5位为理气药、清热化痰、补气药、止咳平喘药、温化寒痰药。关联性分析结果得出陈皮与其他多种药物关联性最强，其次是甘草、茯苓、半夏等，而陈皮-桔梗、桔梗-茯苓、茯苓-半夏药对关联性明显强于其他两两药物之间的关系。置信度和支持度分析：陈皮-枳壳-茯苓、陈皮-黄芩-茯苓、陈皮-半夏-茯苓、陈皮-半夏-甘草-茯苓的置信度为100%。结论：咳嗽的病机在《清宫医案集成》中以"肺气不宣肺失宣肃"为主，组方多用理气、行气、化痰之法，佐以疏风清热、活血化瘀等法。（例中通过关联分析的方法，发现了《清宫医案集成》中的常用药、常用药对及常用药组。）

第五节　中医量表制订与肺病学临床研究

一、量表的基本概念

量表是由若干问题或自我评分指标所组成的，通过测量或询问研究对象的某些特征、感觉、态度和行为而获得的定性的或定量的主观度量数据的标准化测量表格。医学运用的量表种类较多，如自我评定量表、症状分级量表、智力测验、人格测验量表等。影响力较大的汉密尔顿抑郁量表，是最早用于抑郁症的量表之一，目前已广泛用于国内外抑郁症诊断与治疗评价中。量表的出现为中医诊断、证型确定、疗效判定等标准化研究提供了新的技术手段，为中医客观化、标准化和规范化提供了新的思路和方法。

二、中医量表制订的基本内容及方法

中医量表的制订主要包括条目的筛选、赋值和量表的考评。其中条目筛选是决定量表是否切实可用的关键步骤。条目的筛选采用主观筛选法和客观筛选法相结合的策略。

（一）条目筛选前的准备

首先是设立核心小组，确定量表的目标、范畴、维度及内容。核心小组一般由专家、医生、护士以及互不认识的被调查对象等组成。经核心小组成员讨论，形成初步条目池。再从调查对象中选择5~10位文化程度中等的研究对象对条目池进行小范围测试，了解研究对象对条目理解和回答情况，以便整理后形成最终的条目池。

（二）条目筛选的方法

条目筛选的具体方法较多，此处仅介绍其基本概念与原则。常用的方法有专家咨询法、离散趋势法、相关系数法、聚类分析法、区分度分析法、重测信度法等。其中专家咨询法是最常用的主观筛选法，又称为德尔菲（Delphi）法，即依据系统的程序采用匿名发表意见的方式，即专家之间不得互相讨论，不发生横向联系，只能与调查人员进行沟通，通过多轮次调查专家对问卷所提问题的看法，经过反复征询、归纳、修改，汇总成专家基本一致的看法，最后对问卷问题做出定性和定量相结合的预测、评价，此法在中医量表制订中运用广泛。离散趋势法是从敏感性角度筛选条目。相关系数法是从代表性和独立性角度筛选条目。克朗巴赫α系数法是从内部一致性角度筛选条目。所谓内部一致性是指围绕某一特定方面展开的条目间相似程度。因子分析法是从代表性角度筛选条目。聚类分析法也是从代表性角度筛选

条目。区分度分析法是从区分的角度进行条目筛选。重测信度法是从稳定性的角度进行条目筛选。前述方法主要是从重要性、确定性、敏感性、代表性、独立性、区分性、稳定性和内部一致性的角度筛选条目,最后将各种筛选结果进行汇总。此外,还有文献法、流行病学调查法等也可用于条目的筛选。一般是采取多种方法初筛,依据其结果,最终确定量表的条目。当然,条目的筛选还要结合专业知识,如果某条目通过各种筛选方法建议删除,但其有极强的专业理论知识支持保留,也应予保留。

(三)条目的赋值

所谓条目的赋值,即量尺语词的设定是量表研制过程中必经的一个过程,然而可供选择的设定方法却是多种多样的,仅计量性评价(continuous judgments)一类就包括视觉模拟刻度法(visual analogue scale,VAS)、比较法(comparative methods)、等距瑟斯顿法(Thurstone's method of equal-appearing intervals)和伽特曼法(Guttman method)等。中医量表的条目由症状和体征舌脉组成,临床上有很多方法对症状进行量化,常用的如视觉模拟刻度法、数字分级法和等级评价法等。相比症状条目而言,体征类条目如何合理客观量化,是中医证候量表研制中的一个难点。

(四)量表的考评

量表的考评是量表设计的最后的检测阶段,量表的考评直接关系到其权威性。量表的检测主要依靠其信度、效度与区分度来进行。信度又称可靠度,反映相同条件下重复测量结果的近似程度,主要由重测信度、半分信度以及克朗巴赫α系数3种指标组成。重测信度分析同一被调查者的测验重复性,而半分信度作为重测信度不能采用时的选择,采用Spearman-Brown公式计算其信度,但是最常采用的克朗巴赫α系数来作为信度的考评,因为其能准确地表示量表的内在一致性。效度又称为准确度,用于反映测量结果与"真值"的接近程度。它也有三种指标组成:内容效度、标准效度与结果效度。内容效度主要评价语言表达的准确性;标准效度主要确立"金标准"来评价测量指标的一致性;结构效度采用因子分析的方法,对量表进行更加深入的分析,是最强有力的效度评价方法。区分度又称为反应度,是指一份量表能检测出健康状态微小改变的能力。由于其反映调查者的敏感度,近年来越来越受到重视。反应度分析主要是估计量表是否有鉴别细微的、有临床意义的、随时间改变的健康状态的能力,是对量表性质考评的重要指标之一。

量表的制定和考评其实仅是量表构建的开端,真正的完善则需要一个相当长的实践检验过程。如进行更大样本量的临床调查,不断的修改完善和反复测评其信度和效度,才能使量表能有效的指导临床。

三、中医肺病量表制订研究

建立适合临床和科研需要并反映中医药自身特色和认识规律的中医量表,对于有效的评定中医药的诊断与治疗具有重要意义。

(一)证候的规范化

中医证候规范化的研究对中医量表的制定与发展有着十分重要的关系,一个疾病的到底具有哪些证型,以及这些证型可能会出现哪些可能的症状与体征,这些都限定着量表的精准度与客观性。因为中医临床思维的主观性,形成了多种证候规范标准并存,相互弥补、相互为用的格局。中华人民共和国国家标准《中医病症分类与代码》(中国标准出版社1995)

以及国家卫生部《中医临床诊疗术语国家标准证候部分》等成果的颁布虽然在一定程度上对证候的规范化起着导向作用,但是中医证候的诊断标准依然在临床上没有得到普遍认同。所以在量表制定前一定要明确所要采取的证型。中医肺病中许多病种的临床证型繁多,例如咳嗽、感冒等,所以首先要制定相应规范、广泛采用及认同的证型体系,为中医肺病量表的制定奠定基础。

(二)中医肺病生命质量量表

患者报告结局(patient-reported outcome, PRO)是临床疗效评价体系的主要组成部分已被广泛认同,而健康相关生命质量(health-related quality of life, HRQL)又是该结局最重要的组成部分。由PRO量表测量所得的数据可以从患者的角度提供有关治疗效果的证据,包括患者描述的功能状况、症状和生存质量。在慢性病领域,从患者报告结局指标的角度入手,以量表作为工具来评价中医临床疗效,已经逐渐被认可。结合中医肺病的特点,可以制定相应的中医肺病或具体到某一肺病的生命质量(quality of life, QOL)量表。相比其他专科,中医肺病制订的中医量表少,在临床中的运用不够。李建生等制订肺炎患者报告结局量表,有助于中医肺病辨证诊断、疗效评价规范化和定量化,近年来出现了中医肺病QOL量表和中医肺病诊断性量表、中医肺病症状体征量表、中医肺病PRO量表等。

第六节　中医肺病学临床研究相关的创新理论发微

一、肺络学说理论体系构建

经络是人体重要组成部分。经脉是纵行于人体联通各脏腑的主干,络脉是网络沟通人体上下内外的细小分支,两者互为协同,形成遍布于全身的立体网络结构,维持着生命活动的运行和人体内环境的稳定。随着研究的不断深入,发现络脉病变广泛存在于多种慢性病与疑难病中,"久病入络"是络病学说代表性的学术思想。所谓"久病入络"是指某些慢性疾患迁延日久,病邪渐渐深入,由经传络,血络受病,迁延难愈。"其初在经在气,其久在络在血。"可以看出,"初病在经,久痛入络",其原意欲说明随着病程的进展,病位由浅入深,病情由轻到重的病理变化。基于经络以上的传变规律,衍生出了初病治气,久病治血的治疗法则。

(一)肺络的生理特点

肺络隶属于整个络脉系统,又自成一体形成肺的有机组成部分,除了具备承接络脉运行气血的功能外,还为肺功能的发挥奠定了基础。络病理论认为,络脉(主要指血络)具有渗灌气血、濡养代谢、津血互换的生理功能,肺络则在此基础上,受其结构特点的影响,又具有以下功能特点:

1. 气络吐纳,气血生化　肺之气络舒缩有序而能吐故纳新,气络吸进清气,清气则与血络中之津血相互交感,生成宗气和新鲜之血,进而灌注心脉助心主血。

2. 肺络布津,上焦如雾　肺之阳络行于外,为全身体表络脉之统盖,其居高临下,在络气的推动下,能够布散津液润泽皮毛,若雾露之溉;肺之阳络又分布于鼻、气管、支气管黏膜等处,主司黏膜组织的湿度、温度等。肺络所布之津,一方面依靠阳络洒陈体表或呼吸道黏膜,另一方面行于肺之阴络,沿途渗灌三焦之水液(即通调水道),下输膀胱,以参与水液代谢。

3. 营卫流通,能溢奇邪 肺之阳络能够布散卫气津液于体表和呼吸道黏膜,以抵御或从皮毛或从口鼻侵入之邪气,而肺部微循环(血络)内流动的血液和淋巴液包含大量巨噬细胞和免疫物质,能吞噬侵入体内的病原微生物及自身变性物质,可见肺络因流通营卫而具有抵御邪气的作用,此作用《内经》称为"溢奇邪",如《素问·气穴论》曰:"孙络三百六十五穴会,亦以应一岁,以溢奇邪"。

(二)肺络的病理特点

肺络有常有变,常则通,变则病,病则必有"病络"产生,"病络"生则络病成。在生理状态下,肺能够促进络中血气的双向流动,在病理状态下,肺之功能失常又可以影响络中血气的双向流动,产生相应的络脉病变。肺络病是以肺络运行不畅,气滞血瘀痹阻肺络,痰瘀胶结凝结肺络,肺络失养损伤等为主要病理变化的一类疾病;病机以易滞易瘀、易入难出为特点;病证涉及中医"咳嗽""喘证""胸痹""肺胀"等范畴,临床常伴有咳嗽、气喘、胸部憋闷等症状,与毒邪、痰瘀直接相关,多因正虚邪盛,邪正交争,邪恋不去,邪毒蕴结于肺络所致。肺络的病理表现如下:

1. 肺络运行不畅 肺通天气,外邪侵袭、首先犯肺,使肺气被束,肺失宣发肃降;或邪热犯肺、灼伤脉络,迫血妄行、血溢脉外而痹阻肺络;或伤于外感寒邪、经脉凝滞而痹阻,如《素问·举痛论》所言:"寒气入经而稽迟,泣而不行,客于脉外则血少,客于脉中则气不通";或湿邪留滞、胸阳不展,肺络阻滞不畅而痹阻,如《素问·痹论》云:"风寒湿三气杂至,合而为痹也",综上原因均可导致肺络运行失畅,流动灌渗动力不足,气机运行失常,宣发肃降功能失调,从而产生一系列相关症状。

2. 气滞血瘀,痹阻肺络 《灵枢·脉度》云:"气之不得无行也,如水之流,如日月之行不休。"气在络中运行不息,若络运不畅,便会影响气的运行而产生气机郁滞;"气为血帅,气行则血行",气虚气滞,可致血气运行受阻,均可滞留为瘀;血瘀阻滞络脉,反过来也会加重气滞。《素问·痹论》:"痹在于脉则血凝固而不流",均是血行不畅、留而为瘀之例。气滞血瘀痹阻肺络是由肺络运行不畅基础上发展而来的,是由功能性病变转向器质性损伤的重要阶段,肺络痹阻引起肺的功能失常,产生一系列气滞血瘀的症状。

3. 痰瘀胶结,凝结肺络 痰浊与瘀血互为因果,互生互化。痰浊黏滞易阻,络中气血的流注受阻,血滞为瘀;痰浊停聚于脉络内外,阻滞肺络气机,气滞则血瘀。瘀血阻滞络道,致使络中之津不能经心化赤为血而郁于络中,络外之津亦不能还流于络内而聚于脉外,郁积日久,逐渐化生痰浊;同时血瘀于络脉内外,阻滞络中气机,气不化津,津凝而产生痰浊。痰瘀互结,阻滞肺络,又成为新的病理因素,化为"凝痰败瘀,混处经络",蕴积成毒,败坏形体,加速气道狭窄,终致"痰夹瘀血,遂成窠囊"。痰瘀胶结,凝结肺络是脏腑气血津液功能代谢失常的进一步表现,是多种病理因素相互胶着并作用于络脉的结果,是肺络病病势深伏而进行性发展的重要环节。

4. 肺络失养 气血阴阳是肺络发挥其功能的物质基础,络中气血充沛,输布渗灌正常,则脏腑得其濡养;各种原因损伤肺络,肺失所主,络脉不充,无力鼓动则痹阻。肺络痹阻日久,营卫功能失调,气血津液生化不足,气不足则血行迟缓,血不足则络脉愈发失于充养,络愈虚邪愈滞,病气、病血加重,小疾积大。气滞津凝血停,痰浊、瘀血相搏,蕴结不解,邪气益胜,积而成毒,毒损脏腑,败坏肺络,至虚有隙,留邪更甚,险症环生,各种肺络病的最后转归均会出现此证型。

二、慢性肺病共性病机刍议

（一）肺失宣发与肃降是慢性肺病病机的主要体现

肺主要生理功能为主气、司呼吸、朝百脉、通调水道。这些功能皆是在气机升降运动中维持的，而宣发和肃降则是气机升降在肺功能中的集中体现。宣发与肃降既是肺气运动的基本形式，又是全身气机升降出入运动的一种具体体现。因此，肺主宣降也是肺生理功能的主要体现。《医门法律》说："肺气清肃，则周身之气莫不服从而顺利，肺气壅浊，则周身之气易致横逆而犯"；《血证论》亦指出"肺居上焦，制节五脏，开窍于鼻，以通外气，以敛内气"，"肺为清虚之府，其气能下行，以制节诸脏"。肺系慢性病证的共性病机也主要在此。

（二）本虚标实是慢性肺病病机的主要特点

1. 肺脾肾虚衰是致病之本，后期病及于心　慢性肺病病程较长，肺气虚衰，肺卫不固，反复感邪发作，会出现、咳痰、气短、气喘、自汗等症状。肺为娇脏，不耐寒热，易受邪为病，并且肺受百脉之朝会，其他脏腑的寒热邪气，也常传于肺。气候、环境、吸烟、饮食、劳累、七情等致病因素，都会引致肺的气血阴阳失调，引致肺的功能虚衰。肺主宣发肃降，肺位于上焦，为水之上源，主通调水道。若肺气衰弱，肺失肃降，则肺气上逆，为咳为喘，咳痰清稀。《证治准绳·喘》，"人之五脏皆有上气，而肺为之总，由其居于五脏之上而为华盖，喜清虚而不欲窒碍，调摄失宜，或为风寒暑湿邪气所侵，则肺气胀满而发为喘"。脾属土，能生肺金，脾又为后天之本，气血生化之源，脾胃在生命活动中占有重要地位，若饮食劳倦导致脾胃功能受损，脾胃虚弱，则生化乏源，脾土不能生金，肺金亏虚，日久肺脾两虚。脾胃居中焦，是人体气机升降枢纽。脾胃升降失常，则清气不升，浊气不降，三焦都因此而病变。脾主运化水液，脾能将体内多余的水液经三焦及时输给肺肾，经气化排出体外，若脾气虚弱，脾失健运，水湿内停，而成痰成饮，即所谓的"脾为生痰之源，肺为贮痰之器"。痰湿困阻中焦，则纳减呕恶，脘腹胀满，便溏；水饮泛溢肌肤，则为水肿少尿。肾气虚弱，肾气不固，肾的纳气功能失常，则影响肺的肃降功能，气浮于上，则出现气喘日益加重，呼吸浅短难续，呼多吸少，动则更甚等。肾阳虚衰，其温化开阖及膀胱气化失常，则发生水液代谢紊乱，影响肺的宣发肃降和通调水道功能的正常发挥，临床上常出现咳喘、水肿并见。后期病及于心，心气虚衰。心肺同居上焦，生理上，"诸血者，皆属于心"。"诸气者，皆属于肺"，心主血，肺主气，心与肺的关系，即气和血是相互依存、相互为用的关系。心脉上通于肺，肺气辅助心脏治理、调节心血的运行，血的运行有赖于气的推动，而气的散分布也需要血的运载。若肺气虚衰或肺失肃降，会影响心的行血功能，从而导致血瘀，出现胸闷、口唇青紫等表现。若心气不足或心阳不振，血液运行不畅，从而影响肺的宣发肃降功能，出现咳嗽、气促、喘脱等临床表现。慢性肺病主要包括肺胀、肺痿、喘证、哮病等，临床上以咳嗽、咳痰、气短和（或）喘息等为主症。多系肺反复受邪，肺失宣肃，迁延失治，日久导致肺虚，卫外不固，六淫之邪更易反复侵袭，诱使疾病发作，即本虚标实是本病发作的总病机。

2. 痰浊、水饮、瘀血错杂为标　痰的产生，初起是由肺气郁滞，脾失健运，体内水液代谢紊乱而致，随着病程的缠延，病位的加深，渐致肺虚不能化津，脾虚不能转输，肾虚不能够气化，痰浊潴留，咳喘持续不已。肺助心推动气血津液在全身运行，环流不息，调节全身气机的升降出入运动。《理虚元鉴》曰："肺气一伤，百病蜂起"。络脉是气血津液运行输布的通路，慢性肺疾病多迁延难愈，久之可以由气入血而病络，经脏气病日久，气的功能失职，则会影响血的运行或生成而累及于血,经脏久病,邪气也可直接扩散入络,从而致络脉痹阻。络脉痹阻即病变由气至血,由经到络,由浅入深的过程。慢性肺病久病络虚,或络痹致使络脉痹阻,气机郁滞,从而令津液凝聚而形成痰饮,血行瘀滞而形成瘀血。肺气亏虚,无力推动血液运行,气血不通,气滞血瘀痰浊互结,出现咳嗽、咯痰、呼吸困难、面色唇甲紫暗、咯血等症状。《血证论》云:"盖人身气道,不可阻滞……内有瘀血,气道阻塞,不得升降而喘"。朱震亨《丹溪心法》说:"痰夹瘀血,遂成巢囊"。痰瘀不仅是该病的病理产物,而且是病情反复发作的病理因素。《丹溪心法·咳嗽》:"肺胀而咳,或左或右不得眠,此痰夹瘀血碍气而病"。痰和瘀二者常相互影响,痰阻遏气机,尤其郁阻肺气,失于宣降,百脉不能正常朝会于肺,肺不能助心主治节,可形成或加重瘀血病理;反之,血瘀也可引起痰的产生,加重痰郁病理,由于肺朝百脉、助心调节血液循环,瘀血停滞,经脉涩滞,势必引起肺气郁闭或肺气损伤,从而使肺失宣发、肃降,导致津液失于输布,停滞为痰饮,因此,这三者在慢性肺病的发病过程中互为影响。

三、中医肺病学临床研究与痰瘀毒学说

(一)痰瘀毒邪的概念与致病特点

1. 痰是人体水液输布失常而形成病理产物　痰可分为有形之痰和无形之痰两类。有形之痰,其形可见,如咳嗽之痰,皮下之痰核瘰疬。无形之痰,不见其形,如喉间之梅核气,癫狂痫证等。六淫、情志和饮食等各种因素导致肺、脾、肾、肝和三焦功能失常均可导致痰的产生。肺气不利,失于宣降,水液不布,聚而成痰。脾胃虚弱,失于运化,水湿内生而成痰。《诸病源候论》:"劳伤之人,脾胃虚弱,不能克消水浆,故为痰也。"肾阳不足,失于温煦,水液内停故成痰。《辨证录》:"肾阳不足,开阖不利,水湿上泛,可聚而为痰;肾阳虚,不能温运脾阳,水谷不化精微,亦可生湿成痰。"肝气不疏、三焦不利,水运不畅亦可成痰。《圣济总录》:"三焦气滞,脉道闭塞,则水饮停滞,不得宣行,聚成痰饮。"

痰产生之后,可遍及全身。《丹溪心法》说:"痰之为物,随气升降,无处不到。"病症多样。其致病特点有以下几个方面:①易蒙蔽神明:痰湿阴浊蒙蔽清窍,可出现头目眩晕,精神抑郁、表情淡漠等症状。若痰与热合,夹风上扰,可致精神错乱、狂妄谵语。②可阻滞气血:痰浊若停滞于经络、脏腑可碍气血正常运行,影响脏腑功能的发挥。阻于气道,可致咳喘;停于经络,可致肢体麻木不仁;痹阻心脉,可致心痛。③易于积聚:痰阻气血致其不畅,气血不畅又使湿聚津凝而成痰。故痰一旦形成则易于积于局部,外可生痰核、瘰疬、瘿、瘤。内可致积聚。

2. 瘀血是血液内停而产生的病理产物　包括了脉内之瘀血和脉外体内的离经之血。血液的正常运行与心、肝、脾等脏腑功能、脉道的通利密切相关。任何影响上述条件的因素都可致瘀。外伤而使脉络破损,血溢脉外而成瘀。肝气不疏,气机不畅,气滞血瘀。脏腑不行,无力推动血液运行,气虚血瘀。寒主收引,脉道收缩,血流阻滞而成瘀。《医林改错》:"血受寒则凝结成块。"《黄帝内经》:"寒气客,则脉不通"。热迫血妄行,耗血动血,可使血液浓缩,行于脉外而成瘀。《医林改错》:"血收热则煎熬成块。"瘀血致病可有以下特点:①阻滞气机:气血关系密切,一旦瘀血形成,可阻碍气机运行,气机不行,又加重瘀程度。②影响血行:瘀血阻于脉道、脏腑可扰乱血液正常输布,日久影响脏腑功能。③影响血液新生:《血证论》:"瘀血不行,则新血断无生理"瘀血停于体内,如不祛除可使组织脏腑失养,

功能失常影响血液生成。

3. 毒邪致病理论是近年研究的热点　毒邪是邪的一部分,但又与普通之邪在程度深浅上有着明显的区别。《素问·五常政大论》有"寒毒""热毒""湿毒""燥毒""大风苛毒"的记载。尤怡《金匮要略心典》:"毒,邪气蕴结不解之谓也";王孟英《温热经纬》:"今感疫气者,乃天地之毒气也";叶天士《临证指南医案》:"温邪上受,首先犯肺,逆传心包"。近代学界一般将毒邪分为两大类:一是指外毒,系具有较强致病力的病邪,可有六淫过甚转化而来。类似于西医学中的致病微生物,如细菌、病毒等,也包括各种理化因素,如放射性物质等。二是指内毒,主要指疾病过程中各种病理产物因脏腑功能不行而未能及时排出,蕴积体内,而化为毒,如火毒、痰毒、瘀毒、寒毒、湿毒等等。外毒与内毒可相互联系,相互影响,外毒可致脏腑失常,气血运行障碍,产生痰湿瘀血等病理产物,蕴结日久,形成内毒,而使疾病缠绵难愈,而更易使人体感受外毒,形成恶性循环。毒邪的特点还未有统一的看法,总结起来主要有以下几个方面:

(1)具有传染性:部分毒邪在一定的时间和一定的范围可引起传播,感受毒邪的患者可有相似的症状和体征。

(2)具有潜伏性:侵袭人体后既可迅速发病又可潜伏而后发病。人体正气不足,毒邪可侵入体内引起疾病。若人体正气充沛,毒邪受到限制而伏于人体,伺机而动,在各种因素使人体防御功能下降时引发疾病。

(3)具有破坏性:毒邪侵犯机体后,常引起多脏腑功能的失调,如癌毒在早期可表现为其他系统的症状,直到中晚期才出现相应器官癌症的表现。

(4)具有迁延性:病情迁延,顽固难愈。由于毒邪致病影响广泛且可潜伏后发,难于诊断,极易与他病混淆。疾病后期,脏腑衰败,阴阳两虚,治疗亦十分困难。

(二)痰瘀毒邪参夹为病

1. 痰与瘀　两者有着密切的联系。朱丹溪提出"自气成积,自积成痰,痰挟瘀血,遂成窠囊"。痰瘀是津液和血液输布失常的产物,津血同源,津血可以互相转化,故痰瘀的产生有着类似的机制,亦可相互影响。如瘀血阻滞,气血不畅,致水液输布障碍,可生痰浊;痰浊蕴结,阻碍脏腑功能,气化不行,血滞成瘀。痰瘀的关系较为明确,而痰瘀与毒邪相关性的研究起步较晚,尚未形成一致的观点,主要如下:外毒侵犯人体,影响人体脏腑气血运行,可导致津液输布代谢失常,聚湿成痰。如温毒犯肺,肺气失宣,津液不布,痰阻气道。又与邪热相合,熬津成痰,痰热互结,故患者高热,咳嗽咳痰。如王孟英之言:"津液即为邪热灼烁成痰,而痰反即为邪热之山险也。"内伤杂病,病程迁延,病情反复,脏腑功能严重失常,痰浊内生且机体无法正常排出,故淤积于体内,蕴结成毒。现代学者在研究酒精肝和脂肪肝的过程中提出了"痰毒"致病的学说。主要观点为在各种因素的影响下造成脾胃虚弱,内生痰湿,脾病及肝,肝不疏泄,终至痰毒。一些基础研究表明低密度脂蛋白、总胆固醇、甘油三酯升高可能是痰湿的主要特征和物质基础。另外的研究也提示自由基代谢失调与痰证有着密切的关系。还有学者指出了癌症转移与痰毒流注的相关性,颇为新颖。

2. 瘀与毒　外毒或内伤均影响相关脏腑功能,瘀阻日久,亦可成毒。如张京春、陈可冀等研究发现易损斑块炎性反应和血栓形成与中医学"毒""瘀"之病因病机和临证特点有相似性且该病临床的毒瘀特点,故提出"瘀毒"致动脉粥样硬化易损斑块破裂从而发生急性冠脉综合征。仲爱芹、徐士欣等通过临床实践认为"瘀毒"是缺血性中风发病的始动病因,瘀毒持续为害是本病迁延和深化的关键环节,治疗上提倡化瘀解毒。蔡小平、魏征认为恶性肿瘤以瘀毒为标、元气亏虚为本,提出"瘀阴毒、瘀阳毒"的理论。

不难看出,痰、瘀、毒邪相互影响,相互转化。特定的毒邪侵袭人体,可引起肺、脾、肝等脏腑失常,内生痰瘀。若人体在患病过程中,正气受损,无力驱邪,无法将病理产物排出,则痰瘀积聚而成毒。所以在慢性疾病的后期,更多的是三者同时存在,蕴结难解,形成恶性循环。也使得治疗十分棘手。目前对于痰瘀毒邪的研究还存在不少问题,如痰瘀毒邪的界定还未达成统一,对毒邪的研究偏向于理论,实验和临床研究还较少,有待进一步的研究。

(三)痰瘀毒学说在肺系疾病中的应用

1. 肺间质纤维化　崔云等认为肺间质纤维化主要分为两期。初中期以肺痹为主,多因反复感受外邪,肺肾亏虚所致。气阴两虚是初中期的主要病机。中晚期以肺痿为主,津失于输布,血壅滞脉络,痰瘀阻滞,络虚不荣是病机关键。考希良等认为该病病程较长,病情发展缓慢,在此过程中各种原因可引起肺、脾、肾及三焦功能失常,津血运行不畅,内生痰瘀,共同致病,进而损伤肺。付念紫等认为在该病发病过程中痰和瘀两个病理因素发挥着主要作用,基本病机总数肺肾亏虚,肺络阻滞,虚实夹杂。刘晓明等在痰瘀致病理论基础上,从毒、虚两方面讨论了病因病机,认为邪毒损肺,毒邪难解、痰瘀胶着、正气耗损是肺间质纤维化的关键病机。毒亦是该病的重要病理特点。

2. 支气管哮喘　痰瘀在哮喘的发病过程扮演着极其重要的角色。张丽玲等认为痰瘀同病壅阻气道,引发哮喘。痰瘀又凝聚于肺,促使哮喘反复发作,迁延难愈。痰瘀既是致病因素,又是病理产物。周仲瑛强调风痰伏肺的重要性。认为肺肾两虚,风痰伏肺是哮喘缓解期的主要病机。袁琛等重视运用伏邪理论指导哮喘缓解期的治疗。许建中认为"虚、痰、毒、瘀"是支气管哮喘病因病机的主要组成部分,主张扶正与祛邪相结合的治疗原则。殷明主张毒为哮喘的主要致病因素,应辨毒论治哮喘。

3. 慢性阻塞性肺疾病　慢性阻塞性肺疾病系临床常见病、多发病。屈杰等认为久病肺虚,痰瘀阻络,肺失肃降是本病的病机关键,并提出了活血通络,化痰降气的治疗方法。章匀等认为该病病机要点为风、痰、瘀、虚。治疗上应祛风、化痰、活血、宣降肺气、扶正补虚。王振兵也在临床上观察到运用化痰祛瘀方药治疗慢阻肺有较好的疗效,对比单纯西药,效果明显($P<0.05$)。张文江等主张瘀、毒在慢性阻塞性肺疾病的病变过程中互为因果,相互转化形成恶性循环,不断加重病情。治疗该病应有瘀祛瘀,有毒排毒解毒。临床上运用祛瘀解毒方治疗该病,也获得良好疗效。能改善咳嗽、咯痰、胸闷痛、呼吸困难、面色晦暗等临床症状。

4. 肺癌　朴炳奎认为肺癌发病,以虚为本,癌毒为先,病机关键为瘀(痰)毒阻络。治疗上应综合治疗,既要祛痰化瘀解毒,也应扶正培本。郑伟达认为癌症的主要病因是"瘀"加"毒",瘀毒互结是"瘀毒"的本质。肺癌多由正气内虚、邪毒互结所致,其病机主要为瘀毒侵肺、痰湿内聚、正气内虚。姜林等认为肺癌的形成是由于正虚,脏腑功能失调,邪毒侵肺,导致肺气宣降失司,集聚成痰,瘀凝气滞,瘀阻络脉,痰气瘀毒交结,日久形成积块。唐兴荣通过临床观察发现运用益气祛痰化瘀解毒法联合西医学化疗方案可改善肺癌患者的临床证候,提高临床疗效及改善生存质量。刘伟胜在临床上使用攻毒法治疗肺癌亦获得不错疗效。

四、中医肺病学临床研究与气机升降学说

气机升降出入,是各个脏腑的综合作用,但肺之宣降对整个机体的升降出入至关重要。如《素问·六节藏象论》"肺者,气之本","诸气者,皆属于肺"。肺气升降的表现形势即是肺的宣发肃降。宣发,即宣布、发散之意,有向上向外布散的作用。肃降,即清肃下降之意,有向下向内的作用,肺通过气宣发肃降作用调节一身的气机和水谷精微的代谢。肺之宣降是对立统一的,没有正常的宣发,就不能很好地肃降,没有正常的肃降,就不能很好地宣发。掌握宣发与肃降的对立统一关系对理解机体气机的升降出入、指导临床疾病的诊治有其重要意义。

肺气宣发肃降与肺司呼吸:"天气通于肺"《素问·阴阳应象大论》,肺主气司呼吸,是靠肺气的宣降作用完成的,肺气宣发,向外通于肌腠,输布清气于周身,向上通畅气道,呼出浊气。肺气肃降,天地之清气方可吸入于肺,下纳于肾。肺气宣降有序,方可吐故纳新,维持正常的呼吸运动。宣降废,则呼吸停止,清气不布,浊气不出,生命活动随之告终。恰如赵献可所言肺"乃清浊之交运,人身之橐籥"(《医贯》)。

肺气宣发肃降与水谷精气代谢:"人受气于谷,谷入于胃,以传于肺,五脏六腑,皆以受气"(《灵枢·营卫生会》)。肺输布水谷精微及协助排出代谢废物即是通过肺的宣发肃降作用。水谷精微由脾上输于肺,通过肺气之宣发外输于皮毛,上布于清窍,再通过肺气之肃降内输于五脏六腑。如《素问·经脉别论》所说:"脉气流经,经气归于肺,肺朝百脉,输精于皮毛。毛脉合精,行气于腑,腑精神明,留于四脏。"同时肺合大肠,肺气宣降正常可助大肠排泄水谷之糟粕。

肺气宣发肃降与水液代谢:肺通调水道,饮入于胃,由脾散精于肺,肺气宣发输布水精于皮毛,若雾露之溉,再通过肺气之肃降,使水道通调,滋润肢体百骸、五脏六腑,水液代谢产物下输于膀胱,生成尿液。如《素问·经脉别论》所言:"饮入于胃,游溢精气,上输于脾,脾气散精,上归于肺,通调水道,下输膀胱,水精四布,五经并行"。然肺气宣降为一体,能宣通于表,方可肃降于里。气机升降理论在中医肺病中的具体应用如下:

(一)肺系疾病与肺气宣发肃降失常

肺失宣降是肺系疾病的共同病机,肺气失宣和肺失肃降往往同时出现。正常情况下,肺气升降正常,肺气和缓输布,营卫通畅,气血津液输布正常,则不病。若有外感、内伤致肺失宣降,则肺病。如杨士瀛《仁斋直指方》所言"肺主气也,一呼一吸,上下升降,荣卫息数,往来流通,安有所谓喘。惟夫邪气伏藏,痰涎浮涌,呼不得呼,吸不得吸,于是上逆喘促。"由于肺气宣发与肃降的对立统一关系,在疾病过程中,肺失宣发与肺失肃降往往同时出现,在具体疾病中略有侧重。若外感风寒湿邪,或痰湿郁肺,肺气不能宣达于外,致肺气中满,满而逆上,而致肺气上逆;外邪不闭,肺气与邪气相争,争而通,而为咳;外邪闭肺,肺气争而不通,中满气逆则为喘。若外感于燥热之邪,或心肝之或上乘,或虚火上炎,肺失肃降,气逆于中,则中气满,中气满则肺气急,急则表气不畅,肺气失宣。火气上逆,肺与之争,则为咳;肺不能争则为喘。若肺气虚,无力宣降则为咳喘。

故临床治疗肺系疾病在着重治疗肺失宣降的某一方面,解除病因的同时,应考虑宣肺药与肃肺药同用,达到更好的治疗效果。如小青龙汤用麻、桂、姜、辛等解在表之寒饮,同时佐芍药、五味子敛降肺气;定喘汤用白果、厚朴、款冬花、桑白皮、紫苏子降肺平喘,同时佐少量

麻黄以宣肺。钱超林在临床实践中体会到,咳嗽病在分清外感与内伤的同时,更要分清虚实,治疗上注重调理肺的升降气机,在宣发散邪中佐以敛降,或在敛降补虚的同时辅以宣发,求得宣敛相合,升降相因。

(二)重视其他脏腑对肺气宣发肃降功能的影响

气机升降出入,由各个脏腑的综合作用方可达到平衡和调。故肺气的宣发肃降功能能否正常发挥还受到其他脏腑功能的制约。如《素问·咳论》所言"五脏六腑皆令人咳,非独肺也"。"肝生于左,肺藏于右",肝与肺共同调节人体气机之升降,肝气以升发为宜,肺气以肃降为顺,升降相因,肝气正常疏泄有利于肺气的肃降,肃降正常有利于肝气之疏泄,若肝郁化火、肝气上逆、肝火上炎,均可致肺的宣发肃降失常,引起咳嗽。脾属中土,主运化,若脾失健运,水湿停聚,痰浊内生,上渍于肺,影响肺气的宣肃而为病,故有"脾为生痰之源,肺为贮痰之器"(《证治汇补·痰证》)之说;另外,脾气虚弱,可致肺气亦虚,宣降失常,此为母病及子。"肺为气之主,肾为气之根"(《景岳全书·杂症谟》),肺主气司呼吸,肾主纳气,若肾精不足,纳气功能失调,致肺气不潜降而为喘。心主血脉,肺主气司呼吸,"气为血之帅,血为气之母",若心气不足,主血脉功能异常亦可引起肺主气功能异常而致肺失宣降;另外,肺属金,心属火,若心火犯肺,亦可致肺失宣降。腑者以通降为顺,若腑气不通,可导致肺失肃降。故临床上治疗肺疾病当考虑五脏六腑对肺的宣发肃降功能的影响,寻找病机,对症用药。

(三)肺系疾病用药与气机升降

在治疗肺系疾病的药物中,就包含了大量肺气宣降一体的信息。其一,很多药物本身拥有宣肺与肃肺两方面的作用。如杏仁、厚朴、半夏、紫苏子、白前、前胡、款冬花、葶苈子等具有降肺平喘的功效,同时其味辛可以宣肺;紫苏、苏梗、生姜、橘红、白芥子等可以宣肺散邪,同时又有降逆之功效。其二,肺失宣降中一个因素的解决,病因祛除,另一个因素随之而解决,如麻黄、香薷、荆芥、防风等解除表证,同时可达到平喘的效果;又如桑白皮、瓜蒌、浙贝母等肃降肺气同时使肺气正常宣布。

历代治疗肺系疾病的名方几乎都考虑到了肺气宣降相因,如三拗汤、小青龙汤、麻杏石甘汤、射干麻黄汤、苓甘五味姜辛汤、越婢汤、华盖散、荆防达表汤、桑菊饮、桑杏汤等名方在宣散外邪的同时,佐用少量降肺气之药以达到更好的治疗效果。又如厚朴麻黄汤、麦门冬汤、定喘汤、苏子降气汤、清金化痰汤等肃肺平喘的方剂中少佐辛味宣肺之药,以适应肺升降相因的特点。

五、中医肺病学临床研究与天人相应学说

中医学的天人相应是指人体生命活动与自然界之间内在的规律性联系并用于疾病的诊断和治疗。其理论体系最早出自于《黄帝内经》,此后历代医家不断地充实发展,不断完善。

肺的生理病理与天人相应。肺在五行中属金,秋季亦属金,肺和秋季均具有清肃、敛降的特点。古代医家从整体观出发,通过取类比象,将肺与金、秋、辛、白、西方等时间、空间及物质有机地联系起来,形成了较为系统的肺与天应的理论。此外,肺有"主皮毛""通于鼻"和"通于天气"的功能,说明肺具有开放性的特点,与体外环境接触紧密,可见肺功能与外界自然环境密切相关,且易受季节变化的影响。

(一)异常气候变化是肺病的常见致病之因,天人失和是发病的根本机制

"凡人之所苦,谓之病;所以致此病者,谓之因"。中医关于致病因素大致可以分为三类,

第一类是外因,即指由自然界异常气候的变化而产生致病因素;第二类是指由精神情志因素引起的内因;第三类包括外伤、劳倦过度、饮食不节、虫兽所伤等,属于不内外因。其中自然界异常的变化,主要包括异常气候变化而产生的风寒暑湿燥火六淫邪气以及疫疠之气,此为肺与天应。

人感受邪气是否发病取决于体质的强弱。《内经》说:"正气存内,邪不可干";"邪之所凑,其气必虚"。即正气(体质)强者,虽感邪而未必发病;正气(体质)虚弱感邪发病。天人失和表示人与自然不能和谐相处。当气候异常变化时,人体不能适应即发生疾病。例如,天气暴冷,发生流感,正气(体质)强者,虽感邪未必发病;反之即病,凡病者即人与天地失和。

(二)诊察肺病须联系自然界变化

自然界的变化对人体健康有重要影响,诊察疾病必须"审察内外","谨候气宜,无失病机"。如望诊:望神色必须结合内外来判断。《内经》认为四时各有主色,五脏各自主色。如将白色与秋季、肺、鼻联系起来,如此五色、五季、五脏、五官之间形成一个整体联系,有利于诊察疾病。若内外相应者,为顺证,内外不相应者,为逆候,多预后不佳。如诊脉:《内经》有春弦、夏钩、秋毛、冬石之分,强调"四时百病,胃气为本",对四时的胃气脉象作了详尽描述。张石顽认为诊脉必须结合地理环境,"江南人之气薄,所以脉多不实;西北人习惯风寒,内外坚固,所以脉多沉实;滇粤人表里疏豁,所以脉多微数,按之少实。"

诊察疾病固然要审视内外,剖析病机亦须注意机体与自然环境的关系。《内经》说:"谨候气宜,无失病机。"例如感冒一般分为风寒和风热,但具体辨证时又须结合时令气候特点辨析。春天风气当令,感冒常以风邪为主因;夏天多暑热,感冒每必夹暑湿;秋天燥气主令,感冒多以燥气偏胜;冬天多寒,感冒每以寒邪为主。此为四季感冒的病机特点。倘若气候反常,所谓"非时之气",则又必须结合当时气候的实际情况来分析病机。

(三)立法用方因时因地制宜

中医治病强调因时因地制宜,其理论出自于"人与天地相应"的观点。即根据季节气候、地理环境的特点,结合病机制订治疗大法,体现辨证论治的整体性和灵活性。《内经》说:"圣人治病,必知天地阴阳,四时经纪"。"热无犯热,寒无犯寒";"用寒远寒,用凉远凉,用温远温,用热远热,食宜同法。有假者反常,反是病"。"必先岁气,毋伐天和"。所谓"岁气",即每年的气候变化。吴昆说:"岁气有偏,人病因之,用药必明乎岁气。"例如,夏季阳气开发,人体腠理疏松开泄,即使外感风寒所致肺系疾病,也不宜过用辛温发散,以免开泄太过,耗伤气阴;反之,冬季阴盛阳衰,人体腠理致密,阳气敛藏于内,若非太热,当慎用苦寒,免伤其阳气。故李东垣在治疗外感疾病有"冬不用白虎,夏不用青龙"之诫,对于中医肺病治疗仍有临床意义。

(四)养生防病当效法自然

"人与天地相应"观是指导养生防病的首要准则。"故阴阳四时者,万物之终始也,死生之本也,逆之则灾害生,从之则苛疾不起,是谓得道。"《内经》还进而指出,凡养生必须"法于阴阳,和于术数","法则天地,象似日月"。《素问·脏气法时论》言:"病在肺,愈在冬,冬不愈,甚于夏,夏不死,持于长夏,起于秋",并根据春生、夏长、秋收、冬藏的生化规律来调节生活秩序以及精神活动,提倡"春夏养阳,秋冬养阴"。"故智者之养生也,必须顺四时而适寒暑,和喜怒而安居处,节阴阳而调刚柔,如是则僻邪不至,长生久视。"肺系病证有易受外邪侵袭犯病和加重的特点,故强调肺病防治顺应四时、调节喜怒、安置居处、调节阴阳。

六、中医肺病学临床研究与肺肠表里学说

肺与大肠通过经络形成的互为表里的关系在生理上相互联系,病理上相互影响,治疗上相互为用。"肺与大肠相表里"理论首载于《灵枢·本输》。如《灵枢·经脉》云:"肺手太阴之脉,起于中焦,下络大肠,还循胃口,上膈属肺……其支者,以腕后直出次指内廉,出其端"。又曰"大肠手阳明之脉,起于大指次指之端……下入缺盆,络肺,下膈,属大肠"。二者经脉通过食指的衔接,进行气血的流注,故肺与大肠在气血阴阳上形成一个整体,且由于经络的相互络属,而构成了表里关系。西医学认为,从胚胎发育的角度来看,肺、气管由原肠的前肠发展而成,呼吸道上皮和腺体由原肠内胚层分化而成。肺、气管与肠的结构来源是相同的,这可能是肺与大肠相表里关系的结构基础。此外血管活性肠肽(VIP)、胆囊收缩素(CCK)、P物质等神经肽类物质过去一直被认为主要存在于胃肠神经系统和脑内。现代研究发现在气道、肺血管及肺泡均广泛分布有VIP、CCK、P物质的受体及免疫阳性神经纤维,并且研究证实肺不单是一个呼吸器官,也是一个内分泌器官。肺合成的VIP可影响肠的血管舒张,并且哮喘的发作及气道的反应性均与VIP含量减少有关,VIP含量降低与气道阻力呈负相关,VIP还有很强的支气管扩张作用、抗炎和免疫调节作用;P物质可能与哮喘气道炎症和气道高反应性形成有关;CCK在肺中起抗内毒素和抗肺损伤作用。另有研究表明肠梗阻可出现呼吸、循环障碍以及严重肠道功能紊乱,导致肺损害征象。韩国栋等通过对大鼠体外结扎造成直肠下狭窄,使大肠燥屎内蕴而形成实热郁滞,表现为肺充血、出血等变化,其超微结构的改变以肺泡Ⅰ、Ⅱ型上皮细胞和肺泡巨噬细胞的肿胀、变性、坏死和结构变异为主。而其他脏腑未见明显异常。给予大承气汤后,可促进肺损害修复,使上述改变明显趋向好转。基于肺与大肠相表里理论,一般分为肺病治肠、肠病治肺、肺肠同治。古有"六腑以通为用"和"腑病以通为补"的说法。中医学认为"腑"的生理特点"通","实而不满"。不通则为病态。关于"通"不可狭义地理解为"通下"之法,而应审因论治,从广义的角度去理解和运用。散寒、消食、理气、泄热、化瘀、除湿、养阴、温阳等治法均可起"通"的作用。

(王 飞)

参 考 文 献

[1] 徐德忠. 循证医学入门·临床科研方法与实例评价[M]. 第2版. 西安: 第四军医大学出版社,2006:2-34.

[2] 全国芳. 循证医学与中医的辨证论治[J]. 中医杂志,2005,46(12):891-892.

[3] 刘建平. 循证医学与中医疗效评价[J]. 中医杂志,2007,48(1):26-28.

[4] 王鹏伟. 循证医学与中医药现代化[J]. 中医杂志,2008,49(4):363-365.

[5] 王永炎,刘保延,谢雁鸣. 应用循证医学方法构建中医临床评价体系[J]. 中国中医基础医学杂志,2003,9(3):17-23.

[6] 刘清泉,程发峰,杨保林. 病证结合研究是中医循证医学实现的基础[J]. 北京中医药,2009,28(2):101-104.

[7] 陈家旭,王利敏,唐已婷. 循证医学对中医临床医学的启示[J]. 北京中医药大学学报,2001,24(1):7-10.

[8] 刘建平,王思成,吴大嵘,等.循证中医临床路径的制定与实施[J].中国中西医结合杂志,2011,31(1): 115-119.

[9] 卢依平.循证医学对中医"证"研究的启示[J].中医杂志,2005,46(3):169-179.

[10] 王海峰,李建生,王至婉,等.中西医结合治疗重症肺炎临床随机对照试验的系统评价[J].中华中医药 杂志,2010,25(5):738-742.

[11] 刘建平.循证中医药临床研究方法学[M].北京.人民卫生出版社,2009:310-321.

[12] 汪受传,陈争光,徐珊,等.建立循证中医临床实践指南证据分级体系的构想[J].世界科学技术——中医 药现代化,2013,15(7):1488-1492.

[13] 刘建平.传统医学证据体的构成及证据分级的建议[J].中国中西医结合杂志,2007,27(12):1061-1062.

[14] 曹洪欣,王永炎.中医循证临床实践指南[M].北京:中国中医药出版社,2011.

[15] 李建生,余学庆.中医临床治疗指南制定的现状与思考[J].中华中医药杂志,2010,25(5):647-650.

[16] 中华中医药学会内科分会肺系病专业委员会.慢性肺源性心脏病中医证候诊断标准(2012版)[J].中医 杂志,2012,53(12):1075-1078.

[17] 刘保延.真实世界的中医临床科研范式[J].中医杂志,2013,54(6):452-455.

[18] 黄卓山,罗艳婷,刘金来.真实世界研究的方法与实践[J].循证医学,2014,14(6):364-368.

[19] 王思成,刘保延,熊宁宁,等.真实世界临床研究伦理问题及策略探讨[J].中国中西医结合杂志,2013, 33(4):437-441.

[20] 宋观礼,张润顺,刘保延,等.真实世界中医临床诊疗信息数据化实施与质量控制[J].中国中西医结合 杂志,2015,56(3):198-201.

[21] 刘保延,胡镜清,谢雁鸣,等.中医药学现代个体诊疗体系建立的构想与研究[J].世界科学技术——中医 药现代化,2003,5(1):1-5.

[22] 崔京艳,贾守凯,赵宇昊.真实世界中医临床科研一体化的实现途径[J].中国医药导报,2015,12(7): 110-113.

[23] 卢辉.数据挖掘与数据化运营实战-思路、方法、技巧与应用[M].北京:机械工业出版社,2013.

[24] 周雯静,金周慧,刘灵力.数据挖掘在中医药研究中的应用述评[J].中国中医药信息杂志,2014,21(10): 131-133.

[25] 姚美村,袁月梅,艾路,等.数据挖掘及其在中医药现代化研究中的应用[J].北京中医药大学学报, 2002,25(5):20-23.

[26] 朱诗乒,裘生梁.中医证候量表的研制进展[J].中外医疗,2012,(9):182-183.

[27] 侯政昆,刘凤斌,梁颖瑜,等.在中医理论指导下建立生存质量量表的必要性分析[J].中西医结合学报, 2011,9(5):468-482.

[28] 王志英,周学平,郭立中.周仲瑛治疗支气管哮喘经验[J].中医杂志,2010,51(4):307-308.

[29] 袁卫玲,马淑然,郭霞珍,等.肺脏功能季节性变化的特点探讨[J].中医杂志,2010,51(5):395-396.

[30] 蒲晓田,马淑然,陈玉萍.关于中医"天人相应"理论内涵的探讨[J].中医杂志,2012,53(23):1984-1986.

下 篇

第十章 咳 嗽

第一节 疾病概述

　　咳嗽,是指肺失宣降,肺气上逆,发出咳声,或咳吐痰液的一种肺系病证。咳嗽是肺系疾病的一个主要症状,又是具有独立性的一种病患。历代将有声无痰称为咳,有痰无声称为嗽。临床上多声、痰并见,很难截然分开,所以一般统称为咳嗽。

　　西医学认为咳嗽是机体的防御反射,有利于清除呼吸道分泌物和有害因子,但频繁剧烈的咳嗽对患者的工作、生活和社会活动造成严重的影响。咳嗽按时间通常分为3类:急性咳嗽、亚急性咳嗽和慢性咳嗽。急性咳嗽时间在3周以内,亚急性咳嗽为3~8周,慢性咳嗽超过8周。急性咳嗽常见原因包括普通感冒和急性气管—支气管炎,亚急性咳嗽常见原因包括感染后咳嗽、上气道咳嗽综合征和咳嗽变异性哮喘,慢性咳嗽的常见病因包括咳嗽变异性哮喘、上气道咳嗽综合征、嗜酸粒细胞性支气管炎和胃食管反流性咳嗽等。上述咳嗽均可参考本病证治疗。

第二节 文献回顾

　　咳嗽之名始见于《黄帝内经》。从证候分类及临床表现来说,《素问·咳论》确立了以脏腑分类的方法,分为肺咳、肝咳、心咳、脾咳等,并详细论述了各类咳的证候特征,从病机转归来说,《内经》首先认为咳嗽是肺的病变,《素问·宣明五气》曰:"五气所病,心为噫,肺为咳……"《灵枢·经脉》曰:"肺手太阴之脉,是动则病肺胀满,膨膨而喘咳……是主肺所生病者,咳上气喘……"但《素问·咳论》又指出"五脏六腑皆令人咳,非独肺也"。说明其他脏腑受邪,皆可影响肺而发生咳嗽。其传变规律是,五脏之咳,日久不愈则传于六腑,从脏腑表里相传。《内经》的上述内容,为后世对咳嗽的辨证论治奠定了理论基础。

　　汉代的张仲景在《伤寒论》和《金匮要略》中对咳嗽论治作了许多具体的论述。如《伤寒论》治疗伤寒表不解、心下有水气、干呕发热而咳的小青龙汤;《金匮要略·肺痿肺痈咳嗽上气病脉证治》治表邪夹寒饮咳喘气逆的射干麻黄汤,治寒饮内停的苓甘五味姜辛汤,治虚火咳逆的麦门冬汤等,均为后世沿用治疗咳嗽的著名方剂。

隋代巢元方《诸病源候论·咳嗽候》具体讲咳嗽分类:"又有十种咳。一曰风咳,欲语,因咳言不得竟是也。二曰寒咳,饮冷食寒入注胃,从肺脉上气,内外合,因之而咳是也……十曰厥阴咳,咳而引舌本是也。"并对这10种咳嗽作了症状的描述和鉴别,对后世有较大影响,唐代孙思邈《备急千金要方》、王焘《外台秘要》、宋代《太平圣惠方》、赵佶《圣济总录》等,均多宗巢元方之说。

金元时代,刘河间《素问病机气宜保命集·咳嗽》指出咳与嗽有别,"咳谓无痰而有声,肺气伤而不清也。嗽谓无声而有痰,脾湿动而为痰也。咳嗽是有痰而有声,盖因伤于肺气而咳,动于因湿而为嗽也。"张子和《儒门事亲》则对风、寒、暑、湿、燥、火六种咳嗽,分别制定了相应方剂,并提出"老幼强弱虚实肥实不同,临证审定权衡可也。病有变态,而吾之方亦与之俱变"的论点,示人治疗药因人而异,方随证转。

元代朱丹溪《丹溪心法·咳嗽》则将咳嗽分为风寒、痰饮、火郁、劳嗽、肺胀5种。对《素问·咳论》的11咳证,分别提出了具体处方,多为后世医家引用。并结合四时季节的变化及一日之中的咳嗽时间,分析病机,进行论治。如谓"上半日多咳者,此属胃中有火,用贝母、石膏降胃火。午后咳者,多属阴虚,必用四物汤加炒黄柏、知母降火"等,为咳嗽辨证论治提供了新的内容。

明代医家对咳嗽的认识,首推张景岳,他在《景岳全书·咳嗽》中,首次执简驭繁,将咳嗽分为外感、内伤两大类,论述了外感咳嗽和内伤咳嗽的病理过程,丰富了辨证论治的内容。张景岳还对外感、内伤咳嗽的辨证提出了若干要点,在治疗上则提出外感咳嗽以寒邪为主,治以辛温,但须根据不同岁气施治,而在"时气"与"病气"的关系上,又当以"病气"为主。内伤咳嗽以阴虚为主,或以滋阴,但见虚寒而咳嗽不已者又当补阳。至此,咳嗽之辨证分类较为完善,切合临床实用。李中梓《医宗必读·咳嗽》在申明咳嗽"其总纲领,不过内伤外感而已"的前提下,对外感内伤的治疗原则,提出了自己的见解,指出"大抵治表者,药不宜静,静则流连不解,变生他病,故忌寒凉收敛"。如《五脏生成》所谓'肺欲辛'是也。治内者,药不宜动,动则虚火不宁,燥痒愈甚,故忌辛香燥热;如《宣明五气》所谓'辛走气,气病无多食辛'是也。但用药动静并不是绝对的,必须随患者的症状具体情况而言。

明末喻嘉言《医门法律》对于燥的病机及内伤为病而致咳嗽的证治多有发挥,并提出《内经》"秋伤于湿,冬生咳嗽"当为秋伤于燥的见解。不仅如此,他还对内伤咳嗽提出"内伤之咳,治各不同,火盛壮水,金虚崇土,郁甚疏肝,气逆理肺,食积和中,房劳补下,用热远热,用寒远寒,内已先伤,药不宜峻"等治疗法则,并针对治疗新久咳嗽中常见的问题,提出6个条律,示人不可违犯,防止医源性错误的发生,可供临床参考。

清代沈金鳌《杂病源流犀烛》、程钟龄《医学心悟》等都在继承前人的基础上,对咳嗽有新的创见和心得。如《杂病源流犀烛·咳嗽哮喘源流》在论述咳嗽的病机时说"盖肺不伤不咳,脾不伤不久咳,肾不伤火不炽,咳不甚,其大较也。"不仅指出肺脾肾三脏是咳嗽的主要病变所在,并指出了咳嗽累及的脏腑是随着病情的加重而由肺及脾、由脾及肾的。他所论述的16种咳嗽,脉因证治齐备,全篇共列出咳嗽方84则,并将导引、运动列为治疗方法之一,使咳嗽的治疗方法日趋丰富。程钟龄创制的止嗽散,根据肺为娇脏的特点,其配伍"温润平和,不寒不热",成为治疗外感咳嗽的著名方剂。总之,由隋唐至明清,对咳嗽的分类、病机、治疗原则、方药等均有了广泛而深入的研究,使有关理论及实践经验不断得到充实。

随着自然和社会环境的变化,咳嗽发病率逐渐上升,严重影响人民健康。近年来对咳嗽的病因病机及治疗方法认识上不断深入,丰富了咳嗽证治内容。咳嗽的病因已不局限于外感与内伤,目前更重视环境因素及鼻、咽喉疾病所致咳嗽。病理机制也有所创新,重视风邪犯肺、邪热结咽、胃气上逆、肝火犯肺、诸脏先伤后传于肺和外感内伤互为因果等。尤其在"风咳"方面取得重要成果。

第三节 病 因 病 机

一、病因

咳嗽通常分外感咳嗽和内伤咳嗽两类,外感咳嗽为外感六淫、疫疠时邪及环境因素所致;内伤咳嗽为饮食、情志、他脏疾患等内生病邪引起。内伤咳嗽又多因外感等迁延不愈、脏腑功能失调,表现为咳嗽反复发作,病势缠绵。目前临床上常见外感症状已消失,而尚无明显脏腑亏虚之象,咳嗽频发,遇刺激尤剧之证,为邪气留恋,肺气上逆所致。总之,均是肺气不宣,失于肃降,而作咳嗽。

1. **外邪袭肺** 外邪侵袭主要为风、寒、暑、湿、燥、火六淫之邪,在肺卫功能失调或减弱的情况下,遇气候突变,冷热失常之时,乘虚从口鼻而入,或从皮毛侵袭,伤及肺系,使肺失宣降,气机上逆引起咳嗽。由于四时主气的不同,因而人体所感受的致病外邪亦有区别。六淫虽然皆令人咳,但风为六淫之首,其他外邪多随风邪侵袭人体,所以外感咳嗽常以风为先导,夹寒、热、燥等外邪入侵,故临床以风寒、风热、燥邪咳嗽较为多见。

2. **内邪干肺** 脏腑功能失于调节,影响及肺。可以分为肺自病和其他脏腑病变涉及于肺。

(1)肺虚弱常由肺系疾病迁延不愈,肺虚弱,或其他脏腑有病,累及肺,阴伤气耗,肺主气功能失调,肃降无权而致咳嗽。肺阴不足易致阴虚火炎,灼津为痰,肺失濡润,气逆作咳;或肺气亏虚,肃降无权,气不化津,津聚成痰,气逆于上,引起咳嗽。

(2)痰湿蕴肺由饮食生冷,嗜酒过度,损伤脾胃,或过食肥厚辛辣,伤及脾胃,脾失健运,不能输布水谷精微,酿湿生痰,壅遏肺气,肺气不利而发为本病。此即"脾为生痰之源,肺为贮痰之器"的道理。如痰湿壅肺,蕴久化热,痰热郁肺,则可表现为痰热咳嗽。

(3)肝火犯肺因肝脉布胁肋,上注于肺。肝气升发,肺气肃降,相互制约,相互协调,则人体气机升降正常。若因情志抑郁,肝失调达,气郁化火,火气循经上逆犯肺,肺失肃降,则致咳嗽,称为"木火刑金"。

(4)肾脏亏虚肾主气,为气化之源。若肾气衰弱,气失摄纳而上逆,或肾阳不振,气化不利,水饮内停,上逆犯肺而咳。肾阴亏虚,虚火上炎,阴伤损肺,灼津成痰,肺失滋润,肃降无权,而发咳嗽。

3. **不内外因** 目前单纯外感或单纯内伤咳嗽较少见,多因外感等迁延不愈、脏腑功能失调,表现咳嗽反复发作,病势缠绵,临床外感症状已不典型,但尚未出现明显脏腑亏虚之证。本文在这一证候中单列风盛挛急一候,因为此方面研究较多,亦有循证医学证据,其他证候类型望以后开展临床流行病学调查和基于循证医学的疗效评价研究,以冀补充。

二、病机

1. **基本病机** 咳嗽病变主脏在肺,与肝、脾有关,久则及肾。基本病机为邪犯于肺,肺气上逆。

2. **病机演变** 因肺为“娇脏”,易受内外之邪侵袭而为病,病则宣降失常,肺气上逆,发为咳嗽。外感咳嗽属于邪实,为外邪犯肺,肺气壅遏不畅所致;若不能及时驱邪外达,可进一步演变转化,表现风寒化热、风热化燥,或肺热蒸液成痰,痰热蕴肺等情况。内伤咳嗽多属邪实与正虚并见。

病理因素主要为“痰”与“火”,但痰有寒热之别,火有虚实之分;痰可郁而化热化火,火能炼液灼津为痰。他脏及肺者,多因邪实导致正虚,如肝火犯肺者多气火耗伤肺津,炼液为痰;痰湿犯肺者,多因脾失健运,水谷不能化为精微,反而聚为痰浊,上贮于肺,肺气蕴塞,上逆为咳。若久延脾肺两虚,气不化津,则痰浊更易滋生。甚则病延及肾,或肾阴亏虚,虚火上炎,灼伤肺阴,肃降失常;或肾阳不振,气化无权,水饮上逆犯肺而咳。至于肺自病的咳嗽则多为因虚致实。如肺阴不足而致阴虚火炎,灼津为痰或肺气亏虚,气不化津,津聚成痰,气逆于上,引起咳嗽。

外感咳嗽与内伤咳嗽可相互为病。外感咳嗽如迁延失治,邪伤肺气,更易反复感邪,而致咳嗽屡作,病程日久,导致余邪未尽,内郁气机,上扰咽喉,致冷空气等刺激诱发咳嗽发作。肺劳伤,逐渐转为内伤咳嗽。内伤咳嗽,肺有病,卫外不强易受外邪引发或加重,在气候转冷时尤为明显。久则肺虚弱,阴伤气耗,由实转虚。

第四节 临证思路

一、辨病辨证要点

1. **辨外感与内伤** 外感咳嗽多为新病,起病急,病程短,常伴肺卫表证。内伤咳嗽多为久病,常反复发作,病程长,可伴他脏兼证。外感咳嗽以风寒、风热、风燥为主,均属实,而内伤咳嗽中的痰湿、痰热、胃气上逆、肝火犯肺以邪实为主兼有虚象,阴津亏耗咳嗽则属虚。

2. **分清寒热虚实** 外感咳嗽以风寒、风热、风燥为主者,多属实证,而内伤咳嗽中痰湿、痰热、肝火多属邪实,日久伤肺,可与正虚并见。临床上恶寒,咳痰,鼻涕清稀色白,多属寒;恶风,咳痰,鼻涕稠黏而黄,多属热;病势急,病程短,咳声洪亮有力属实;病势缓,病程长,咳声低弱,气怯,乏力属虚。咳痰少,或干咳无痰者,多属燥热、气火、阴虚;痰多者,常属痰湿、痰热、虚寒;痰白而稠厚者属痰湿;痰黄而黏稠者,属热;痰中带血者,多属肺热或肺阴虚。而其他临床所见风盛挛急、气道失畅之咳嗽,以呛咳阵作、喉痒或胸闷为主,不伴有肺卫表证,亦无明显脏腑虚实表现。

3. 辨咳嗽的声音及发作时间　咳声高扬者属实,咳声低弱者属虚。咳嗽时作、发于白昼、鼻塞声重者,多属外感咳嗽。晨起咳嗽阵发加剧,咳嗽连声重浊,多为痰浊咳嗽。夜卧咳嗽较剧,持续难已、短气乏力者,多为气虚或阳虚咳嗽。

4. 辨痰的颜色、性质及数量　少或干咳无痰者,多属燥热、阴虚。痰多者,常属痰湿、痰热、虚寒。痰白而稀薄者属风、属寒,痰白而稠厚者,属湿。痰黄而黏稠者属热。痰中带血多属热伤肺络或阴虚肺燥。

二、类证鉴别

1. 肺胀　肺胀是多种慢性肺系疾病反复迁延而致,除咳嗽症状外,并有胸部膨满,喘咳上气,烦躁心慌,甚则肢体浮肿,面色晦暗。病机为肺脾肾功能失调,痰浊、水饮与瘀血互结。病情缠绵,经久难愈。

2. 肺痈　以咳吐大量腥臭脓血痰为特征,多伴有咳嗽、胸痛、发热等症。病机为热壅血瘀、蕴毒化脓而成痈。根据病变病理演变过程,可分为初期、成痈期、溃脓期和恢复期。

3. 肺痨　以干咳,或痰中带血、或咯血痰为特征,常伴有低热、盗汗、消瘦等症状。其发病是由于体质虚弱、气血不足、痨虫侵肺所致。

4. 肺癌　咳嗽持续、顽固不愈,反复咯血痰,或不明原因的胸痛、气急、发热,伴消瘦、乏力等。其病机为脏腑阴阳气血失调,正气虚弱,外邪入侵,痰、湿气、瘀、毒等搏结日久,积渐而成。

三、治疗原则

外感咳嗽,以外邪为主因,治法当以祛邪为主;病位既在于肺,便应宣畅肺气,故总的治疗法则是"宣肺祛邪"。但由于肺为脏腑之华盖,位高居于膈上,药力易达病所,故药宜清扬,即所谓"治上焦如羽,非轻不举"(《温病条辨·治病法论》)。再就本病的特征宜重视化痰顺气,使痰清气顺,肺气宣畅,则咳嗽易于治愈。需要注意的是,外感咳嗽,大忌敛肺止咳,或病起即予补涩,反使肺气不畅,外邪内郁,痰浊不易排出,咳嗽愈加繁剧,或迁延难愈;另一方面,也要注意宣肺不可太过,以免损伤正气。

内伤咳嗽,病程一般较长,有先病在肺而影响他脏者,亦有他脏先伤而病及于肺者。其中尤以肺、脾、肾三脏的关系最为密切。正虚邪实者,当祛邪止咳,兼以扶正;正虚为主者,则当根据虚之所在而着重扶正。

总之,咳有外邪为患,也有内伤之异,或兼而有之。治随证出,法从候来,除止咳之外,尚有散寒、清热、润燥、疏风、缓急、宣肺、化痰、利咽、降逆、泻肝、养阴等法。

四、分证论治

1. 外感咳嗽

(1)风寒袭肺证

证候:咳嗽声重,气急咽痒,咳痰稀薄色白,鼻塞,流清涕,头痛,肢体酸痛,恶寒发热,无汗,舌苔薄白,脉浮或浮紧。

病机:风寒外束,内袭于肺,肺气失宣,肺气闭郁,不得宣通。

治法：疏风散寒，宣肺止咳。

方药：三拗汤(《太平惠民和剂局方》)合止嗽散(《医学心悟》)加减。

处方：炙麻黄，杏仁，荆芥，桔梗，紫菀，百部，白前，陈皮，甘草。

加减：若夹痰湿，咳而痰黏，胸闷，苔腻者，加法半夏、厚朴、茯苓以燥湿化痰；若风寒外束，肺热内郁，俗称"寒包火"，可用麻杏石甘汤。此证与燥邪伤肺不同，不宜早投清润之剂。若风寒兼湿，症见咳嗽痰多，兼有胸脘作闷，舌苔白腻，脉濡。此为湿邪内郁，复感风寒之邪，肺气失于宣畅所致。治宜疏散风寒、兼予燥湿祛痰，用杏苏散加厚朴、苍术之类。

若素有寒饮伏肺，而兼见咳嗽上气、痰液清稀、胸闷气急、舌质淡红、苔白而滑、脉浮紧或弦滑者，治以疏风散寒，温化寒饮，可用小青龙汤(《伤寒论》)加减。

（2）风热犯肺证

证候：咳嗽频剧，气粗或咳声音哑，喉燥咽痛，咯痰不爽，痰黏或稠黄，鼻流黄涕，口渴，头痛，恶风，身热，舌质红，舌苔薄黄，脉浮数或浮滑。

病机：风热犯表，卫表不和，肺失清肃，肺热伤津。

治法：疏风清热，宣肺止咳。

方药：桑菊饮(《温病条辨》)加减。

处方：桑叶，菊花，杏仁，连翘，薄荷(后下)，桔梗，芦根，甘草。

加减：若咳甚，加金银花、浙贝母、枇杷叶以清热止咳；肺热甚者，加黄芩、鱼腥草以清泄肺热；咽痛，加青果、射干以清热利咽；若内夹湿邪，症见咳嗽痰多、胸闷汗出、苔黄而腻、脉濡数者，加砂仁、佩兰以理气化湿；热伤肺津，咽燥口干，舌质红，酌加南沙参、天花粉以清热生津；痰中带血者，加白茅根、藕节以凉血；若夏令夹暑湿，症见咳嗽胸闷、心烦口渴、尿赤、舌质红、苔薄、脉濡数，加六一散(包煎)(《伤寒标本心法类萃》)以疏风解暑。

（3）燥邪伤肺证

证候：干咳少痰或无痰，咽干鼻燥，咳甚胸痛，或痰黏不易咯出，初起可有恶寒，身热头痛，舌尖红，苔薄黄，脉小而数。

病机：燥邪伤肺，耗津灼液，肺失清肃。

治法：疏风清肺，润燥止咳。

方药：桑杏汤(《温病条辨》)加减。

处方：桑叶，杏仁，北沙参，浙贝母，淡豆豉，栀子，梨皮，桔梗，连翘。

加减：若痰质清稀，恶寒无汗，苔薄白而干，脉浮弦，为凉燥之邪犯肺，卫气郁遏的表现，宜疏风散寒、润肺止咳，用杏苏散加减；若痰中带血，配生地黄、白茅根以清热止血；痰黏难出者，加紫菀、瓜蒌以润肺化痰；咽痛明显者，加玄参、马勃以清润咽喉。燥象现象明显者，加麦冬、知母、石膏；头痛、发热甚者，加薄荷、连翘、蝉蜕。

2. 不内外因（风咳）

风盛挛急证

证候：咳嗽，干咳无痰或少痰，咽痒，痒即咳嗽，或呛咳阵作，气急，遇外界寒热变化、异味等因素突发或加重，多见夜卧晨起咳剧，呈反复性发作，舌苔薄白，脉弦。

病机：风邪犯肺，邪客肺络，气道挛急，肺气失宣。

治法: 疏风宣肺, 解痉止咳。

方药: 苏黄止咳汤(《中国药典》)加减。

处方: 炙麻黄, 蝉蜕, 紫苏叶, 紫苏子, 前胡, 五味子, 牛蒡子, 枇杷叶, 地龙。

加减: 偏于风寒者, 宜加荆芥、防风、生姜以散风寒; 偏于风热者, 宜加薄荷、桑叶以散风寒; 偏于痰热者加黄芩、鱼腥草、金荞麦以清热化痰; 偏阴虚者加麦冬、乌梅以养阴生津; 久病者, 宜加川芎、红花以化瘀通络。

3. 内伤咳嗽

（1）痰湿蕴肺证

证候: 咳嗽痰多, 咳声重浊, 痰白黏腻或稠厚或稀薄, 每于清晨咯痰尤甚, 因痰而嗽, 痰出则咳缓, 胸闷, 脘腹胀满, 纳差, 舌苔白腻, 脉濡滑。

病机: 脾湿生痰, 上渍于肺, 痰湿蕴肺, 肺失宣降。

治法: 燥湿化痰, 理气止咳。

方药: 二陈汤(《太平惠民和剂局方》)合三子养亲汤(《韩氏医通》)加减。

处方: 法半夏, 茯苓, 陈皮, 苍术, 白芥子, 莱菔子, 紫苏子, 炙甘草。

加减: 寒痰较重, 痰黏白如沫, 怕冷者, 加干姜、细辛以温肺化痰; 久病脾虚, 痰湿较重, 痰多, 脘闷明显, 酌加党参、白术、薏苡仁以益气健脾。

（2）痰热郁肺证

证候: 咳嗽气息粗促, 或喉中有痰声, 痰多, 痰质黏厚或稠黄, 咯吐不爽, 或有热腥味, 或吐血痰, 胸胁胀满, 咳时引痛, 面赤, 或有身热, 口干欲饮, 舌质红, 苔薄黄腻, 脉滑数。

病机: 痰热郁肺, 肺失清肃, 热邪久郁, 热伤肺络。

治法: 清热化痰, 肃肺止咳。

方药: 清金化痰汤(《医学统旨》)加减。

处方: 桑白皮, 黄芩, 栀子, 知母, 浙贝母, 瓜蒌仁, 桔梗, 橘红。

加减: 痰热甚者, 咳而喘满、壮热、口渴者, 可加竹沥、天竺黄、竹茹以清热化痰; 痰黄如脓或腥臭, 酌加薏苡仁、冬瓜仁、金荞麦以清热化痰解毒。

（3）胃气上逆证

证候: 阵发性呛咳、气急, 咳甚时呕吐酸苦水, 平卧或饱食后症状加重, 平素上腹部不适, 常伴嗳腐吞酸、嘈杂或灼痛, 舌红, 苔白腻, 脉弦弱。

病机: 胃气上逆, 痰浊壅中, 肺胃失和, 气道受累。

治法: 降浊化痰, 和胃止咳。

方药: 旋覆代赭汤(《伤寒论》)合半夏泻心汤(《伤寒论》)加减。

处方: 旋覆花, 代赭石, 法半夏, 党参, 干姜, 黄芩, 黄连, 枇杷叶。

加减: 若呃逆、泛酸较重者加吴茱萸、(煅)瓦楞以降逆制酸; 痰多者加浙贝母、紫菀以化痰止咳。

（4）肝火犯肺证

证候: 上气咳逆阵作, 咳时面红目赤, 咳引胸痛, 可随情绪波动增减, 烦热咽干, 常感痰滞咽喉, 咯之难出, 量少质黏, 或痰如絮条, 口干口苦, 胸胁胀痛, 舌质红, 苔薄黄少津, 脉弦数。

病机: 肝失条达, 郁结化火, 上逆侮肺, 肺失肃降。

治法: 清肺泻热,化痰止咳。

方药: 黄芩泻白散(《症因脉治》)合黛蛤散(《中国药典》)加减。

处方: 桑白皮,地骨皮,黄芩,青黛,海蛤壳。

加减: 火热较盛,咳嗽频作,痰黄者,可加栀子、牡丹皮、浙贝母、枇杷叶以增清热止咳化痰之力;胸闷气逆,加枳壳、旋覆花以利肺降逆;胸痛配郁金、丝瓜络以理气和络;痰黏难咯,酌加海浮石、浙贝母、竹茹、瓜蒌以清热化痰降气;火郁伤津,咽燥口干,咳嗽日久不减,酌加北沙参、麦冬、天花粉、诃子以养阴生津敛肺。

（5）肺阴亏虚证

证候: 干咳,咳声短促,痰少黏白,或痰中见血,或声音逐渐嘶哑,午后潮热,颧红,手足心热,夜寐盗汗,口干咽燥,起病缓慢,日渐消瘦,神疲,舌质红,少苔,脉细数。

病机: 肺阴亏虚,虚热内灼,肺失滋润,肃降无权。

治法: 养阴清热,润肺止咳。

方药: 沙参麦冬汤(《温病条辨》)加减。

处方: 北沙参,麦冬,天花粉,玉竹,桑叶,知母,川贝粉(冲服)。

加减: 咳而气促,加五味子、诃子以敛肺气;痰中带血,加牡丹皮、白茅根、仙鹤草、藕节以清热止血;潮热,酌加功劳叶、银柴胡、青蒿、鳖甲、胡黄连以清虚热;盗汗,加乌梅、牡蛎、浮小麦以收敛止汗;咯吐黄痰,加海蛤粉(冲服)、黄芩以清热化痰;手足心热,梦遗,加黄柏、女贞子、墨旱莲、五味子以滋肾敛肺;兼气虚者,可用生脉饮加减。

（6）脾肾阳虚证

证候: 咳嗽反复发作,痰涎清稀,头眩,心悸,畏寒,肢体沉重,或兼小便不利。舌苔白润,脉沉滑。

病机: 脾肾阳虚,水气上犯,上干于肺,失于宣肃。

治法: 温阳散寒,化气行水。

方药: 真武汤(《伤寒论》)加减。

处方: 附子,茯苓,白术,生姜,芍药。

加减: 咳甚者,可加干姜、细辛、五味子散寒化饮,敛肺止咳;气机不利,胸胁满闷者,加白芥子、旋覆花祛痰降气;短气甚者,加党参益气补虚;大便稀溏者,加干姜温中散寒。

五、中成药使用

辨证使用中成药,并可与中药汤剂配合应用。

1. 疏风宣肺,利咽止咳类　苏黄止咳胶囊:口服。每次3粒,每日3次。疏风宣肺,止咳利咽。适用于风邪犯肺,肺气失宣所致的咳嗽,咽痒,痒时咳嗽,干咳无痰。或呛咳阵作,气急,遇冷空气、异味等因素突发或加重,或夜卧晨起咳剧,感冒后咳嗽及咳嗽变异性哮喘符合上述证候者。

2. 疏风散寒,宣肺止咳类　通宣理肺丸(胶囊、口服液):口服。丸剂:水蜜丸每次7g,大蜜丸每次2丸,每日2次或3次。胶囊剂:每次2粒,每日2次或3次。口服液:每次20ml,每日2次或3次。解表散寒,宣肺止咳。适用于风寒束表、肺气不宣所致的咳嗽。

3. 清热解毒,利咽止咳类　蓝芩口服液:口服,每次20ml,每日3次。清热解毒,利咽止咳。主治急性咽炎、急性支气管炎,肺胃实热证所致的咳嗽、咽痛、咽干、咽部灼热等症。

4.清热化痰,宣肺止咳类 清肺消炎丸:口服,每60丸重8g,每次60丸,每日3次。清热宣肺,化痰止咳。主治痰热阻肺,咳嗽气喘,胸胁胀痛,吐痰黄稠;上呼吸道感染、急性支气管炎、慢性支气管炎急性发作及肺部感染见上述证候者。

六、其他治法

1.针刺 主穴:肺俞、中府、列缺、太渊。风寒袭肺证,加肺门、合谷;风热犯肺证,加大椎、曲池、尺泽;燥邪伤肺证,加太溪、照海;痰湿蕴肺证,加足三里、丰隆;痰热郁肺证,加尺泽、天突;肝火犯肺,加行间、鱼际;肺阴亏虚证,加膏肓、太溪。实证用泻法,虚证用平补平泻。

2.艾灸 选穴大椎、肺俞(或风门)、膏肓。采用麦粒灸,3~5日治疗1次,5次为一个疗程;或予艾条灸,每日1次,每次5~10分钟,以皮肤潮红为度,可与针刺配合应用,适用于慢性支气管炎。

3.穴位贴敷 可用疏风宣肺、止咳化痰药敷贴胸背部腧穴,取穴天突、大椎、肺俞(双)、中府,每天换一次药贴,连续10天。

七、转归及预后

外感咳嗽与内伤咳嗽的转归,从疾病性质上来说,主要是由实转虚的变化。从脏腑转归来说,主要是肺、脾、肾之间的相移。外感咳嗽多属暴病,属实,其病在肺,但寒热之间可以转化,若调治失宜,过用苦寒、收涩之品,邪伏于内,留恋不解,亦可由外感转为内伤而累及他脏。一般说病在肺为轻,病在脾为较重,病在肾尤重。张景岳说:"五脏皆有精气而又惟肾为元精之本,肺为元气之主,故五脏之气分受伤,则病必自上而下,由肺由脾以极于肾。五脏之精分受伤,则病必自下而上,由肾由脾以极于肺,肺肾俱病则他脏不免矣"(《景岳全书·咳嗽》)。由此可见,由肺及脾至肾的过程是病情由轻转重的过程。故病在肺脾治疗尚易,及至于肾则治疗棘手,预后较差。为了控制病变的发展演变,应根据"发时治肺,平时治肾"的理论,用补肾固本的方法治疗久咳。

值得指出的是咳嗽转归问题上除注意肺与脾肾的关系外,还需注意肺与心的关系。肺主气,心主血,气血相关,肺病变,日久必累及于心。内伤久咳若反复发作,日久不愈,常导致肺、肾、心、脾的亏虚,气滞、痰凝、血瘀、水停而演变成为肺胀。

总的来说,外感咳嗽的预后良好,大多可在较短时间获得治愈。内伤咳嗽的预后一般亦较好,但部分患者易于反复发作。若转化为肺胀,则预后较差,往往病程缠绵,迁延难愈。

八、预防调护

1.注意气候变化 做好防寒保暖,避免受凉,尤其在气候反常之时更要注意调摄。

2.饮食不宜肥甘厚味,以免蕴湿生痰 风热、风燥、肺阴虚咳嗽,不宜食辛辣香燥之品及饮酒,以免伤阴化燥助热。戒除烟酒等不良习惯。应尽量鼓励患者将痰排出。咳而无力者,可翻身拍背以助痰排出,必要时吸痰,但操作时要避免刺激或损伤咽部。

3.增强体质 对慢性久咳的肾虚患者,应嘱其进行适当的体育锻炼,即肺康复治疗,以提高肺的通气功能,增强抗病能力。

4.药物预防　可根据患者体质,辨证用药。对于平素自汗,易于感冒属肺卫不固者,可服玉屏风散;对于气阴两虚者,可服生脉饮。或根据体质辨证处方,制作成丸剂适当长期口服以改善体质,减少复发。

第五节　证　治　研　究

一、咳嗽的治疗难点

(一)慢性咳嗽是治疗难点

除呼吸道病毒以外,其他呼吸道感染亦可能导致此类迁延不愈的咳嗽,虽然该病为一种自限性疾病,通常随时间的推移可以缓解自愈。但其症状迁延日久,可以持续3~8周,甚至更长时间。

(二)缺乏有效的治疗药物

西医学尚缺乏治疗感染后咳嗽公认有效的药物,短期应用抗组胺H1受体拮抗剂及中枢性镇咳药仅是一种对症治疗,且只对部分患者有效,可能还伴有嗜睡、口干、食欲减退、恶心、便秘等副作用,停药后咳嗽容易复发。在目前临床中,很多患者长期被误诊为"慢性支气管炎"或"支气管炎",大量使用抗菌药物治疗无效,或者因诊断不明而反复进行各种检查,不仅增加了患者痛苦,也加重了患者的经济负担。

(三)中医证候诊断欠规范,病因病机探讨欠深入

目前咳嗽的中医病因病机多属于经验性认识,多数感染后咳嗽的中医证候分型都有一定的随意性,中医证候诊断多根据经验认识自拟标准,或参照某标准结合经验认识改造而成,缺乏对证候进行大样本的临床调研和专家系统论证,感染后咳嗽的疾病诊断、证候诊断较为笼统模糊。因此,正确认识证候是中医药取得疗效的前提,中医证候的流行病学研究,以及在此基础上规范中医证候的诊断、明确病因病机是制定中医证治方案的前提。

(四)证治方案的临床研究欠科学,结论可靠性差

感染后咳嗽指由呼吸道感染引起,感染控制后咳嗽迁延3周以上而不愈的一类咳嗽,但在多数的中医临床研究过程中,感染后咳嗽诊断缺乏严格的诊断流程,咳嗽变异性哮喘、嗜酸粒细胞性支气管炎、慢性气管炎等其他类咳嗽的病因不能排除,必然会导致研究结果受到干扰。

(五)中医诊疗方案难于在各类医院间推广应用

诊断感染后咳嗽,需要排除咳嗽变异性哮喘、嗜酸粒细胞性支气管炎、急性上气道咳嗽综合征、食管反流性疾病等,这些诊断需要完善支气管激发试验、诱导痰嗜酸细胞比例等检查,但大多数基层医院缺乏肺功能仪、相应的技术人员,这就造成中医诊疗方案难以在医疗和人力资源较为短缺的基层医院推广。

二、证候研究

目前用于中医证候研究的量化及统计学方法主要有:专家问卷、多因素回归分析、最大似然判别法、Logistic回归、因子分析、主成分分析、典型相关分析、结构方程模型等。

（一）咳嗽证候的文献研究

检索2008年1月1日—2013年12月31日中国生物医学文献数据库（CBM）、中国知网数据库（CNKI）、维普全文期刊数据库（VIP）、万方数据库（WanFangData）四大中文数据库中所有期刊、会议、学位论文。检索关键词为感染后咳嗽、感冒后咳嗽、上感后咳嗽、上呼吸道感染后咳嗽、外感后咳嗽。

共检索到文献112篇，筛选严格按照疾病诊断流程，包含中医辨证分型的文献29篇分析。结果各证型中实证居多，尤以表证（外感咳嗽）最多，包含外感证候的复合实证证型如表寒肺热、肺卫郁热文献有3篇；涉及内伤咳嗽的实证，其中提及痰湿蕴肺7篇，痰热蕴肺3篇，肺热炽盛2篇，痰瘀阻肺1篇，肝火犯肺或肝郁气滞反侮肺金4篇。虚实夹杂证型的文献共6篇，主要涉及肺，其中肺虚邪恋型3篇，分别为风寒恋肺、肺气亏虚，风邪恋肺、肺热津伤，风邪恋肺、肺脾气虚；仅1篇涉及肺外脏腑，为脾虚湿热。虚证共有14篇文献提及，其中肺气亏虚6篇，肺阴亏虚2篇，气阴两虚、脾肺气虚、脾气亏虚、脾肾阳虚、脾阳虚、肺阳虚各1篇。以上证型名均已转化为规范证候表述。

（二）经验认识

林琳将本病分为风邪恋肺、寒饮伏肺、痰热蕴肺、肝火犯肺、肺脾气虚等5型，并指出具体治法及代表方剂。晁恩祥认为感染后咳嗽属风邪犯肺证，总结"风咳"理论，认为风邪伏肺是感染后咳嗽的主要病机，临床表现多见阵发性顿咳、突发突止、咽痒等独特表现。

武维屏认识感染后咳嗽从三方面入手，一是表邪未尽、咳嗽不止；二是正虚邪恋、迁延不愈；三是伤津化燥、变生他病。治疗当谨守病机。黄梓平则分为邪客肺金、邪热恋肺、燥伤气道、正虚邪衰等4型，邪客肺金者止嗽散加杏仁、川贝、枇杷叶等，以安抚肺金、助肺宣肃。邪热恋肺者宜宣解郁火、透邪外出，佐以润肠通便、助肺降逆，方用麻杏石甘汤加紫菀、款冬花等。燥伤气道者方选紫菀汤加减（炙紫菀、天冬、桔梗、杏仁、川贝、枇杷叶、炙款冬花、生甘草、蜂蜜）。正虚邪衰者宜益气健脾为主，方用异功散加味。

史锁芳认为本病病机关键在于虚实夹杂，表里同病，累及数脏。治疗之法当兼顾虚实，疏散与润养并施，润肺清肃与柔肝缓急兼顾。将外感久咳患者分为五大证型。一以养阴润肺，温运化痰为法治疗阴虚痰饮久咳；二选以温肺润燥止咳治疗凉燥久咳；三治以疏风与润养并施，清肃与抑肝柔肝兼顾治疗风伏肝郁久咳；四用吴瑭上焦宣痹汤合千金苇茎汤加减治疗湿热致咳；五治以健脾益气，化痰止咳治疗体虚久咳。可供借鉴。

肖立成认为，感冒后咳嗽临床常见当属风邪犯肺型，治以疏风宣肺法，临床效果明显。有学者将诊治感染后咳嗽的临床体会结合现代研究，探讨病因病机，辨证论治分为风寒袭肺型、风热犯肺型、风燥伤肺型、痰湿蕴肺型、痰热郁肺型、肝火犯肺型、阴虚肺热型、肺脾气虚型八个证型。

感染后咳嗽是目前临床慢性咳嗽的最常见病种之一，目前中医临床对感染后咳嗽辨证分型的差异较大，因此该病的中医辨证亟待规范。证是一个动态发展过程，根据疾病的病理特点采用固定的证候分型，使证候诊断标准的研究停留在静态研究上，不符合临床实际。因此，应构建以"证素"为核心的辨证体系，证素是有限的、固定的，但可以组合成无限的、灵活的、复杂的证型。证素辨证解决了证候诊断局限性，避免不必要的遗漏，较全面地反映出疾病的病性、病位、病因和转变。因此呼吸疾患的证候要素研究不仅对中医辨证规范化、标准化有益,更能指导临床医生正确辨证。因此,今后应该多增加相关"证素"研究。

三、临床研究及疗效评价

截至目前,相关的大型临床研究,对感染后咳嗽、慢性咳嗽的研究较多。

晁恩祥等临床研究苏黄止咳胶囊,以疏风宣肺,解痉止咳为理论,发现用于符合上述证候的感冒后咳嗽,咳嗽反复发作及咳嗽变异型哮喘患者,效果肯定。

肖辉等研究证明,对于病毒感染后3周以上的慢性咳嗽,以清肝解毒止咳方为基础方的协定处方在缩短病程、改善患者生活质量和控制复发率上有明显优势。

邵长荣从疏风宣肺、清利咽喉,疏肝清肺、调畅气机,健脾化痰、肃清气道3个方面辨证,强调"咽喉为肺之门户""顽固久咳怪咳,勿忘治肝""健脾护胃"在感染后咳嗽中的作用。

王新华把感染后咳嗽主要分为风痰内阻,治以疏风宣肺;痰热郁肺,治以清热化痰;肝火犯肺,治以平肝泻火;肺阴亏虚,治以滋阴润肺等;治疗用药时遵古方但不拘于古方,多用薏苡仁一味。

王文等运用宣肺止嗽方治疗感染后咳嗽的疗效优于惠菲宁(美敏伪麻溶液),治疗组总有效率为94.29%。

第六节　相关西医疾病诊疗指南评述

咳嗽几乎涉及呼吸系统的所有疾病,咳嗽可以导致心血管、胃肠道、泌尿生殖、神经系统、肌肉骨骼和呼吸等多系统并发症,1/4~1/3女性患者因咳嗽导致尿失禁。

随着人们对咳嗽的关注,我国近年来开展了有关咳嗽病因诊治的临床研究,并取得了初步结果。中华医学会呼吸病学分会哮喘学组组织相关专家,参考国内外有关咳嗽的临床研究结果,于2005年制定了《咳嗽的诊断和治疗指南(草案)》(本节内下文称《指南》)。《指南》制定以来,对国内的临床实践起到了良好的指导作用。为进一步完善,及时反映国内外咳嗽诊治方面的研究进展,中华医学会呼吸病学分会哮喘学组对2005版的"咳嗽的诊断与治疗指南(草案)"进行了修订。

2009版《指南》的修订仍然坚持"内容全面,重点突出,注重实用"的原则,基本保留了原有的结构与内容,只是在局部作了调整与改动。2005版《指南》分七个部分另加一个附件。2009版增加了经验治疗与祛痰药物两个部分,另外将亚急性咳嗽作为一个部分单列,总共九个部分。急性咳嗽部分除了普通感冒外,增加了急性气管-支气管炎的内容,因为后者也是急性咳嗽的常见病因。亚急性咳嗽主要介绍了感染后咳嗽(又称感冒后咳嗽)。

慢性咳嗽部分常见病因仍为上气道咳嗽综合征(UACS)[鼻后滴流综合征(PNDS)]、咳嗽变异性哮喘、嗜酸粒细胞性支气管炎和胃食管反流性咳嗽四大病因。2005版《指南》的其他慢性咳嗽病因包括慢性支气管炎、支气管扩张、变应性咳嗽、感染后咳嗽、支气管内膜结核、血管紧张素转换酶抑制性咳嗽、心理性咳嗽。考虑到咳嗽常为中心型肺癌的早期症状,早期普通X线检查常无异常,漏诊、误诊时有发生,2009版《指南》增加了支气管肺癌的内容。因此在详细询问病史后,对有长期吸烟史,出现刺激性干咳、痰中带血、胸痛、消瘦等症状或原有咳嗽性质发生改变的患者,应高度怀疑肺癌的可能,进一步进行影像学检查和支气管镜检查。

2005版《指南》附件包括诱导痰检查、咳嗽敏感性检查及24小时pH值监测。咳嗽作为临床上最常见的症状,目前对其严重程度的评判缺乏具体的标准,因此新版《指南》附件在原有基础上增加了咳嗽程度与疗效的评估方法,供临床参考使用。2009版《指南》主要介绍了相对简单的咳嗽症状积分及视觉模拟评分体系,提供了一个简便而且相对量化的指标,对咳嗽的病请评估及疗效观察有一定帮助。

在病因诊治方面,欧美的咳嗽方面的指南对咳嗽病因的诊断均没有列出明确的诊断标准。为了方便临床医师的使用,2009版《指南》在2005版《指南》的继承上,局部作了一些调整。并对一些比较常用的祛痰药物进行了介绍,这些药物主要包括愈创木酚甘油醚、氨溴索、溴己新、乙酰半胱氨酸、羧甲司坦等。高渗盐水及甘露醇可提高气道黏液分泌的水合作用,改善黏液的生物流变学,从而促进黏液清除。

中国仍是发展中国家,很多基层医院设备和技术条件不足,亦有些患者因经济条件有限或其他原因不能进行相关检查,对这些患者可先进行经验性治疗。为了提高经验治疗的成功率,《指南》提出了经验治疗的原则:①首先针对慢性咳嗽的常见病因进行治疗。②根据病史推测可能的慢性咳嗽病因。③推荐使用覆盖范围较广、价格适中的复方制剂进行经验治疗,如美敏伪麻溶液、复方甲氧那明等。④咳嗽、咳脓痰或流脓鼻涕者可用抗生素治疗。多数慢性咳嗽病因与感染无关,经验治疗时应避免滥用抗生素。⑤UACS或PNDS、咳嗽变异性哮喘、嗜酸粒细胞性支气管炎的经验性治疗常为1~2周,胃食管反流性咳嗽至少2~4周。口服糖皮质激素一般不超过1周。经验治疗有效者,继续按相应咳嗽病因的标准化治疗方案进行治疗。⑥经验治疗一定要以病因诊断为导向,在了解当地的慢性咳嗽病因分布上进行,防止走到"慢性咳嗽—慢性支气管炎或咽喉炎—抗生素加镇咳药"的老路上去。经验性治疗无效,应及时到有条件的医院进行相关检查明确病因,以免造成一些重要疾病的延误。

虽然近年来国内在慢性咳嗽诊治方面取得了很大的进步,但仍有很多问题需要解决。希望通过《指南》的推广与应用,增加临床医师对咳嗽特别慢性咳嗽病因诊断与治疗的认识,有更多的单位开展慢性咳嗽方面的研究,共同努力,不断提高国内慢性咳嗽的诊治水平。

(王玉光)

参 考 文 献

[1] 中华医学会呼吸病学分会哮喘学组. 咳嗽的诊断与治疗指南(2009)[J]. 中华结核和呼吸杂志,2009,32(6):738-744.

[2] 中华中医药学会内科分会肺系病专业委员会. 中医诊疗专家共识意见(2011版). 中医杂志,2011,52(5):896-899.

[3] 金实. 中医内伤杂病临床研究[M]. 北京:人民卫生出版社,2009:17-19.

[4] 晁恩祥. "风咳" 证治探要[J]. 江苏中医药,2008,40(7): 8-9.

[5] 张燕萍,晁燕,苗青,等. 苏黄止咳胶囊治疗感冒后咳嗽的随机对照研究[J]. 中国中西医结合杂志,2008, 28(8): 698-701.

[6] 赵婷,吕寒静,邱忠民. 咳嗽症状严重程度评价[J]. 中国哮喘杂志,2011,5(1): 29-32.

[7] 单敏敏,李金爱,王玉光,等. 感染后咳嗽中医证候调查研究[J]. 北京中医药,2014,34(1): 40-43.

第十一章 咳 血

第一节 疾 病 概 述

血由肺及气管外溢,经口而咳出,表现为痰中带血,或痰血相兼,或纯血鲜红,间夹泡沫,均称为咳血,亦称为嗽血或咯血。咳血见于多种疾病,许多杂病及温热病都会引起咳血。

西医学认为,咳血是指喉部以下的呼吸器官(即气管、支气管或肺组织)出血,并经咳嗽动作从口腔排出的过程。咳血可分痰中带血、少量咯血(每日咯血量少于100ml)、中等量咯血(每日咯血量100~500ml)和大咯血(每日咯血量达500ml以上或一次咯血300~500ml)。主要见于呼吸系统疾病,如支气管扩张症、急性气管—支气管炎、慢性支气管炎、肺炎、肺结核、肺脓肿、肺癌、肺炎、肺吸虫病、肺阿米巴病、肺包虫病、肺真菌病、肺囊虫病等。也可由循环系统疾病(如二尖瓣狭窄、高血压性心脏病、主动脉瘤等)、外伤、全身出血性倾向性疾病、其他系统疾病或异常情况引起。这些原因导致支气管黏膜或病灶毛细血管渗透性增高,或黏膜下血管壁溃破,从而引起出血。

第二节 文 献 回 顾

早在《内经》即对血的生理及病理有较深入的认识,并对引起出血的原因及部分血证的预后有所论述。其中有关篇章对咳血作了论述,这是关于咳血的最早记载,如《素问·至真要大论》说:"少阴司天,火淫所胜,则温气流行,余政不平,民病……咳唾血。"

但在唐代以前的医籍中,多将咳血包括在吐血之内,如《金匮要略·惊悸吐衄下血胸满瘀血病脉证治》所述"烦咳者,心吐血""夫酒客咳者,必致吐血,此因极饮过度所致也"等。此书将数种血证与有关病证列为一个篇章,并最早记载了泻心汤、柏叶汤、黄土汤等治疗吐血、便血的方剂,沿用至今。

至元代朱丹溪才立"咳血"之证名,并将咳血列专篇讨论。《丹溪心法·咳血》:"咳血者,嗽出痰内有血者。"其创立咳血这一证名,被后世认可,使得这一重要血证的辨治有名可循;其对病证的论述,使后世有法可依。经方与时方并举,创立名方咳血方。

此后,明清医家对咳血的病因病机、辨证论治、类证鉴别等方面进一步阐述,对咳血的认识才渐趋完善。

病因病机方面，明代皇甫中《明医指掌·诸血证》多从"火热伤肺论"，认为"咳血者，火乘金位，肺络受伤，故血从嗽而出也"。张景岳《景岳全书·杂证谟·血证》对血证的内容作了比较系统的归纳，将引起出血的病机提纲挈领地概括为"火盛"及"气虚"两个方面。强调"阴虚火旺"，认为"凡病血者虽有五脏之辨，然无不由于水亏，水亏则火盛，火盛则刑金，金病则肺燥，肺燥则络伤而嗽血"，"咳血、嗽血皆从肺窍中出，虽若同类而实有不同也，盖咳血者少痰，其出较难；嗽血者多痰，其出较易"，"咯血者，于喉中微咯即出，非若咳血、嗽血之费力而甚也。大都咳嗽而出者出于脏，出于脏者其来远；一咯而出者出于喉，出于喉者其来近"。认为一咯即出为咯血，因咳而出谓咳血，若随痰而出者谓嗽血。戴思恭《证治要诀·嗽血》将咳血分为两类，"热壅于肺能嗽血；久嗽伤肺，亦能嗽血。壅于肺者易治，不过凉之而已；损于肺者难治，已久成劳也"。

辨证论治方面，论述最全面者为明代秦景明，其《症因脉治·嗽血论》将咳血分为"外感嗽血"和"内伤嗽血"两类，前者包括风寒外束、肺热内郁、燥热伤肺3种，后者包括肺胃积热、阴虚阳旺、土不生金、阳虚不摄4种，其中论及郁怒伤肝、肝火怫郁亦可为咳血的原因，并列出各种类型的临床表现和治疗方药，具有较强的临床参考价值。清代唐容川《血证论·咳血》中认为："人必先知咳嗽之原，而后可治咳血之病。盖咳嗽固不皆失血，而失血则未有不咳嗽者。"即唐容川强调先审查咳血之因，在辨证论治上将咳血分为实证和虚证两大类。

不过，清代仍有部分医籍将"咳血"包含在"吐血"之中进行论述，如张璐《张氏医通》、程国彭《医学心悟》、叶天士《临证指南医案》、林骊琴《类证治裁》等。

民国以来，诸多医家对咳血治疗也屡有发挥。如言庚孚将咳血治则归纳为"五宜五不宜"，即"祛邪宜肃降，不宜宣散"、"止血宜清凉，不宜温燥"、"治痰宜化痰，不宜敛痰"、"消瘀宜和营，不宜攻伐"、"固本宜兼顾，不宜独取"。苏万方治咳血的经验是，除郁热，着眼导赤清心；补肺气，强调防患于未然；泄胃热，勿令苦寒伤中；泻实火，尤当滋阴柔肝。李寿山用《金匮要略》柏叶汤化裁治疗各种出血证。王少华善用张锡纯《医学衷中参西录》之"秘红丹"治咯血，需适当根据临床症状调配大黄与肉桂的剂量。

第三节 病因病机

咳血总由肺络受伤所致。因肺为娇脏，喜润恶燥，不耐寒热。感受外邪、情志过极、饮食不节、劳倦过度、久病等多种原因均可损伤肺络。其病机可以归结为火热熏灼，迫血妄行及气虚不摄，血溢脉外两类。

一、病因

1. 感受外邪　肺为华盖，主皮毛，开窍于鼻，外邪多从皮毛、口鼻侵入人体。风、热、燥邪首先犯肺，肺失清肃上逆为咳，损伤肺络，血溢脉外，则引起咳血。

（1）风：风为阳邪，易袭阳位，肺为华盖，肺络居外，正为阳位，故风邪易袭肺，且肺络首当其冲，正如《素问·太阴阳明论》曰："伤于风者，上先受之。"风邪袭肺，化燥伤津，病及经脉，损伤肺络，血溢脉外。

（2）热：热属阳邪，其性炎上，叶天士言："暑由上受，先入肺络"，"温邪上受，首先犯肺"，"吸入温邪，鼻通肺络，逆传心包络中"。邪热犯肺，多从口鼻而入，邪气炽张，耗伤脉络，导致咳血。

（3）燥：肺属金，通于秋气，其性喜润恶燥，为娇脏，燥邪易伤肺及络。肺络为肺布津之通道，燥邪来犯，使肺络涩滞，损伤肺络。

2. 情志过极 内伤七情首伤脏腑气机，《素问·举痛论》所云："百病生于气也，怒则气上，喜则气缓，悲则气消，恐则气下……惊则气乱……思则气结。"若情志不遂，肝郁化火，或暴怒气逆，肝气化火，气有余便是火，火随气窜，上逆于肺，肺络受损而咳血。

3. 饮食不节 过饱或偏嗜肥甘厚味、辛辣炙煿，或饮酒成性，湿热内生，热积于胃肠，关于肺，损伤肺络而为咳血。

4. 劳欲体虚 劳欲过度，或久病体虚，导致气阴的损伤。若损伤于气，则气虚不能摄血，以致血液外溢而形成咳血；若损伤于阴，则阴虚火旺，迫血妄行而咳血。

5. 久病之后 久病导致咳血的机理主要有三个方面：久病使阴精伤耗，以致阴虚火旺，迫血妄行而致咳血；久病使正气亏损，气虚不摄，血溢脉外而致咳血；久病入络，血脉瘀阻，血行不畅，血不循经而致咳血。

二、病机

1. 基本病机 当各种原因导致脉络损伤或血液妄行，就会引起血液溢出脉外而形成血证。正如《三因极一病证方论·失血叙论》说："夫血犹水也，水由地中行，百川皆理，则无壅决之虞。血之周流于人身荣、经、腑、俞，外不为四气所伤，内不为七情所郁，自然顺适。万一微爽节宣，必致壅闭，故血不得循经流注，荣养百脉，或泣或散，或下而亡反，或逆而上溢，乃有吐、衄、便、利、汗、痰诸证生焉。"

各种原因导致咳血，其共同的病机可以归结为火热熏灼，迫血妄行及气虚不摄，血溢脉外两类。正如《景岳全书·血证》说："血本阴精，不宜动也，而动则为病。血主荣气，不宜损也，而损则为病。盖动者多由于火，火盛则逼血妄行；损者多由于气，气伤则血无以存。"在火热之中，又有实火与虚火之分，外感风、热、燥、火、湿热内蕴，肝郁化火等，均属实火，而阴虚火旺之火，则属虚火。气虚之中，又有仅见气虚和气损及阳，阳气亦虚之别。

2. 病机演变 从证候的虚实来说，由气火亢盛所致者属于实证；由阴虚火旺及气虚不摄所致者则属于虚证。实证和虚证虽各有其不同的病因病机，但在疾病发展变化的过程中，又常发生实证向虚证的转化。如开始为火盛气逆，迫血妄行，但在反复咳血之后，则会导致阴血亏损，虚火内生；或因咳血过多，血去气伤，以致气虚阳衰，不能摄血。因此，在有的情况下，阴虚火旺及气虚不摄，既是引起咳血的病理因素，又是咳血所导致的结果。

此外，咳血之后，已离经脉而未排出体外的血液，留积体内，蓄结而为瘀血，瘀血又会妨碍新血的生长及气血的正常运行，使出血反复难止。

咳血的预后，主要与下述三个因素有关：一是引起咳血的原因。一般来说，外感易治，内伤难愈，新病易治，久病难疗。二是与出血量的多少密切有关。出血量少者病轻，出血量多者病重，甚至形成气随血脱的危急重证。三是与兼见症状有关。咳血而伴有发热，咳喘，脉数等症者，一般病情较重。正如《景岳全书·血证》说："凡失血等证，身热脉大者难治，身凉脉静者易治，若喘咳急而上气逆，脉见弦紧细数，有热不得卧者死。"

第四节 临证思路

一、诊断依据

根据中华人民共和国中医药行业标准中医内科病证诊断疗效标准,咳血的诊断依据为:

1. 咯(咳)鲜红血,常呈泡沫状或与痰液混杂。

2. 多数患者有反复咯(咳)血史。

3. 胸部X线摄片,可无特异性改变。病变明显时可见蜂窝状或卷发样阴影。

4. 必要时做支气管碘油造影或支气管镜检查,可见柱状、囊状或混合型的扩张。

二、类证鉴别

1. 吐血 咳血与吐血血液均经口出,但两者截然不同。咳血是血由肺来,经气道随咳嗽而出,血色多为鲜红,常混有痰液,咳血之前多有咳嗽、胸闷、喉痒等症状,大量咳血后可见痰中带血数天,大便一般不呈黑色。吐血是血自胃而来,经呕吐而出,血色紫暗,常夹有食物残渣,吐血之前多有胃脘不适或胃痛、恶心等症状,吐血之后无痰中带血,但大便多呈黑色。

2. 口腔出血 鼻咽部、齿龈及口腔其他部位出血的患者,常为纯血或随唾液而出,血量少,并有口腔、鼻咽部病变的相应症状可寻,可与咳血相区别。

三、辨证要点

一般初病多实,久病多虚。由火热迫血所致者属实,由阴虚火旺,气虚不摄,甚至阳气虚衰所致者属虚。随其病因、病位以及原有疾病的不同,症状及体征有火热亢盛、阴虚火旺及气虚不摄之分,所以掌握这三种证候的特征,对于咳血的辨证论治具有重要意义。

1. 热盛迫血 多发生在血证的初期,大多起病较急,咳血的同时伴有发热,烦躁,口渴欲饮,便秘,尿黄,舌质红,苔黄少津,脉弦数或滑数等症。

2. 阴虚火旺 一般起病较缓,或由热盛迫血证迁延转化而成。表现为反复咳血,伴有口干咽燥,颧红,潮热盗汗,头晕耳鸣,腰膝酸软,舌质红,苔少,脉细数等症。

3. 气虚不摄 多见于病程较长,久病不愈的咳血患者。表现为起病较缓,反复咳血,伴有神情倦怠,气短懒言,头晕目眩,食欲不振,面色苍白或萎黄,舌质淡,脉弱等症。

四、治疗原则

治疗咳血,应针对咳血病因病机的不同,结合证候虚实及病情轻重而辨证论治。《景岳全书·血证》说:"凡治血证,须知其要,而血动之由,惟火惟气耳。故察火者但察其有火无火,察气者但察其气虚气实,知此四者而得其所以,则治血之法无余义矣。"概而言之,对血证的治疗可归纳为治火、治气、治血三个原则。

1. 治火 火热熏灼,损伤脉络,是血证最常见的病机,应根据证候虚实的不同,实火当清热泻火,虚火当滋阴降火,并应结合病情轻重,分别选用适当的方药。

2. 治气 气为血帅,气能统血,血与气休戚相关,故《医贯·血证论》说:"血随乎气,治血必先理气。"对实证当清气降气,虚证当补气益气。

3. 治血 《血证论·吐血》说:"存得一分血,便保得一分命。"要达到治血的目的,最主要的是根据各种证候的病因病机进行辨证论治,其中包括适当地选用凉血止血、收敛止血或祛瘀止血的方药。

第五节 证 治 研 究

一、咳血的临床辨证分型

在中医内科病证诊断中,将咳血分为肝火犯肺、燥热伤肺、阴虚肺热三种证型论治。但根据临床实践,上述分型已经不能全部解决临床问题。现代临床对咳血的辨证,依然多从气、火两方面论治。在此基础上,结合近年文献以及临床研究归纳,在辨证论治的基础完善了其他分型。咳血大致可分外邪犯肺与内伤干肺两型,在实际临床选方用药上亦有需要格外注意之处。

(一)外邪犯肺

肺居于五脏最高之处,为华盖之脏;又因肺叶娇嫩,通过口鼻二窍与外界相通,喜润恶燥,不耐寒热,易受外邪侵袭。当邪气犯肺,损伤肺络,则会导致血溢脉外,引起咳血。风邪为六淫之首,其他外邪多随风邪侵袭人体,所以外邪犯肺之咳血多以风为先导,而由于肺喜润恶燥之性,热邪、燥邪最易犯肺,导致肺气不畅、肺络受伤。此类病变多属邪实,临床常见风热犯肺、风燥伤肺。临床多表现为多表现为喉痒咳嗽,痰中带血,口干鼻燥,或有身热,舌红少津,苔薄黄,脉数。

治疗上多以凉血止血药物为主,兼以祛散外邪。风热犯肺之咳血多以清热肃肺、凉血止血为主,多选桑菊饮加减(桑叶、菊花、桔梗、杏仁、连翘、芦根、薄荷、白茅根、仙鹤草、白及、茜草、甘草),风燥伤肺之咳血治疗以清热润肺、宁嗽止血为主,多选用桑杏汤加减(桑叶、杏仁、川贝、沙参、栀子、黄芩、枇杷叶、淡豆豉、白茅根、甘草)。

当咳血伴有外感者,宜应用轻宣和散之剂。切忌擅用麻、桂、羌等峻汗之剂,因汗血同源,不可再伤阴血。同时,对于有肺系慢性疾病的患者,外邪犯肺多可诱发咳血的急性发作。另外,若感受外邪日久不愈,邪气留于肺中,郁久化热,煎熬肺中津液,津亏液耗,病程迁延,则会产生诸多变证。多为久病伤阴,阴虚火旺,灼伤肺络,迫血外溢。其治疗可参咳血之肺肾阴虚型治疗。

(二)内伤干肺

内伤干肺的咳血由于机体脏腑功能失常,可分为肺自病与他脏及肺两端。他脏及肺的咳血,可因情志刺激,肝失条达,气郁化火,气火循经上犯于肺络而咳血;可由于饮食辛辣炙煿,嗜酒好烟,熏灼肺胃,热迫血行而诱发咳血;另脾失健运,痰浊内生,上犯于肺,痰浊郁于肺络,久而化火,亦可动血导致咳血。肺自病则由于原有肺系疾病迁延不愈,而导致肺虚弱,阴伤气耗,肺络受伤;亦可久病入络,瘀阻血行,血不循经而作咳血。

其中由于他脏之病影响及肺的咳血多为邪实与正虚并见,肺自病者多为因肺本虚,气血津液代谢失常而产生病理产物,属于因虚致实一类。

本病病程较长,且多反复发作,血出则加重气阴耗伤,从而虚热内生,再灼肺络,形成恶性循环。内伤干肺之咳血其病机可大致归纳为肺肾阴虚是其本,心肝火旺、肺络受损、瘀血阻络是其标。

临床常见证型有肝火犯肺、痰热壅肺、气不摄血、肺肾阴虚、瘀阻肺络、肺胃实热、肺气亏虚。

1. 肝火犯肺　肝火犯肺是临床常见的证型,多由肺气素虚,复因情志不遂,肝郁化火,肝火上逆,灼伤肺络而咳血。或因暴怒气逆,致使肝气横逆,气郁化火,血随气动,肝火上逆犯肺而咳血。

临床症见:咳血鲜红,或咳嗽痰中带血,胸胁胀满,烦躁易怒,口苦口干,头晕目赤,大便干结,小便发黄,舌红,脉弦数。

治以清肝泻肺、凉血止血。临床多选咳血方、黛蛤散、龙胆泻肝汤等治疗,选药青黛、海蛤壳、龙胆草、黄芩、山栀子、柴胡等。

若咳血患者伴有焦虑,如由情绪急躁易怒、心烦引起,其应属肝失疏泄、肝郁化火导致的肝肺气机失调,即"左升太过,右降无权"为基本病机,治以清肝泻肺、散瘀止血之法,可用黛蛤双补汤加减进行治疗。因肝火得降,则釜底抽薪,肺气自清,肃降有权,咳逆自止。黛蛤双补汤为黛蛤散与补络补管汤之合方,其中黛蛤散清热降逆、清肝泻肺,补络补管汤活血止血、祛瘀通络。处方组成为:青黛15g(包煎),海蛤壳15g,生龙骨30g,生牡蛎30g,山萸肉20g,三七粉6g,代赭石20g(打碎先煎)。亦可用泻肝清金、凉血活络法治疗,基本方组成包括生蛤蚧10g,青黛5g(包煎),生地黄5g,白茅根20g,花蕊石10g,淡秋石10g,枇杷叶10g(包煎),藕节炭10g,黄芩10g,黑山栀10g,茜草炭10g。或用龙胆泻肝汤合咳血方加减治疗,组方:龙胆草、黄芩、栀子、车前草、生地、大黄、诃子各15g,青黛(包煎)、全瓜蒌各30g,木通、泽泻、当归、柴胡、海浮石、甘草各10g。因情志致病与咳血密切相关,故在治疗中对患者进行心理疏导,维持和恢复情志的调畅,有利于患者症状、体征的改善,亦有助于病情的控制。

在肺气素亏的患者中,由于金不克木,故金反为木火所侮,木火刑金,也会导致咳血的加剧。另外,脾虚易受木侮,由于木火刑金而引起的咳血,需"见肝之病,知肝传脾,当先实脾",适当采取疏肝健脾之法。

另外,对于一种特殊咳血——经行咳血,属于"倒经""逆经"范畴,多因"阴虚于下,阳反上冲"而致,病机多因肝郁化火,经血上行,治以疏肝清热、引血下行而调经,方选丹栀逍遥散加减。

2. 痰热壅肺　脾胃为气血生化之源,气机升降之枢纽,当患者脾胃失于健运,饮食水谷不得运化,津液输布失调则痰湿内生,痰阻气机,极易生热化火;另当过食辛辣厚味,内热煎灼体内津液,聚液为痰,痰湿中阻,久郁亦化热。当痰热熏灼肺络,迫血妄行则引致咳血。即"脾为生痰之源,肺为贮痰之器"。另外,除脾失健运,痰湿内生等源于脾胃的原因外,肝郁化火亦可导致痰火内郁,而阴虚火旺也可灼津炼痰。

临床表现:咳血鲜红,咳嗽声高,痰多黄稠带血,口干欲饮,咽喉红痛,胸满气急,伴发热,舌红苔黄,脉数。

治以清热化痰,清肺胃热,宁络止血。治疗方多选清金化痰汤、泻白散、黄连解毒汤等。药用黄芩、黄连、连翘、鱼腥草、瓜蒌、桔梗、栀子、桑白皮、地骨皮等。

痰热壅肺,灼伤肺部血络是导致咳血的主要病机。咳血多因肺部邪伤肺络破坏导致,肺为娇脏,不耐热燥,病情日久,迁延不愈,肺部必然会郁热,侵及附近血络,血热妄行,溢出脉外会造成出血;另一方面肺为储痰之气,脾失健运,痰湿内生,阻塞气道,壅积于肺,日久化热也会导致血液溢出脉外而咳血。热痰相结,日久堵塞气道,势必会加重咳血症状。而当外邪侵袭,损伤肺络;或内伤酒食,生痰助热,熏灼血络,则更易诱发咳血,或加重原有的症状。可采用咳血方加味治疗,组成为:诃子10g,瓜蒌仁10g,海浮石10g,黑山栀10g,青黛粉4g(包煎),墨旱莲10g,白茅根10g,阿胶15g(烊化),白及10g,藕节2枚。诸药配伍,共奏清肺化痰、宁络止血之效,肺火去则咳血止。也可应用清热化痰汤加减,组成:黄芩12g、竹茹12g、茜草12g、白及12g、桑白皮10g、丹皮10g、连翘10g、鱼腥草30g、芦根30g、杏仁20g、葶苈子20g、桔梗15g、生甘草15g;痰多者加瓜蒌皮15g、冬瓜仁10g;肝火旺者加栀子10g、青黛6g;阴虚重者加沙参20g、地骨皮10g;气虚血瘀者加当归20g、独参10g,以清肺泻火、宣降肺气、凉血止血。或服用川贝三草汤,以清肺化痰、养血滋阴、止咳止血,组成:川贝10g,夏枯草15g,鱼腥草15g,紫草15g,瓜蒌仁10g,北沙参15g,焦山栀10g,丹皮10g,茯苓15g,玄参15g,川牛膝10g。

对于临床上血热较为明显的咳血患者,可以清热凉血法为主治疗,选方紫地宁血散和生地茅根汤,与患者口服紫地合剂(紫珠草、地稔根各等份),并加凉血止血汤方(组成:茜草根15g,侧柏叶15g,生地黄15g,白茅根30g,枇杷叶12g,贝母15g,甘草6g,丹皮15g)日一剂予以治疗。

痰、热、瘀是咳血发病的主要病理环节,通过在现代临床文献应用中药治疗咳血频率的研究统计,从文章对方药的功效描述来看,60%的方药都以清热化痰、凉血止血为法立方选药,其进一步对具体药物进行频数分析,清热化痰、凉血止血类药物更是占到70%。其中常用药物为白及、黄芩、桑白皮、甘草、三七、山栀子、仙鹤草、苦杏仁、鱼腥草、浙贝母、百合、生地等。

3.气不摄血　对于或因劳倦过度,或因情志内伤,或因外邪不解,耗伤人体正气,以致气虚而血无所主,血不循经而错行,从肺络溢出而形成咳血。脾气素虚之人,土不能生金,则肺气亦多虚,脾肺气虚则导致不能统摄脉中之血,而导致血溢脉外,从而诱发或加重咳血。

临床表现:咳血量少色淡,质多稀薄,反复发作,疲乏无力,音声低弱,动则气急,纳眠差,舌苔薄白,脉细。常兼见一派虚寒证,如肢凉怯冷,喜热,口淡,喜静少动,体倦乏力,小便清长,大便溏或下利清谷,面色青白,舌质淡或淡胖、边有齿痕,苔白,脉虚或沉迟等。

治疗当取益气温涩之法,补中气以止血,如归脾汤、八珍汤、补中益气汤等。药选以止血宁络之品如三七、白及、阿胶珠、仙鹤草、槐花等药,再配以益气养血如党参、当归、黄芪、白术、芍药、熟地、鸡血藤等。

临床上对于咳血者多兼加脾胃症状的患者,治疗时应尤重对于脾胃的调理。因咳血肺气虚损,金气亏虚必盗脾土之母气补救。另肺失宣降,气机郁滞则影响中气之升降。故临床可伴痰多、纳差、乏力、脘腹作胀等。当脾胃健运得复,可化精微升清阳,更能运水湿降浊气,水湿不聚中州,痰浊无由而生,源清气洁,肺复清肃治节之能,宣清吐纳自如,何患咳血之不愈。而且,脾胃健则肺金得养,金旺木制,可使肝用条达,土厚木荣能使肺体柔顺,如此气血冲和,生制有序,则肺金必得速愈。而当脾胃之气充沛,则邪不可犯。且当由于血脱气散,更会加重气不摄血,使血出不止,大量急性失血者,宜急用益气固脱之回阳救逆汤、独参汤、参附汤等以回阳救逆;而对于病久气不统血者,治宜益气补血,应以补脾为主,尤重调理脾胃功能。

对于肺系的慢性疾病引起的咳血,多因经年宿疾耗伤气血,故肺气虚是其根本。而痰湿深伏不去,久郁化热,痰、热、瘀则是其中的病理产物,并起着主次不同的病理作用。治疗上应以补肺为主,佐以化痰、清热、化瘀等法。将标邪痰湿、虚火等祛除,同时再以培土生金之法,以健脾宁肺,稳定病情。

4. 肺肾阴虚 当外邪日久不愈,或痰、瘀等病理因素不得祛除,留于肺中,郁而化热,煎熬肺中津液,导致津亏液耗,病程迁延,久病伤阴,阴虚火旺,灼伤肺络,则迫血外溢而咳血。由于肺肾阴虚,阴不敛阳,虚火上炎则导致本病复发。本证型既可由久病伤阴及肾而致咳血;亦可因咳血证型属实者,日久不愈而伤阴耗气,导致本虚标实之证。此外,肺肾之间存在金水相生的关系,因此,或先病肺阴亏虚,日久病及于肾;或先病肾水不足,以致肺失滋润,均可形成肺肾阴虚,水亏火旺,火灼肺金的咳血。

临床表现:干咳痰少,痰中带血或反复咳血,口干咽燥,潮热盗汗,腰膝酸软、头晕、耳鸣,舌红,脉细数。

治以滋水养阴,降火止血。方选百合固金汤、沙参麦冬汤等。

此类患者肺病咳血的机理在于久病伤阴,肺体阴亏,累及于肾,肺肾两虚,水亏火旺。如《景岳全书》所云:"水亏则火盛,火盛则刑金,金病则肺燥,肺燥则络伤而咳血"。认为应着重养护肺气,培土生金,滋补肝肾,养血止血。选方用百合固金汤化裁,药用生地黄、熟地黄、麦冬、百合、玄参、阿胶、党参、生甘草、仙鹤草、藕节、薏苡仁、鱼腥草,以清虚火、养肺肾。治疗以补肾益阴治其本,凉血止血治其标。而有些因痰热壅肺导致的咳血,由于肺娇嫩不耐热邪,蒸耗阴液,日久势必肺阴亏虚。亦可以滋阴降火,止血化瘀为原则,应用益肺止血汤治疗,其方药组成为:沙参20g,麦冬15g,生地15g,玄参15g,侧柏叶15g,白及15g,三七粉3g(冲服),百合15g,知母12g,人参15g,仙鹤草15g,桔梗12g,阿胶15g(烊化),蒲黄炭10g,血余炭3g(吞服)。或应用五白散加味治疗,方药组成:白及30g,百合30g,白茅根30g,白芍15g,炒白术10g。诸药合用,共奏养阴敛肺、清热止咳、健脾补气、益气止血之功。

5. 瘀阻肺络 咳血由于涉及血分病变,故病程演变中多见留瘀之机。或因肺气郁滞而致血行不畅,或肺气不足无力推动血行,或因火热伤津,津亏不能载血运行,均可导致血液凝结瘀塞。而血液一旦咯出,离经之血便是瘀血,瘀血阻滞,血不循经,又可导致或加重出血。《血证论》指出:"血止之后,其离经而未吐出者是为瘀血,既与好血不相合,反与好血不相能,或壅而成热,或变而为痨,或结瘕,或刺痛,日久变证,未可预料,必亟为清除,以免后来诸患。"故化瘀活血是治疗咳血的重要环节。

临床表现:反复咳血,色紫暗,胸部闷痛或刺痛,或心悸,或肌肤甲错,或唇甲紫绀、面色晦暗,舌质紫暗有瘀斑,舌底静脉迂曲,脉沉涩。

治以活血养血,通络止血。常用桃仁承气汤、生化汤、血府逐瘀汤、归芎失笑散、抵当汤等。药用川芎、香附、元胡、红花、当归、丹皮、桃仁、牛膝、大黄、三七、郁金等。

痰瘀相兼是导致咳血的主要原因。咳血的基本病机在于肺宣发肃降功能失调,导致水浸不布而生痰湿,痰浊不化,蕴久化热,热邪炼液,日久成瘀;另外痰浊阻遏脉络而致气滞血瘀。由于"久病瘀血阻络",故咳血患者多有胸部闷痛等不适,故用当归、川芎、桃仁、红花等通经活络止血,化瘀止痛,使瘀血化而新血生;再兼冬瓜仁、鱼腥草、黄芩、连翘、浙贝、瓜蒌清肺化痰,宽胸理气,利湿排脓。

在咳血之初,止血能治标救急;出血既止,溢出之血不能归经便为瘀血,然瘀血不去,新血不生,而且还会引起再次出血。止血太过则有留瘀之嫌,消瘀太多则有出血之患,故治疗之法贵在澄源而截流。故清宁之时,当选用花蕊石、茜草等,既能止血,又能化瘀,故《十药神书》花蕊石散也在常用之列。治疗时纳用张锡纯《医学衷中参西录》之"补络补管汤",由生龙骨、生牡蛎、三七、山萸肉、代赭石组成,具有活血止血、祛瘀通络的功能。

而由于大量咳血,必然导致气随血耗,气血俱亏。气虚无力推动血行,血流不畅,血滞瘀阻脉道。而临床上对于咳血的治疗,多以止血为急务,导致血止瘀留,形成虚实夹杂的气虚血瘀之咳血病机。治疗应益气化瘀,故应用补阳还五汤益气活血,化瘀通络以治其本,加止血之品以固血治标。

上述大部分医家多认为本病为痰热、瘀血、阴虚火旺等导致,而亦有医家提出临床上当分清阴阳,时刻保护人体阳气,强调扶阳法在肺病中的应用,并应用辛温扶阳法治疗,获得一定的疗效。主要见于久病体虚之人,一则形寒饮冷伤及肺络,二则命门火衰,皆可导致肺阳不足,温阴无能,肺络寒凝损伤,形成虚寒咳血,即阳不摄阴之咳血。故辨证为虚火咳血时,亦可分出"气阳亏虚,浮火伤络"型,其表现为咳嗽、咳血,反复迁延,面色浮红,舌体胖,脉虚弱。治以收敛浮阳,敛血归经,应用侧柏叶汤加减。

咳血也可应用基本方:阿胶(烊化)、炒蒲黄(包煎)、怀牛膝各10g,在临床中再根据辨证分型加味治疗咳血。因补血、止血在治疗咳血时尤为重要,阿胶滋阴养血止血,可加速血容量、红细胞及血红蛋白的恢复作用,既能补充已耗津血,为主药;辅以炒蒲黄,增加血小板数量,促凝血酶原激活,使凝血时间明显缩短。牛膝活血化瘀,与蒲黄同用,避免止血留瘀之弊,且牛膝引血下行,使气机升降有序,而血自归经。

二、咳血的单方、验方治疗

1. 黄及散　组成生大黄、白及各50g,每日3次,每次6g,冲服。

2. 伏氏二妙散　儿茶37.5g,明矾30g,研末过60目筛,小量咳血服0.2~0.4g/次,每日3次,中量咳血服0.4~0.8g/次,每日4次。此方尤其适宜于痰中带血的小量咳血。

3. 大黄加鱼腥草　鱼腥草注射液4ml肌注,每日2次;鱼腥草60g,煎汤分2次服;大黄粉5~20g,每日分2次口服。

4. 仙鹤藕汁饮　新鲜仙鹤草半斤,捣汁。加入藕汁1盅,炖热后凉服。

5. 茅根饮　白茅根30g,水煎,童便1盅冲服。

6. 白及合剂　白及、百合各30g,桃仁15g,煎服。

7. 天门冬丸　天门冬30g,杏仁、贝母各20g,甘草、茯苓、阿胶各15g。共研细末,炼蜜为丸,每次服9g,每日3次。可用于燥气伤肺、肝火犯肺及阴虚肺燥的咳血。

8. 化血丹　花蕊石24g,三七粉、血余炭各6g,共研细末,分4次服。适用小量长期咳血。

9. 三七粉　每次0.5~1g,每日2次,口服。

10. 车氏宁血丸　白薇1000g,白及1000g,百部1000g,百合1000g,大枣1000g。混合后粉碎,过100目筛,兑入炼蜜约6000g制丸,每丸重9g。口服每次2丸,每日3次。功效清热润肺,敛肺止咳,生肌止血。

11. 参白合剂　由参三七和白及各50g,研细为粉,混合均匀分10等份,每份10g,用法每日3次,每次10g。

12. 地甘汤　每日用地榆、甘草各12g,加水400ml,煎服为1剂。待咳血停止后,可再服2剂。

13. 独一味胶囊　在治疗原发病的基础上,采用独一味胶囊每日3次,每次3片,5日为一个疗程。

14. 肺血合剂　每100ml相当生药柿叶120g,生大黄30g,每次20ml,每日3次;大咳血者即服20~40ml。

三、其他疗法

采用以下方法,可助止血:

1. 针刺疗法　孔最、三阴交;肺俞、鱼际;列缺、尺泽。以上穴位任选一组。

2. 艾灸涌泉穴止血。

3. 尺泽穴穴位注射　尺泽穴穴位注射维生素K_3为治疗中小量咳血的有效方法。

4. 孔最穴穴位注射　采用孔最穴穴位注射治疗咳血,孔最穴位手太阴肺经郄穴,为治疗肺经所属脏腑出血性疾病和顽固性疾病的有效穴。长期临床实践证实咳血期间行双侧孔最穴穴位注射,可起到很快的止血效果。若针药并用则疗效更佳。

5. 穴位贴敷　采用外治验方穴位贴敷涌泉穴治疗咳血,咳血贴组成:肉桂末3g,冰片3g,硫黄末3g,大蒜粉9g。

四、临床注意

(一)祛邪宜肃降,不宜宣散

当由于外邪或痰、瘀、热等导致的肺失清肃,肺气上逆、肺络受损而出现的咳血,由于邪扰血行,故邪不去则血难宁,但由于宣散之品多易动气,则血更易妄动。故临床治疗咳血时,祛邪应以肃降为主,不宜过度使用宣散之品。

(二)清润为先,酌用苦寒,不宜温燥

咳血总因肺络受损,临床上见咳血证热多而寒少,因热则血行,寒则血凝。热性炎上,易耗气伤阴,损伤津液,灼伤脉络,导致络伤血溢。故用药时当以清润之品,清润之品主要指具有清肺、凉润功效的药物,对于苦寒药物,需得斟酌应用,以防寒凝血络,而过于苦寒之药亦多有伤阴之弊。对于温燥之品,则可耗伤阴液、灼伤脉络,用之则会加重咳血。

(三)痰宜清化,不宜收敛

临床常见血与痰并出,痰与热交互,朱丹溪认为咳血"多为痰积热",治痰为治血之捷法。化痰应选用川贝母、竹沥、海浮石、天竺黄、枇杷叶等可使稠痰变稀易于咳出的药物,对于咳嗽痰多的患者,不当逆病势而为,应用罂粟壳、五味子、马兜铃、乌梅等镇咳敛肺药,若痰不得化而被敛,则痰热胶固不去,咳血难止。

(四)瘀血宜和养,不宜攻伐

久病咳血,离经之血,瘀滞于肺部,瘀阻血络亦会加重咳血,故消瘀止血也是治疗咳血的重要环节。鉴于患者肺已虚的特点,临床中选用化瘀的药物宜用和血止血、养血止血之品如丹参、赤芍、三七、当归等药,以达"瘀去正不伤"的目的,对于攻伐之性太过的药物如水蛭、三棱、莪术等,当慎重应用,以免耗气动血太多,用之恐其加剧咳血。

(五)后期需固本健脾,肺脾同补

咳血必然失血,而在治疗过程中又应用清消之品,必伤正气,故咳血的后期应当补气养

阴,养血健脾。在润肺益气的同时,当重调理脾胃功能,一则因脾胃健运,则气血生化有源,所失之血可尽快得以补充;二则若脾气亏虚,脾不统血,则会加重咳血。

五、总结

综上所述,本病初始发病可多因感受外邪、肝火犯肺、痰热蕴肺引起,后期痰热阴伤,多伴肺肾阴虚、瘀阻肺络、气不摄血等本虚标实表现。对于咳血之痰、热、瘀、虚的病理特点,分清标本虚实,采取分型论治,是中医治疗该病行之有效的法则。治火、治气、治血为血证的三个主要治疗原则,实火则清热泻火,虚火则滋阴降火;治气,实证则清气降气,虚证则补气益气;治血,血热出血当凉血止血,瘀血出血当活血化瘀。在出血量较多时,收敛止血则有重要意义。

咳血可见于多种西医疾病,临床需在辨病掌握病情整体大致发展趋势基础之上,有着阶段性、动态性的辨治特色。个体化辨证治疗是中医的精髓,只有准确的临床辨证分型才能获得较好的效果。

但从目前的临床研究来看,无论是病机探索或治疗性研究,都缺乏大样本、多中心研究病例报告,故研究成果推广性、重复运用性欠缺。所以对于咳血的发病规律、证型分布特点以及针对性辨证论治上还需进行深一步研究,并在此基础上,深入进行治法方药以及中药作用机理的深入研究,以期发挥中医药在该领域的优势。

（张　伟）

参 考 文 献

[1] 孙广仁,郑洪新,王承平,等. 中医基础理论[M]. 北京: 中国中医药出版社,2012.

[2] 周仲英,金实,李明富,等. 中医内科学[M]. 北京: 中国中医药出版社,2007.

[3] 陈建章. 咳血的中医药治疗进展[J]. 江苏中医,1993,11:43-44.

[4] 张霆,李彦. 从唐容川治血四法探讨肺癌咳血的治疗[J]. 辽宁中医杂志,2007,34(12):1705-1707.

[5] 刘秀茹,郝素英. 中医药治疗支气管扩张咯血的研究进展[J]. 中国中医药现代远程教育,2015,13(2):153-155.

[6] 赵文. 龙胆泻肝汤合咳血方治疗支气管扩张咳血30例[J]. 成都中医药大学学报,1999,22(4): 54-56.

[7] 潘文超,史锁芳. 中医药治疗支气管扩张症临床研究进展[J]. 江西中医药,2009,313(40):75-77.

[8] 傅烈义. 经行咳血治验[J]. 北京中医,1995,(3): 60.

[9] 张狄. 王伟治疗支气管扩张咳血经验[J]. 江西中医学院学报,2013,25(5): 13-14.

[10] 吴宗元. 加味咳血方治疗支气管扩张咳血临床体会[J]. 中国现代药物应用,2010,4(2):175-176.

[11] 陈昱宇. 自拟川贝三草汤治疗咳血36例临床分析[J]. 江西医学院学报,1999,39(4):79-81.

[12] 王维亮,黄颖,何德平. 支气管扩张症咳血的中医药单方治疗现代文献回顾研究[J]. 新中医,2013,45(1):127-128.

[13] 张霆. 肺癌咳血从脾胃论治探析[J]. 江苏中医药,2008,40(2): 14-15.

[14] 邢锡熙,程松,吴秀莲. 清肺化痰宁络止血法治支气管扩张[J]. 内蒙古中医药,2014,33(2): 4.

[15] 丛振日. 百合固金汤加减治疗支气管扩张咳血56例[J]. 光明中医,2012,27(3):480-481.

[16] 袁修德,袁媛,吴激波,等. 益肺止血汤治疗肺结核咳血的临床疗效观察[J]. 检验医学与临床,2014,11

（10）：1375-1376.

[17] 王谦信,严宇仙.自拟五白散加味治疗肺结核咳血98例[J].中国中医药科技,2013,20（2）：116.

[18] 邓亚中."痰瘀相兼"在辨治支气管扩张并咳血中的意义[J].时珍国医国药,2005,16（11）：1193.

[19] 章日初.辨证施治慢支、支扩咳血37例[J].黑龙江中医药,1988,（6）：19-20.

[20] 余金用.辨证治疗咳血156例[J].河北中医,1998,20（4）：210-211.

[21] 车鸿平,裴玉霞.白薇用于咳血[J].中医杂志,2006,47（10）：735.

[22] 桂志华,李延军,张萍.参白合剂治疗咳血76例疗效观察[J].天津中医,1995,12（5）：21-22.

[23] 许学受,刘丽华.地甘汤治疗咳血33例的临床观察[J].中医杂志,1996,4（5）：14

[24] 王谦信.独一味胶囊治疗肺结核咳血46例[J].江西中医药,2010,41（3）：38

[25] 黄河清,李希,纪莎,等.肺血合剂治疗咳血急症临床研究[J].中国中西医结合急救杂志,2002,9（4）：210-211.

第十二章 喘 证

第一节 疾病概述

喘证是指由于外感或内伤,导致肺肾气机升降出纳失常、肃降无权,以致气短喘促、呼吸困难,甚则张口抬肩,鼻翼煽动,不能平卧为临床特征的病证。严重者可由喘致脱出现喘脱之危重证候。

临床表现轻重不一。轻者仅见呼吸急促,呼气吸气深长,不能平卧。重者可见鼻翼煽动,张口抬肩,摇身撷肚,端坐呼吸,持续不解,面唇发绀;甚则喘剧不解,四肢发冷,汗出如珠,脉浮大无根,发为喘脱。

喘证古代文献也称"鼻息""肩息""上气""逆气""喘促"等。《说文解字·心部》:"喘,疾息也。"又说:"息,喘也"。疾,乃快速之意;息,指一呼一吸。疾息,指呼吸急促而言。《症因脉治·喘证》:"喘者,促促气急,喝喝喘息,甚至张口抬肩,摇身撷肚。"撷肚,指喘作剧烈时腹壁肌肉紧张,随呼吸运动上下起伏,是呼吸困难严重的表现。

喘证即是以症状命名的常见病证,也是多种急、慢性肺系病证中的症状,若伴发于其他疾病时,应结合相应证治规律进行治疗,本节主要讨论以喘促为主要临床特征的病证。慢性喘息型支气管炎、肺炎、肺气肿、肺源性心脏病、慢性阻塞性肺疾病、呼吸衰竭以及矽肺、气胸、肺栓塞等疾病出现呼吸困难时,可按照本篇辨证论治。

第二节 文献回顾

《内经》认为喘主要是肺与肾的病变,如《灵枢·五阅五使》说:"肺病者,喘息鼻张"。《灵枢·本脏》:"肺高则上气,肩息咳。"《素问·脏气法时论》说:"肺病者,喘咳逆气,肩背痛,汗出……虚则少气不能报息……肾病者,腹大胫肿,喘咳身重";《灵枢·经脉》亦谓:"肺,手太阴之脉……是动则病肺胀满,膨膨而喘咳";"肾,足少阴之脉……是动则病饥不欲食,咳唾则有血,喝喝而喘。"

张仲景《伤寒论》中有不少条文论及喘证。如36条麻黄汤证之风寒束肺;40条小青龙汤证之外寒内饮;43条桂枝厚朴杏子汤证之"下之微喘者,表未解";63条麻杏石甘汤证之误汗或误下后,余热迫肺等。《金匮要略》中,"肺痿""肺痈""虚劳""胸痹""痰饮咳嗽上气"

189

"水气""黄疸""吐血"以及妇人篇等许多篇章里,也都有关于喘这一症状的论述。张仲景在喘证的辨证、立法和方药运用方面的经验,一直为后世所尊奉。

隋代巢元方《诸病源候论》认为喘与上气、咳逆上气一类疾患均系肺的病变,但有虚实之异。如《诸病源候论·虚劳上气候》云:"肺主于气……气有余则喘满逆上;虚劳之病,或阴阳俱伤,或血气偏损,今是阴不足,阳有余,故上气也。"即是论虚喘;又《诸病源候论·上气鸣息候》云:"肺主于气,邪乘于肺则肺胀……故气上喘逆……"即是论实喘。

朱丹溪承前人之学,正式将"哮"作为一个独立的病名,以其"专主于痰"的痰鸣气喘的发作性特点与喘证相区别。结束哮喘不分的混淆状况,对后世影响很大。

明代医家对喘证症状、喘与哮和短气鉴别、喘证分类与治疗、演变预后等方面,都更加深入细致。如王肯堂《证治准绳·杂病》描述喘证的临床特点云:"喘者,促促气急,喝喝息数,张口抬肩,摇身撷肚。"张景岳则从虚实两方面详细描述喘证的临床表现,《景岳全书·喘促》云:"实喘者,气长而有余;虚喘者,气短而不续。实喘者,胸胀气粗,声高息涌,膨膨然若不能容,惟呼出为快也;虚喘者,慌张气怯,声低息短,惶惶然若气欲断,提之若不能升,吞之若不能及,劳动则甚,而惟急促似喘,但得引长一息为快也。"

第三节 病因病机

一、病因

喘证的病因较复杂,外邪侵袭、饮食不当、情志失调、劳欲久病等均可成为喘证的病因,引起肺失宣降,肺气上逆或气无所主,肾失摄纳而成喘证。

1. 原发病因

(1)外感六淫:外邪(风寒、风热、燥邪)袭体束肺,内郁肺气,外闭皮毛,阻遏阳气,致肺失宣降,上逆而喘。因于外感者,发病急骤,病程短,多有表证。

(2)饮食不节:多食膏粱厚味,致脾失健运,痰浊内生,上干于肺,肺气不得宣降,上逆而喘。

(3)七情内伤:情志不遂,郁怒伤肝或惊恐伤及心肾,致肺气升降失常,气逆动喘。

(4)劳欲过度:过劳伤脾,过欲伤肾,脾肾既虚则根本不固,摄纳无权而为喘。

2. 继发病因

(1)久病:久病伤肺,气失所主为喘;或久病不已,由肺及肾,肾虚不纳,气逆而喘。

(2)痰饮:多原因致痰饮内生,壅塞肺气,气逆而喘。

二、病机

1. 基本病机

(1)发病:实喘发病多急,虚喘发病多缓。发作前常有咳嗽、咽痒、气急、胸闷、咽喉不适等症状。

(2)病位:主要病位在肺和肾,与肝、脾、心有关。肺为气之主,司呼吸,外合皮毛,内为五脏之华盖,若外邪袭肺,或他脏病气上犯,皆可使肺气壅塞,肺失宣降,呼吸不利而致喘促;

如肺虚气失所主,亦可少气不足以息而为喘。肾为气之根,与肺同司气之出纳,故肾元不固,摄纳失常则气不归元,阴阳不相接续,亦可气逆于肺而为喘。脾虚痰浊饮邪上扰,或中气虚弱,土不生金,肺气不足。若肝气逆乘于肺,升多降少,致肺气上逆而喘。

喘证的严重阶段,不但肺肾俱虚,在阳气欲脱之时,每多影响于心。因心脉上通于肺,肺气治理调节心血的运行,宗气贯心肺,肾脉上络于心,心肾相互既济,又心阳根于命门之火,心脏阳气的盛衰,与先天肾气及后天呼吸之气皆有密切关系。故本病的严重阶段,肺肾虚极,阳气欲脱,必致心气、心阳衰惫,心不主血脉,血行不畅而瘀滞,面色、唇舌、指甲青紫,心不主神明,则嗜睡、昏迷、抽搐,甚则出现喘汗致脱,亡阳、亡阴,则病情危笃。另外,心与肺同居上焦,气血相依,气以行血,血以载气,若心气、心血不足时,必然致肺不主气而喘与肾不纳气而喘。

(3)病性:有虚实之分。实喘在肺,为外邪、痰浊、肝郁气逆,邪壅肺气而宣降不利;虚喘当责之肺、肾两脏,因精气不足,气阴亏耗而致肺不主气,肾不纳气。故喘证的基本病机是气机的升降出纳失常,"在肺为实,在肾为虚"。病情错杂者,每可下虚上实,虚实夹杂并见。但在病情发展的不同阶段,虚实之间有所侧重,或互相转化。若肺病及脾,子盗母气,则脾气亦虚,脾虚失运,聚湿生痰,上渍于肺,肺气壅塞,气津失布,血行不利,可形成痰浊血瘀,此时病机以邪实为主,或邪实正虚互见。若迁延不愈,累及于肾,其病机则呈现肾失摄纳,痰瘀伏肺之肾虚肺实之候。若阳气虚衰,水无所主,水邪泛溢,又可上凌心肺,病机则为因虚致实,虚实互见。

(4)病势:多由表及里,由上及下,由肺及肝脾肾,终及于心。

2. 病机演变

(1)病机转化:实喘因外邪所致者,可由表入里;因痰浊、肝郁所致者,日久不愈,可化热化火。虚喘因肺虚所致者,可累及脾肾两脏;因肾虚所致者,复感外邪,可转化为上盛下虚之证。如喘病久病可造成肺脾肾三脏严重虚损,可累及心阳转化为心阳虚脱之证。

(2)预后:喘证属危重病,但其预后不尽相同。一般说来,实喘因邪气壅阻,只要祛邪利气,一般易治愈;但若邪气偏甚,高热,喘促不得卧,脉急数者,病情重,预后差。虚喘因肾虚不固,气衰失其摄纳,补之不能速效,故治疗较难;若虚喘再感新邪,且邪气较甚,则预后差;若发展至喘脱,下虚上实,阴阳离决,孤阳浮越之时,病情极险,应积极抢救,或可救其万一。

3. 证类病机

(1)风寒束表证:外感邪气致喘临床以风寒多见。寒邪闭肺,肺郁不宣,肺气上逆,故喘咳,胸部闷胀,痰多清稀色白;舌苔薄白而滑,脉浮紧,为风寒在表之征。

(2)肝气乘肺证:郁怒伤肝,肝气冲逆犯肺,肺气不降,则喘促气憋,咽中如窒;舌苔薄白,脉弦为肝气郁结之征。心烦易怒,面红目赤,舌红,苔薄黄,脉弦数乃肝郁化火之象。

(3)痰湿蕴肺证:本证多由脾失健运,积湿成痰,痰浊干肺而成。痰浊壅肺,气机不畅,肃降失职,肺气上逆,故喘满闷窒,胸盈仰息,痰多色白黏腻;舌质淡、苔厚腻色白、脉滑,为痰浊内阻之征。

(4)肺脾两虚证:肺为气之主,肺气不足,则喘促短气,气怯声低,咳声低弱;肺合皮毛,肺气虚弱,卫外不固,故自汗畏风,极易感冒;脾虚有寒,故咳痰清稀。舌苔薄,舌体边有齿痕,脉细弱也为肺脾两虚之象。

（5）肺肾两虚证：肺肾阴虚，气失摄纳故见喘粗气短，气息短促，动辄加重；阴虚火旺则面赤心烦，手足心热；津不上承故咽口发干；虚火灼津故痰黏量少难咯。舌红苔薄黄或花剥苔或少津、脉细数为肺肾阴虚之象。

4. 病因病机有关学说　目前（历代医家）关于喘证的病因病机有多种认识，兹归纳简介如下：

（1）"诸因致喘"说：《黄帝内经》将喘证病因分为外感、内伤两方面，有"暑""风热""水气""岁水太过""虚邪贼风""气有余"等，亦可由心、肾等脏之病引发。病机有虚实，病位以肺为主。

宋代的《圣济总录》明确将喘证划分肺虚、肺实、肺胀、邪气在表、邪气在里、阴证发喘、心下有水气而喘等不同证候，所载方药既多，论述且细。如该书《圣济总录·肺气喘急门》谓："肺气喘急者，肺肾气虚，因中寒湿，至阴之气所为也。盖肺为五脏之华盖，肾之脉入肺中，故下虚上实，则气道奔迫，肺叶高举，上焦不通，故喘急不得安卧"，抓住喘证病因病机的要点。

宋代严用和在《济生方》中对喘证病因病机的论述，较之前人更为全面，他说："诸气皆属于肺，喘者亦属于肺……将理失宜，六淫所伤，七情所感，或因坠堕惊恐，渡水跌仆，饱食过伤，七情所感，动作用力，遂使肺气不和，营卫失其常变，不能随阴阳出入成息，促迫于肺，不得宣通而为喘也……更有产后喘急，为病尤亟，因产所下过多，营血暴竭，卫气无所主，独聚于肺，故令喘急……"

（2）"内伤致喘"说：朱丹溪在其《丹溪心法·喘论》中详述了内伤诸因致喘的病因学说，如："六淫七情之所感伤，饱食动作，脏气不和，呼吸之息，不得宣畅为喘急。亦有脾肾俱虚，体弱之人，皆能发喘……又因痰气皆能令人发喘"。此外，其《脉因证治》中有"实喘气实肺盛"，提出与痰火水气有关；"虚喘由肾虚"，亦有"由肺虚者"的描述。

（3）"火热致喘"说：刘河间论喘因于火热，其认为"病寒则气衰息微，病热则气甚息粗……寒水为阴，主乎迟缓；热火为阳，主乎急数。故寒则息迟气微，热则息数粗而为喘也。"《儒门事亲·嗽分六气毋拘于寒述》引申其论，谓"热乘肺者，急喘而嗽，面赤潮热"，"火乘肺者，咳喘上壅，涕唾出血。"

（4）"寒湿致喘"说：张子和认为"寒乘肺者或因形寒饮冷，冬月坐卧湿地，或冒冷风寒，秋冬水中感之，嗽急而喘"。其主张纠正刘河间"火热致喘"之偏，立寒湿致喘说。

（5）"喘分虚实"说：明代张景岳则主张以虚喘、实喘分之，以扼其要，他认为："气喘之病……欲辨之者，亦惟二证而已。所谓二证者，一曰实喘，一曰虚喘也。此二证相反，不可混也。实喘者有邪，邪气实也；虚喘者无邪，元气虚也。实喘者，气长而有余；虚喘者，气短而不续。实喘者，胸胀气粗，声高息涌，膨膨然若不能容，惟呼出为快也；虚喘者，慌张气怯，声低息短，惶惶然若气欲断，提之若不能升，吞之若不能及，劳动则甚，而惟急促似喘，但得引长一息为快也。"

（6）"瘀血致喘"说：《内经》中有瘀血为喘的论述。《素问·脉要精微论》云："肝脉搏坚而长，色不青，当病坠若搏，因血在胁下，令人喘逆。"高世栻《素问直解》注曰："血在胁下，则枢机不利，升降不和，故令人喘逆。"可见跌仆损伤、瘀血可致气机紊乱而为喘促，瘀血乘肺致喘。

第四节 临 证 思 路

一、辨病辨证要点

1. 辨病标准

（1）以气短喘促，呼吸困难为主要特征。轻者仅见呼吸急迫，呼气吸气深长，不能平卧。重者可见鼻翼煽动，张口抬肩，摇身撷肚，端坐呼吸，面唇发绀。

（2）多有慢性咳嗽、哮病、肺痨、心悸等病史，每遇外感、情志因素及劳累而诱发。

（3）若病情危笃，喘促持续不已，可见肢冷汗出，心悸心慌，面青唇紫等喘脱危象。

（4）血常规、胸部X线片、心电图、肺功能、血气分析等检查有助于诊断。

2. 辨证标准

（1）实证

1）风寒束肺：喘急胸闷，咳嗽痰多清稀，伴有恶寒发热，头痛，全身不适，舌苔薄白，脉浮紧。

2）风热犯肺：喘促气粗，咳嗽痰黄而黏稠，心胸烦闷，口干而渴，可有发热恶风，舌边红，苔薄黄，脉浮数。

3）肺气郁闭：平素多忧思抑郁，多遇情志刺激而诱发，发病突然，喘促气粗，胸闷胸痛，咽中如窒，咳嗽痰鸣不著，喘后如常人，舌苔薄白，脉弦。

4）痰湿蕴肺：喘咳胸闷，痰多易咯，痰黏或咯吐不爽，胸中窒闷，口腻，脘痞腹胀。舌质淡，舌苔白腻，脉弦滑。

5）水气凌心：气喘息涌，痰多呈泡沫状，胸满不能平卧，肢体浮肿，心悸怔忡，尿少肢冷，舌苔白滑，脉弦细数。

（2）虚证

1）肺脾两虚：喘息短促无力，语声低微，自汗心悸，面色潮红，神疲乏力，食少便溏，舌淡苔少，脉弱。或口干咽燥，舌红，脉细。

2）肺肾两虚：喘促日久，心悸怔忡，动则喘咳，气不接续，胸闷如窒，不能平卧，痰多而黏，或心烦不寐，唇甲紫绀，舌质紫或舌红苔少，脉微疾或结代。

二、类证鉴别

1. 气短　喘证与气短同为呼吸异常。气短为少气，呼吸微弱而喘促或短气不足以息，似喘而无声，尚可平卧。喘证呼吸困难，张口抬肩。实证气粗声高，虚证气弱声低。

2. 哮病　哮与喘都表现为呼吸困难。哮指声响言，呼吸困难而兼喉中哮鸣，是一种反复发作的独立性疾病；喘指气息言，为呼吸气促困难而一般无喉中哮鸣，既是多种急慢性疾病的常见症状也是病证。一般来说，哮必兼喘，喘未必兼哮。

3. 肺胀　肺胀为多种慢性肺部疾病长期反复发作，迁延不愈发展而来，由肺脾肾三脏虚损，痰瘀相结，致肺气壅滞，肺体胀满，肺不敛降而成，以喘促、咳嗽、咳痰、胸部胀满、憋闷如塞等为临床特征，喘促可仅作为肺胀的一个症状，喘证日久也可发展为肺胀。

4. 肺痿 肺痿为肺的慢性虚损性疾患,临床以咳吐浊唾涎沫为特点,部分患者也可出现呼吸喘促的表现。

三、辨证论治

1. 辨证思路

(1)辨虚实:可从病因、病程、呼吸、声音、脉象、病势等辨虚实。外感所致属实,内伤因情志所致也属实证,而因劳倦久病所致则属虚。呼吸深长有余,呼出为快,气粗声高,伴有痰鸣咳嗽,脉象有力者为实喘;呼吸短促难续,深吸为快,气怯声低,少有痰鸣咳嗽,脉象微弱者为虚喘。

《医学入门·辨喘》:"呼吸急促者谓之喘,喉中有响声者谓之哮,虚者气乏身凉,冷痰如冰,实者气壮胸满,身热便硬。"

《景岳全书·喘促》:"实喘者,气长而有余;虚喘者,气短而不续。实喘者,胸胀气粗,声高息涌,膨膨然若不能容,惟呼出为快也;虚喘者,慌张气怯,声低息短,惶惶然若气欲断,提之若不能升,吞之若不能及,劳动则甚,而惟急促似喘,但得引长一息为快也。"

(2)辨病位:凡外邪、痰浊、肝郁气逆所致喘证,病位在肺,为邪壅肺气;久病劳欲所致喘证,病位在肺或肾,若自汗畏风,易感冒则属肺虚,若伴腰膝酸软,夜尿多则病位在肾。心气、心阳衰弱时,喘息持续不已,动则尤甚,多夜间端坐呼吸,伴有心悸、浮肿、脉结代。

(3)重视病因:喘证病因可分为外感及内伤两种。外感多有受凉史、接触史,临床表现有寒热等表证,在考虑有肺部感染、支气管炎的同时,还应考虑胸膜炎、胸腔积液、急性心包炎的可能,查体时须加注意,并进行相关的穿刺检查及实验室检查,如血常规、结核菌素试验、细菌培养、病原学检查等;内伤多由于情志、劳累、饮食等原因引起,常见疾病主要有慢性支气管炎、阻塞性肺气肿、慢性充血性心衰、肿瘤等。所须注意的是:长期卧床后活动所引起的突然发作的喘憋、发绀等症状,应高度考虑肺栓塞,须进行心电图及肺动脉造影等检查;活动、负重所引起的急性喘憋,应考虑有张力性气胸的可能,查体时须注意双肺呼吸音的强弱、肋间隙有无变化、语颤及心肺有无移位,并应做胸部的X线检查;活动、劳累、输液后出现的喘证多见于肺、心功能的不全。

(4)辨伴发症状和加重因素:辨伴发症状,可有助于全面了解病情,必要时及时进行相关的辅助检查。如果无明显的临床诱因而出现喘憋症状应作如下考虑:①患者出现进行性的气喘,动则加重,伴有咳嗽、少痰,临床检查有低氧血症、发绀,呼吸运动减弱,双肺底有细小啰音者,应考虑有肺纤维化的可能,须进行胸片、胸部CT、肺功能、支气管肺泡灌洗、肺活检、核素扫描等检查;②患者出现进行性的气喘、低氧血症、发绀等,中年人则应考虑有肺泡癌的可能性,须进行胸片、胸部CT、脱落细胞、支气管镜、肺活检、核素扫描等检查;③中老年人,或有吸烟史,出现气急喘憋等症状,临床体格检查有一侧呼吸音消失等情况时,应考虑有肺部肿瘤、胸腔积液,须进行胸片、胸部CT、脱落细胞、支气管镜、肺活检等检查,并应进行胸腔穿刺,对胸腔积液进行细胞学、酶学、生化学、蛋白含量等检查。如为血性胸腔积液则疑为肺癌。

临床中常见的喘证主要集中于慢性心肺系统疾病患者,外感、劳累因素常为主要的加重因素。其中慢性心功能不全,尤其是左心功能不全的喘憋,常与体位有关,即仰卧位时加重,坐起后缓解。

2. 治疗原则

（1）分清虚实，合理选方用药：实证属外感者忌壅塞。①风寒束肺证：多见于冬季，表实无汗、恶寒重、痰稀色白，苔白、脉紧等，体质强者宜麻黄汤加减，体质弱者宜参苏饮加减。②外寒内饮证：发热、恶寒、无汗、形寒肢冷、痰多而稀、苔白、脉紧等，宜小青龙汤加减治疗，饮邪化热者，加生石膏，忌久用辛散温化之品，若表证解除，喘证缓解后应从脾肾角度予以调整。③风热犯肺证：多见于春季，汗出、发热、口渴、痰黏、脉数、苔黄等，宜桑菊饮、麻杏石甘汤加味。忌用辛温之品。④燥热伤肺证：多见于秋季，辨证要点主要在于津伤明显，除外感症状外，症见口鼻干燥、大便干燥、痰少而黏、脉数、苔黄等。宜清燥救肺汤、桑杏汤加减治疗，忌用辛燥药物。⑤外寒里热证：恶寒无汗或少汗、喘急烦闷、痰黄、舌红、脉数，宜定喘汤、大青龙汤、越婢加半夏汤加减。忌用单纯的辛温解表或单纯的清热平喘药。

实证属痰浊塞肺者忌酸涩、滋腻。以痰多黏腻、胸闷、苔白腻、脉滑为主，宜三子养亲汤、二陈汤加减治疗；湿邪盛者宜合用平胃散加减。

虚证属肺虚者忌辛散、沉降。肺虚型包括气虚及阴虚，气虚见气短、乏力、自汗、恶风，阴虚见面红、口干、盗汗等，方宜生脉饮、补中益气汤、补肺汤、百合固金汤加减等，肺虚多为久病，虚实夹杂，治宜扶正祛邪，注意兼证，喘证欲脱者，急需扶阳固脱，镇摄肾气，忌用平喘、降气、化痰等药物。

虚证属肾虚者忌辛散、苦寒。肾虚型包括肾阴虚及肾阳虚，肾阴虚动则气喘加重、耳鸣、腰酸、口干、手足心热、盗汗、脉细等症状，肾阳虚动则气喘加重、汗出神疲、尿多、脉虚、肢冷等，宜金匮肾气丸、七味都气丸加减，补益肾脏为主，忌用平喘、化痰等药物。

（2）及时合理吸氧：喘证患者基本上都存在程度不同的缺氧，及时合理吸氧是一个重要的治疗内容。氧疗的浓度应依疾病及病情的不同而相应调整。如慢性呼吸衰竭的患者合并二氧化碳潴留的应予以持续低流量的吸氧；单纯缺氧的患者可以给予较高浓度的氧气；急性呼吸衰竭的患者应给予较大量的吸氧；急性呼吸窘迫综合征的患者应给予高流量的正压给氧；呼吸衰竭的患者在必要时应采取呼吸机治疗；急性的心功能衰竭应给予加压吸氧。

（3）重视平喘与排痰：喘证患者的主要症状之一就是喘息明显，临床上要重视平喘。实喘多祛邪平喘，如宣肺平喘、降气平喘、化痰平喘等。虚喘患者则以培补平喘，如补气平喘、补肾平喘等。根据具体患者及病机不同采用不同平喘之法。西医学重视排痰，把它上升到与药物相同甚至更为重要的高度加以强调。吸痰、拍背、体位引流等各种排痰措施应酌情运用。

（4）急证处理：若喘憋剧甚，鼻煽气促，张口抬肩，端坐不能平卧，稍动则喘脱欲绝，或喉中痰鸣，心慌动悸，烦躁不安，肢厥、面青唇紫、汗出淋漓、脉浮大无根，或见歇止，或模糊不清，此为心肾阳衰，肺气欲绝的喘脱危候，急宜扶阳固脱，镇摄肾气。

1）搐鼻疗法：用辛香走窜之品以宣通开窍、苏醒神志、兴奋呼吸。药用"搐鼻散"（细辛、皂角、半夏）合"通关散"（猪牙皂、细辛、薄荷、麝香）。上药共研细末，吹入鼻中，令其喷嚏，以取效为度。

2）针刺疗法：强刺激会阴穴，留针1~2小时，10~20分钟捻转1次。亦可交替选用气舍、太冲、涌泉等穴位。

3）穴位注射：洛贝林注射剂3mg，注射于曲池穴，两侧交替；二甲弗林注射液8mg，注射足三里或三阴交，两侧交替；醒脑静注射液1~2ml，注射膻中、曲池、中府、肺俞、足三里。每

20~30分钟交替穴位。

4）鼻饲疗法：取六神丸20粒，每日3次。伴见喉中痰鸣者，用苏合香丸1~2丸，每日3次。伴见烦躁抽搐谵语者，安宫牛黄丸1丸，每日2~3次。伴见肌肤紫斑、呕血、便血者，紫雪散1~2支，每日3次。

5）输液疗法：回阳固脱救逆，静脉滴注参附注射液，每次20~30ml，见效为度；益气养阴，静脉滴注生脉注射液或参麦注射液。20~30ml加入50%葡萄糖注射液30ml中静脉推注，每15~30分钟1次，待血压回升稳定后，再取30~50ml加入10%葡萄糖注射液中静脉滴注；理气救逆，取枳实注射液0.3~0.5g/kg体重，加入5%葡萄糖注射液10~20ml中静脉推注，两次后改为加入250~500ml静脉滴注。

第五节 证 治 研 究

一、历代医家对喘证的分型与治疗

（一）张仲景开创喘证辨证立法、遣方用药之先河

《伤寒论》中虽无咳喘专篇，但在诸病证候中，可涉及肺系病证而表现为"咳喘""上气""气逆"，并确立了相应治法方药。书中记载辨治咳喘证，分表里、虚实、寒热，重痰饮，根据病机、病性、病势、病位不同，因势利导，有汗法（如太阳病初传阳明而太阳表实证还在之无汗而喘者用麻黄汤；如原有喘证宿疾，复因外感风寒而引发喘，或太阳表证误用下法后发生微喘，用桂枝加厚朴杏仁汤；如水饮停蓄在心下胃脘部，外寒引动内邪，水寒上逆射肺而致喘，用小青龙汤）、清法（如汗后病已由表入里、寒邪入里化热而致喘，用麻杏甘石汤；如阳明热盛，阻滞气机故腹满而喘，用白虎汤；如病邪入里化热，内迫大肠，上蒸于肺致喘，用葛根芩连汤）、下法（如阳明腑实兼有喘证用大承气汤）的区别，立方严谨，用药精当，对后世医家治疗咳喘证具有重要的指导意义。

张仲景在《金匮要略》中对喘证的辨证论治颇为周详，设有"肺痿肺痈咳嗽上气病脉证治"专篇论述，并在"痰饮咳嗽""胸痹心痛"等其他篇中亦有阐发，提出治疗喘证当分虚实，实者以祛邪利气为主，虚者当扶正摄纳，并应根据其病机的不同，或疏散外邪，或清泄郁热，或泻肺豁痰，或蠲饮降逆，或滋阴降火，或温阳摄纳，对于正虚邪实寒热夹杂者，又分别采用表里同治，寒热并用，攻补兼施，扶正祛邪。纵观全书治喘法则灵活多样、方药严谨精当，成为后世论治喘证的典范。

（二）叶天士治喘以辛通微苦，重视脾肾

叶天士对喘证的辨治有其独到之处，他在《临证指南医案》的"喘门·徐案"中指出："喘证之因，在肺为实，在肾为虚"。临证治疗时首应辨清病位在肺、在肾，对于实喘进一步提出治肺大法"辛宣则通，微苦则降"，并告诫后人"若药气重浊，直入中下，非宣肺方法也"。可见叶天士治肺总法为辛宣微苦，重在调整肺气机的升降。在用药上强调使用气味轻薄之品，才能与"肺位最高，主气"的特点相相合。在虚喘辨治方面，叶天士非常重视肾虚气不摄纳导致喘证的发生这一病理机制，并列出一系列镇摄固纳的方法来治疗肾虚喘证。此外，对于久病中虚之喘证，特别注重对脾胃的调补，强调"补土母以生子"。

(三)张锡纯喘分五治

张锡纯所著《医学衷中参西录》一书备受世人推崇。其在论治喘证方面多有建树,他认为"喘证约皆不能纳气而为吸气难"。外感、内伤均可为病因,主张从肺、肾、肝、脾、大气下陷五个方面辨治。临证时,风寒证用麻黄汤加知母;风热证(温病初期)用麻杏石甘汤或薄荷、牛蒡子、生石膏、甘草;痰积胃中,溢于膈上,浸入肺中作喘者,治用理痰汤标本兼治;上焦阳分虚衰,寒饮结胸作喘者,治宜苓桂术甘汤加干姜、厚朴、陈皮温化寒饮;对于肺痿作喘,可采用内外并治之法,外治法灸肺俞穴,内治以淮山药、蔗糖、生鸡内金研末吞服为食疗法;胃气不下行而转上逆,迫肺气亦上逆作喘者,治用滋培汤以培土生金;肝气、肝火挟冲气、胃气上冲作喘者,治用川楝子、生杭芍、生赭石、厚朴、清半夏、乳香、没药、龙胆草、桂枝、苏子、甘草,并用铁锈水煎服;肾虚失摄,上冲作喘者,治法则以滋阴补肾为主,佐以生肝血、镇肝气及镇冲降逆之药;胸中大气下陷,呼吸迫促,其状如喘,治用升陷汤以升补下陷的胸中大气,而不可误投降气、纳气之药,张锡纯认为补中益气汤"虽不能十分吻合,其喘必然见轻",亦可使用。

(四)其他证治

唐代王焘《外台秘要》所载"肘后疗咳上气,喘息便欲绝,以人参末之,方寸匕,日五次"方,即为后世治肺虚气脱之独参汤的滥觞。

宋代张锐《鸡峰普济方》亦认为喘可由于多种原因诱发,须治病求本,指出:"因他疾而发喘者当只从本病治之,则喘证自已,不专用治喘之药。"

宋代杨仁斋《直指方》对喘证的证治分条缕析意尽辞畅,他说:喘之由"肺虚肺寒,必有气乏表怯,冷痰如冰之证,法当温补;肺实肺热必有壅盛胸满,外烘上炎之状,法当清利;水气者,漉漉有声,怔忪浮肿,与之逐水利小便;惊扰者惕惕闷闷,引息鼻张,与之宽中下气;真阳虚惫,肾气不得归元,固有以金石镇坠,助阳接真而愈者;……大要究其受病之原;至若伤寒发喘,表汗里下,脚气喘满,疏导收功,此则但疗本病,其喘自安"。

清代方仁渊在继叶天士"在肺为实,在肾为虚"之说的基础上又有补充,方仁渊说:"实喘治肺,虚喘治肾,确有见地,然不可执一,实喘治肺,须兼治胃;虚喘治肾,宜兼治肺"。此外,张聿青、蒋宝素则对喘证专于治痰加以强调,提出:"在肺为实,在肾为虚,此指气而言,非关于痰也,而喘因痰作","欲降肺气,莫如治痰"。

二、近现代临床证治

近年来不少中医药学者提出许多行之有效的治法,丰富和发展了中医治疗该病的内容。众多医家根据临床实践,提出新的观点,有"辨息论态,从态论治"者,有从"脏腑相关、五行生克"角度论治者,有"从脾论治""从痰论治""肺与大肠同治""三焦论治""冬病夏治"等,此外还有学者提出运用"治喘宜升""疏肝解郁法""下法治喘""活血化瘀"等。现将近年来研究重点概述如下:

(一)分清虚实,辨证用药

朱先炎等采用自拟纳气息喘汤(党参、山茱萸、五味子、淫羊藿、补骨脂、核桃肉、紫石英、炙甘草)治疗虚喘30例,治愈16例,有效11例,有效率为90%。程爵赏将八味止喘散加姜汁、竹沥调和成丸治疗痰阻气壅型实喘,虚喘则配合蒌贝定喘汤,热喘配合加味牛黄散,经治1~2个月后,临床痊愈58例,显效15例,有效11例,有效率为93%。任凤兰等自制实喘灵(麻黄、杏仁、银花、地龙)超声雾化吸入,10天为一个疗程,疗效明显优于氨茶碱对照组。吴雪姣用五子温肾润肺汤(熟附子、白芥子、桑白皮、莱菔子、五味子、山药、补骨脂、甘草)治疗寒喘48例,痊愈31例,有效15例。王延周用自拟宣降汤(炙麻黄、射干、细辛、桂枝、炙甘草、干姜、五味子、苏子、葶苈子、大枣)治疗寒饮喘疾70例,有效率为93%。董建华认为喘证久发所成的宿喘,治疗应以益肾填精,纳气归元为主。自拟方:生地、熟地、山萸肉、冬虫夏草、紫石英、沉香粉、川芎、全蝎、五味子、杏仁、砂仁。新加外感,痰多者,加桑白皮、苏子、海浮石等;畏寒肢冷明显者,加肉桂、制附片;倦怠乏力,动则汗出,加生黄芪、牡蛎;喘憋气急,加地龙、生蛤壳;大便数日一行,偏结者,加酒大黄、全瓜蒌,以此方治疗宿喘可取得较好疗效。

(二)巧用经方,辨病论治

陈秀萍选方金匮肾气丸加味治疗阳虚喘证90例,治愈27例,好转55例,有效率达91.1%。田艺等选方金水六君煎治疗缓解期慢性支气管炎62例,显效35例,好转17例,总有效率达90.3%。彭燕芳等用玉屏风散加味治疗慢性阻塞性肺疾病85例,基本控制14例,有效69例,总有效率达97.65%。马新荣用苏子降气汤合参蛤散,另外红参与蛤蚧研粉冲服治疗肺胀78例,显效38例,好转32例,总有效率为89.7%。杨志强等用越婢加半夏汤加味治疗喘息型支气管炎,治愈64例,好转38例,总有效率为89.2%。马少剑以中西医结合治疗喘息性支气管炎104例,用麻黄、白果、黄芩、地龙、川芎、细辛、甘草为基本方,随证加减,结合西药平喘、抗炎对症治疗,疗效明显优于西药对照组。宋代义以温脾补肾平喘汤治疗老年性慢性支气管炎40例,基本方为:党参(或红参)、补骨脂、茯苓、法半夏、白芍、白术、淫羊藿、地龙、熟地、干姜、水蛭,随症加减,治疗2周,结果临床控制(症状及肺部啰音消失,半年未复发)8例,显效14例,有效2例,总有效率达91%。时桂英采用中西医结合治疗喘憋性肺炎120例,用射干、五味子、桂枝、麻黄、细辛、半夏、黄芩、金银花、连翘、生石膏为主方,结合西药抗感染、平喘、对症治疗,疗效显著高于纯西药对照组。

(三)其他

有关学者认为喘证患者出现咳喘、面色发绀、舌下络脉迂曲、舌紫暗、颈静脉怒张、指端发绀、脉结代等全身微循环障碍的症状,与"肺朝百脉"的病理变化有着密切的关系。并通过对喘证患者甲皱微循环观察研究发现,本病患者有明显的微循环障碍存在,主要表现在管袢数目减少,异形管袢数出现率增加,管袢长度缩短,流速变慢,血色暗红,管袢瘀血现象增多。同时,结合喘证的不同临床证型来看,一般认为肺肾气虚主要表现为喘证的缓解期,风寒袭肺则为急性发作期,痰浊阻肺、痰热壅肺多为病程长、症状明显、病情重的迁延患者。经观察:肺肾气虚证、风寒袭肺证、痰浊阻肺证和痰热壅肺证的微循环障碍积分呈递增改变,说明本病患者在缓解期、急性发作期及病情咳喘迁延期的甲皱微循环障碍分别逐渐演变加重,即本病患者的病情演变、证候变化与微循环障碍的表现有着密切关系,通过观察甲皱微循环的变化并结合临床,对判断喘证患者的病情变化和轻重有一定意义。

孙安兵等认为传统中医诊治应与现代科技技术有机结合,面对传统医学的自身优势和其缺乏量化标准之间的矛盾,对喘证各证型患者进行肺功能测试,从中探讨研究各证型对应的肺功能情况,总结其中的联系和规律,把模糊的"质变"转成确定的"量化",可以达到用现代科技手段来指导中医诊治,健康评估和减少医患矛盾的目的。他通过对喘证各证型组患者进行精确肺功能测定(参考血气分析、血氧饱和度检测、胸部X线照射),研究显示痰浊(热)内阻型肺功能值多集中在正常或在轻度障碍范围,肺虚型肺功能值集中在轻、中度障碍范围,肾虚型肺功能值集中在中、重度障碍范围,以重度障碍多见。根据实验结果,可以从西医学角度判断,痰浊(热)内阻型气流受阻相对轻,多为功能性改变或内膜结构损害相对小,治疗易见效,预后好;肺虚型可能以内膜结构轻度损害为主,疗效及预后欠佳;肾虚型可能存在不同程度的气道重塑,疗效及预后差。这说明,西医学技术检测手段反映的病情轻重与中医对喘证的辨证分型轻重程度判断存在较大的一致性,依据肺功能检测结果对中医喘证选择用药及疗程指导有实际的临床意义。

三伏贴是一种治疗咳喘证的传统中医疗法,即选用具有温煦脏腑、祛除痰湿、行气活血的药物,在春夏阳气生长蓬勃的季节,针对久咳,哮喘等阳气不足,秋冬易发病者进行穴位贴敷,可以补养阳气,达到预防冬季疾病复发的目的。相关学者研究表明,穴贴能够明显改善喘证患者的肺功能状况(最大呼气量、峰值呼气流速均改变明显),且年龄大于60岁者较小于60岁者改变明显,推断可能因为年龄大者,肺功能较年轻者明显衰竭,处于低水平阶段,在量的改变上,容易有较大幅度的提高,而年龄较轻者,肺功能代偿性的弹性幅度较大,虽有一定的损伤,但肺功能尚处于可调适恢复状态。而症状上,年龄大者,肺部功能较差,一时数值的提高不能彻底改善患者临床症状,而年轻者自我调节功能活跃,较小肺功能的提高则会明显改善临床症状。此外,研究还发现:在对不同证型患者症状的改善方面,穴位贴敷对标实者(以痰浊证最为明显)效果更为突出,而对本虚者(气虚证)则显效不明显。

三、重点、难点、疑点探究

(一)喘证的证候学与辨证规律研究

喘证患者临床见证常错综复杂,辨证准确方可合理选方,故如何将患者的四诊资料进行筛选分类进而辨证是临证时的重点难点所在。对此,亦可参考焦树德的喘证辨证思路,在以虚实为纲的前提下,将本病进一步细分为六证:①寒实证,其特点为遇寒及冬季发作或加重,痰白而稀,喜暖喜热饮,舌苔白,脉滑或迟缓;②热实证,其特点为气喘声粗,痰黄,口渴,恶热喜凉,遇热或夏季病情加重,舌苔黄,脉数;③痰实证,其特点为胸闷,痰黏稠,咯吐不爽,甚则痰鸣有声,痰多气道不利而气喘,舌苔腻,脉滑;④肺虚证,其特点为气短而喘,气怯声低,易感冒,面色白,脉虚或濡;⑤脾虚证,其特点为面黄肢倦,气短,少食,舌胖苔白,脉濡滑;⑥肾虚证,其特点为呼吸困难,动则气喘,腰痛肢酸,舌淡苔薄白,脉迟弱。

(二)麻黄治喘的临证备注

陶弘景认为"麻黄疗伤寒解肌第一药"。纵观医圣张仲景在《伤寒论》中所治咳喘方20余首,概以麻黄为先,然究其所治病证之因无不与"寒"相关,近年来,许多医者已不拘泥于此,通过临床适当配伍,广泛用于各种证型的咳喘证中。

然而在治疗虚喘时,有些医家对麻黄的应用持审慎态度,认为麻黄中所含主要成分麻黄碱能使哮喘患者对地塞米松代谢清除率加速,尿中排泄增加,有肾上腺皮质功能低下者不宜用。因此,认为麻黄只宜用于肺气壅塞之实喘,而不宜用于肾不纳气之虚喘。有些医家则认为,虚喘亦可用麻黄。如洪广祥认为,虚喘中亦多见虚中夹实,尤其慢性阻塞性肺疾病所致的喘证,不仅有肺肾两虚,摄纳失常的虚喘本证,同时还可见痰瘀阻肺,肺失肃降,气道壅塞的实证,这就是虚喘亦可用麻黄的理论和临床依据。当然在组方时,必须在辨证论治的前提下,灵活配伍。虚喘用麻黄,一般宜炙用,这不仅可以缓和麻黄辛散之性,同时还有补益作用。

此外,虚喘用麻黄可配伍黄芪、党参、熟地、五味子、蛤蚧、胡桃肉等补益肺肾、纳气归元之品。一般来说,虚喘忌用麻黄,多指单味药而言,复方配伍则不受此限制。

第六节 相关西医疾病诊疗指南评述

中医学的喘证作为一个独立的病证,结合西医学的有关知识,主要可见于西医学的慢性喘息性支气管炎、肺栓塞、气胸、肺炎、肺气肿、呼吸衰竭等疾病。为了促进对中医喘证与西医疾病关系的进一步认识,需了解西医指南对此类疾病的认识。

一、慢性喘息性支气管炎

慢性喘息性支气管炎是指气管、支气管黏膜及其周围组织的慢性非特异性炎症。临床上以长期咯(咳)痰或伴有喘息及反复发作为特征。慢性咳嗽、咳痰或伴有喘息,每年发作持续3个月,连续2年或以上,并能排除心、肺其他疾患而反复发作,部分患者可发展成阻塞性肺气肿、慢性肺源性心脏病。临床上西医治疗主要以抗感染、止咳化痰等对症治疗。目前尚无专业指南指导临床治疗,多以慢性支气管炎的治疗方案为主。

二、肺栓塞

肺栓塞是指内源性或外源性栓子堵塞肺动脉或其分支引起肺循环障碍的临床和病理生理综合征。其中最主要、最常见的种类为肺动脉血栓栓塞,还包括其他以肺血栓性栓子栓塞为病因的类型,如脂肪栓塞、羊水栓塞、空气栓塞、异物栓塞和肿瘤栓塞等。呼吸困难、气促是肺栓塞常见的症状。临床上多采用D-二聚体检测来发现和预测肺栓塞的风险。

2010年中华医学会心血管病分会制定并公布了《急性肺血栓栓塞症诊断及治疗中国专家共识》,旨在规范我国急性肺血栓栓塞症的诊断流程和治疗策略,提高我国急性肺血栓栓塞症的诊治水平,改善患者预后。

2011年美国心脏学会发表了《大面积肺栓塞、深静脉血栓形成及慢性血栓栓塞性肺动脉高压的治疗指南》,其主要内容包括大面积与次大面积肺栓塞、髂股深静脉血栓形成及慢性血栓栓塞性肺动脉高压的诊断及治疗。本指南不仅对肺栓塞进行严格的危险分层实行分层管理治疗,通过严格分层评估风险及预后,根据危险分层分别采取相应的治疗措施。同样对引起肺动脉栓塞复发的髂静脉血栓以及肺栓塞所致的肺动脉高压采用不同手段防治,为目前繁忙的临床工作开辟新的道路,澄清模糊概念,旨为更好地应用于临床实践。

2012年美国胸科医师学会发布《抗栓治疗和血栓预防临床实践指南》第9版,重点讲述了静脉血栓栓塞性疾病的治疗。与第8版指南相比,第9版指南有很大程度的修改并增添了部分新的内容。除了抗血栓药物、使用装置或外科手术技术在深静脉血栓形成和肺栓塞的使用建议外,还提供了关于血栓后综合征,慢性血栓栓塞性肺动脉高压,偶然诊断的(无症状)下肢深静脉血栓或肺栓塞,急性上肢深静脉血栓形成,浅静脉血栓形成,内脏静脉血栓形成和肝静脉血栓形成的治疗建议。

2014年欧洲心脏病学会发布新版《急性肺栓塞诊断及管理指南》,指南中进一步细化了关于肺栓塞基于风险的诊断流程和治疗策略,推荐新型口服抗凝药用于肺栓塞的治疗和预防复发,肺栓塞管理策略进入新型口服抗凝药时代。

三、气胸

气胸是指气体进入胸膜腔,造成积气状态。多因肺部疾病或外力影响使肺组织和脏层胸膜破裂,或靠近肺表面的细微气肿泡破裂,肺和支气管内空气逸入胸膜腔。多见于男性青壮年或患有慢支,肺气肿,肺结核者。本病属呼吸科急症之一,严重者可危及生命。此病西医具有极大优势,采用排气疗法均能很快治愈。2010年英国胸科学会《自发性气胸的管理》对其治疗及建议都有详细推荐。

四、肺炎

2012年中华人民共和国卫生部发布《肺炎诊断》,规定了成年人肺炎的定义、病原学及诊断。肺炎是肺泡、远端气道和肺间质的感染性炎症。根据发病的场所不同,分为社区获得性肺炎和医院获得性肺炎。

2007年美国传染病学会和美国胸科学会联合发布了《美国成人社区获得性肺炎管理指南》,本指南的目的是更新补充临床医生关于社区获得性肺炎患者管理的重要进展和分歧。该指南重点阐述了与降低死亡率有关的内容,如社区获得性肺炎的管理,而对其病理生理学、发病学、抗生素耐药机制及病因少有讨论。虽然本指南总的来说适用于全世界的任何地区,但由于抗生素耐药模式、可用药物及卫生保健系统的差异,在美国和加拿大外的地区使用本指南应谨慎。

2009年英国胸科学会发布《成人社区获得性肺炎诊治指南》,提出成人社区获得性肺炎诊断和治疗的及时性、严重程度评估和经验性抗生素选择。

2011年中国医师协会急诊医师分会推出《急诊成人社区获得性肺炎诊治专家共识》,已成为规范急诊社区获得性肺炎的重要依据。

2014年亚洲十余专家共同合作完成了《亚洲耐甲氧西林金黄色葡萄球菌院内获得性肺炎诊疗共识》,共识提出了其流行病学、诊断、相关抗菌药物、推荐管理策略、风险因素等内容。

五、肺气肿

肺气肿是指终末细支气管远端的气道弹性减退,过度膨胀、充气和肺容积增大或同时伴有气道壁破坏的病理状态。肺气肿是慢阻肺的一种。肺气肿无法治愈,目前无逆转的治疗方法。但使用合适的治疗方法可缓解症状并减缓疾病进程。目前尚无专门肺气肿指南,可参考2017年GOLD慢性阻塞性肺疾病全球防治创议中提及肺气肿的部分内容。

六、呼吸衰竭

呼吸衰竭是各种原因引起的肺通气和(或)换气功能严重障碍,以致不能进行有效的气体交换,导致缺氧伴(或不伴)二氧化碳潴留,从而引起一系列生理功能和代谢紊乱的临床综合征。在海平面大气压下,于静息条件下呼吸室内空气,并排除心内解剖分流和原发于心排血量降低等情况后,动脉血氧分压(PaO_2)低于8kPa(60mmHg),或伴有二氧化碳分压

（PaCO$_2$）高于6.65kPa（50mmHg），即为呼吸衰竭（简称呼衰）。喘证的喘脱阶段相当于西医的呼吸衰竭。2013年体外生命支持组织发布《成人呼吸衰竭指南》,提出呼吸衰竭的诊断标准、治疗措施及管理策略等。

（王 飞）

参 考 文 献

[1] 姜良铎. 中医肺系病证研究进展[J]. 环球中医药,2009,2(3): 164-172.

[2] 王惠琴,鲁万强,刘英. 喘证病机探讨[J]. 河南中医药学刊,1998,13(1): 18-19.

[3] 李琳. 喘证中医辨治探析[J]. 亚太传统医药,2010,6(1): 47-48.

[4] 赵鲲鹏,张正浩,王文娟. 张仲景平喘思维模式剖析[J]. 中国老年保健医学,2005,3(1): 15-17.

[5] 陈麒,丰纪明. 张锡纯喘证论治学术思想探析[J]. 四川中医,2007,25(1): 31.

[6] 董正平. 叶天士治喘纲要[J]. 环球中医药,2008,15(2): 45-46.

[7] 宋志萍,师建梅. 喘证辨治溯源[J]. 山西中医,2002,18(3): 1-3.

[8] 杨晋翔,董建华. 从肃降论治喘证经验[J]. 中国医药学报,1990,5(5): 55-56.

[9] 田嘉韵,龚俊杰,潘恩山,等. 喘证中医特色治疗概述[J]. 实用中医内科杂志,2001,15(2): 3-4.

[10] 许馨燕,贾晓光. 麻黄在治疗喘证中的临床应用近况[J]. 新疆中医药,1996,55(3): 44-46.

[11] 魏中平,李丹萍,洪筱苹. 中医药治疗喘证近况[J]. 福建中医药,2008,39(4): 63-64.

[12] 陈克进,刘青,洪亨惠,等. 喘证患者的甲皱微循环观察[J]. 中国中医急诊,1997,6(5): 198-200.

[13] 孙安兵,亢灵芝,杨永俊,等. 肺功能检测技术在老年喘证证型中的应用研究[J]. 卫生职业教育,2009,27(4): 146-148.

[14] 吕晖,刘泓,周炜,等. 三伏贴治疗咳喘证的临床研究[J]. 浙江中医药大学学报,2009,5(33): 413-413.

[15] 焦树德. 焦树德临床经验辑要[M]. 北京: 中国医药科技出版社,1998:43-55.

第十三章 发 热

第一节 疾 病 概 述

发热是他觉或自觉体温升高的一种症状，是由于多种不同原因致人体产热大于散热，使体温超过正常范围称为发热，临床上按热度高低将发热分为低热、中等度热、高热及超高热。

发热是内科疾病中常见症状之一，是机体正气与邪气相争，阴阳失调的一种病理反应。一般包括外感发热和内伤发热。

外感发热是指感受六淫之邪或温热疫毒之气，导致营卫失和，脏腑阴阳失调，出现病理性体温升高，伴有恶寒、面赤、烦躁、脉数等为主要临床表现的一类外感病证；一般起病急、病程短，临床多表现为高热。内伤发热是指以内伤为病因，脏腑功能失调、气血水湿郁遏或气血阴阳亏虚为基本病机，以发热为主要临床表现的病证；一般起病较缓，病程较长；临床上多表现为低热，但有时也可表现为高热。

第二节 文 献 回 顾

针对热病发病的原因，最早有"寒邪"致病说，即《素问·生气通天论》说："冬伤于寒，春必病温。"晋代王叔和根据恶寒表证，推论出春季温病是"寒毒藏于肌肤"，过时而发所形成。其次是"毒气"致病说，《素问·刺法论》提出"避其毒气"，可令五疫不相染易。其后《肘后备急方》《诸病源候论》提出"病气""乖戾之气"，说明温病具有传染性、发病暴戾、为病严重的特点。金元时期提出"六淫化火"说，刘完素《素问玄机原病式·中风论》称："凡言风者，热也"，《素问玄机原病式·火气为病》又言："积湿生热"。论燥则谓："金燥属秋阴，而其性异于寒湿，而反同于风热也"（《宣明论方·燥门》）。论寒则言其"阳气怫郁，不能宣散"（《宣明论方·伤寒门》）而化热，刘完素立论强调其性质属性，为清热方药的应用提供依据。明清时期提出"杂气"致病说，吴有性指出"各随其气而为诸病焉"（《温疫论·杂气论》），又云"适有其气专入某脏腑经络，专发为某病"《素问·金匮真言论》指出："藏于精者，春不病温。"寓有冬不藏精，春必病温之意。后汉张仲景《伤寒论》称："太阳中热者，暍是也，其人汗出恶风，身热而渴也。"后世医家多认为"中暍"为新感。宋代郭雍《伤寒补亡论》指出："冬伤于寒，至春发者谓之温病；冬不伤寒，而春自感风寒、温气而病者，亦谓之温。"说明当时已认识到春季温病除有冬寒内优化热，过时而发的伏邪温病外，尚有当令感邪即发病的一类温病，这类温病实为今天所称的新感温病。(《温疫论·杂气论》)，即指出不同的病原体引起各种不相同的疾病，侵袭的经络或脏腑不同。《景岳全书·寒热》对内伤发热的病因作了比较详细的论述。《症因脉治·内伤发热》最先明确提出"内伤发热"这一病证名称，其拟定的气虚柴胡汤及血虚柴胡汤，可供治疗气虚发热及血虚发热参考。清代《外感温热篇》对外感热病的感邪、发病、传变规律、察舌验齿等诊治方法都有详细的阐述，创立了外感热病的卫气营血辨证纲领。《陈平伯外感温病篇》"风温"12条，其首条便开宗明义："风温为病，春月与冬季居多，或恶风，或不恶风，必身热咳嗽烦渴，此风温证之提纲也"，除了阐明基本证候之外，还明言冬春为风温的好发季节。

对于热病的治疗原则，《伤寒论》为我国第一部研究外感病治疗规律的专著，系统地论述了外感热病的病因病机和证治规律，提出了六经辨证理论，成为后世对外感热病辨证论治的纲领。金代刘完素《素问玄机原病式》对外感热病的病因病机主火热论，主张"热病只能作热治，不能从寒医"，治疗"宜凉不宜温"，是外感热病理论的一大进步。叶桂《温热论》中依据卫气营血病机演变具有阶段性变化，提出了不同病程阶段主要证候类型的治疗原则，指出：在卫汗之可也，到气才可清气，入营犹可透热转气，入血就恐耗血动血，直须凉血散血。吴瑭根据三焦证候特点，确立了上、中、下焦证候的治疗大法：治上焦如羽(非轻不举)；治中焦如衡(非平不安)；治下焦如权(非重不沉)。指明温病初起，邪在肺卫，病变部位浅，病情轻，宜用质轻如羽，辛散凉泄之品，轻宣上焦气机，清泄上焦邪热。王履《医经溯洄集·伤寒温病热病说》云："法当清里热为主，而解表兼之，亦有治里而表自解者。"柳宝诒《温热逢源·伏温从少阴初发证治》说："一面泄热，一面透邪，凡温邪初起，邪未离少阴者，其治法不外是矣。"呼吸系统疾病发热常用的辨证方法为八纲辨证及卫气营血辨证，主要治法有解表、清热、和解、养阴等法。

第三节 病因病机

一、病因

肺为五脏之华盖，其位最高，外合皮毛，肺为娇脏，不耐寒热，又为清肃之脏，不容异物，故外感和内伤因素都易伤损肺而引起病变。

1. 外感发热

（1）外感六淫：由于气候反常，或人体调摄不慎，风、寒、暑、湿、燥、火乘虚侵袭人体而发为外感热病。因肺为华盖，且主皮毛而开窍于鼻，凡外邪袭入，不从皮毛而客，必由鼻窍而入，故六淫外邪最易侵袭肺卫。六淫之中，以火热暑湿致外感发热为主要病邪，风寒燥邪亦能致外感发热，六淫间可以单独致病，亦可以两种以上病邪兼夹致病。

（2）感受疫毒疠气：疫毒疠气为一种特殊的病邪，致病力强，具有较强的季节性和传染性。疫疠之毒，其性猛烈，一旦感受疫毒，则起病急骤，传变迅速，卫表症状短暂，较快出现高热。

外邪入侵人体的途径,一般说来,经由口鼻、皮毛肌腠而入,先犯肺卫,发为表证,卫气起而抗之,邪正相争,则发为表实热证,外邪入里或兼夹化火痰湿之邪,则成为里实热证。

2.内伤发热 内伤发热主要由于气、血、水湿的郁滞壅遏或气、血、阴、阳的亏损失调所导致,单纯因肺系疾病致内伤发热较少见,多因全身疾病导致机体脏腑阴阳失调而致,常见的病因可大体归纳为虚、实两类。由情志内伤、劳倦过度、瘀血阻滞等原因所致者属实,其基本病机为气、血、水湿等郁结壅滞化热而引起发热。由中气不足、血虚失养、阴精亏虚及阳气虚衰所致者属虚,因气属阳,血属阴,此类发热均由阴阳失衡所导致。或为阴血不足,阴不配阳,水不济火,阳气亢盛而发热;或因阳气虚衰,阴火内生,阳气外浮而发热。

二、病机

1.外感发热

(1)基本病机:肺位最高故称华盖,肺叶娇嫩而有娇脏之名,外合皮毛,开窍于鼻,凡外邪袭入,皆从口鼻、肌肤腠理侵入,故六淫外邪最易侵袭肺卫。肺为清轻之地,最不耐外邪之侵扰,凡风寒、风热、风湿、燥邪皆可犯肺而导致发热,若风寒束表致肺卫失宣,则见恶寒发热、头身疼痛等;若风热犯肺致肺失宣肃,风热上扰,其症便见恶寒发热、咽喉肿痛、咳嗽痰黄等;若燥邪犯肺则津液被伤,肺不得滋润而失清肃,除见发热微恶风寒外,还可见咽干鼻燥、干咳无痰或痰黏难咯;若就温热邪气而言,亦有"温邪上受,首先犯肺"之说,以其风温邪热犯肺,外则卫气郁阻,皮毛开合不利,而内则肺气不宣,肃降失职,故见发热微恶寒、咳嗽胸痛等肺卫失宣之证。

(2)病机演变:肺系病发热多由外邪束表犯肺,肺失宣肃,其气郁闭而不得宣,邪正相争而致发热,若风寒或风热等在表之邪入里火化,则成肺热壅盛之实证。若肺热郁而化火,则可灼伤肺络,则见壮热咯血。若痰热交结,壅滞于肺,则见发热口渴,咳吐黄脓腥臭痰。若邪热内蕴,里热蒸腾上炎,痰热夹杂,蒙闭心神,则见烦热狂躁等痰火扰神证。若病势由气入营入血,或疫毒直陷营血,则会发生神昏、出血等危急变证。

2.内伤发热

(1)基本病机:肺性喜濡润而恶燥,故其阴津最易为伤,凡劳损、久咳、内火郁积等皆可耗伤或灼伤肺阴。然肺阴既亏,常致阴虚火旺,而火旺又反耗肺阴,反映于肺系病证中,可表现为一派虚火内炽之象,如午后潮热、颧红盗汗、五心烦热、脉细数等。且痰郁闭肺,久而化火;若久病气虚,或脾气亏虚,或久咳伤肺则可引起肺宣降失常,肺不布津,水液停聚而为痰湿,阻于肺间,肺气上逆,故咳嗽多痰,痰液黏腻,痰湿阻滞气道,肺气不利,则为胸痛,甚则气喘痰鸣。若素嗜辛辣烟酒热物,火热郁积于肺等,亦可形成火热郁肺之实证,故临床可见壮热口渴、咽喉肿痛、喘息气粗、痰黄质稠等。

(2)病机演变:久病、劳损、瘀血、痰浊等可耗伤肺阴,甚或气阴两虚,虚火内盛则可见阴虚火旺征象,病情往往由实转虚,由轻转重。此时若合并外邪侵入,则见虚实夹杂之症,若邪热内陷、痰火扰乱或蒙闭心神,则可见烦躁不安,神昏谵语等症。如气郁发热日久,若热伤阴津,则转化为气郁阴虚之发热;气虚发热日久,病损及阳,阳气盛衰,则可发展为阳虚发热。

第四节 临 证 思 路

一、辨病辨证要点

外感发热起病急骤,有外感病史,多有2周左右的中度发热或高热,也有少数疾病是微热者。体温升高、身热、面红、舌红、脉数等是其基本临床特征。最常伴见口干烦渴,尿少便秘,舌上少津等热伤津液之症。除发热外,必伴随有病变相关脏腑功能失调的症状,如咳嗽、胸痛、胁肋胀满、便秘、泄泻、小便频急等。热型有发热恶寒、但热不寒、蒸蒸发热、身壮热、身热不扬、寒热往来、潮热等。发热时间,短者几日即退,长者持续10余日或更长时间热势不解。

内伤发热一般起病较缓,病程较长,或有反复发热的病史。临床多表现为低热,但有时也可以是高热,亦有少数患者自觉发热或五心烦热,而体温并不升高。一般发热而不恶寒,或虽感怯冷但得衣被则冷感即减轻或消失。发热持续,或时作时止,或作有定时。发热的同时多伴有头晕、神疲、自汗盗汗、脉弱无力等症。因内伤发热主要由于气、血、水湿的郁滞壅遏或气、血、阴、阳的亏损失调所导致,故在发热的同时,分别伴有气郁、血瘀、湿郁或气虚、血虚、阴虚、阳虚的症状。

二、类病、类证鉴别

1. 类病鉴别 引起发热的呼吸系统疾病大体可分为感染性疾病、风湿免疫疾病及肿瘤相关疾病,每类疾病引起发热的原因和机制都不尽相同,故需分类进行鉴别。

(1)感染性疾病:感染性疾病是引起发热的最常见呼吸系统疾病,常有发热、寒战、咳嗽、咳痰、甚则胸闷气急,呼吸困难等临床症状。该类疾病常见有流行性感冒、肺炎、气管-支气管炎、化脓性扁桃体炎、艾滋病合并感染、结核病等疾病。

(2)流行性感冒:是由流感病毒引起的急性呼吸道传染病。主要通过空气飞沫传播,具有高度传染性。临床上以急起高热、乏力、剧烈头痛、全身肌肉酸痛等全身中毒症状明显而呼吸道症状较轻为特征,在全身症状和发热消退时,鼻塞、流涕、咽痛、干咳等上呼吸道症状较显著。该病病程短,有自限性,多发于冬春季节,大流行时则无明显季节性。

中医认为本病病因主要是外感疫疠之邪兼夹时令之气,发病则与肺卫调节功能失常、气候影响、体质因素有密切关系。根据其发病季节及临床特点将其归属为"风温""冬温""春温"等范畴。当其在一定范围引起流行时又称"时行感冒"或"温疫"。

实验室检查可见血象白细胞总数减少,淋巴细胞相对增加,嗜酸性粒细胞消失。合并细菌性感染时,白细胞总数与中性粒细胞增多;免疫荧光技术或ELISA法检测抗原,有助于早期诊断;单克隆抗体检测抗原,能鉴定甲、乙型流感。应用血凝抑制试验或补体结合试验,测定急性期或恢复期血清中的抗体,如有4倍以上增长,则为阳性,有助于回顾性诊断和流行病学调查。

(3)社区获得性肺炎:是指在医院外罹患的感染性肺实质(含肺泡壁,即广义上的肺间质)炎症,包括具有明确潜伏期的病原体感染而在入院后潜伏期内发病的肺炎。引起社区获得性肺炎的病原体可以为细菌、病毒、非典型菌等多种微生物。其临床表现以发热、咳嗽、胸痛、气促或发绀等症状为最常见。

中医认为外感风热病邪或六淫邪气化生热毒,侵袭肺卫,外闭腠理,肺气不宣,失于肃降,肺气上逆,正邪相争,故见发热、咳嗽、胸闷、气促等症。本病属于"风温""咳嗽""胸痛"等范畴。

1)细菌性肺炎:往往起病急,突发寒战高热、咳嗽、胸痛、咯吐脓痰。血象白细胞明显增高;X线检查示肺叶或肺段实变;痰涂片检查,可见成对或短链状排列的革兰阳性球菌,以及大量中性粒细胞。多见于风热病邪致病,风性善行数变,故起病急,突发寒战高热、咳嗽、胸痛,一般伴见汗出、面赤、口干口渴、舌红、苔黄、脉洪数等。

2)病毒性肺炎:起病或急或缓,病程较长,常见发热、恶寒、头痛、咳嗽。血象白细胞增高不明显,而分类淋巴细胞增高明显;X线检查示肺部有斑点状或片状均匀阴影;痰液PCR检查常见呼吸道病毒反应阳性;血清抗体可见病毒IgM阳性。往往因风热夹湿或湿热病邪致病,起病不如风热病邪急骤,有发热、恶寒、头痛、咳嗽,还有胸闷或脘痞、痰多欲呕或干咳日久难愈、口干不欲多饮、汗出而低热持续、舌红苔黄腻或白腻、脉濡或滑数。

①传染性非典型肺炎(SARS):是由SARS冠状病毒(SARS-CoV)引起的一种具有明显传染性、可累及多个器官系统的特殊肺炎。其主要临床特征为急性起病、发热、干咳、呼吸困难,白细胞不高或降低,肺部浸润和抗菌药物治疗无效。

传染性非典型肺炎以起病急、发热为基本表现,因此属于"温病"范围。其传染性强,易引起流行,则可称为"瘟疫"。

②人禽流感:是由禽甲型流感病毒某些亚型中的一些毒株引起的急性呼吸道传染病。主要症状为发热,体温大多持续在39℃以上,可伴有流涕、鼻塞、咳嗽、咽痛、头痛、肌肉酸痛和全身不适。

本病是具有热性病性质的流行病,被称为温疫,属于温病的范畴,相当于温病的"风温""春温""感冒"等疾病。

3)非典型菌肺炎

①肺炎支原体肺炎:起病缓慢,低热或高热、或有恶寒、咳嗽、咯痰少、或有头痛、耳痛。血象白细胞增高或正常;X线检查呈现肺部一侧或两侧间质性或小叶性炎症反应阴影,且以下肺多见;血清冷凝集试验阳性;痰液支原体PCR检查阳性。也常见风热夹湿或湿热病邪致病,起病较缓,病程较长,初起或低热或高热、时伴恶寒汗出、胸闷困倦、干咳少痰而难愈、或有耳痛头痛、舌红苔腻、脉滑数或濡缓。

②军团菌肺炎:持续高热,肌肉酸痛,精神萎靡,咳嗽,腹泻,相对缓脉。血象白细胞增高;X线检查见有双侧多肺叶段浸润阴影;血清间接荧光抗体试验>1:128。多为湿热或暑湿病邪致病,起病即有发热或高热、汗出而热持续不退、身重肢痛、神疲困倦、咳嗽咯痰、胸闷胸痛、大便溏泻、舌红、苔白腻或黄腻、脉缓或滑数。

③急性气管-支气管炎:急性气管-支气管炎是因病毒、细菌感染,物理、化学性刺激或过敏反应等,对气管-支气管所造成的急性炎症。以咳嗽咯痰为主要临床表现。本病一年四季均可发生,而以冬春气候寒冷多变时较为多见。可发生于任何年龄,而以小儿及老年人较易发生本病。

中医把本病列为外感咳嗽,认为主要是外感六淫之邪,侵袭于肺,使肺失清肃,而发为咳嗽。根据感邪性质的不同,具体又可参考伤寒、风温、秋燥等进行辨证论治。中医中药治疗本病有相当好的疗效,具有相当的优势。

实验室检查可见X线胸片大多正常,或肺纹理增粗、增多。血液白细胞计数一般正常,细菌感染时可升高,痰涂片或培养可发现病原菌。

④急性扁桃体炎:急性扁桃体炎(acute tonsillitis)是发生于腭扁桃体的非特异性急性炎症,往往伴有一定程度的咽部黏膜及其他淋巴组织的炎症,但主要表现为腭扁桃体的炎症。临床特点为扁桃体充血肿大,周围充血,或有脓栓、脓苔、化脓滤泡,颌下淋巴结肿大、压痛。本病多发于儿童及青年。在季节更替、气温变化时容易发病,尤以春、秋两季多见。

中医认为本病多因风热邪毒侵犯而引起,风热邪毒循肺经上逆,搏结于喉核,致使脉络受阻,肌膜受灼,喉核红肿胀痛而为病。中医药对本病有较好的疗效。因该病病灶形似蚕蛾,故称之为"乳蛾""喉蛾"。

实验室检查可见血常规白细胞总数及中性粒细胞增高。尿常规检查可见暂时性蛋白尿。脓痰涂片可找到大量链球菌、葡萄球菌。

⑤结核病:肺结核(pulmonary tuberculosis)是结核分枝杆菌引起的肺部感染性疾病,是一种慢性传染病。主要通过带菌飞沫经呼吸道传播及饮用未经灭菌的牛奶感染。各种年龄、性别的人群对结核菌均有易感性。病理特点是结核结节、干酪样坏死和空洞形成。临床上多呈慢性发病过程,常有低热、盗汗、消瘦、咳嗽、咯血等症状,病程长、易复发为其特点。

中医认为肺痨是因正气不足,痨虫侵蚀肺叶所致,以咳嗽、咳血、潮热、盗汗及身体逐渐消瘦为主要表现的痨病类疾病。根据肺结核的临床特征,中医学可归属于"肺痨"范畴,也称"痨瘵""尸疰""劳疰""虫疰"等。

实验室检查肺结核影像特点是病变多发生在上叶的尖后段和下叶的背段,密度不均匀,边缘较清楚和变化较慢,易形成空洞和播散病灶。痰结核分枝杆菌检查是确诊肺结核病的主要方法,也是制订化学药物治疗方案和考核治疗效果的主要依据。

(4)风湿免疫性疾病:该类疾病多非肺部原发疾病,肺病科多为全身疾病的肺部表现,如风湿、自身免疫结缔组织病、系统性血管炎、结节病及系统性红斑狼疮等。常见的症状有发热、骨关节及肌肉疼痛、皮肤黏膜受损等,呼吸系统症状有咳嗽、咯痰、气短胸闷,终末期可见呼吸困难及合并心肺功能衰竭等。

1)类风湿关节炎:类风湿关节炎(rheurnatoid arthritis, RA)是以对称性多关节炎为主要临床表现的异质性、系统性、自身免疫性疾病。RA的病因研究迄今尚无定论,发病机制仍不清楚。

中医认为本病为久居炎热潮湿之地,外感风湿热邪,袭于肌腠,壅于经络,痹阻气血经脉,滞留于关节筋骨,发为风湿热痹;或因素体阳气偏盛,内有蓄热者,感受风寒湿邪,易从阳化热,而成为风湿热痹。

临床可表现为关节肿胀疼痛、晨僵、或伴关节畸形,肺部表现多为肺间质纤维化,影像学显示肺部单发或多发结节样变及胸膜炎,胸腔积液等表现。实验室检查可见有轻至中度贫血;血沉和C反应蛋白(CRP)常升高,并且和疾病的活动度相关。类风湿因子(RF)并非RA的特异性抗体,需结合临床表现综合诊断。抗CCP抗体在此抗体谱中对RA的诊断敏感性和特异性高,已在临床中普遍使用。

2)风湿热:风湿热(rheumatic fever)是A组乙型溶血性链球菌感染后发生的一种全身结缔组织病。其病变多侵犯关节、心脏、皮肤,偶可累及神经系统及其他脏器。关节炎或心内膜炎出现之前,多有上呼吸道链球菌感染史。临床上表现以多关节炎、心内膜炎、皮下结节、皮肤环形红斑、舞蹈病等为主要特点。本病多发于青少年,男女机会大致相等。

中医认为本病多因居处潮湿,风寒湿热杂至,侵入肌肤,流注关节,阻滞经络,内舍于心,而发病见于多处关节肿胀疼痛或心悸心慌。若肢体酸痛,而痛处流走不定,为风邪偏重称"行痹";若痛甚而得热则舒,受寒则剧,为寒邪偏重称"寒痹";若肢体麻木重滞,酸楚难忍,痛处固定,为湿邪偏重称"着痹";若关节红肿热痛,不可触摸,为风热偏重称"热痹"属"风湿热痹""风寒湿痹""心痹"等范畴。

实验室检查可见白细胞计数轻度至中度增高,中性粒细胞稍增多;咽拭子培养链球菌阳性;红细胞沉降率加快;C反应蛋白阳性;抗链球菌溶血素O高于500U;糖蛋白或黏蛋白增高;心电图有异常改变。

3)系统性红斑狼疮:系统性红斑狼疮(systemic luspus erythematosus,SLE)是一种侵犯全身结缔组织的自身免疫疾病,多发于生育期女性,临床表现复杂多样。典型症状是面部出现蝶形红斑,同时累及肾、心、肺、脑、浆膜、关节及血液系统等。出现各种各样的临床症状,各个系统的病变可同时发生或先后发生。最常见的症状组合是皮疹、发热、关节痛;其次是皮疹与发热;或发热与关节痛。不管表现如何多样,总的规律是从一个系统病变向多个系统病变发展,并常伴有不同程度的全身症状,如发热、全身不适、疲乏等。

中医认为,本病的发生,是由内外因综合所致。由于正气内虚(如遗传因素、内分泌因素等),外感湿热毒邪(如病毒感染、日光紫外线辐射、饮食不当、进食易致敏物质等中医多归于湿热毒邪一类)导致发病及病情活动。本病的各种症状特征散见于"日晒疹""红蝴蝶疮""温病发斑""虚损""水肿""阴阳毒"等论述中。

实验室检查可见抗核抗体(ANA)滴度增高,一般认为1:80以上则有重要意义,抗双链DNA抗体滴度增高,消耗性低补体血症,循环免疫复合物增高,抗Sm抗体阳性是较有特异性的指标,可在血液、胸水、腹水、心包液、脊髓液中找到LE细胞,20%患者可呈现长期的梅毒凝集试验阳性,血沉加快,血液检查常呈贫血,白细胞、血小板降低等,尿常规及肾功能异常。

4)干燥综合征:干燥综合征(Sjogren syndrome,SS)是一种以侵犯泪腺、唾液腺等外分泌腺体,具有高度淋巴细胞浸润为特征的弥漫性结缔组织病。目前病因尚未明确。肺部表现为肺功能异常,约50%患者有肺泡炎症。大部分无症状,重者临床出现干咳、气短。病变肺部的主要病理改变为肺间质性病变,部分出现弥漫性肺间质纤维化,少数患者可因呼吸衰竭死亡。

中医认为该病属于燥证范畴,多因燥邪侵袭人体,耗伤气血津液,导致脏腑功能失调,气血津液不足,无以充养口鼻肌肤,则见口干、咽干,全身皮肤黏膜干燥。

实验室检查可见多种自身抗体阳性。45.7%的患者抗核抗体滴度升高,抗SSA、抗SSB抗体的阳性率分别为70%和40%,抗U_1RNP抗体和抗着丝点抗体的阳性率均约为5%~10%。43%患者RF阳性,约20%的患者抗心磷脂抗体阳性。抗SSA及抗SSB抗体对本病诊断有意义,前者对本病的诊断敏感性高,后者则诊断特异性较强,尤其在有系统性损害的患者,两者阳性率更高。

5)血管炎:血管炎(vasculitides)指因血管壁炎症和坏死而导致多系统损害的一组自身免疫病,目前病因和发病机制尚不清楚,可分为继发和原发。血管炎的临床表现复杂多样且无特异性,常多脏器受累。肺部可表现为迁移性浸润和薄壁空洞,变应性肉芽肿血管炎则会出现哮鸣音。

中医历代文献未见明确记载相关疾病，但就其临床表现和发病特征来看，多表现为气阴不足，肝肾两亏。本病缓解期的治疗，应予益气养阴，补益肝肾法为主。

目前常用的检测方法为ANCA的测定及AECA测定。ANCA都与小血管炎相关，其中c-ANCA与约70%的韦格纳肉芽肿相关，p-ANCA与约40%的显微镜下多血管炎相关，p-ANCA亦与变应性肉芽肿血管炎相关。AECA滴度的消长与韦格纳肉芽肿疾病活动性相关；在川崎病中，AECA可作为标记抗体，具有诊断意义，而且其滴度与病情的活动亦成正相关。

（5）肿瘤相关疾病：肿瘤引起呼吸系统疾病而导致的发热多因阻塞性肺炎、吸收热及释放内源性致热源有关。肿瘤在肺部疾病多见的有肺癌、淋巴瘤等。

1）肺癌：原发性支气管肺癌（primary bronchogenic carcinoma），简称肺癌（lung cancer），为起源于支气管黏膜或腺体的恶性肿瘤。虽然病因和发病机制尚未明确，但通常认为与吸烟、空气污染、职业因素、电离辐射等因素有关。按照病理分类可以分为非小细胞肺癌和小细胞肺癌。患者的临床症状多为咳嗽、咯血或痰中带血、气短、体重下降等。肺癌患者发热多是因为肿瘤引起的阻塞性肺炎所致，抗生素治疗效果不佳，肿瘤组织坏死亦可引起发热，肿瘤患者的发热还与肿瘤释放的内生致热源有关。

中医认为肺癌是由于正气虚损，阴阳失调，邪毒乘虚入肺，邪滞于肺，导致肺功能失调，肺气郁滞，宣降失司，气机不利，而致血行瘀滞，津液失于输布，津聚为痰，痰凝气滞，瘀阻络脉，瘀毒胶结，日久形成肺部积块。

肺癌的检查手段多样，诊断的金标准为获得病理标本确诊。胸部影像学检查是肺癌筛查的重要手段，胸部X线、CT可发现肺部占位。痰脱落细胞学检查如果标本收集方法得当，3次以上的系列痰标本可使中央型肺癌的诊断率提高到80%，周围型肺癌的诊断率达50%。电子支气管镜检查对诊断、确定病变范围、明确手术指征与方式有帮助。气管镜可见的支气管内病变，筛检的诊断率可达92%，活检诊断率可达93%。经支气管镜肺活检（transbronchial lung biopsy，TBLB）可提高周围型肺癌的诊断率。血清学检查中肺癌的标志物如癌胚抗原（CEA）及可溶性膜抗原如CA-50、CA-125、CA-199，某些酶如神经特异性烯醇酶（NSE）、cyfra21-1等对肺癌的诊断有一定帮助，但缺乏特异性。

2）淋巴瘤：淋巴瘤（lymphoma）起源于淋巴结和淋巴组织，其发生大多与免疫应答过程中淋巴细胞增殖分化产生的某种免疫细胞恶变有关，是免疫系统的恶性肿瘤。按组织病理学改变，淋巴瘤可分为霍奇金淋巴瘤（Hodgkin lymphoma，HL）和非霍奇金淋巴瘤（non Hodgkin lymphoma，NHL）两大类。HL表现有发热、盗汗、瘙痒及消瘦等全身症状较多见。这类患者一般年龄稍大，男性较多，常有腹膜后淋巴结累及。周期性发热（Pel-Ebstein热）约见于1/6的患者。可有局部及全身皮肤瘙痒，多为年轻女性。NHL对各器官的压迫和浸润较HL多见，常以高热或各器官、系统症状为主要临床表现。咽淋巴环病变临床有吞咽困难、鼻塞、鼻出血及颌下淋巴结肿大。胸部以肺门及纵隔受累最多，半数有肺部浸润或胸腔积液。可致咳嗽、胸闷、气促、肺不张及上腔静脉压迫综合征等。

中医没有淋巴瘤这一病名，根据其临床表现多将其归属为"恶核"范畴。本病的病因有邪毒、痰凝、郁火等。可由于外感寒热邪毒，结滞于体内，热与燥结，寒与痰凝，久而形成本病。或因忧思悲怒，肝郁气结，生痰化火及气滞血瘀，积而成结。或因饮食失节，损伤脾胃，蕴湿生痰，痰凝成积。本病日久，可致气衰形损，脏腑内虚，肝肾亏损，气血两亏。

HL常有轻或中度贫血,部分患者嗜酸性粒细胞升高。骨髓被广泛浸润或发生脾功能亢进时,血细胞减少。骨髓涂片找到R-S细胞是HL骨髓浸润的依据,活检可提高阳性率。NHL白细胞数多正常,伴有淋巴细胞绝对和相对增多。一部分患者的骨髓涂片中可找到淋巴瘤细胞。晚期并发急性淋巴细胞白血病时,可呈现白血病样血象和骨髓象。

2. 类证鉴别 外感发热与内伤发热均以发热为主症,故须加以鉴别。可从病因、病程、热势及伴发症、转归预后等方面进行鉴别。外感发热,由感受外邪所致,体温较高,多为中度发热或高热,发病急,病程短,热势重,常见其他外感热病之兼症,如恶寒、口渴、面赤、舌红苔黄、脉数,多为实热证。及时适当治疗则邪除热退,预后多数良好。内伤发热,由脏腑之阴阳气血失调所致,热势高低不一,常见低热而有间歇,其发病缓,病程长,数周、数月以至数年,多伴有内伤久病虚性证候,如形体消瘦,面色少华,短气乏力,倦怠纳差,舌质淡,脉数无力,多为虚证或虚实夹杂之证。经治疗后,多数病情可见好转,少数病重难愈,预后不良。

寒热真假在疾病过程中,当热极或寒极之际,可出现与其本病寒热不符的假象,即真热假寒和真寒假热。故对疾病过程中的寒与热应鉴别其真假,因其有假寒象而不识其外感发热的本质,因其有假热象而不识其非外感发热病,由此将产生严重的后果。

真热假寒证:有一个发热的过程,且起病急,病情进展快,热势甚高,很快进入手足厥冷的假象阶段,但身虽大寒,而反不欲近衣;口渴而喜冷饮;胸腹灼热,按之烙手;脉滑数,按之鼓指;苔黄燥起刺,或黑而干燥。尤以发热、胸腹灼热及舌苔为鉴别的重点。多因外感邪气化热传里,阳盛格阴所致。

真寒假热证:一般(也有例外)出现于慢性病或重病的过程中,身虽热,而反欲得衣被;口虽渴,但喜热饮;脉虽数,而不鼓指,按之乏力,或微细欲绝;苔虽黑,而润滑。尤以舌苔、脉象为鉴别的重点。多见于素禀虚寒而感外邪,或劳倦、内伤所致虚阳外露,里寒格阳等证。

三、辨证论治

1. 辨证思路 发热对人体有利也有害,发热时人体免疫功能明显增强,这有利于清除病原体和促进疾病的痊愈,而且发热也是疾病的一个标志。引起发热的原因很多,最常见的是感染(包括各种细菌感染、病毒感染、支原体感染),其次是结缔组织病(即胶原病)、恶性肿瘤等,应针对病因进行治疗。

中医辨证首要八纲辨证,分清疾病病性、病位才能对症下药,直达病所。外邪犯表多起病急,病程较短,有感受外邪之因可查,以新起恶寒、发热并见,或发热重恶寒轻,内脏症状不明显为特点。若起病较缓,病程较长,出现但热不寒,小便黄浊短赤,阳热盛于脏腑,或阴液亏虚而火热偏旺者,则考虑病位较深。火热阳邪侵袭,或过服辛辣温热之品,或体内阳热之气亢盛,病势重,形体壮实,为实热证;体弱内伤久病,阴液亏少,阳热偏旺则为虚热证。辨别疾病的虚实,了解病体邪正的盛衰,病程的长短为确定采用补虚扶正或是泻实祛邪的治法提供依据。

同时外感热病中卫气营血辨证:卫气营血四个证反映了热病病情浅深轻重不同的四个层次,病证的传变规律一般由卫分开始,依次逐渐加深传入气分,深入营分、血分。由于卫气营血的传变过程体现了病邪由表入里、由浅入深,病情由轻而重的发展趋势,因此,运用卫气营血辨证,抓住各个阶段的证候特点,就可从总体上把握外感温热病的病机演变规律。但是,卫气营血四个阶段的划分不是绝对的,而是四证互有联系,错杂出现;既有病程发展的一般规律,又有病情变化的特殊形式。

（1）外感发热

1）一般起病急,病程较短,病情较轻,有外感病史,以恶寒、发热、脉浮、苔薄等外邪束表的症状为辨证要点,内脏症状不明显。

2）若风邪侵袭,卫表失固,亦可出现微发热,恶风,微汗出,脉浮缓等证候。

3）发病初期,邪在卫分、气分,病位多在上焦肺经;若邪在营分、血分,则病位多涉及三焦、心包或肝肾二脏。

（2）内伤发热

1）内伤发热起病缓而病程长,发热呈间歇性,多伴有神疲乏力、自汗、盗汗、脉弱无力等症。经治疗后,病情多数可逐渐好转,亦有迁延反复,少数甚则病重难愈,预后不良。

2）依据病史、症状、脉象等辨明证候虚实。由气郁、血瘀、湿停所致的内伤发热属实;由气虚、血虚、阴虚、阳虚所致的内伤发热属虚。邪实伤正及因虚致实者,则既有正虚,又有邪实的表现,而成为虚实夹杂的证候。

3）依据病程长短、发热状况、兼见症状、舌脉表现等来判定病情轻重。一般认为,发热间歇时间渐长,兼见症状少,病证单一,舌脉症相合者为顺证,病情较轻;反之则病情较重。

2. 治疗原则

（1）外感发热:"热者寒之",外感发热以清热为治疗原则,根据病邪性质、病变脏腑、影响气血津液的不同,又有清热解毒、清热利湿、通腑泻下、清泻脏腑、养阴益气等治法,以达清除邪热、调和脏腑之目标。

1）清热解毒选用具有解毒作用的清热药物来治疗外感发热,此法为治疗外感发热的主法,可应用于外感发热的各个阶段,是顿挫热毒,防止传变的关键,也是退热保阴的重要措施。此法常与清脏腑、除湿、凉血等法配合应用。

2）清热利湿选用苦寒清热药与清利小便等药配伍,达到湿去热清的目的。

3）通腑泻下采用泻下与清热相结合的一种方法,是法通过泻下以去积、利气、排毒,釜底抽薪,顿挫热势,从而达到泻热存阴之目的。

4）清泻脏腑利用药物的归经,选用对相应脏腑有清热作用的方药,以达到清肺、清胃、清肝、清胆等目的。

5）养阴益气因本法不能直接祛外邪除实热,因此常与清热解毒、清营凉血等其他清热法配合应用于外感发热,以达到扶正祛邪的目的。

随疫毒进入营血分所形成的不同证候,外感发热还有清热凉血、清热止血、清热活血、清营开窍、清热息风等治法。

（2）内伤发热:实火宜清,虚火宜补。并应根据证候、病机的不同而分别采用有针对性的治法。

1）属实者,宜以解郁、活血、除湿为主,适当配伍清热。

2）属虚者,则应益气、养血、滋阴、温阳,除阴虚发热可适当配伍清退虚热的药物外,其余均应以补为主。

3）虚实夹杂者,则宜兼顾之,正如《景岳全书·火证》所说:"实火宜泻,虚火宜补,固其法也。然虚中有实者,治宜以补为主,而不得不兼乎清;……若实中有虚者,治宜以清为主而酌兼乎补。"切不可一见发热,便用发散解表及苦寒泻火之剂。内伤发热,若发散易于耗气伤阴,苦寒则易伤败脾胃以及化燥伤阴,而使病情缠绵或加重。

3. 辨证分型

(1)外感发热:外感发热是指感受六淫之邪或温热疫毒之气,导致营卫失和,脏腑阴阳失调,出现病理性体温升高,伴有恶寒、面赤、烦躁、脉数等为主要临床表现的一类外感病证。外感发热,古代常名之为"发热""寒热""壮热"等。

外感发热是指外感因素导致的病理性体温升高。外感发热在内科疾病的发病率中占有较高的比例,影响工作和生活,严重者可出现神昏谵语,抽搐惊厥,甚至危及生命。中医药对外感发热有系统的理论和丰富的临床经验,具有较理想的治疗效果。

外感发热包含的病种非常广泛,本节着重论述与罹患肺病紧密相关的外感发热病。西医学中部分急性发热性疾病的初起阶段,如感冒、流行性感冒、急性扁桃体炎、上呼吸道感染、肺炎、等辨证属卫分风热证者;急性感染性疾病,如大叶性肺炎、流行性出血热等具有气分热盛之证者;以及风湿性关节炎、小儿疱疹性口腔炎、不明原因高热等辨证属里热炽盛的多种疾病;弥散性血管内凝血、急性白血病、败血症等属血分热盛者。若外感发热发展至神昏谵语、抽搐惊厥等营血分病理阶段时,多为疾病重症,应积极结合西医治疗抢救,不能仅拘泥于中医药治疗,临床中应仔细辨别,恰当使用。

1)卫分证:卫分证是指温热之邪侵犯肌表,卫气失常,肺气失宣所表现的证候。卫分证是温热病的初期阶段。

主症:发热,微恶风寒,鼻塞流涕,舌边尖红,脉浮数,常伴见头痛,咳嗽,口渴,咽痛,舌苔薄白或薄黄,脉浮。

治法:宣肺透表。

代表方药:银翘散加减。

临证加减:夹湿者,加藿香、郁金;津伤渴甚者,加天花粉;热毒较甚,项肿咽痛者,加马勃、玄参;肺气不利,咳甚,加杏仁。

2)气分证:气分证是指温热痛邪内传脏腑,正盛邪实,阳热亢盛所表现的证候。气分证范围较广,因邪入气分所犯部位和脏腑不同,所见兼证也各有不同。

主症:发热,不恶寒反恶热,口渴,汗出,舌红苔黄,脉数有力。或可兼见咳喘,胸痛,痰稠色黄;或兼见心烦懊恼,坐卧不安;或兼见潮热,腹胀疼痛,拒按,大便秘结或利下稀水;或谵语,狂乱;或兼见口苦,胁痛,干呕等。

治法:清热生津。

代表方药:白虎汤加减。

临证加减:热甚而津气耗损,加人参;温热病气血两燔,加羚羊角、水牛角;气分热甚,加葱白、豆豉、细辛;胃火炽盛,加生大黄、玄明粉;消渴证而见烦渴引饮,属胃热者,加天花粉、芦根、麦冬等。

3)营分证:营分证是指温热病邪内陷,营阴被灼,心神被扰所表现的证候。营分证是温热病发展过程中较为深重的阶段。

主症:身热夜甚,口不甚渴,心烦不寐,甚或神昏谵语,斑疹隐隐,舌质红绛无苔,脉象细数。

治法:清热解毒,化痰开窍。

代表方药:清营汤加减。

临证加减: 若气分热盛而营分热轻者,宜重用金银花、连翘、竹叶等清热解毒药,相对减少水牛角、生地、玄参的用量; 若高热烦躁抽搐者,可加羚羊角、钩藤、地龙; 舌干较甚者,可去黄连,以免苦燥伤阴。

4)血分证: 血分证是指温热病邪深入营血,导致动血、耗阴、动风所表现的证候。血分证是温热病发展过程中最为深重的阶段。其病变累及心、肝、肾三脏。

主症: 身热夜甚,躁扰不宁,或昏狂谵妄,斑疹紫暗、吐血、衄血、便血、尿血,舌质深绛,脉象细数,或见抽搐,颈项强直,角弓反张,牙关紧闭,四肢厥冷; 或见低热,朝凉暮热,五心烦热,神疲欲寐,形瘦耳聋; 或见手足蠕动、瘈疭等。

治法: 清热解毒,凉血散瘀。

代表方药: 犀角地黄汤加减。

临证加减: 若蓄血,加大黄、黄芩; 郁怒而夹肝火者,加柴胡、黄芩、栀子; 心火炽盛者,加黄连、黑栀子; 若吐血者,加侧柏叶、白茅根、三七; 衄血者,加白茅根、黄芩; 便血者,加槐花、地榆; 尿血者,加白茅根、小蓟; 发斑者,加青黛、紫草。

(2)内伤发热: 内伤发热是指以内伤为病因,脏腑功能失调、气血水湿郁遏或气血阴阳亏虚为基本病机,以发热为主要临床表现的病证。一般起病较缓,病程较长。临床上多表现为低热,但有时可以是高热。

内伤发热是与外感发热相对应的一类发热,凡是不因感受外邪所导致的发热,均属内伤发热的范畴,可见于多种疾病中,临床比较多见。中医对内伤发热有一套颇具特色的理论认识及治疗方药,且对大多数患者具有较好的疗效。

西医学所称的功能性低热,肿瘤、结缔组织疾病以及部分慢性感染性疾病所引起的发热,和某些原因不明的发热,在有内伤发热的临床表现时,均可按照内伤发热辨证论治。内伤发热多因全身疾病或其他脏腑疾病传变而引起肺系病症状,应辨明病因,针对病因或相应脏腑进行系统治疗,切不可仅针对症状进行治疗。

1)气虚发热证

主症: 发热,热势或低或高,常在劳累后发作或加剧,倦怠乏力,气短懒言,自汗,易于感冒,食少便溏,舌质淡,苔白薄,脉细弱。

治法: 益气健脾,甘温除热。

代表方药: 补中益气汤。

临证加减: 自汗较多者,加牡蛎、浮小麦、糯稻根固表敛汗; 时冷时热,汗出恶风者,加桂枝、芍药调和营卫; 脾虚夹湿,而见胸闷脘痞,舌苔白腻者,加苍术、茯苓、厚朴健脾燥湿。

2)阴虚发热证

主症: 午后潮热,或夜间发热,不欲近衣,手足心热,烦躁,少寐多梦,盗汗,口干咽燥,舌质红,或有裂纹,苔少甚至无苔,脉细数。

治法: 养阴清火,除蒸退热。

代表方药: 百合固金汤。

临证加减: 若痰多而色黄者,加胆南星、黄芩、瓜蒌皮以清肺化痰; 若咳喘甚者,可加杏仁、五味子、款冬花以止咳平喘; 若咳血重者,可去桔梗之升提,加白及、白茅根、仙鹤草以止血。

3)痰湿郁热证

主症: 低热,午后热甚,胸闷脘痞,全身重着,不思饮食,渴不欲饮,呕恶,大便稀薄或黏滞不爽,舌苔白腻或黄腻,脉濡数。

治法:理气和中、燥湿化痰。

代表方药:二陈汤加味。

临证加减:治湿痰,可加苍术、厚朴;治热痰,可加胆星、瓜蒌;治寒痰,可加干姜、细辛;治风痰眩晕,可加天麻、僵蚕;治食痰,可加莱菔子、麦芽;治郁痰,可加香附、青皮、郁金;治痰流经络之瘰疬、痰核,可加海藻、昆布、牡蛎。

第五节 证 治 研 究

一、病因病机研究

多数医家认为肺病发热的致病因素有内外两因,内因为肺虚卫外不固,外因为风热病邪袭肺。其病变部位在肺,病理机制为痰热瘀毒互阻,致肺功能失常。其传变多遵循卫气营血,但也可逆传心包,扰乱心神。病变过程中,常因邪热壅肺而致痰、热、咳、喘,病至后期,则多肺胃阴伤。任继学认为肺热病之起因缘于毒邪,毒邪包括了有生命之毒邪(如细菌、病毒、支原体、衣原体等)和无生命之毒邪(如物理的、化学的、大气污染等),本病的发生发展是既有伏邪内潜,又有毒邪之感,二者互引而成。高淑贞认为温病是由温邪引起的以发热为主症,具有热象偏重,易化燥伤阴等特点的一类急性外感热病,提出温病必须存津,津若不存,温病难治。陈少东等认为气阴两伤是肺热证的基本病机之一,贯穿于肺热证发病全程。

有关内伤发热的记载,最早见于《内经》。其中对"阴虚则内热"论述颇详,指出其病因病机为"有所劳倦,形气衰少,谷气不盛,上焦不行,下院不通。胃气热,热气熏胸中,故内热"。清代李用粹《证治汇补·外体门·发热》对发热的类型,首次进行了全面归纳,认为发热除外感外,劳倦、劳色、气郁、伤食、伤酒、夹瘀、夹痰、疮毒等皆可引起发热。李万斌认为阴虚生内热只是内伤发热诸多证型之一,不能概括所有的内伤发热。相对于西医学体温调节中枢对体温的调节作用,常见内伤发热的机制,关键环节在于调节气机升降出入的枢纽出现了障碍,在脏腑则以脾胃和肝胆最为突出。周平安认为内伤性发热疾病病机均为虚实夹杂,其气血亏虚为本,而气滞、痰凝、血瘀、湿热等为标。张治祥、姜良铎认为饮食劳倦、七情、毒邪、痰瘀、食积等多种因素作用于人体,导致气血运行不畅,经脉痹阻,脏腑功能失常,继而气血阴阳失调,排毒功能受损,管道欠通畅或不通畅,使毒邪内存,机体要恢复阴阳平衡的关系,必然要发挥其内在的抗病能力,这样邪正交争则发热。

二、治法研究

近年来,随着对温病卫气营血证候病理变化本质的研究深入,关于本病治法也有深入研究,当结合疾病分期及辨证,随证施治。外感发热总以清热解毒、顾护阴津为原则。李万斌基于"气机升降出入枢机不利"的病机,提出顺调枢机是治疗内伤发热的根本方法。刘映芳总结出阴虚发热辨治七法:清虚热退骨蒸,养阴滋补精血,滋阴退蒸清化湿热,益气生津养阴清热,清养肺胃滋阴退热,滋阴养血,养阴清热涤痰除湿。现将各医家的治法概括如下:

1. 清热法 在发热的治疗方法中,清热法是祛除邪热的主要方法之一,清热法在运用过程中要根据邪热的性质及其所在的部位辨证施治,准确把握祛除邪热的时机。在临床具体运用时,要根据病证的差异,清热法常需配合运用其他治法。如清热化湿法、清热攻下法、清热化瘀法、清热养阴法等。

黄星垣等据近年对2391例急性感染的综合分析,其中卫分证623例(34.38%),气分证992例(50.32%),营分证75例(3.96%),血分证177例((9.34%)。专用中药治疗的1650例中,收到临床治愈及显效者为85.64%,有效病种扩大到93种。重庆中医研究所对779例感染性高热患者选用不同清热解毒方法和方药进行治疗,发现用药后3天内体温降至正常者,中药水煎剂口服为35.0%,中药肌内注射为38.7%,静脉滴注清气解毒注射液为67.9%,而抗生素对照组为62.0%。清热解毒法在临床治疗中展现出明显的优势。李君芳等运用清热解毒法治疗小儿上呼吸道感染高热105例,对照组使用头孢拉定,结果中药组痊愈51例(92.7%),好转4例(7.3%),总有效率100%,对照组痊愈34例(68%),好转10例(20%),总有效率88%,两组比较有非常显著差异(P<0.01)。结果表明,清热解毒法治疗小儿高热,不论是对病毒还是细菌感染均可起到较快退热和痊愈作用。过伟峰等运用清热解毒为主治疗病毒感染性高热110例,总有效率达94.5%,高于对照组85.4%(P<0.001)。清热组的体温开始下降时间以及复常时间均明显短于对照组。改善症状时间、改善微循环及调节机体免疫功能等方面亦优于对照组。

2. 攻下法 攻下法是根据《内经》"中满者,泻之于内"及"实则泻之"的理论而设立的,攻下法为临床最为常用的治法之一,其机制是主要通过攻逐泻下,以祛里实邪热。临床运用攻下法要注意适度,因人而异,因证而异,视其轻重缓急,或轻下,或猛攻,中病即止,不必尽剂。

杜怀棠认为攻下法不仅用于有形之腑实结热,也可用于无形之热。如肺炎高热,用攻下法治疗,常有非常显著的疗效。罗来时治疗急性肺炎80例,采用"突击泻热法"以大黄、芒硝、玄参等通下泄热治之,结果无论是退热效果、炎症的吸收均较抗生素治疗组为优。洪广祥亦自拟"泻肺通腑汤"治疗肺炎以实热证候为主者,可以收到阻断病势,加速炎症吸收的目的,将此方法用于治疗小儿肺炎,多数服药后体温下降较快,肺炎急性期明显缩短。徐应抒应用清热泻下化瘀之"解毒化瘀汤"治疗上呼吸道感染、肺炎、泌尿系感染、肺脓肿、肺源性心脏病急性发作、细菌性痢疾、伤寒、败血症等急性热病,收到非常明显的效果。在降热上中药与西药对照组差别不显著,但在白细胞总数、中性粒细胞、血浆内毒素定量降低以上均以中药组为明显(P<0.01),在临床疗效上,中药治疗组和中西医结合治疗组治愈例数均高于西药对照组,无效例数少于对照组(P<0.01),二者相比有显著差异。泻下法在儿科临床也是相当多见,如小儿外感风邪,肺风咳喘,发热不退,气急喘促,痰热内伏及小儿急惊、痰惊等症,均可泻下,给"痰"以出路。

3. 祛湿法 湿热相为结合,临床治疗时必须权衡湿与热孰轻孰重,而确定祛湿、清热的侧重,同时,湿邪在人体又有上、中、下三部之别,周长虹等指出,湿热病邪易犯三焦,并循上焦→中焦→下焦之序移行。湿热为患,病变多以中焦为中心,多从脾胃论治,化脾胃之湿,清脾胃之热,但由于湿热氤氲,黏腻难解,最宜蒙上流下而影响三焦气化。

张国庆等在对清代医家治疗湿热病症的经验研究中发现,"从肺论治"实为湿热病的治疗之新途径。程门雪又指出湿热合邪,病势缠绵,治湿碍热,治热碍湿,往往温清两难,互相掣肘,治疗以化湿清热为首务。乔明德报道中西医结合治疗小儿伤寒71例,并设西药对照组79例,两组均行胃肠道隔离、卧床、饮食管理、对症处理、补液支持外,治疗组湿郁卫气者用三仁汤,湿热化火者用白虎加苍术汤、小柴胡汤等,至后期用竹叶石膏汤加减。结果表明,两组均治愈。而用中药辨治组,平均退热时间、中毒症状消退时间及并发症发生率等均较对照组优。姜润林治疗伤寒147例,湿遏卫气治以辛凉解表、化湿清热;对气分湿热,分别湿重、热重、湿热并重而治。湿重于热,治以化湿为主,清热为辅;热重于湿,治以清热为主,化湿为辅;湿热并重则化湿清热并进;至邪入营血则清营凉血。除上述治疗外,与对照组138例均予抗生素及对症处理,结果表明,中药治疗组有效率为98.8%,对照组为92.1%,治疗组在疗效、降温天数等方面优于对照组。

4. 化瘀法 活血化瘀法是应用调畅血行,祛除瘀滞的药物,以解除血行郁阻或瘀滞、瘀结的方法,具体有散血化瘀和通瘀破积之分。外感热病中,化瘀法用于治疗各种热瘀互结的病证,因无形的邪热每附于有形之物,此时不祛除有形之瘀结,邪热则不易化解,所以化瘀法的作用一方面在于活血通络,另一方面也是为了使邪热便于清泄。

阎田玉还在临床实践中筛选出具有速效的活血化瘀针剂,如当归注射液、阿魏酸钠注射液、莪术油葡萄糖注射液等,上述注射液使用方便,疗效较好,其用化瘀汤为主治疗小儿腺病毒肺炎合并DIC者93例,结果获痊愈72例(77.4%),好转4例(4.31%),死亡17例(18.3%)。另外,以活血化瘀法分别治疗呼吸道合胞病毒肺炎130例,平均7.5天退热,9.6天肺部啰音消失,15天出院,其体会到以活血化瘀为主治疗病毒性肺炎可取得良好疗效。刘传珍等在临床研究中发现,由于抗生素的广泛应用,细菌性肺炎已相对减少,病毒性肺炎相对增多,特别是3岁以下婴幼儿病毒性肺炎病毒极为多见,目前临床尚缺乏理想治疗药物,其根据小儿病毒性肺炎的炎症高热,机体免疫力低下,血液流变学改变等特点,采用清肺扶正祛瘀法治疗小儿病毒性肺炎34例,并设有西药利巴韦林治疗组29例对照,结果表明,治疗组治愈30例(88.2%),显效2例(5.9%),好转1例(2.9%),无效1例(2.9%),对照组治愈20例(68.9%),显效2例(6.9%),好转4例(13.8%),无效3例(10.3%),两组相比经统计学处理有显著差异($P<0.05$),其体会到清肺是针对其病毒而治,扶正是为小儿免疫功能较差而施,祛瘀可改善肺部微循环,防止DIC和急性呼吸窘迫综合征发生,因而取得较满意效果。罗玉桃等采用中西医结合治疗婴幼儿病毒性肺炎635例进行回顾性分析研究,发现1978年以前用清热解毒的中药治疗,1979年以后在原药基础上加用活血化瘀中药丹参进行治疗,对病情较重患儿加用细胞免疫促进剂,疗效有了进一步提高,635例治疗后获愈613例,治愈率为96.54%,好转12例,死亡10例,死亡率1.57%,疗效较好。

5. 养阴法 养阴法是通过滋养阴液而补益体内阴液不足的一种治疗大法,用于阴液受伤之发热的治疗。因温热之邪最易耗伤津液,在外感热病的后期尤多伤阴耗液的证候;而津液受损的程度与疾病的预后有着密切的关系。临床应用养阴法的运用体现在治疗发热的全过程中,早期应重视阴液的保存,中后期应及时补养耗伤之津液,如吴鞠通所说"温病始终以救阴精为主"。近年来,临床上对许多传染病和感染性疾病的治疗中都强调养阴的重要作用。

病毒性肺炎发病率较高,目前尚无满意的治疗药物。中医根据"温邪上受,首先犯肺,最易耗伤气血津液"的理论,治疗上宜选用益气养阴、清热解毒的方药。温振英等通过临床筛选以生黄芪、玄参、沙参、天花粉、黄精诸药组成合剂,治疗病毒性肺炎28例,并以麻杏石甘汤作对照,结果治疗组平均退热时间为(1.9±0.7)天,对照组(3.6±1.2)天(P<0.01),平均止喘时间治疗组为(3.6±1.7)天,对照组为(13.5±3.6)天(P<0.01),有非常显著差异。T细胞在治疗1周后,治疗组81%恢复正常,而对照组只有14.3%恢复正常,提示养阴益气有提高细胞免疫作用。儿童迁延性肺炎属中医"内伤咳嗽"范畴,多因气阴耗伤,余系因抗生素治疗不佳,邪留恋,或正虚无力托邪外出所致,以补虚扶正为主治疗。如鲍菁对其中肺热津虚型,运用养阴清肺、泻肺化瘀治疗,用沙麦丹桑汤,药如沙参、麦冬、桑白皮、丹皮等,共治52例,痊愈40例,好转8例,无效4例,收到较好疗效。在百日咳的治疗中,周健衡根据病程长、邪热耗津的特点,以养阴止咳为主,自拟养阴止嗽汤治疗本病221例,结果治愈103例,显效61例,好转50例,无效7例,总有效率96.8%。

6. 甘温除热法 李杲提出脾胃虚衰,元气不足,清阳下陷即会产生内热——阴火,进而针对脾胃气虚,清阳下陷,阴火上冲的病理创立了补中升阳泻火的用药法度,其中尤以补中升阳为基本大法,意在使脾胃健旺,清阳上升,元气充足,则阴火自然下潜而热退。称之为"甘温除热法",是治本而除其产生阴火之源。凡见有脾胃虚弱,清阳不升,或中气下陷,或长期发热的任何一个症状或体征,并伴体倦乏力,面色萎黄,舌淡脉弱等脾胃气虚征象者,即可使用本方。

中国中医研究院基础理论研究所统计了近30年各级中医杂志报道的162例用甘温除热法获效的发热病例,其中男78例,女84例,从年龄、病程、发热程度及症状等方面分析发现,用甘温除热法获效的患者以50岁以下者居多,约占87%,其中尤以10岁以下的儿童及20~50岁的中青年为多,50岁以上的中老年患者较少,仅占10%左右。其中的151例有明确的体温记载,用甘温除热法获效者以37~38℃的低热患者为多,约占40.4%,38~39℃的中等热度患者占29.1%,39~40.5℃的高热患者约占25.8%,40.5℃以上的超高热患者极少见,仅占2.7%。还有个别患者体温在正常范围内,仅自觉发热,用甘温除热法亦可获效。所收集的病例中,有158例明确载有病程,短则几天,长则可达9年。其中,病程不及1个月者占34.8%,3个月以内者占56.3%,1年以内者占77.2%,病程超过1年者仅占22.8%。此外,还对162例气虚或气虚血亏发热患者所表现的症状进行了分析统计,其中出现次数较多的症状为:神疲乏力,纳差,腹泻或便溏,自汗,气短懒言,头晕,面色苍白,舌体胖大,舌质淡,苔白,脉细数。归纳起来,甘温除热法的应用指征主要是:①病程较长,但一般在数月之内。年龄以10岁以下儿童或20~50岁的中青年患者为多。②热象:持续低热,或壮热不退,饮食失节或劳倦过度时加重。③兼有脾气亏虚或气血两虚的症状。④用甘寒养阴、苦寒清热之剂等,或使用各种抗生素无效。雷在彪治疗白细胞减少症益气固表为基础方,重用党参、黄芪,加紫河车、黄精、大枣,肝肾亏虚加枸杞子、山茱萸、覆盆子,畏寒肢冷加桂枝、巴戟天、补骨脂,气阴两虚加天冬、女贞子、何首乌,治疗白细胞减少症75例,结果近期治愈38例,显效25例,有效7例,无效5例。钟启良治疗嗜酸性粒细胞增多症亦用补中益气汤为主,痰多加杏仁、桑白皮,喘甚加苏子、麻黄根,苔滑腻加佩兰、白豆蔻,有虫卵加贯众、使君子,治疗嗜酸性粒细胞增多症107例,结果显效41例,有效57例,无效9例。杨香锦治疗小儿支气管淋巴结核使用补中益气汤去陈皮、当归,加百部、白及、五倍子,治疗经X线胸片确诊并用抗结核西药疗效不佳的小儿支气管淋巴结核66例。若午后低热者加地骨皮,盗汗甚者加煅龙牡。治疗期间停用西药,1个月为一个疗程。结果痊愈59例,好转7例。

三、方药研究

(一)汤剂研究

肺病发热无论内感外伤临床均辨证施治,循证遣方。现将临床常用汤药研究归纳如下:

银翘散在呼吸道感染引起的外感发热中运用最为常见,朱华德综述近年银翘散治疗流感现状,用银翘散治疗流感有完整记录的45例:治疗结果表明,绝大多数患者均在2天内退热,随之症状减轻而痊愈;范德斌用银翘散合白虎汤加减治疗感冒发热689例,日1剂,分3次服,病重者日2剂,2小时服1次,4日为一个疗程,结果痊愈683例,好转4例,无效2例;张淑琴等运用银翘散煎剂保留灌肠治疗小儿急性呼吸道感染并发热96例,显效(治疗36小时后体温完全正常)80例,有效(治疗3天体温完全正常)12例,无效4例(治疗3天以上体温未正常);朱华德综合本方近年治疗呼吸道感染状况,有用银翘散制成袋泡剂,治疗急性上呼吸道感染25例,体温高于39℃者10例,38~39℃者11例,37.5~38℃者4例,结果临床治愈23例,退热时间最短8小时,最长72小时。银翘散用于肺部炎症的治疗疗效亦较满意。朱华德对银翘散治疗肺炎现状进行总结,用银翘散加黄芩、桑白皮、知母、杏仁治疗小儿肺炎25例,结果2天内退热者17例,4天内退热者8例,湿啰音3天内消失者9例,5天内消失者16例,经胸透肺部病灶均在5天内消失,全部病例在3~5天内痊愈。

叶景华治疗肺炎用白虎汤合泻白散加减,治疗大叶性肺炎有高热者,结果32例中,热退最快为1天,最慢者为10天,临床症状多在2~3天内消失,肺部炎性病变在2天内消失。姚华用白虎汤加减治疗流感高热50余例,均在2天内退热。方药及加减:生石膏、知母、板蓝根、羌活、甘草,冬春配以荆芥、薄荷,夏秋配以藿香、佩兰,头痛加蔓荆子、菊花,身酸楚甚改羌活为15g。

焦树德用白虎汤加减治疗31例乙脑初起,用药后症状多数在2日内消失,体温一般在药后当天即显著下降,3日内均能降至正常。有报道用白虎汤为主,酌加连翘、金银花、竹叶,配合西药治疗乙脑50例,平均退热天数5.5天,死亡2例,病死率为4%。李春志以白虎汤为基本方,酌加板蓝根、大青叶、茅根、丹参、紫草、茜草,治疗146例流行性出血热,结果平均退热时间为2.8天,25例在低血压期获痊愈;16例越过低血压期,少尿期不明显,迅速进入多尿期;8例越过低血压期进入少尿期;1例直接进入恢复期;其余病例亦均有不同程度的好转。又有报道治疗流行性出血热,在发热期出现气分证时,以本方去粳米,加金银花、连翘、大青叶、黄芩、鲜生地、玄参、麦冬治之。若便秘加大黄、玄明粉,正虚加红参或党参。结果:928例中痊愈900例,死亡19例。作者还注意到,采用中药治疗,有662例出现跳期现象(有的从发热期直接进入多尿期,有的从低血压期直接进入多尿期),从而缩短了病程,提高了治愈率。周方泊以本方化裁为主治疗小儿重症肺炎25例,其中并发心力衰竭17例,呼吸衰竭5例,脑病4例。方药:金银花、连翘、板蓝根、大青叶、生地黄、丹参、玄参、羚羊角、僵蚕、瓜蒌。热甚加柴胡、黄芩;咳重加川贝母;痰壅加葶苈子;喘促加苏子;心力衰竭加人参;呼吸衰竭加五味子;脑病加服安宫牛黄丸,配合西药抗感染,纠正心衰及呼吸衰竭、补液等。结果:中药为主治疗组25例,治愈23例,治愈率为92%,死亡2例,死亡率为8%;单纯西药治疗组43例,治愈28例,治愈率为65.1%,死亡15例,死亡率为34.9%。两组相比有显著差异($P<0.05$)。

犀角地黄汤在流行性出血热的治疗中运用较广泛。唐群以犀角地黄汤合小承气汤加减治疗流行性出血热急性肾衰竭,高血容量综合征加十枣散,生地黄易鲜生地黄汁加麦冬,日

1剂,水煎服,并用能量合剂,纠正酸碱电解质紊乱,控制进水量,结果痊愈164例,显效10例,死亡6例,总有效率96.7%,陈杰等用中西医结合治疗流行性出血热30例,发热期用犀角地黄汤、清瘟败毒饮合调胃承气汤加减,少尿期用增液承气汤加味,日1剂,水煎服或保留灌肠,对照组30例,均常规西医治疗,无效用血液透析,结果表明,两组分别治愈30例、28例(其中各配合血液透析1例、4例),死亡0例、2例,中药治疗组疗效优于对照组($P<0.05$)。裘沛然等总结近年犀角地黄汤临床应用,有用犀角地黄汤合清瘟败毒饮、桃核承气汤治疗流行性出血热456例,结果表明,病死率1.97%,余均治愈,西医对照组535例,病死率为4.11%,出现服用犀角地黄汤一般于药后3~5小时发生作用,排出稀便和尿液。戴春福以犀角地黄汤加玄参、麦冬、丹参制成凉营化瘀复方。在向由精制大肠杆菌内毒素攻毒的动物家兔于攻毒前2小时及攻毒即刻,腹腔注射7ml/kg复方液各1次,发现对照组肛温最低升高0.29℃、最高为1.38℃,复方组最低升高0.13℃、最高为0.52℃,两组比较有显著差异($P<0.01$)。李广勋等研究中发现,犀角对疫苗所致的发热家兔,能调节体温中枢而解热,以其为主要药物的犀角地黄汤亦能调节体温中枢而解热。

冯锦辉等运用补中益气汤结合呼吸操治疗52例稳定期慢性阻塞性肺疾病患者,治疗后治疗组的FEV_1,FEV_1%,FVC和FVC%均较治疗前明显上升,配合呼吸操可有效改善其肺功能。陈公灿等运用补中益气汤联合西医常规疗法治疗80例稳定期慢性阻塞性肺疾病患者,其中治疗组总有效率92.5%。变应性鼻炎:严道南等运用该方治疗肺脾虚寒证变应性鼻炎临床患者72例,对肺脾虚寒证有显著疗效。高旭青认为该方治疗变应性鼻炎经过现代临床研究证实有效。代长青该方加味合舌下含服粉尘螨滴剂治疗63例变应性鼻炎患者,总有效率98.4%。梁绍钦加味补中益气汤治疗30例脾气虚型常年性变应性鼻炎患者,其中短期和长期均取得良好临床疗效,且能有效减少鼻分泌物。关洁等采用鼻腔冲洗结合本方治疗100例变应性鼻炎患者,近期、远期疗效显效率分别为99%、68%。李瑞池采用本方治疗30例晚期肺癌,其中显效19例,有效9例,无效2例,其中1例伴有肝脏转移并发严重胸腹水和心包积液,另1例伴发脑转移,补中益气汤能缓解晚期肺癌各种症状,对肺癌的综合治疗有意义。胡强等采用补中益气汤治疗46例晚期肺癌化疗副反应患者,有效改善癌症患者身体素质及生活质量。杨周瑞利用银翘散合该方加味鱼腥草、浙贝母等治疗60例老年肺炎患者,有效率86.66%。寇兰俊等运用加味补中益气汤治疗45例呼吸机相关肺炎患者,能有效加强疗效和改善预后。苏巧珍等运用该方加半夏厚朴汤治疗26例中风后长期卧床老年坠积性肺炎患者,其中治愈12例,好转11例,无效3例。

张晓琴等用百合固金汤合秦艽鳖甲散加减对肺结核阴虚火旺型治疗。对照组采用常规抗痨治疗,治疗组在常规抗痨治疗基础上加用百合固金汤合秦艽鳖甲散加减治疗,两组疗程均为6个月。结果两组对比,治疗组患者盗汗、发热等症状较对照组改善明显($P<0.05$),且治疗后副作用亦较小。胡安黎用百合固金汤加减治疗肺结核经抗痨药物化疗效果欠佳者(年龄在19~23岁),病程1年2个月至21年,治愈29例,显效25例,有效7例,无效2例,疗程6个月,总有效率为96.8%。赵孟碧用百合固金汤治疗肺结核48例,其中男性25例,女性23例;年龄15~70岁。治疗结果显示,服药时间最长1年,最短6个月。半年后随访好转(自觉症状潮热、盗汗、乏力、纳差明显减轻,血沉恢复正常,痰菌阴性,胸片吸收)40例;1年后随访(潮热、盗汗、乏力、纳差、咳嗽症状完全消失,血沉正常,胸片纤维化)痊愈30例,好转15例,无效3例,有效率94%。杨泽江等观察百合固金汤配合化疗治疗晚期肺癌的临床疗效及作用机制。将

晚期肺癌59例随机分为两组,对照组27例采用化疗方案(鳞癌采用CAP方案,腺癌及未分化癌采用MAF方案),治疗组32例在对照组化疗基础上加用百合固金汤治疗。结果治疗组、对照组总有效率分别为56.3%、37%;临床证候改善率分别为81.2%、56.6%;生存质量变化改善率分别为78.1%、48.1%;中位生存期分别为16.8个月、11.6个月。两组比较均有显著性差异(P<0.01)。表明百合固金汤配合化疗能降低化疗的毒副反应,改善临床症状,而百合固金汤在改善机体免疫力方面起到标本兼治的作用。苏万方收治支气管扩张咯血110例,其中男性81例,女性29例;年龄21~83岁,以30~50岁为多;病程12天~30年;均经X线摄片确诊,并进行分型论治。其中阴虚型52例,用百合固金汤加减,经治疗显效23例(44%),有效25例,无效4例(8%),总有效率为92%。

　　彭清华以二陈汤加味治疗外感久咳(急性上呼吸道感染、急性支气管炎经治疗后,其他症状消失,仍咳嗽不止,伴咯痰7天以上者)56例,治疗1~3个疗程。结果:治愈48例;好转6例;无效2例。总有效率达96.43%。张俊图等研究结果显示,二陈汤合丹参饮加味联合西医治疗慢性阻塞性肺疾病急性加重期,能有效改善肺通气功能,降低红细胞压积,减少住院天数,临床疗效优于单纯西医治疗。蒋占勋应用二陈汤加味治疗外感久咳,疗效满意,总有效率为97.06%。赵鹏英等用二陈汤加减治疗咽炎咳嗽取得满意疗效,总有效率97%。王芬等实验研究结果认为,在体外实验中,二陈汤有可能通过抑制p38的活性而实现对ICAM-1的表达的调控,这可能为二陈汤控制肺癌转移的机制之一。

(二)中成药研究

　　林越等用清开灵制剂治疗外感高热证50例,第1天用清开灵注射液60ml加入5%葡萄糖注射液500ml中静脉滴注,每日1次;第2、3天用清开灵口服液,每次10ml,每日3次,并用清开灵注射液肌内注射,每次4ml,每日2次,停静脉滴注;对照组25例,采用红霉素、庆大霉素静脉滴注,并肌内注射阿尼利定。两组病程均为3天。结果两组治疗后体温均较治疗前明显下降(P<0.01)。但降温幅度治疗组较对照组明显增大,疗程3天内体温降至正常者,治疗组45例(90%),对照组18例(72%),体温降至正常时间,治疗组第1、2、3天分别为10例、25例、10例,对照组18例均在第3天退热(P<0.01),治疗组与对照组痊愈率分别为46%、36%,总有效率分别为88%、68%,治疗组优于对照组。邹旭等用清开灵注射液40~60ml加入5%或10%葡萄糖注射液中静脉滴注,每日1次,治疗外感高热症118例,结果治愈52例,显效37例,好转20例,无效9例,24小时内、25~48小时、49~72小时、73~96小时分别降温57例、39例、11例、2例。

　　参麦注射液在呼吸系统疾病的治疗中运用日益广泛,且疗效亦较满意。周庆伟用参麦注射液治疗慢性阻塞性肺气肿91例,用参麦注射液40ml加入500ml葡萄糖注射液中静脉滴注,每天1次,20天为一个疗程;对照组用维生素C 2g加入补液中静脉滴注,每日1次,20天为一个疗程,两组均由感染控制后开始用药。结果表明,治疗组治疗后肺功能较治疗前明显增加,有明显差异(P<0.01);对照组治疗前后肺功能对比无明显差异(P<0.05),两组治疗后肺功能比较有显著差异(P<0.05)。结果表明,慢性阻塞性肺疾病患者经参麦注射液治疗后肺功能明显提高,表明参麦注射液有显著改善肺通气功能作用,为治疗慢性阻塞性肺疾病缓解期较为理想的药物。牛豫洁治疗阻塞性肺气肿32例,住院期间以10~16ml参麦注射液加入补液中静脉滴注,每日1次,15天为一个疗程。病情好转出院后,每月1~7日,每天肌内注射4ml参麦注射液,合并严重感染患者,等感染控制后再使用参麦注射液,以体质进步,症状改善,呼吸道感染次数明显减少为好转。结果好转26例,无效6例,好转率达80%以上,并认

为肺部疾患导致肺功能显著破坏，且体质差、抵抗力弱极易引发呼吸道感染，从而病变加重，而参麦注射液对此十分有效，且能达到治疗预防的双重效果。周锦用参麦注射液合丹参注射液治疗肺源性心脏病急性发作期患者30例，另设常规治疗组30例对照观察，两组均予抗感染，解痉等常规治疗。参麦组加用参麦注射液20ml，丹参注射液10ml，加入补液中静脉滴注，每日1次，15天为一个疗程，结果参麦治疗组显效14例、好转13例、无效3例，总有效率90%；常规治疗组显效9例、好转15例、无效6例，总有效率80%。血气分析结果显示，参麦治疗组治疗前后明显改善，并有显著差异($P<0.01$)，常规治疗组治疗前后改善不明显($P<0.05$)，血液流变学、SOD等亦以参麦组为优，其认为参麦注射液合丹参注射液是治疗肺源性心脏病急性发作期的一种有效治疗方法。用参麦注射液静脉滴注辅助治疗小儿肺炎得到较满意的疗效。林玲治疗86例，其中支气管肺炎64例，大叶性肺炎16例，支原体肺炎6例。对照组80例，其中支气管肺炎58例，大叶性肺炎17例，支原体肺炎5例，治疗组用参麦注射液经4∶1稀释静脉滴注，剂量0.006~0.01mg/kg，每日1次，两组常规治疗相似。结果表明，治疗组咳嗽、气急、鼻扇、肺部啰音的消失时间均明显低于对照组，经统计学处理，两组差异显著，以治疗组为优，体会到参麦注射液治疗小儿肺炎具有缩短疗程，促进肺部啰音吸收，减少并发症等优点，并有明显抗内毒素作用及良好的非特异性抗感染作用。

（三）其他治法研究

邪留卫、气，高热不退，亦可使用中医的针灸、针刺放血、刮痧、拔罐、灌肠等外治法，还可进行雾化吸入疗法，通过经络循行作用于脏腑，或直接作用于靶器官，发挥清宣通降清热之作用。

再·努尔针刺配合三棱针点刺放血治疗发热81例，其中男45例，女36例，年龄最小4岁，最大72岁；病程最短5天，最长20天。所有病例都施用了各种大剂量抗菌退热药物及物理疗法，疗效欠佳或病情反复，体温在38℃以上。针刺一般1~5次即可，最多持续10次，1次/天。点刺放血隔日1次。治疗结果治愈31例，显效37例，有效10例，无效3例。

秦彩虹运用传统中医刮痧刺络拔罐配合中药治疗发热临床疗效69例，患者采用刮痧、刺络、拔罐并配合中药（金银花、连翘、黄芩、栀子等）治疗，3天后显效56例，有效12例，无效1例，总有效率可达98.6%。对于发热，运用中医传统治疗方法辨证施治，可收显著疗效。

周晓洁纳入小儿外感发热证患儿100例，随机分为两组，对照组予头孢噻肟钠20~80mg/(kg·d)加利巴韦林10~15mg/(kg·d)入液静滴，每日2次，当患儿体温超过38.5℃时给予布洛芬口服，按医嘱服用，每日不得超过4次。治疗组给予银翘散加减。方药组成：金银花10g，连翘15g，玄参10g，淡豆豉15g，牛蒡子15g，柴胡12g，生石膏40g，赤芍10g，甘草6g。每日1剂，浓煎成150~200ml药液。灌肠液用量每次50ml，每日2~3次保留灌肠。灌肠液温度在39~41℃之间。用50ml注射器抽取药液与小儿一次性吸痰管连接，患儿取左侧卧位，臀部抬高10cm，用石蜡油棉球润滑吸痰管前段及肛门口，排气，一手持管轻轻插入直肠（婴儿2.5~4.0cm，幼儿5.0~7.5cm），右手缓慢推注药液，左手捏紧肛周两侧臀部皮肤与肌肉，注药结束后反折导管将管拔出，用纱布块堵住肛门并轻轻按压5~10分钟，保留时间为1小时。两组均连续治疗3天。两组退热起效时间、完全退热时间、体温反弹情况差异有统计学意义，且治疗组总有效率96%明显高于对照组88%。

（四）中药复方治疗肺病发热临床疗效的系统评价

肺病发热属于肺系疾病常见临床症状之一，临床大多使用中西医联合治疗，关于中医药治疗肺病发热的临床疗效缺少大样本临床试验支持。2014年,邱建利、徐华等就中药治疗小儿上呼吸道感染发热随机对照试验进行Meta分析,分析目前临床研究现状。作者检索2002年—2012年PubMed、Embase、Cochrane图书馆、中国学术期刊全文数据库(CNKI)、中文科技期刊全文数据库(VIP)、中国生物医学文献数据库(CBM)公开发表的有关文献报道,按照Cochrane系统评价的要求,对中医药治疗上呼吸道感染引起发热的临床疗效作系统评价,提供循证医学证据。最后共有14篇临床研究共纳入上呼吸道感染发热的患者1989例符合本研究纳入标准。其中对照组均为西药,治疗组有7篇为中成药,2篇为中药复方,2篇为中药注射液,1篇为中药+西药雾化,1篇为足浴+西药治疗,1篇为中药贴敷。但试验的方法学质量均较低。结果:中医药治疗组与西药相比,两者总有效率存在显著差异(OR=3.66,95%CI为[2.78,4.82],合并效应的检验Z=9.22,$P<0.01$),中医药治疗组总有效率优于西药对照组。

张文斌,蒋红丽等于2008年发表《中医药治疗急性上呼吸道感染随机对照试验的系统评价》,检索各数据库建库至2008年的国内外公开发表相关文献,纳入Jadad≥4分文献13篇,其中中药治疗组与中药阳性药物对照组13篇文献,中药治疗组与安慰剂组0篇文献,中药治疗组与空白组0篇文献,中药治疗与西药组0篇文献。13个研究共纳入患者2439例,其中6篇文献报告了治疗组中药与对照组中药的降温起效时间,两组比较差异有统计学意义($P=0.002$)表明治疗组中药退热起效快。6篇文献报告了治疗组中药与对照组中药的体温解热时间,治疗组与对照组在体温解热时间上作用相当,没有明显的优势。结果显示在治疗急性上呼吸道感染(普通感冒)中,新近开发的中药在提高显效率和缩短降温起效时间方面均优于既往中药,能更好地提高临床疗效。但由于缺乏安慰剂和空白对照,存在发表偏倚,故准确性有待证实。

同样刘建平、Eric Manheimer等评价中西医结合治疗严重急性呼吸综合征(SARS)的疗效,共纳入8篇中西医结合与西医比较治疗共计488例SARS患者的随机对照试验。实验的方法学质量普遍较低,Meta分析表明西医结合疗法能够缩短发热的时间,但由于试验的质量较低,现有的证据还不足以得出肯定的结论。

中药复方治疗肺病发热的疗效评价缺少大样本、高质量的临床试验支持,目前临床疗效显示中药、中药+西药,特别是新近开发的中药在缩短发热时间及提高有效率方面存在优势,但普遍存在发表偏倚,故结论有待证实。

四、重点、难点、疑点探究

如何从"甘温除热法"的角度理解气虚发热的论治,是本章的重点、难点、疑点。

"甘温除大热"是指以味甘性温的药物为主组成方剂,治疗因中气不足或气虚血亏导致的内伤发热病的一种治法。其代表方剂为补中益气汤和当归补血汤。李东垣在《脾胃论·脾胃虚实传变论》中指出:"夫饮食失节,寒温不适,脾胃乃伤。此因喜、怒、忧、恐,损耗元气,资助心火,火与元气不两立,火胜则乘其土位,此所以病也。《调经论篇》云:'病生阴者,得之饮食居处,阴阳喜怒。'又云:'阴虚则内热……有所劳倦,形气衰少,谷气不盛,上焦不行,下脘不通,胃气热,热气熏胸中,故内热。'脾胃一伤,五乱互作。"《内外伤辨惑论·饮食劳倦论》又说:"既脾胃虚衰,元气不足,而心火独盛。心火者,阴火也,起于下焦,其系系于心,心不主令,相火代之。相火,下焦包络之火,元气之贼也。火与元气不能两立,一胜则一负。脾胃气虚,则下流于肾、肝,阴火得以乘其土位……盖阴火上冲,则气高而喘,身热而烦,其脉洪大……

惟当以辛甘温之剂,补其中、升其阳,甘寒以泻其火,则愈。"元气不足会引起"阴火独旺",而这种阴火是与元气相对立的。元气充沛时,阴火收敛下降;元气不足时,阴火就亢盛嚣张。阴火越炽盛,元气就越益受耗伤。

李杲认为脾胃是人体元气之本,精气升降运动的枢纽,因而提出了"内伤脾胃,百病由生"的著名论点。在脾胃气机升降方面,李杲特别强调生长和升发的方面,认为只有谷气上升,脾气升发,元气充沛,生机才能蓬勃旺盛,否则必致疾病。他说:"《五常政大论》云:'阴精所奉其人寿,阳精所降其人夭',阴精所奉,谓脾胃既和,谷气上升,春夏令行,故其人寿;阳精所降,谓脾胃不和,谷气下流,收藏令行,故其人夭"(《脾胃论》卷上)。他还认为一旦脾胃虚衰,元气不足,清阳下陷即会产生内热——阴火,进而针对脾胃气虚,清阳下陷,阴火上冲这三个脾胃内伤病理的主要环节创立了补中升阳泻火的用药法度,其中尤以补中升阳为基本大法。因而在临证治疗时喜用"辛甘之药滋胃,当升当浮,使生长之气旺","人之脾胃气衰,不能升发阳气,故用升麻、柴胡助辛甘之味,以引元气上升"(《脾胃论》卷中)。

李东垣根据《内经》"损者益之、劳者温之""热因热用"之旨,结合自己的医疗实践和经验,认为治疗此种内伤虚热证主要病机仍然是脾胃虚损、元气不足所衍发的各种发热现象,因而不能单用滋阴、养血、透邪、泻火、清热燥湿等法,当以"辛甘温之剂,补其中而升其阳,甘寒以泻其火则愈"。此即后世所说的"甘温除热法"。忌苦寒克伐脾胃,亦不可汗下劫夺津气,意在使脾胃健旺,清阳上升,元气充足,则阴火自然下潜而热退。是治本而除其产生阴火之源,旨在使受损元气得到恢复,中焦枢机得力,阴火自敛。属于治本而非治标之法。

第六节　相关西医疾病诊疗指南

与本病相关的西医疾病诊疗指南可参照:

1. 中华医学会《2011版流行性感冒诊断与治疗指南》。
2.《WHO结核病治疗指南》第4版或中华医学会《肺结核诊断和治疗指南》。
3. 中华医学会《风湿热诊断和治疗指南》。
4. 中华医学会《类风湿关节炎诊疗指南》。
5. 中华医学会《干燥综合征诊断及治疗指南》。
6. 中华医学会《系统性红斑狼疮诊治指南》。
7. 中华医学会《显微镜下多血管炎诊断及治疗指南》。
8. 中华医学会《2014原发性支气管肺癌早期诊断中国专家共识》。
9. 中华医学会《中国滤泡性淋巴瘤诊断与治疗指南》。

(李风森)

参 考 文 献

[1] 任继学. 毒邪肺热病辨证论治[J]. 中医药通报,2005,4(6):7-10.

[2] 高淑贞. 温病存津要义之浅见[J]. 中华医学研究杂志,2003,3(3):260-261.

[3] 陈少东,卢红蓉. 肺热证气阴两伤病机的探讨[J]. 中华中医药杂志,2007,22(6):390-391.

[4] 黄星垣,黄晓岸.中医药治疗急性感染的思路[J].中医杂志,1996,37(1):47.

[5] 洪广祥.下法的运用和体会[J].中医杂志,1989,(9):4.

[6] 阎田玉.病毒性肺炎与血瘀证[J].中医杂志,1991,(4):48.

[7] 朱华德,郭天玲.现代中药应用与研究大系.方剂学[M].上海:上海中医药大学出版社,1996.

[8] 裘沛然.中医历代名方集成[M].上海:上海辞书出版社,1994.

[9] 戴春福,翁晓红.《备急千金要方》犀角地黄汤不宜作温病血分证代表方[J].中国中药杂志,2002.8(27):637-639.

[10] 冯锦辉,万诚,师志强.补中益气汤结合呼吸操治疗稳定期慢性阻塞性肺疾病的临床观察[J].广东医学院学报,2013,31(2):157-158.

[11] 陈公灿,李映霞,周志友,等.补中益气汤联合西医常规疗法治疗稳定期慢性阻塞性肺疾病临床观察[J].上海中医药杂志,2012,46(7):42-44.

[12] 严道南,马华安,蒋中秋.补中益气汤治疗变应性鼻炎临床药物选择探讨[J].辽宁中医杂志,2011,38(1):15-16.

[13] 高旭青.补中益气汤治疗变应性鼻炎的研究进展[J].中医临床研究,2013,5(2):121-122.

[14] 代长青.加味补中益气汤联合舌下含服粉尘螨滴剂对变应性鼻炎的疗效分析[J].中国中医基础医学杂志,2013,19(10):1233-1235.

[15] 梁绍钦.加味补中益气汤治疗脾气虚型常年性变应性鼻炎的临床疗效观察[J].中国卫生产业,2011,8(5):100-101.

[16] 关洁,郝建营.鼻腔冲洗结合补中益气汤治疗变应性鼻炎100例[J].当代医学,2011,17(13):12-13.

[17] 李瑞池.补中益气汤治疗晚期肺癌的体会[J].现代中西医结合杂志,2006,15(3):343-344.

[18] 胡强,汪宏云,杨勇刚.补中益气汤改善晚期肺癌化疗毒副反应的临床观察[J].浙江中医药大学学报,2008,32(2):220-221.

[19] 寇兰俊,刘清泉,江其敏.加味补中益气汤对呼吸机相关肺炎患者预后影响的临床研究[J].中国中医急症,2011,20(3):202-203.

[20] 苏巧珍,陈婉珉,孙玉芝.补中益气汤加半夏厚朴汤治疗中风后长期卧床老年坠积性肺炎患者疗效观察[J].新中医,2011,43(7):44-45

[21] 张晓琴,马婧,袁维真.百合固金汤合秦艽鳖甲散加减治疗肺结核阴虚火旺型临床疗效观察[J].中医临床研究,2014,6(2):44-46.

[22] 彭清华.二陈汤加味治疗外感久咳56例[J].黑龙江中医药,2015,1:26.

[23] 张俊图,吴洪波.二陈汤合丹参饮加味联合西医治疗慢性阻塞性肺疾病急性加重期30例[J].中医杂志,2012,53(24):2131-2132.

[24] 王芬,胡凯文,左明焕,等.二陈汤对肺癌A549细胞中黏附分子-1和p38表达的影响[J].中国中医药信息杂志,2012,19(8):41-43.

[25] 再努尔,努尔买买提·阿不拉.针刺配合三棱针点刺放血及拔罐治疗发热81例[J].亚太传统医药,2010,6(11):32.

[26] 秦彩虹,陆小左.刮痧刺络拔罐配合中药治疗发热69例临床观察[J].长春中医药大学学报,2013,29(2):293-294.

[27] 周晓洁.中药保留灌肠治疗小儿外感发热风热证的临床观察[J].光明中医,2014,29(11):2324-2325.

[28] 邱建利,许华,牛敏敏,等.中医药治疗小儿上呼吸道感染发热随机对照试验的Meta分析[J].南京中医药

大学学报,2014,30(1): 15-18.

[29] 张文斌,蒋红丽,周维,等.中药治疗急性上呼吸道感染随机对照试验的系统评价[J]. 中西医结合学报,2009,7(8): 706-716.

[30] 刘建平, Eric Manheimer, 施毅,等. 中西医结合治疗SARS的系统评价与Meta-分析[J]. 中国中西医结合杂志,2005,25(12): 1082-1088.

第十四章 感 冒

第一节 疾病概述

感冒,是因风邪侵袭人体而引起的疾病,临床上以头疼、鼻塞、流涕、喷嚏、恶寒、发热、脉浮等为主证,为常见的外感病。病名释义:感即感受,冒即触冒,感冒即感受、触冒外界风邪而致的病。一般病程3~7日,在整个病程中很少传变。病情有轻重之不同,病情轻者多为感受当令之气,称为伤风、冒风、冒寒;病情重者多为感受非时之邪,称为重伤风。如果病情较重,并在一个时期内广泛流行,证候多相类似者,称为时行感冒。本病四季均可发生,尤以冬、春季为多见。因春冬两季气候多变,春为风令,风为六淫之首,善行而数变,故极易犯人;冬为寒水之司,朔风凛冽,风寒相合,更易伤人。

西医学所称的急性上呼吸道感染属于感冒的范畴,流行性感冒属于时行感冒的范畴。急性上呼吸道感染简称上感,为外鼻孔至环状软骨下缘包括鼻腔、咽或喉部急性炎症的总称。主要病原体是病毒,少数是细菌。发病不分年龄、性别、职业和地区,免疫功能低下者易感。通常病情较轻、病程短、可自愈,预后良好。但由于发病率高,不仅可影响工作和生活,有时还可伴有严重并发症,并有一定的传染性,应积极防治。流行性感冒简称流感,是由流行性流感病毒引起的急性呼吸道传染病。起病急,高热、头痛、乏力、眼结膜炎和全身肌肉酸痛等中毒症状明显,而呼吸道卡他症状轻微。主要通过接触及空气飞沫传播。发病有季节性,北方常在冬春季节发病,而南方全年可以流行,由于变异率高,人群普遍易感。同时因其发病率高,在全世界包括中国已引起多次暴发流行,严重危害人类生命安全。

第二节 文献回顾

早在《内经》即已认识到感冒主要是外感风邪所致。《素问·骨空论》曰:"风者百病之始也……风从外入,令人振寒,汗出头痛,身重恶寒"。《素问·风论》亦说"风之伤人也,或为寒热。"汉代张仲景在《金匮要略·腹满寒疝宿食病脉证治》中记载:"夫中寒家,喜欠,其人清涕出,发热色和者,善嚏"。《伤寒论·辨太阳病脉证并治》论述太阳病时,以桂枝汤治表虚证,以麻黄汤治表实证,提示感冒风寒有轻重的不同,并为后世治疗感冒辨别表虚、表实,奠定了基础。隋代《诸病源候论·风热候》指出:"风热之气,先从皮毛入于肺也……其状使

227

人恶风寒战,目欲脱,涕唾出……有青黄脓涕"。可见当时对外感风热的成因和临床特征,已有一定的认识。感冒一词始见于北宋《仁斋直指方·诸风》,该书在"伤风方论"中论述《太平惠民和剂局方》参苏饮时指出:"治感冒风邪,发热头疼,咳嗽声重,涕唾稠黏"。宋代陈无择《三因极一病证方论·叙伤风论》是对伤风的专题论述,以六经辨证,根据不同证候,加以施治,提出治足太阳膀胱经伤风用桂枝汤;治足阳明胃经伤风用杏子汤;治足少阳胆经伤风用柴胡加桂汤;治足太阴脾经伤风用桂枝加芍药汤;治足少阴肾经伤风用桂附汤;治足厥阴肝经伤风用八物汤。尽管在当时有一定影响,但后世较少采用。而伤风之名沿用至今。元代《丹溪心法·中寒附录》说:"凡症与伤寒相类者极多……初有感冒等轻证,不可便认作伤寒妄治。"又说:"伤风属肺者多,宜辛温或辛凉之剂散之。"朱丹溪确立了感冒治疗的辛温、辛凉两大法则,对后世有深远影响。并且他在《丹溪心法·中寒二》中提出感冒的病位在肺。明代李中梓在《医宗必读·伤风》将感冒之虚、实之治概括为"治实之法,秋冬与之辛温,春夏与之辛凉,解其肌表,从汗而散。治虚之法,固其卫气,兼解风邪,若专与发散,或汗多亡阳,或屡痉屡发,皆治之过也。"明代龚廷贤提出"风寒感冒"的名称。随着后世医家的不断充实,到清代,对感冒之理、法、方、药的认识基本完善。清代林珮琴在《类证治裁·伤风》则强调:伤风"治法不宜表散太过,不宜补益太早,须察虚实,审轻重,辨寒热,顺时令",这充分体现了辨证论治的整体思想。

　　关于伤寒与感冒的关系,历代各家,颇多争论。明清医家多将感冒与伤风互称。如在《丹溪心法·中寒附录》中朱丹溪告诫医者:"凡症与伤寒相类者极多……初有感冒等轻证,不可便认作伤寒妄治。"张介宾以邪之深浅,病之轻重来辨伤风与伤寒之区别。他在《景岳全书·伤风》中说:"伤风之病,本由外感,但邪甚而深者,遍传经络,即为伤寒;邪轻而浅者,只犯皮毛,即为伤风"。清代李用粹在《证治汇补·提纲门·伤风》中,专列"伤风伤寒辨"从临床症状方面详加辨析,认为"风循经络,亦有六经传遍,其初起头疼身热与伤寒同,但伤风必鼻塞流涕,且多恶风,居暖室之中,则坦然自如,伤寒恶寒,虽近烈火,仍复怕寒。又伤风在表者,有汗而手足微烦,伤寒在表者,无汗而手足微冷。伤风在里,肺热而皮肤发疹;伤寒在里,胃热而肌肉发斑,皆各异也。"但从整体来看,伤寒包括的范围甚广,而感冒乃一般感受风邪所致,不能与伤寒相提并论。

　　此后医家又对虚人感冒有进一步的认识,提出扶正达邪的治疗要求。如清代李用粹《证治汇补·伤风》中记载:"如虚人伤风,屡感屡发,形气病气俱虚者,又当补中,而佐以和解,倘专泥发散,恐脾气益虚,腠理益疏,邪乘虚入,病反增剧也"。唐容川在《血证论·感冒》中提出"血家最忌感冒""然血家又易感冒",治疗上"唯和解一法,为能补正祛邪,宜先生其津,使津足而火不食气,则肺气能达于皮毛,而卫气充实,次宜梳理其气,使血分和,则不留邪为患,而外邪自解矣。宜小柴胡汤加杏仁、荆芥、防风、紫苏主之。"又如《医学心悟·论汗法》中记载:"凡一切阳虚者,皆宜补中发汗。一切阴虚者,皆宜养阴发汗。"

　　至于时行感冒,可上溯到隋代巢元方《诸病源候论·时气病诸候》,其云:"夫时气病者,此皆因岁时不和,温凉失节,人感乖戾之气而生,病者多相染易。故预服药及为方法以防之。"并指出"非其时而有其气,是以一岁之中,病无长少,率相近似者,此则时行之气也",认识到有的感冒有流行性、传染性,当隶属于"时行病"类。随着温热病学的发展,清代医家对时行感冒的认识更加深入,林珮琴在《类证治裁》一书中首次提出了"时行感冒"之名。徐灵胎《医学源流论·伤风难治论》说:"凡人感风寒,头痛发热,咳嗽涕出,俗谓之伤风……乃时行之杂感也。"指出感冒属触冒时气所致。温热病学说的形成使医家多采用温热病的方药以治疗感冒,如徐大椿在《医学源流论·伤风难治论》中归纳了伤风治疗八法:"一驱风,苏叶、荆芥之类;二消痰,半夏、象贝之类;三降气,苏子、前胡之类;四和荣卫,桂枝、白芍之类;五润津液,蒌仁、玄参之类;六养血,当归、阿胶之类;七清火,黄芩、山栀之类;八理肺,桑皮、大力子之类。"并认为"八者随其症之轻重而加减之,更加以避风寒,戒辛酸,则庶儿渐愈"。

近代医家不仅使得感冒的理论内容更加充实,而且对感冒的预防、治疗也有了进一步的发展,总结出了许多行之有效的方药。如施今墨在治疗外感病时,着重辨别气血、虚实和表里,尤以辨表里(即详审表里比重)更具特色。他认为外感热病必内有蕴热,方易招致外邪,若无内因,仅有外因多不能伤人,故治表证不可只知发汗,尤当注意清里,在"清"和"解"两方面权衡轻重,自创七解三清、六解四清、半解半清等法,务必使用药时表里比重适当。刘惠民对于外感病的治疗,亦主张既解表又清里,临证善用生石膏,并且注重调理脾胃之气,认为脾胃为汗液资生之源,药常用麻黄、石膏配伍山药以健脾益胃,使邪热去而正不伤。他在应用解表药时,注意三因制宜:春宜用薄荷、葛根,麻黄用量宜小;夏宜用藿香、香薷、滑石;秋宜用麦门冬、沙参;冬则必用生姜、桂枝、麻黄。他对南方人多用豆豉、苏叶、荆芥、浮萍等轻清表剂,对北方人则必用麻黄,用量多在9g以上,甚或与桂枝同用。赵绍琴在治疗湿伤于表的湿邪感冒时,多用辛香宣透之品,芳化湿浊,宣通腠理,使气机畅达,微微汗出,湿邪可尽去。药用藿香、佩兰、大豆黄卷、淡豆豉之类。由于肺主一身之气,通调水道,亦常配苏叶、桔梗、杏仁等宣肺降气之品,气化则湿化。湿易伤脾,脾能运湿,常用苍术、砂仁、蔻仁、谷麦芽等燥湿健脾消导之品,内湿较重者,加茯苓、泽泻以淡渗利湿。

第三节 病因病机

一、病因

六淫之邪、时行疫毒,侵袭肺卫,以致卫表不和,肺失宣肃而为病。

1. 六淫 感冒是因六淫、时行疫毒,侵袭肺卫,以致卫表不和,肺失宣肃而为病。当气候突变,寒热失常之时,风邪最易侵袭人体,因风邪为六淫之首,流动于四时之中,故外感为病,常以风为先导。但在不同季节,每与当令之气相合伤人,而表现不同的证候,如春季多见风热,夏季多夹暑湿,秋季多兼燥邪,冬季多见风寒,但一般以风寒、风热为多见。

2. 时行疫毒 时行疫毒是指具有传染性的致病邪气,多因时令不正,故使天时暴戾之气流行人间。若四时之中气候失常,春应温而反寒,夏应热而反冷,秋应凉而反热,冬应寒而反温,即所谓"非其时而有其气",伤人致病者,一般较感受当令之气为重。而非时之气夹时行疫毒伤人,则病情重而多变,往往相互传染,造成广泛的流行,且不局限于季节性。

3. 生活起居不适 生活起居不适,寒温失调,如贪凉露宿、涉水冒雨、更衣脱帽等易致外邪乘袭。

4. 正气不足,卫外不固 正气不足,腠理疏松,卫外不固,御邪能力较弱,则极易为外邪所客。如阳虚者,易受风寒;阴虚者,易受风热;脾虚痰湿偏盛者,易受外湿等。何以引起正气不足、卫外不固?或因平素体虚,稍有不慎,客邪乘虚伤人;或因过度劳累,体力下降,易自汗而腠理不密,营卫失和,因而感受外邪;再如肺有宿疾,肺蕴痰热,肺卫调节功能失调,每易招致外邪相引而发病。

二、病机

1. **基本病机**　外邪侵袭人体是否发病,关键在于卫气之强弱,同时与感邪之轻重有关。《灵枢·百病始生》曰:"风雨寒热不得虚,邪不能独伤人"。如果正气不足,御邪能力减退,或将息失宜,过度疲劳之后,腠理疏泄,卫气不固则极易为外邪所客,内外相互为因而发病。如气候突变,冷热失常,六淫时邪猖獗,卫外之气失于调节,即每见本病多发。若肺经素有痰热、痰湿,肺卫调节功能低下,则更易感受外邪,内外相引而发病。故《证治汇补·伤风》曰:"有平昔元气虚弱,表疏腠松,略有不慎,即显风症者。此表里两因之虚证也。"

外邪侵袭肺卫或从口鼻而入,或从皮毛内侵。风性轻扬,为病多犯上焦。肺处胸中,位于上焦,主呼吸,气道为出入升降的通路,喉为其系,开窍于鼻,外合皮毛,职司卫外,为人身之藩篱。故外邪从口鼻、皮毛侵入,肺卫首当其冲,感邪之后,随即出现卫表不和及上焦肺系症状。因病邪在外、在表,故尤以卫表不和为主。若卫阳被遏,营卫失和,邪正相争,可出现恶寒、发热等卫表之证。外邪犯肺,则气道受阻,肺气失于宣肃,则见咳嗽、鼻塞等肺系之症。由于感受四时之气的不同及禀赋体质的差异,故临床证候常表现有风寒、风热及夹湿、夹暑等不同。在病程中亦可见寒与热的转化或错杂。而时行感冒,因其感受时邪较重,故全身症状比较明显,甚或发生他病。

2. **病机演变**　感冒初起多见风寒或风热之邪侵袭,外邪束表犯肺,肺卫功能失调。在病程中可出现寒与热的转化和错杂。风热不解,或寒邪郁而化热,则可转化为肺卫热证;若邪郁不解,或夹痰热湿浊,客于半表半里,形成邪犯募原之证;病邪传里化热而表寒未解,以致内外俱实,发为表寒里热证;若为时行疫毒,入里化热较速,里热充斥,而为热毒炽盛之证;甚则热陷心包、引动肝风,则病情重笃;若反复感邪,正气耗损,由实转虚,或体虚感邪,正气愈虚,则病机转化为正虚邪实之证。

感冒总的发病趋势为邪袭肺卫,多以表证为主,很少发生传变,一般病程短而易于治愈。年老体弱,抗病能力较差者,外邪可由表及里,缠绵难解。若素有旧病,客邪加宿疾,常可使病势恶化,或生他病。时行感冒重症,应加以重视,以防发生传变。

第四节　临　证　思　路

一、辨病辨证要点

1. **临床表现**　普通感冒初起多见鼻窍和卫表症状。鼻、咽作痒而不适,鼻塞,流清涕,喷嚏,声重而嘶,头痛,恶风或恶寒,周身酸楚不适等。部分患者病及脾胃,还可表现为胸脘痞闷、恶心、呕吐、食欲减退、大便稀溏等症。

时行感冒,多呈流行性,有流行人群接触史。本病潜伏期一般为数小时至4日,临床上急性起病,全身症状较重,表现为高热、畏寒、头痛、乏力、全身酸痛等症状,病情较普通感冒为重。体温可高达39~40℃,一般持续2~3天后减退,全身症状逐渐好转,但鼻塞、流涕、干咳等症状变得明显,少数患者可有食欲不振、恶心、便秘或腹泻等胃肠道症状。

2. 病程　一般3~7日,普通感冒一般不传变,时行感冒少数可传变入里,变生他病。

3. 发病季节　本病一年四季皆可发病,而以冬、春两季为多。

二、类证鉴别

1. 感冒与风温　本病多与风温初起症状相似,但风温病势急剧,寒战高热,热势较甚,汗出后热虽暂降,但脉数不静,身热旋即复起,咳嗽胸痛,头痛较剧,甚至出现神志昏迷、惊厥、谵妄等症,如治疗不当可产生严重后果。而感冒一般发热不高或不发热,以解表宣肺之药即可汗出热退身凉,多不传变,病程短,预后良好。温病有明显的季节性,而感冒则四时皆发。

2. 普通感冒与时行感冒　普通感冒病情较轻,很少出现全身症状,少有传变。在气候突变时发病率可升高,但无明显的流行特点。时行感冒病情较重,发病急,全身症状显著,可以发生传变,化热入里,继发或合并他病,具有广泛的传染性和流行性。

3. 普通感冒与鼻渊　普通感冒和鼻渊均可见鼻塞流涕,或伴头痛等症。但鼻渊多流浊涕腥臭,感冒一般多流清涕,并无腥臭味;鼻渊一般无恶寒发热,感冒多见外感表证;鼻渊病程漫长,反复发作,感冒一般病程短暂,治疗后症状可较快消失。

4. 感冒与乳蛾　感冒与乳蛾均可见发热、恶寒、咽痛等症状,但乳蛾主要是以咽部疼痛、咽干不适、异物感,喉核红赤肿起,表面有黄白脓点为主要临床表现的咽部疾病。而感冒主要以外感表证为主要临床表现。

5. 感冒与麻疹　麻疹初期与感冒症状极为相似。麻疹是由麻疹病毒引起的急性传染病。多发生于儿童。麻疹早期可见发热恶寒、鼻塞流涕、咳嗽等症状,容易与流行性感冒相混淆。但是麻疹伴有目赤畏光、眼胞浮肿、多泪,发病后2~3天可在患者颊黏膜及唇内侧,出现直径0.5~1mm的小白点,周围环绕红晕,用压舌板刮不掉,由少逐渐增多,可能相互融合,称口腔麻疹斑,此斑一旦出现,即可确诊,而感冒无此症状。

三、辨证论治

1. 辨证思路

(1)辨寒热:风寒感冒以恶寒重,发热轻,头痛身疼,鼻塞流清涕为特征;风热感冒以发热重,恶寒轻,头痛,口渴,鼻塞流涕黄稠,咽痛或红肿为特征。其中咽部肿痛与否常为风寒、风热辨证主要依据。亦有初起属风寒感冒,数日后出现咽喉疼痛,流涕由清稀转为黄稠,此为寒邪郁而化热,可参照风热感冒论治。

(2)辨兼夹证:夹湿者多见于梅雨季节,以身热不扬,头胀如裹,骨节疼痛,胸闷,口淡或甜等为特征;夹暑者多见于夏季,以身热有汗,心烦口渴,小便短赤,舌苔黄腻为特征;夹燥者多见于秋季,以身热头痛,鼻燥咽干,咳嗽无痰或少痰,口渴,舌红等为特征;夹食者多见于饱食过度,以身热,脘腹胀满,纳呆,恶心呕吐,苔腻等为特征。

(3)辨虚实:一般感冒以青壮年多见,患者形体壮实,多无慢性病,诱因多为寒温失调、疲劳过度,证候特点为形实、邪实、症实,属实证,无传染性,病情较轻,病程较短;虚人感冒以体质虚弱者及老年人多见,患者形体虚弱,多有慢性病史,稍有不慎即可诱发,证候特点为虚实夹杂,寒热错综,病情轻重不一,无传染性,病程较长;时行感冒可见于任何年龄,虚人易感,多为时疫流行期,接触患病之人而诱发,证候特点多实,也有虚实相兼,病情较重,有传染性,病程较长。

2. 治疗原则 感冒,病位在肺卫,治疗应因势利导,从表而解,《素问·阴阳应象大论》曰"其在皮者,汗而发之",治疗以解表达邪为原则。风寒者治以辛温解表;风热者治以辛凉解表;暑湿外感者当清暑祛湿;患者有入里化热或兼里证者,又应表里双解;时行感冒多属风热重证,除辛凉解表外,还当佐以清热解毒之品;虚人感冒,应辨气虚、血虚、阴虚、阳虚之不同,分别采用益气解表、养血解表、滋阴解表、温阳解表方法。治疗感冒总以解表为法,但不宜发散太过,以免耗伤津液。除体虚感冒之外,不宜早用补益,以免造成留邪,甚则内传于里。

除上述外,治疗感冒,尚需注意以下几个要点:

(1)正确处理祛邪与扶正的关系:治疗虚证感冒,一般不宜重用发汗解表之剂。因气虚者表卫不固,本有自汗形寒情况,如疏散太过,汗出更多,会使营卫俱虚。阳虚者也有汗出畏寒情况,如用大剂辛散之品,则汗愈出,阳愈虚而寒愈甚。血虚者常见无汗或汗少,心主血,汗为心之液,血虚之人,汗源不足,如发汗太多,则津血益耗。阴虚者常有午后潮热,寐中盗汗,如妄用辛散之剂,汗出愈多而阴液愈虚,亢热愈甚。故治疗虚证感冒,必须妥善处理好祛邪与扶正的关系,掌握扶正而不碍邪,祛邪而不伤正为要领。

(2)灵活掌握辛温与辛凉,宣肺与肃肺的治疗法则:风热宜辛凉,风寒宜辛温,咳嗽初起宜宣肺,咳嗽日久宜肃肺,这是一般的处理原则,在临证中还须随证灵活应用。例如风寒感冒化热而寒邪未尽者,可在辛凉解表的同时,略佐辛温透邪之品。又如宣肺和肃肺之法,也有不可截然划分者,古方射干麻黄汤,既用麻黄辛温宣肺,又用款冬花肃肺下气,而此方治疗感受风寒,咳喘气急,喉中有痰鸣声之症甚效,取开阖并用之意;止嗽散中荆芥、桔梗与白前、百部同用,其意亦同。临床实践证明,温凉同用,宣肃相配,确能起到迅速退热,提高止咳效果,达到缩短疗程的目的。

(3)仔细辨清一般感冒与时行感冒的不同特点:一般感冒全年皆可发病,以冬春二季为多见,但传染性不强;时行感冒,传染性强,可出现广泛流行。一般感冒症状轻,时行感冒症状较重,甚至出现高热、谵妄等症。时行感冒在治疗时需重用清热解毒之品,如板蓝根、大青叶、蚤休、野菊花等。

第五节 证治研究

一、普通感冒

(一)实证

1. 风寒感冒

症状:鼻塞声重或鼻痒喷嚏,流涕清稀,喉痒,咳嗽,痰多稀薄,甚则发热恶寒,无汗,头痛,肢体酸痛,舌苔薄白,发热时脉浮数,如恶寒甚则脉见浮紧。如夹湿则身热不扬,头胀如裹,肢体酸痛而重;或见外有风寒表证,内有胸闷,泛恶,纳呆,口淡,苔腻等里证。

病机分析:风寒感冒主要由外感风寒,肺气失宣所致。肺主气,司呼吸,开窍于鼻,气道为呼吸出入的通路,由于外邪袭肺,窍道不利,故出现鼻塞声重、喷嚏、流清涕、喉痒、咳嗽等症状;肺与皮毛相合,风寒客于皮毛,寒为阴邪,其气凝闭卫外之阳被遏,营卫失和,故见发热无汗,头痛,肢体疼痛等症。苔白脉浮,乃邪客于表,脉紧为寒盛之象,发热时邪正相争可见浮数之脉。如风寒夹湿之邪客于皮毛,湿性黏滞重着,则恶寒而身热不扬,头胀如裹,肢体酸痛而重;如脾胃有湿,复感风寒之邪,内外合邪,除可见风寒表证外,又兼胸闷、泛恶,纳呆,口淡,苔腻等湿困中焦之象。

治法:辛温解表,宣肺散寒。

方药:葱豉汤、荆防败毒散。前者辛温通阳散寒,可用于轻证;后者乃辛温发汗之剂,其中荆芥、防风、羌活、独活等为驱散风寒之要药,对恶寒无汗、肢体疼痛者,用之最宜,配以前胡、桔梗等旨在宣肺止咳,如鼻塞重者,可加苍耳子。

如受凉冒雨,风寒夹湿之邪入侵,而见头胀如裹,肢体酸重,可改用羌活胜湿汤,以散风祛湿。如素体脾运不健,内湿偏胜,复感风寒之邪,可加苍术、厚朴、半夏、陈皮以运脾燥湿。

2. 风热感冒

症状:发热,微恶风寒,或有汗出,头痛,鼻塞涕浊,咳痰黄稠,口干欲饮,咽喉红肿疼痛,苔薄黄,脉滑数。

病机分析:风为阳邪,阳从热化,风热邪气郁于肌表,腠理不密,故见发热恶风,有汗不解;风热上受,肺失清肃,则头痛、鼻塞、浊涕、咳痰黄稠;风热熏蒸于窍道,使其不利,则咽痛、口干欲饮;苔薄黄,脉浮数,均系风热客于皮毛之象。夏令感冒,夹当令之暑邪为患,如暑热熏蒸,则身热甚壮,有汗而热势不解,心烦口渴,小便短赤,苔黄腻,脉濡数;如暑湿偏重,可见头胀如蒙,胸闷,泛恶,纳呆,口淡而黏。若患者素体热盛,或肺有痰火,复感风寒之邪,则热蕴于里,寒客于表,形成表寒里热,即所谓"寒包火"之证,故既见发热恶寒,无汗,头痛,骨楚之风寒表证,又见咽痛,痰稠,舌红,苔黄等里热之证。

治法:辛凉解表,祛风清热。

方药:银翘散、桑菊饮。两方均为辛凉之剂,前者用金银花、连翘、薄荷之辛凉,配荆芥之辛温,退热作用较强,佐以牛蒡子、桔梗、甘草清肺利咽,对风热感冒咽喉疼痛者,尤为适宜。后者作用较弱,可用于风热感冒之轻证。

表寒里热证,亦称寒包火,以疏风宣肺,散寒清热为主。用麻杏石甘汤加羌活、鱼腥草。病因肺有蕴热,复感风寒,乃内热外寒之证。故用麻黄配羌活,解表散寒,杏仁、石膏、甘草配鱼腥草以宣肺清热。如外寒较甚,恶寒骨节疼痛,加苏叶、桂枝以祛风散寒;如里热较甚,咽喉红肿疼痛,可加板蓝根、黄芩清热解毒;如大便秘结,身热不甚,苔腻,脉滑实而数,乃表里俱实之证,可改用防风通圣散,以表里双解。

3. 暑湿感冒

症状:身热,微恶风,汗少,肢体酸重或疼痛,头昏重胀痛,鼻流浊涕,心烦,口渴,或口中黏腻,渴不多饮,胸闷,泛恶,小便短赤,苔薄黄而腻,脉濡数。

病机分析:夏季感冒,感受当令之暑邪,暑多夹湿,每多暑湿并重。暑湿伤表,表卫不和,故身热、微恶风,汗少,肢体酸重或疼痛;风暑夹湿上犯清窍,则头昏重胀痛;暑热熏蒸清道,故见鼻流浊涕;暑热内扰,热灼津伤,则心烦、口渴、小便短赤;湿热中阻,气机不畅,则见胸闷、泛恶,口中黏腻,渴不多饮。苔薄黄而腻,脉濡数,为暑热夹湿之征。

治法:清暑祛湿解表。

方药:新加香薷饮加减。本方功能清暑化湿,用于夏月暑湿感冒,身热心烦,有汗不畅,胸闷等症。方用金银花、连翘清解暑热,香薷发汗解表,厚朴、扁豆花化湿和中;暑热偏盛可加黄连、青蒿,加鲜荷叶、鲜芦根清暑泄热;湿困卫表,加藿香、佩兰芳香化湿;里湿偏重加苍术、白豆蔻和中化湿,小便短赤加六一散、赤苓清热利湿。如属暑湿偏重,头胀如蒙,胸闷泛恶,苔白腻,脉濡滑,可用藿香正气散,以清暑利湿,芳香化浊。

(二)虚证

1. 气虚感冒

症状:恶寒发热,或热势不盛,但觉时时形寒、自汗,头痛鼻塞,咳嗽,苔白,语声低怯,气短,倦怠,苔白,脉浮无力。

病机分析:素体气虚,往往最易感邪。因气虚则表卫不固,腠理疏松稍遇气候变化,辄感风寒之邪,所以时时形寒者,乃气虚感邪常见之特征。一般气虚之体,感受风寒之邪偏多,故见恶寒发热,头痛鼻塞,苔白等风寒表证。语音低怯,气短,倦怠,均为肺气亏虚之象。

治法:益气解表,调和营卫。

方药:参苏饮、黄芪桂枝五物汤。前者用人参、茯苓等益气扶正,苏叶、葛根等疏风祛邪,前胡、桔梗、半夏宣肺化痰,适用于气虚感冒而见气短、神疲、无汗咳嗽之证。后者用黄芪为君,以益气固表;桂枝、芍药、生姜、大枣以调和营卫,适用于气虚感冒而见恶风、肢体酸楚之症。如气虚而见自汗、形寒、易感风邪者,可常服玉屏风散以益气固表,增强卫外功能,以防感冒复发。

2. 阳虚感冒

症状:阵阵恶寒,甚则蜷缩寒战,或稍兼发热,恶寒或自汗,汗出则恶寒更甚,头痛,骨节酸冷疼痛,面色㿠白,语言低微,四肢不温,舌质淡胖,苔白,脉沉细无力。

病机分析:阳气不足之人,最易感受风寒邪气,以老年人较为常见。一般恶寒重,发热轻,如患者阳虚汗出较多,阳气耗散,则恶寒更甚,此乃阳虚感冒之特征。阳气衰惫,不能温煦血脉,以致鼓动无力,故可见脉不浮而反沉细。

治法:温阳解表。

方药:桂枝加附子汤。阳虚之体,感受风寒,宜温里散寒以托邪外出。本方用附子助阳以驱寒,桂枝汤通阳以祛风,使阳气充沛,腠理温煦,则风寒之邪,自能从外而解。如大便溏泻,腹中隐痛,加炮姜、肉桂温运中阳以止泻。

3. 血虚感冒

症状:头痛,身热,微寒,无汗或汗少,面色不华,唇淡,指甲苍白,心悸,头晕,舌淡苔白,脉细,或浮而无力,或脉象结代。

病机分析:素体血虚,或失血之后,或产后血亏,除见普通表证外并见血虚之证。由于血虚,汗源不足,一般无汗或汗少。血虚感冒数日不愈,往往心悸,眩晕更甚,甚至出现脉象结代,此乃虚体感邪,耗伤阴血所致。

治法:养血解表。

方药:葱白七味饮加减。本方以葱白为君,既取本品辛温解表作用,又取其温通血脉之力,对血虚感冒尤为适宜。方中葱白、豆豉、葛根、生姜解表的同时,又配合地黄、麦冬以滋阴养血。如恶寒重,可加黄芪、防风、荆芥;如热重,可加银花、连翘。如血虚感邪,血液运行不畅,脉络痹阻,而见脉象结代者,可加桂枝、红花、丹参以通阳活血宣痹。

4.阴虚感冒

症状：发热，微恶风寒，无汗或微汗，或寐中盗汗，头痛，心烦，口干咽燥，手足心热，干咳少痰，或痰中带血丝，舌质红，脉细数。

病机分析：阴虚之体，肺有燥热，感邪之后，常见偏于风热之证，在感冒时其阴虚之象更为明显。此乃发热出汗，易伤阴液之故。如肺阴素虚，肺气失于清肃，咳嗽伤络，可见痰中带血。

治法：滋阴解表。

方药：加减葳蕤汤。本方以玉竹为主，取其滋阴生津之功，以奏资助汗源之效；葱白、豆豉、桔梗、薄荷、白薇等以解表宣肺退热，发汗而不峻；甘草、大枣甘润和中而不腻。如心烦口渴较甚，可加黄连、竹叶、天花粉以清热生津除烦；如咳嗽咽干，咳痰不爽，可加牛蒡子、射干、瓜蒌皮以利咽化痰；如咳嗽胸痛，痰中带血，可以加鲜茅根、生蒲黄、藕节以清肺凉血化瘀。

二、时行感冒

（一）轻症

1.风热犯卫

症状：发病初期，发热或未发热，咽红不适，轻咳少痰，微汗。舌质红，苔薄或薄腻，脉浮数。

治法：疏风清热。

方药：银花、连翘、桑叶、菊花、炒杏仁、浙贝母、荆芥、牛蒡子、芦根、薄荷（后下）、生甘草。苔厚腻加藿香、佩兰；腹泻加黄连、木香。常用中成药：疏风解毒胶囊、银翘解毒类、双黄连类口服制剂等。

2.风寒束表

症状：发病初期，恶寒，发热或未发热，身痛头痛，鼻流清涕，无汗。舌质淡红，苔薄而润。

治法：辛温解表。

方药：炙麻黄、炒杏仁、桂枝、葛根、炙甘草、羌活、苏叶。常用中成药：九味羌活颗粒、散寒解热口服液。

3.热毒袭肺

症状：高热、咳嗽、痰黏咯痰不爽、口渴喜饮、咽痛、目赤。舌质红苔黄或腻，脉滑数。

治法：清肺解毒。

方药：炙麻黄、杏仁、生石膏（先煎）、知母、芦根、牛蒡子、浙贝母、金银花、青蒿、薄荷、瓜蒌、生甘草。便秘加生大黄。常用中成药：连花清瘟胶囊、莲花清热泡腾片、小儿豉翘清热颗粒等。

（二）危重症

1.热毒壅肺

症状：高热，咳嗽咯痰，气短喘促；或心悸，躁扰不安，口唇紫暗，舌暗红，苔黄腻或灰腻，脉滑数。

治法：清热泻肺，解毒散瘀。

方药：炙麻黄、生石膏、炒杏仁、知母、全瓜蒌、黄芩、浙贝母、生大黄、桑白皮、丹参、马鞭草。持续高热，神昏谵语者加服安宫牛黄丸；抽搐者加羚羊角、僵蚕、广地龙等；腹胀便结者加枳实、元明粉。

2. 正虚邪陷

症状: 呼吸急促或微弱,或辅助通气,神志淡漠甚至昏蒙,面色苍白或潮红,冷汗自出或皮肤干燥,四肢不温或逆冷,口燥咽干,舌暗淡,苔白,或舌红绛少津,脉微细数,或脉微弱。

治法: 扶正固脱。

方药: 偏于气虚阳脱者选用人参、制附子、干姜、炙甘草、山萸肉等; 偏于气虚阴脱者可选用红人参、麦冬、五味子、山萸肉、生地、炙甘草等。若仍有高热者加用安宫牛黄丸。

注意: 轻症煎服法: 水煎服,每剂水煎400ml,每次口服200ml,每日2次;必要时可日服2剂,200ml,6小时1次。危重症煎服法: 每剂水煎400ml,每次200ml,口服,每日4次;病情重不能口服者可进行结肠滴注,用量和次数同上。以上方药、用量供参考使用,儿童用量酌减,有并发症、慢性基础病史的患者,随证施治。

中医预防: 与流感患者有明确接触者:①儿童、青壮年,身体强壮者可用下方: 金银花6g、大青叶6g、薄荷3g、生甘草3g,水煎服,每日1剂,连服5天。②老年体弱者可用下方: 党参6g、苏叶6g、荆芥6g,水煎服,每日1剂,连服5天。

三、现代研究

(一)理论研究

张红升等通过运用临床流行病学方法对北京地区200例感冒/时行感冒中医发病规律研究发现,临床上主要集中在表、湿、热、外风、肺、气虚6种证素,甲型H1N1流感病毒为"风热疫毒"。王大伟等使用数据挖掘当代名老中医对流行性感冒辨证治疗的经验,从期刊文献及著作中分析本病的证治规律,数据结果显示各当代名老中医对流行性感冒的认同度较多的证型为外感风热、外感风寒、毒邪内蕴、外感夹湿4个证型,针对这4个证型,使用频次最高的方剂分别为银翘散、荆防败毒散、普济消毒饮、羌活胜湿汤等方剂。范津博等通过考证历代医家对"毒"的含义,探讨毒邪学说的理论,指出时行感冒的辨证应重视其外感与内生之毒邪,进而分析临证时应从毒论治时行感冒。谢立群等将30例流行性感冒患者随机分为治疗组18例与对照组12例,分别予以清气凉营中药及抗病毒颗粒治疗;比较两组体温开始下降、复常时间、体温变化情况及临床疗效,结果治疗组临床疗效优于对照组,其体温开始下降、复常时间治疗组均早于对照组,表明清气凉营法疗效肯定。李安德等将古今医家和文献对治疗时行感冒的辨证体系和治疗大法进行了总结分析,《素问》提出了热病的治疗大法,《伤寒论》建立六经辨证体系,形成伤寒学派,叶天士著《温热论》、吴鞠通著《温病条辨》,形成温病学派,建立卫气营血辨证体系和三焦辨证体系;后世医家刘河间、王安道、喻嘉言、罗天益等以及现代医家张锡纯等对伤寒学派和温病学派的理论、方药进行了一定的阐发,并且指出伤寒学派与温病学派是基于不同的时行邪气立论形成的不同学派,时行感冒既有感受时气寒邪而发为伤寒者,也有感受温邪而发为温病者。耿晓江在辨证论治时行感冒时总结出了五种临床证型,它们分别是风寒证、风热证、热毒袭肺、外感风寒挟湿、外感风热挟湿,并且认为在治疗时行感冒时,要遵循中医整体观念及辨证论治原则,根据发病地域、季节、人的体质差异灵活辨治。赵静等对中医药治疗流行性感冒文本挖掘结果与诊疗方案的比较分析,最终得出结论是流感证候以风热犯卫的流感轻症多见,治疗方药以银翘散与麻杏石甘汤为主,文本挖掘与诊疗方案中证候与方药基本一致,但文本挖掘结果以流感轻症为主,诊疗方案则兼顾流感重症。焦秋粉等对吴鞠通《温病条辨》手太阴温病相关条文进行整理分析,总结出了辛凉为正、分消走泄、随证治之、鉴证斟因这四法,对流感的治疗提供了一定的思路。奚肇庆等就外感发热(上呼吸道感染、流行性感冒)制定了门诊和住院的中医临床路径,这对中医及中西医结合医师在诊断和治疗外感发热疾病上提供了较强的临床参考。

(二)实验研究

郭承军等以小鼠流感模型为对象,研究金银花抗流感病毒作用的谱效关系及药效物质基础,结果发现绿原酸是金银花抗流感作用的主要有效成分之一。王文丽等发现连翘提取物在银翘散的主要药物组成成分中抗甲型流感病毒的作用最强。杨子峰等发现板蓝根多糖能直接抑制流感病毒表面的血凝素,从而阻止病毒感染,在体外对多种亚型的甲型流感及乙型流感病毒均有抑制作用。刘钊等发现大青叶有效单体对流感病毒无直接灭活作用,也不能阻止流感病毒的吸附,而能抑制流感病毒在MDCK细胞内的生物合成,其抗流感病毒效果优于利巴韦林和抗病毒口服液。毕岩等通过研究甘露消毒丹对流感病毒感染小鼠的实验,结果发现甘露消毒丹通过免疫调控作用,增强了机体网状内皮系统对外来抗原物质或体内抗原-抗体复合物的清除力,甘露消毒丹在一定程度上能正面调节机体的免疫功能。张波等研究发现麻杏石甘汤对流感病毒感染小鼠肺部炎症与神经氨酸酶活性有一定的影响,其机制可能与其抑制神经氨酸酶活性,阻止病毒增殖有关,并且认为麻黄在该方抗流感病毒作用中有重要地位。罗炳德等通过对流感病毒性肺炎湿热证小鼠模型的研究发现,蒿芩清胆汤对流感病毒性肺炎湿热证疗效显著,而它是通过下调NF-JB的表达来干预肺泡内炎症反应,减少肺组织损伤从而达到治疗的目的。李庆国等经研究发现银翘散可抑制流感病毒感染快速老化小鼠血清中TNF-α及提高IFN-γ动态表达,从而发挥减轻炎性损伤,增强机体免疫功能的作用。刘龙等通过观察辟秽防感香囊提取液对免疫功能低下小鼠的影响,结果发现其能提高免疫功能低下小鼠的免疫水平,尤其是提高呼吸道黏膜免疫功能。吴虓飞等研究发现柴菊口服液对常见呼吸道病毒和细菌具有较好的抑制作用,可降低流感病毒感染小鼠的肺指数和死亡率,增加感染小鼠的体重,显著延长感染小鼠的存活时间。

(三)临床研究

任培华等将100例患者随机分为两组,均给予基础治疗,治疗组在此基础上服用妊娠外感方;对照组服用维生素C,两组疗程均为3天。观察两组患者体温和中医证候的变化。结果发现治疗组临床总有效率86.00%,中医证候疗效总有效率92.00%,均高于对照组。李国勤等通过临床观察发现金花清感颗粒治疗流行性感冒风热犯肺证安全、有效。王林等采用临床随机对照试验设计,将140例符合流感诊断标准的受试者随机分为中药治疗组70例和西药对照组70例。中药治疗组给予白虎清瘟汤口服;西药对照组给予退热、解痛、抗病毒等对症治疗。结果显示中药治疗组临床总有效率(97.14%)明显高于西药对照组(88.57%)。李继庭观察柴胡香薷饮治疗流感,结果发现治疗组退热时间明显快于对照组。蔡林利等通过计算机检索收集连花清瘟胶囊治疗流行性感冒的随机对照试验,以系统评价连花清瘟胶囊治疗流行性感冒疗效和安全性,结果证明在流行性感冒的治疗中,连花清瘟胶囊较其他中药及西药更能缓解流感样症状。沈小珩通过观察芪众颗粒预防时行感冒的临床疗效,结果发现芪众颗粒能有效减缓相关症状,并且能改善头痛、自汗、乏力等症状。禹云梅等运用清上温下法,自拟方治120例时行感冒风热证患者,另设对照组60例用银翘解毒片与西药治疗,结果表明治疗组总有效率为96.7%,对照组总有效率66.7%,并且两组对比有显著性差异。张淼等报道石黄柴芩汤治疗时行感冒高热(肺热壅盛型)的临床疗效,发现治疗组愈显率73.3%,显著优于对照组的55.0%,并且退热起效时间和体温恢复正常时间也均显著快于对照组。扈晓宇等通过评价麻黄汤《伤寒论》本源剂量治疗流行性感冒风寒证的临床疗效及安全性,结果发现口服麻黄汤经方本源剂量可有效缩短流行性感冒风寒证的病程,缓解其临床症状,缩短发热时间,临床疗效显著优于麻黄汤常用剂量。徐红日等将临床收集的123例表寒里热型流行性感冒患者随机分为中药治疗组与西药对照组,中药治疗组口服益气清瘟解毒颗粒剂,西药对照组服用抗病毒药治疗,结果显示益气清瘟解毒颗粒剂的退热效果优于西药对照组,中药治疗组改善流感患者的症状积分优于西药抗病毒药物,其疾病疗效、中医证候疗效及主要症状疗效均优于西药对照组。田莉等运用银翘散合清营汤加减配合刮痧治疗时行感冒取得满意疗效。刘朝阳观察麻黄杏仁甘草石膏汤加味治疗流行性感冒38例与西药对照组38例比较,临床疗效显著。周红等通过中医辨证分型对379例流感患者进行了中药口服治疗,对1636例患者给予加服西药治疗后发现,单纯中药组虽在退热速度方面不及合并西药组,但在完全退热时间和症状改善方面与合并西药组比较没有差异,治愈率均达100%,死亡率均为0。

四、重点、难点、疑点探究

感冒是临床常见病、多发病,几乎每人每年均有几次发病。其多以病毒感染为主,部分患者还并发细菌感染。虽然其大部分患者可以自愈,但由于其有高发病率、并发症较多等特点,也越来越多地引起社会广泛关注,尤其流感的有效防治及重症患者高死亡率还是目前较为棘手的医学焦点。西医尚缺乏特效药物,抗病毒药物如奥司他韦等虽然对流感病毒引起的上呼吸道感染及流感有效,但需在48小时内应用,目前对该病的治疗还主要是对症治疗为主。由于感冒种类繁多,且是黏膜表面感染,免疫力不持久,同时病毒的变异也导致使用疫苗并不能达到理想的预防效果。中医中药治疗感冒,特别是病毒感染具有较大优势,已开展了大量的研究,取得了一定的成绩。但如何防治感冒、老年患者伴有宿疾的感冒的治疗、中医药如何更好介入呼吸道病毒感染的防治等问题仍是临床中亟待解决的难题。

(一)重点探究——反复感冒的防治

反复感冒是指一年中反复患感冒5~7次以上或支气管炎、肺炎2~3次以上。在老年体弱者及婴幼儿时期的发病率较高。一般的感冒经过正确的中医辨证施治,可在较短时间内痊愈。但若年老体弱或素体多病(如慢性支气管炎、肺气肿、肺心病等患者),婴幼儿免疫功能尚不健全,机体抵抗力低下,容易感受外邪,反复发生感冒,病势迁延难愈。严重者还可出现肾炎、心肌炎等并发症,或使基础疾病(如慢性支气管炎)急性加重,甚者威胁生命。因此,如何防治感冒的反复发作是本病治疗中的难点和关键。

1.运用中医整体观念的理论,从肺、肾论治反复感冒

(1)补肺固表:中医认为"邪之所凑,其气必虚",感邪与否同肌表的卫气是否充实有关,肌表卫气充实乃可抵御外邪入侵,感冒就不易发生;若肺虚卫气不固,则易反复受外邪侵袭,导致反复感冒的发生。因此,补肺固表是防治反复上呼吸道感染的重要方法之一,最常用的方剂是玉屏风散。

（2）温肾益卫：反复感冒的发作，其发病机制除与肺有关外，还与肾有一定的相关性。中医学认为，在生理方面肺的宣发肃降和通调水道有赖于肾阳的温煦和推动；而在病理方面肺的功能失司，日久必会累及肾。肾主一身之气，肾气或肾阳不足，同样也会影响肺的正常功能。因此，临床治疗反复感冒，还应考虑从肾入手。另外，《内经》有"卫气出于下焦"的理论，从肾论治反复感冒有其立论依据。

2. 根据现代药理研究，酌加调节机体免疫的中药 现代药理研究证实部分中药具有一定诱生干扰素的作用，如黄芪、黄精、冬虫夏草、刺五加、金银花、升麻、柴胡、苏叶、蝉蜕、白芷、苦参、茵陈蒿、甘草、山豆根、青蒿、冬菇、银耳、丝瓜等。因此临床治疗反复感冒患者，在辨证论治的基础上可酌情选用上述药物，以充分发挥中医中药防治本病的优势。

3. 注重全方位的综合疗法，重视综合防治 其他疗法如针刺（含耳针）、拔罐、推拿、保健口罩等也具有防治反复感冒的疗效，其作用机制亦有待进一步研究。有研究采用足三里、悬钟穴化脓灸防治反复感冒有较好的效果。体虚者应适当加强户外活动及锻炼，增强体质。"虚贼邪风，避之有时"，在感冒流行时尽量避免到公共场所。吸烟者应尽早戒烟。

（二）难点探究——特殊人群感冒的治疗

1. 老年感冒的治疗 年老体弱之人多素有痼疾，每因气候变化或调摄不当，易感受外邪而致病。其发病具有以下特点：①感冒易反复发作，且病程较长，迁延难愈；②早期失治误治，易致变生他证。若感冒早期误用下法或过汗、过寒、过温、过燥，易致伤阴耗津，阳气亏虚，不但不能解表散邪，反易致表邪内陷入里，加重病情；③容易诱发宿疾，如并发细菌感染可引起气管炎、肺炎、心肌炎、慢性支气管炎，严重可引起心功能不全或肺功能不全，危及生命。因此，对此类老年感冒患者，治疗不能仅从感冒入手，应详加辨证，做多方面考虑。

（1）处理好扶正与祛邪的关系。单纯扶正有留邪之弊，而单纯祛邪又易使正气受损，令邪不能速去。治疗老年感冒患者，可根据正邪偏盛辨证施治，一般感冒初期多以祛邪为主，佐以扶正，后期邪退正虚，则以扶正为主，兼除余邪。运用祛邪疗法时，若邪退十之八九，就要佐以扶正，恐邪去正伤，当中病即止。

（2）不可发汗太过。因老年患者多阴阳渐虚，若发汗太过易致亡阳、亡阴，宜微汗即可，不能强发其汗，正如《证治汇补·伤风》言："如虚人伤风，屡感屡发，形气病气俱虚者，又当补中，而佐以和解，倘专泥发散，恐脾气益虚，腠理益疏，邪乘虚入，病反增剧也"。另外注意老年患者过寒易伤中阳，过温而易耗伤阴津，用药宜以平稳见长。

（3）既要治"已病"又要"治未病"。"已病"即指感冒，"未病"即指疾病的进一步传变或诱发宿疾。在临床治疗中不能只满足于感冒的主要症状减轻或消失就停止治疗，应结合患者平素体质因素进行施治，掌握疾病的发展演变阶段，分清疾病的标本缓急、寒热虚实，因证处法立方，待疗效巩固一段时间后，方可逐步减药，以彻底清除病灶。

2. 妊娠感冒的治疗 由于感冒初起多为病毒所致，中医药治疗有较好的疗效，且毒副作用小。妊娠感冒不但影响孕妇的健康，还可妨碍胎儿的发育，严重的甚至引起胎儿畸形或流产（如风疹病毒、巨细胞病毒等）。因此治疗宜早防早治。妊娠期间感冒患者的用药有严格的禁忌，若一味发散解表，则易伤胎气；若药轻病重，失治误治，同样会影响孕妇和胎儿的健康。如何能达到治病与安胎并举的效果，既是临床治疗中的重点，又是临床治疗中的难点。

（1）初起症状不明显时可予饮食治疗，使邪去而不伤正，可用生姜葱花鸡蛋汤微汗解表，或用生姜煎水外洗，轻散表邪，可收不药而愈之效。

（2）若就诊时已见有典型的感冒症状，仍应按辨证论治的原则进行治疗，所谓"有故无殒，亦无殒也"。选方用药多为轻清平和之药，同时注意顾护胎气。常用柴胡、葛根、薄荷、防风、紫苏、桔梗、桑叶、竹叶、黄芩等。治疗收效之后中病即止，以免损伤胎气，即"衰其大半而止，过者死"之义。

（3）部分解表药药性较为峻猛或有一定的毒性，如苍耳子、射干、细辛、辛夷花、蝉蜕、桂枝、穿心莲等，孕妇要慎用或禁用，以免可能会影响胎儿的发育。

3. 小儿感冒的治疗　中医学认为小儿脏腑娇嫩，肌肤藩篱不密，卫外功能不固，加之寒暖不知自调，常因四时气候骤变，冷暖失常，外邪乘虚而入，发生本病；又由于小儿为"纯阳之体"，"阳常有余，阴常不足"，外感时邪，易于化热，故临床以热证最为多见。本病除内服汤药之外，还可用中成药治疗，也可配合使用外治疗法。

（1）针对小儿急性上呼吸道感染的特点，制定相应的治疗法则。临床上应区分主证和兼证辨证论治，治疗多以疏风解表为基本原则。治疗主证时根据不同的证型相应给以辛温解表、辛凉解表、清暑化湿及清热解毒。治疗兼证时应在解表的基础上，分别佐以化痰、消导、镇惊之法，其中兼有寒痰者宜宣肺化痰，兼有热痰者宜清肺化痰。同时，因小儿为稚阴稚阳之体，过汗则耗伤津液，甚则损伤心阳，故在解表之时发汗不宜太过。如为体虚外感者，可在方中加用扶正药物。

（2）部分小儿服用中药具有一定的困难，故治疗方法与剂型可以多样化。汤剂是治疗感冒的传统剂型之一，其优点是能根据每个患儿的不同证型灵活加减用药，目前仍是治疗感冒的主要剂型；口服药与颗粒剂一般口感好，利于儿童接受，可提高患者依从性；中药注射剂较口服剂型有起效快、用量小而准确的特点，但由于中药成分复杂，中药注射剂毒副反应近年来屡见报道，应引起注意。其他给药途径，如中药雾化剂是利用超声雾化使药液变成雾状颗粒，药物可直接作用于鼻咽部、气管等，进入肺部，药物迅速弥散、吸收，直接抑制病毒复制，迅速缓解临床症状；中药灌肠药剂解决了小儿服药难的问题，而且由于直肠给药吸收充分，作用迅速，药物经直肠吸收入血后直接进入大循环，减少了肝脏对药物的破坏。另外，针灸、推拿、刮痧、刺络放血等疗法亦可用于小儿感冒。

（三）疑点探究——中医介入流行性感冒的时机选择及循证依据

流行性感冒在中医中属于"瘟疫""疫病"范围，中医治疗疫病积累了丰富的经验。随着实践经验的积累，中医医家对流感的认识越来越深入，病因病机上注意到气候变化与地域不同的影响，治疗手段也不断丰富，内外结合，不忽视预防，不断完善中医防治外感热病的理论体系。

1. 中医在流感的各个阶段均可介入治疗　在治疗方面，要充分发挥中医药的作用，按照中医药传统疫病理论，根据不同患病个体反应状态进行辨证论治。中医治疗时因人、因时、因地制宜，有别于西医寻找病原体、直接对抗的方式。中医的特点在于着眼于人，强调辨证论治。流感的临床分型一般可分为轻型和危重型两个类别，每个类别又依据不同证型分别辨证施治。通过对内地几个大型的中医治疗甲型H1N1流感的临床试验研究显示：单纯中医药是治疗轻症患者的安全有效方法，中医药与奥司他韦合用对于重症患者的救治具有潜在价值。

2. 重症流感的中医药治疗有待进一步的临床研究 流行性感冒与普通感冒比较,具有急起高热、全身酸痛、乏力,或伴轻度呼吸道症状等的临床特点,流行病学上显著的特点为潜伏期短,传播途径简单,具有高度传染性和传播速度快,常引起暴发、流行,甚至世界性大流行。因此,流感的治疗亦有别于普通感冒,尤其流感在特定易感人群中易发展为危重证型,这使病情的恢复增添了难度。流感患者应在早期应用抗病毒药物,如果需要使用对症治疗的药物,应提高针对性,儿童忌用阿司匹林以及其他水杨酸制剂,以避免诱发Reye综合征。若发展为重症病例则需在积极治疗原发病的同时,防治并发症,并进行有效的器官功能支持。中医辨证上,要注重整体,根据不同病机而采取相应治法。但通过复习中医药治疗重症流感文献发现,中医治法繁多,方药各异,临床应用难以重复,在这些庞杂的文献中,真正能够有较强的循证医学证据的研究寥寥无几。因此,今后需要加强一下工作,从这些有一定临床效果的中药复方中筛选出部分药物,再通过规范化的符合循证医学要求的临床研究工作,客观评价中医药治疗感冒和流感的疗效和不良反应。

五、临床疗效现状评价

感冒的病原体主要以病毒为主,但西医目前使用抗病毒药物疗效不确切,副作用大,免疫制剂费用昂贵,且因病毒种类繁多,临床应用受到限制。而中医中药防治本病有较大的应用价值和开发前景。中医药治疗感冒以往多注重辨病或辨证论治,现今辨病和辨证相结合治疗感冒已成为近年来和今后一段时期的发展趋势。治疗方面的手段也更加完善,如针剂、袋泡剂、散剂等及外治法、针灸、拔罐、中药配合醋熏、灌肠等,打破了单一用煎剂、丸剂的局面,加之新药的不断发现,展示了中医药防治感冒的广阔前景。中医药防治感冒以往多是单纯疗效观察或仅与西药设对照,目前还采用了和中药组对照的方法,显示了中医药治疗中的可比性,提示人们应在中医药宝库中不断挖掘、进取。

中医药治疗感冒取得了较大的成绩,但还存在一些问题,例如,如何充实中医对本病病因病机的认识,逐渐形成较为完善的理论体系,以更好地指导临床,体现中医"审证求因"的证治特点。辨证体系方面,中医辨证体系中公认的辨证方法有8种之多,而感冒尚未形成统一的辨证体系,导致缺乏统一的诊断规范和辨证标准,辨证依据主观因素多,客观指标少,辨证结论个体差异大,难于对比,不易重复,不利于临床医生准确的辨证论治。因此,探讨更简单而实用的感冒辨证体系是目前研究的难点。中医治疗体制亦有待进一步研究,虽然许多清热解毒药、祛暑化湿药、清热化痰药具有抗呼吸道病毒、细菌的作用,但究竟这些药物对何种病原体有特异性的对抗作用,尚缺乏更系统的试验资料,可考虑从机体水平、细胞水平、分子生物水平着手,开展深入系统的实验研究和细致的临床观察,对中药进行抗呼吸道病毒感染的筛选,将临床辨证与中药药理学研究结合起来,以进一步提高临床疗效,避免药物滥用,使用药更加具有针对性。另外可通过剂型与给药途径的创新以达到既能直接杀灭入侵的病原体,又能迅速消除局部和全身的症状,缩短病程目的。最后可发展多学科的联合,如采用控制论、系统论、拓扑数学理论等结合中医理论进行论证和拓展,对外感病因、五运六气理论与外感热病的相关性、表证的本质、解表法的实质、解表法的现代处方原则、解表药物的作用机制等提出新的见解,予以新的解释,对中医传统理论和现代多学科理论的横向、纵向结合发展做出一定的贡献。

第六节 相关西医疾病诊疗指南评述

流行性感冒（influenza，简称流感）是人类面临的主要公共健康问题之一。20世纪以来全球至少发生了4次流感大流行，在经历了2009年全球甲型H1N1流感疫情后，鉴于流感对公共卫生的持续危害，并且为进一步加强流感临床防治及做好相应准备工作，我国组织了流感防治研究领域的各方面专家，在总结我国既往流感诊疗方案和临床经验的基础上，参考国内外最新研究成果，制定了适合我国临床使用的《流行性感冒诊断与治疗指南（2011年版）》（本章内以下简称2011版《指南》）。

2011版《指南》共分8个章节，包括病原学、流行病学、发病机制和病理、临床表现和实验室检查、诊断、鉴别诊断、治疗、预防。《指南》内容较为全面，突出实用并结合国情，在指导和提高我国流感的诊断防治水平方面具有重要的意义。它的制定对提高我国临床广大医生对流感的诊治水平，促进对流感的研究，降低我国各类流感的病死率起到很好的作用。

1. 病原学、流行病学及发病机制和病理 流感是由流行性感冒病毒引起的急性呼吸道传染病。流感病毒属于正黏病毒科，为单股、负链、分节段RNA病毒。根据核蛋白和基质蛋白分为甲、乙、丙三型。流感在流行病学上最显著的特点为：突然暴发，迅速扩散，从而造成不同程度的流行。流感具有一定的季节性（我国北方地区流行高峰一般发生在冬春季，而南方地区全年流行，高峰多发生在夏季和冬季），一般流行3~4周后会自然停止，发病率高但病死率低。与以往发布过的指南比较，2011版《指南》中专门描述了散发、暴发、流行和大流行等流行病学术语的定义。在流行病学方面，《指南》着重介绍了重视重症病例高危人群的概念，提出人群出现流感样症状后，特定人群较易发展为重症病例，应给予高度重视，尽早进行流感病毒相关检测及其他必要检查。

特定人群主要包括妊娠期妇女，年龄<5岁的儿童，年龄≥65岁的老年人，患有慢性呼吸系统疾病、肾病、免疫功能抑制（包括应用免疫抑制剂或HIV感染等致免疫功能低下）等人群。《指南》中指出流感病毒是通过细胞内吞作用进入细胞。流感临床症状可能与促炎症细胞因子、趋化因子有关。病理变化主要表现为呼吸道纤毛上皮细胞呈簇状脱落、上皮细胞的化生、固有层黏膜细胞的充血、水肿伴单核细胞浸润等病理变化。致命的流感病毒性肺炎病例中病理改变以出血、严重气管支气管炎症和肺炎为主。后期改变还包括弥漫性肺泡损害，淋巴性肺泡炎，化生性的上皮细胞再生。严重者会因为继发细菌感染引起肺炎，多为弥漫性肺炎，也有局限性肺炎。

2. 临床表现和实验室检查 2011版《指南》在临床表现方面主要介绍了流感的症状和体征，同时增加了特殊人群的临床表现形式，并将其具体化到不同人群。如一般健康儿童感染流感病毒可能表现为轻型流感，而婴幼儿流感的临床症状往往不典型，新生儿流感少见，但易合并肺炎。老年人常常存在呼吸系统、心血管系统等原发病，因此老年人感染流感病毒后病情多较重，病情进展快。妊娠妇女易发展成重症病例，尤其是中晚期妊娠妇女危险性更大。免疫缺陷人群感染流感病毒后发生重症流感的危险性明显增加。特别增加了重症病例的临床表现内容，除了流感病毒性肺炎外，还需注意心脏损害、神经系统损害及肌炎和横纹肌溶解综合征等肺外表现。《指南》还列出了各类并发症的临床特点。在理化检查方面着重介绍了实验室病原学相关检查,主要从病毒分离、病毒抗原、核酸和抗体检测这几方面介绍。

3. 诊断和鉴别诊断　2011版《指南》在介绍诊断这一方面时,从需要考虑流感的临床情况、需要安排病原学检查的病例、确诊标准、重症流感判断标准这四个方面介绍。由于我国不同地区医疗水平及检测水平相差较大这一国情,决定了广大基层医院仍然主要依赖临床诊断。《指南》分别从流感流行期和任何时期两个方向介绍了需要考虑流感的临床情况,详细介绍了哪些病例需要安排病原学检查,以及何种情况符合确诊标准和重症流感判断标准。确诊标准基本延续了先前的指南,对于重症和危重病例,2011版《指南》统一为重症流感判断标准。在鉴别诊断方面,由于流感的临床症状无特殊性,易与普通感冒相混淆,因此在诊断时要注意二者的区分。部分病例随着病情进展会有下呼吸道感染,需要与急性气管–支气管炎、肺炎等鉴别,此时可根据临床特征做出初步判断,再根据病原学检查可以确诊。还需注意到应与伴有发热的其他非感染性疾病相鉴别。

4. 治疗和预防　2011版《指南》中的基本原则与我国之前指南基本相同。《指南》中指出,首先要根据病情严重程度评估确定治疗场所,对于妊娠中晚期、基础疾病明显加重、符合重症诊断标准、伴有器官功能障碍的患者应选择住院系统治疗,而对于未达到住院的患者应做好居家隔离,对于老人和小孩要做到密切观察病情变化。在发病36小时或48小时内尽早开始抗流感病毒药物治疗。避免盲目或不恰当使用抗菌药物。仅在流感继发细菌性肺炎、中耳炎和鼻窦炎等时才有使用抗生素的指征。合理使用对症治疗药物的流感患者只要早期应用抗病毒药物,大多不再需要对症治疗,如使用也应提高针对性。对于抗病毒药物的使用,《指南》从推荐使用和考虑使用两个角度介绍,目前仍是以神经氨酸酶抑制剂和M2离子通道抑制剂为主,其中在我国上市的有两个品种,即奥司他韦(Oseltamivir)和扎那米韦(Zanamivir)。2011版《指南》对这些药物进行了介绍,即使流感常具自限性,但还应重视尽早使用这类药物对缓解流感症状、缩短病程、降低并发症发生率等的临床益处,尤其是对于有并发症高危因素的患者。本次《指南》较之前发布的指南增加了流感病毒耐药性的介绍,并且建议医师在临床用药应尽量参考当地流行的病毒类型、亚型以及耐药监测资料。由于病毒亚型鉴定和耐药监测尚不普及,耐药对临床疗效的影响缺少评估,因此在耐药数据不清楚的情况下,甲型流感病毒可选用扎那米韦、奥司他韦、金刚乙胺和金刚烷胺;乙型流感病毒可选用奥司他韦或扎那米韦。本次《指南》重点介绍了重症病例的治疗,不仅在药物治疗上给予指导,而且还提出了治疗原则,即积极治疗原发病,防治并发症,并进行有效的器官功能支持,详细介绍了呼吸支持、循环支持、肾脏支持、糖皮质激素治疗及其他治疗方法。在中医中药治疗方面,2011版《指南》较详细地介绍了治疗流感不同证型的理法方药,并且根据严重程度将其分为轻症和危重症。

在预防流感方面,《指南》中指出接种流感疫苗仍是预防流感及其并发症最有效的手段。疫苗毒株的更换由WHO根据全球监测结果来决定,优先接种人群主要是患流感后发生并发症风险较高的人群和有较大机会将流感病毒传播给高危人群的人员。《指南》还提出在抗病毒药物预防方面,药物预防不能代替疫苗接种,只能作为没有接种疫苗或接种疫苗后尚未获得免疫能力的高合并症风险人群的紧急临时预防措施。2011版《指南》新增了中医预防内容。

2011版《指南》与先前卫生部发布的各类流感指南的基本原则一致,但是内容更加细化和全面,具有较强的临床指导性,为广大医护人员提供了可靠的操作规范。

(李竹英)

参 考 文 献

[1] 张红升,梁腾霄,李雁. 北京地区200例感冒/时行感冒中医发病规律探讨[J]. 北京中医药,2012,31(8): 569-573.

[2] 王大伟,周志添,罗翌. 当代名老中医治疗流行性感冒的辨证治疗经验挖掘[J]. 深圳中西医结合杂志, 2011,21(3):154-156.

[3] 范津博,孙需,苏晶. 浅论毒邪学说与时行感冒"从毒论治"[J]. 中国中医基础医学杂志,2012,18(1): 39-40.

[4] 谢立群,金妙文. 清气凉营法治疗流行性感冒疗效观察[J]. 中国中医急症,2007,16(5):535-536.

[5] 李安德,王晓才,陈燕力,等. 时行感冒的辨证体系与治疗法则浅说[J]. 中国中医急症,2013,22(8): 1348-1349.

[6] 耿晓江. 辨证论治时行感冒浅议[J]. 光明中医,2010,25(9):1702.

[7] 赵静,郭洪涛,韩经丹,等. 中医药治疗流行性感冒文本挖掘结果与诊疗方案的比较分析[J]. 中医杂志, 2014,55(7):612-616.

[8] 焦秋粉,张琼,苗青.《温病条辨》手太阴温病论治时行感冒(流感)探析[J]. 中国中医基础医学杂志, 2015,21(2):141-142.

[9] 奚肇庆,余婉蓉,刘清泉,等. 外感发热(上呼吸道感染、流行性感冒)门诊中医临床路径[J]. 中国中医急症,2013,22(6):916-917.

[10] 奚肇庆,余婉蓉,刘清泉,等. 外感发热(上呼吸道感染、流行性感冒)住院中医临床路径[J]. 中国中医急症,2013,22(7):1147-1148.

[11] 郭承军,石俊英. 金银花抗小鼠流感作用的谱效关系研究[J]. 中药药理与临床,2009,25(4):50-52.

[12] 王文丽,王雪峰,闫丽娟,等. 银翘散主要药物体外抑制流感病毒作用比较研究[J]. 中华中医药学刊, 2009,27(8):1634-1636.

[13] 杨子峰,王玉涛,秦笙,等. 板蓝根水提物S-03体外抑制甲、乙型流感病毒感染的实验研究[J]. 病毒学报, 2011,27(3):218-223.

[14] 刘钊,杨占秋,肖红. 中药大青叶有效单体抗流感病毒作用[J]. 中南民族大学学报(自然科学版),2009, 28(3):42-46.

[15] 毕岩,岳冬辉,高玉伟,等. 甘露消毒丹对H1N1流感病毒感染小鼠细胞因子的影响[J]. 中华中医药杂志, 2014,29(12):3950-3953.

[16] 张波,李玲,卢芳国,等. 麻杏石甘汤对流感病毒感染小鼠肺部炎症与神经氨酸酶活性影响的研究[J]. 中华中医药杂志,2013,28(4):1094-1099.

[17] 罗炳德,潘沅,林培政,等. 蒿芩清胆汤对流感病毒性湿热证NF-¼B表达的影响[J]. 辽宁中医杂志,2009, 36(5):840-842.

[18] 李庆国,毕明刚,季宇彬. 银翘散对流感病毒感染快速老化小鼠血清中TNF-α及IFN-γ动态表达的影响[J]. 中国医院用药评价与分析,2009,9(1):51-53.

[19] 刘龙,岳小强,王丽娜,等.辟秽防感香囊预防流行性感冒的疗效及其免疫调节机制[J].中西医结合学报,2010,8(10):949-954.

[20] 吴嬅飞,金翠英,吴子伦,等.柴菊口服液的抗病毒抑菌和抗炎解热作用[J].中国新药杂志,2012,21(2):164-169.

[21] 任培华,张志敏,赖毛华,等.妊娠外感方治疗妊娠期流行性感冒临床观察[J].中国中医急症,2013,22(11):1941-1942.

[22] 李国勤,赵静,屠志涛,等.金花清感颗粒治疗流行性感冒风热犯肺证双盲随机对照研究[J].中国中西医结合杂志,2013,33(12):1631-1635.

[23] 王林,李红波,左俊岭,等.白虎清解汤加减治疗流感70例疗效分析[J].长春中医药大学学报,2011,27(1):90-91.

[24] 李继庭.柴胡香薷饮治疗流感疗效观察[J].新中医,2011,43(5):27-28.

[25] 蔡林利,蒋红丽,樊涛,等.连花清瘟胶囊治疗流行性感冒疗效和安全性的系统评价[J].中国循证医学杂志,2012,12(11):1396-1403.

[26] 沈小珩.芪众颗粒预防时行感冒的临床观察[J].上海中医药杂志,2008,42(7):33-35.

[27] 禹云梅,李健.清上温下法治疗时行感冒风热证120例[J].光明中医,2010,25(7):1179-1180.

[28] 张淼,于首元.石黄柴芩汤治疗时行感冒高热45例临床观察[J].中医临床研究,2013,5(20):48-49.

[29] 扈晓宇,张扬,张德雄.经方本源剂量治疗流行性感冒风寒证[J].中国实验方剂学杂志,2011,17(13):230-234.

[30] 徐红日,刘清泉,王兰,等.益气清瘟解毒颗粒剂治疗流行性感冒的临床疗效评价[J].中国全科医学,2012,15(13):1485-1488.

[31] 田莉,陈智慧,王洪才,等.中药配合刮痧治疗时行感冒经验谈[J].天津中医药,2010,27(2):109.

[32] 刘朝阳.麻黄杏仁甘草石膏汤加味治疗流行性感冒38例[J].河南中医,2009,29(5):441-442.

[33] 周红,黄宏强,张忠德,等.中医辨证治疗甲型H1N1流行性感冒2015例临床观察[J].新中医,2011,43(1):24-26.

第十五章 风温肺热病

第一节 疾病概述

风温肺热病是由风热病邪犯肺,热壅肺气,肺失清肃所致,以发热、咳嗽、咳痰、口干渴、胸痛等为主要临床表现。本病四季皆可发病,尤以于冬春两季为多见,具有起病急、传变快、病程短的特点。"身热咳嗽烦渴"为必有之证,陈平伯在《外感温病篇》中说:"风温为病,春月与冬季居多,或恶风,或不恶风,必身热、咳嗽、烦渴,此风温证之提纲也。"《素问·刺热论》说:"肺热病者,先淅然厥,起毫毛,恶风寒,舌上黄。身热,热争则喘咳,痛走胸膺背,不得太息.头痛不堪……"可见,肺热病与风温的症状相似,故合称风温肺热病。其病变部位在肺,其传变规律及辨证治疗多遵循卫气营血,但病变重点始终在肺。

从临床表现来看,风温肺热病相当于西医学的急性支气管炎、急性肺炎等急性肺部感染疾患,其病原体包括病毒、细菌、支原体等。疾病初起以发热、微恶风寒、咳嗽、口微渴、苔薄白、脉浮数等肺卫病变为主要症状;随着病情的发展,出现邪热壅肺等气分证候。若患者素体虚弱或感邪较重时,易发生逆传心包,出现神昏不语、肢厥等危重症状;后期多表现为肺胃阴伤证候。本病治疗,初起邪在肺卫,宜辛凉宣解以驱邪外出;如邪传气分,则宜辛寒清热或苦寒攻下;若内陷心包,则须清心开窍。

第二节 文献回顾

风温肺热病属于温病范畴,自古至今多有论述。

《黄帝内经》是最早提出温病的中医经典著作。《素问·生气通天论》说:"冬伤于寒,春必病温",文中指出了温病的病因是冬季外感寒邪。《素问·刺热论》曰:"肺热病者,先淅热厥,起毫毛,恶风寒,舌上黄,身热,热争则喘咳,痛走胸膺背,不得大息,头痛不堪,汗出而寒。"该文明确提出了肺热病的概念。《难经·五十八难》说:"伤寒有五:有中风、有伤寒、有湿温、有热病、有温病",文中"伤寒有五"的伤寒是指广义伤寒,即一切外感热病的统称,包括了伤寒与温病两大类别,在这5种外感热病中,中风与伤寒属于伤寒病的范畴,即张仲景《伤寒论》中所说的太阳中风与太阳伤寒;而湿温、热病、温病则属于温病的范畴。《难经》中所提出的温病不是单指哪一个病种，而是除中风、伤寒之外的多种外感热病的总称。汉代张仲景在《伤寒论·伤寒例》中说："中而即病者，名曰伤寒；不即病者，寒毒藏于肌肤，至春变为温病，至夏变为暑病。暑病者，热极重于温也。是以辛苦之人，春夏多温热病者，皆由冬时触寒所致，非时行之气也"，文中指出，冬季感寒，当时即发病者，称为伤寒；当时不发病，寒毒邪气伏藏于肌肤，至春、夏发病者，即是温病、暑病。此文实是《黄帝内经》"冬伤于寒，春必病温"的注脚。《伤寒论》中还对外感所致的太阳病进行了分类。《伤寒论·辨太阳病脉证并治上》说："太阳病，发热，汗出，恶风，脉缓者，名为中风"；"太阳病，或已发热，或未发热，必恶寒，体痛，呕逆，脉阴阳俱紧者，名为伤寒"；"太阳病，发热而渴，不恶寒者，为温病。若发汗已，身灼热者，为风温"，由以上3条可以看出，仲景当时把太阳病分为3类，即：太阳中风、太阳伤寒和太阳温病，并首次提出了"风温"之病名，而从《伤寒论》之描述可见，最初风温的概念，是指温病误治后的一种变证。西晋葛洪《肘后备急方·治伤寒时气温病方第十三》云："伤寒、时行、温疫三名同一种耳，而源本小异，其冬月伤于寒，或疾行力作，汗出得风冷，至夏发，名为伤寒，其冬月不甚寒，多暖气，及西风使人骨节缓堕受病，至春发，名为时行。其年岁中有疠气兼挟鬼毒相注，名为温病。如此诊候相似，又贵胜雅言，总名伤寒，世俗因号为时行"。葛洪距张仲景年代不远，故仍沿袭仲景之说，在其书中将伤寒、时行、温疫"总名伤寒"。晋代王叔和整理《伤寒论》指出"更遇于风，变为风温"，将误汗改为复感于风，而后的伤寒研究诸家大多以此两说来解释风温。

隋代巢元方《诸病源候论》"温病令人不相染易候"指出"此病皆因岁时不和，温凉失节，人感乖戾之气而生病，则病气转相染易，乃至灭门，延及外人，故须预服药及为法术以除之"，指出温病的发病因素是"岁时不和，温凉失节"，病因是"人感乖戾之气"，其病变特点是"转相染易，乃至灭门，延及外人"，应采取的措施是"预服药及为法术以除之"，虽仅寥寥数字，却明确提出了具有传染性的温病的发病因素、病因、传染性与预防措施。唐代孙思邈在《备急千金要方》中意识到风温的季节性问题，提出"宜精察节气，其新故二气相搏，喜成此疾"。宋代庞安时在《伤寒总病论》："病人素伤于风，因复伤于热，风热相搏，则发风温，四肢不收，头痛身热，常自汗出不解"，指出了风温的病因病机及症状，并特别强调外感病的发病与体质的关系，同时提出"……勇者气行则已，怯者则著而成病也"，就是说，外感寒邪之后体质强盛的人可以抗御邪气而不发病，体质弱的人无力抗邪则邪气留滞而发病。宋代郭雍《伤寒补亡论》："医家论温病多误者，盖以温为别一种病，不思冬伤于寒，至春发者，谓之温病；冬不伤寒，而春自感风寒温气而病者，亦谓之温；及春有非节之气，中人为疫者，亦谓之温。三者之温，自不同也"。在继承《黄帝内经》与《伤寒论》"伏气"温病学说的基础上，又提出了"冬不伤寒而春自感风寒温气而病者，亦谓之温"，并称其为"春时触冒自感之温"。首先将风温定为新感温病的当推宋代许叔微，在《伤寒发微论》中指出，"大抵温气，更感风邪，则有是证"，将温病分为伏气后发与新感即发两类，从而突破了前人认为温病皆因"冬伤于寒"至春而发的伏气学说。金元时代医学领域呈现百家争鸣的局面，突破了长期以来治疗外感热病"法不离伤寒，方必宗仲景"的限制，极大地促进了温病的发展。金代刘完素对《素问·至真要大论》提出的病机19条加以深入阐发，扩展了火热病的范围，其在《素问玄机原病式》指出"怫热郁结"为热证的主要病机，提出"且如一切怫热郁结者，不必止以辛甘热药能开发也，如石膏、滑石、甘草、葱、豉之类寒药，皆能开发郁结,以其本热,故得寒则散也……是故善用之者须加寒药,不然则恐热甚发黄,惊狂或出矣……凡治上下中外一切怫热郁结者,法当仿此,随其浅深,察其微甚,适其所宜而治之,慎不可悉如发表,但以辛甘热药而已"。金代张从正《儒门事亲》:"凡解利伤寒、时气疫疾,当先推天地寒暑之理以人参之。南陲之地多热,宜辛凉之剂解之;朔方之地多寒,宜辛温之剂解之。午未之月多暑,宜辛凉解之;子丑之月多冻,宜辛温解之。少壮气实之人,宜辛凉解之;老耄气衰之人,宜辛温解之。病人因冒寒食冷而得者,宜辛温解之;因劳役冒暑而得者,宜辛凉解之。病人禀性怒急者,可辛凉解之;病人禀性缓和者,可辛温解之。病人两手脉浮大者,可辛凉解之;两手脉迟缓者,可辛温解之。如是之病,不可一概而用。偏热、寒凉及与辛温,皆不知变通者。夫地有南北,时有寒暑,人有衰旺,脉有浮沉,剂有温凉,服有多少,不可差互,病人禁忌,不可不知",特别强调了治疗外感热病要结合社会因素、气候因素、地理因素、体质因素及脉象等诸方面综合分析,从而决定使用辛温之剂还是辛凉之剂。元代朱丹溪《金匮钩玄》:"温病,众人病一般者是也。又谓之天行时疫。有三法:宜补、宜降、宜散"。元末明初王履在《医经溯洄集》中明确指出了温病与伤寒发病机理与治疗法则的不同。他说:"温病不得混称伤寒",又进一步阐明"伤寒即发于天令寒冷之时,而寒邪在表,闭其腠理,故非辛甘温之剂,不足以散之……温病、热病,后发于天令喧热之时,火郁自内而达于外,郁其腠理,无寒在表,故非辛凉或苦寒或酸苦之剂不足以解之",不仅指出温病的病机是"火郁自内而达于外",并为伏气温病学说张目,而且从病机与治法上将伤寒与温病判为两途,使温病从伤寒的体系中分离出来,为温病学体系的形成提供了理论依据。

明代汪石山首先确立风温为4种温病中的独立病种,"有不因冬月伤寒而病温者"即指风温,在理论上突破了以往春季温病皆由于"冬伤于寒"的传统观念。清代为温病的成熟时期,出现了以叶天士、薛生白、吴鞠通、王孟英为代表的温病学家,称为温病四大学家,他们为温病学形成一门独立的学科做出了杰出的贡献。清代叶天士在众多的温病学家中的成绩最为卓著,他的门人以他口授之语整理成的《温热论》一书,系统地阐述了温病的病因病机、传变规律、治疗大法等,创立了卫气营血辨证论治体系,明确地指出了温病沿卫气营血四个阶段传变的规律及各阶段的治法。如《温热论》中说:"温邪上受,首先犯肺,逆传心包","大凡看法,卫之后方言气;营之后方言血;在卫汗之可也;到气才可清气;入营犹可透热转气,如犀角、元参、羚羊角等物;入血就恐耗血动血,直须凉血散血,加生地、丹皮、阿胶、赤芍等物。否则,前后不循缓急之法,虑其动手便错,反致慌张矣",明确提出了温病的病因病位、传变趋势和治疗大法,使温病的辨证论治有所遵循,是温病学体系形成的标志。吴鞠通继承叶天士之学,结合个人的临床经验,写成《温病条辨》一书,其卷一为"上焦篇",法58条,方46首,论述了风温、温热、温疫、温毒、冬温、暑温、伏暑、湿温、温疟、秋燥等温病上焦证候的证治,对各种温病的概念均有论述,该书以三焦定位为期,来阐述温病发生发展的三个阶段及其相互之间的联系,上焦心肺,中焦脾胃,下焦肝肾,治疗各有大法,构成了一套完整的三焦辨证论治体系,指出"温病由口、鼻而入,鼻气通于肺,口气通于胃。肺病逆传,则为心包,上焦病不治,则传中焦,胃与脾也;中焦病不治,即传下焦,肝与肾也。始上焦,终下焦"的传变规律,又确立了"治上焦如羽,非轻不举""治中焦如衡,非平不安""治下焦如权,非重不沉"的三焦温病治疗原则,为温病的辨证论治及处方选药提供了理论依据和临床范例,吴鞠通还总结前人经验,制定了银翘散、桑菊饮、清络饮、清营汤、大定风珠、三仁汤等方剂,至今仍广泛应用于临床。清代陈平伯《外感温病篇》:"风温为病,春月与冬月居多,或恶风,或不恶风,必身热、咳嗽、烦渴。此风湿温证之提纲也",阐明了风温的发病季节与主要证候。

为规范开展风温肺热病的科学研究,1986年全国热病北方协作组制订的风温肺热病诊断标准: 具有起病急、传变快、疗程短、发病以冬春为多;症状有发热、咳嗽、咯痰、胸痛等;肺部体征: X线片有炎性病灶,呼吸音减低或有啰音,叩诊呈浊音;白细胞总数及中性粒细胞大于正常值。1994年,国家颁布了风温肺热病的诊断依据、证候分类和疗效评定标准。此两项标准的制订为开展本病的研究和临床诊治奠定了基本标准。

第三节 病 因 病 机

一、病因

一般认为,风温肺热病的病因主要有内外两因。

1. 内因 人体发病的关键,取决于机体抗病邪的能力。内经云:"正气存内,邪不可干","邪之所凑,其气必虚"。当正气不足,不能防御外邪,风热病邪可乘虚侵入人体,导致本病的发生。另年老体弱,肺有宿邪,遇外感时,内外相引,则发本病。

2. 外因

(1)风热病邪袭肺: 风为阳邪,易袭阳位,肺为华盖,肺络居外,正为阳位,故风邪易袭肺,且肺络首当其冲,正如《素问·太阴阳明论》曰:"伤于风者,上先受之"。

(2)疫疠病邪: 中医认为疫病是天地间别有一种异气所感,是秽恶之气,由口鼻而入,皆相染易,症状相似,无问大小的疾病。《温疫论》曰:"此气之来,无论老少强弱,触之者即病","邪之所着,有天受,有传染,所感虽殊,其病则一","杂气为病,一气自成一病"。疫疠病邪致病,有两大特征,一是传染性强,二是临床表现相似。如疫疠之邪,入里犯肺,可出现肺热之病证。

3. 其他 研究古代文献发现古籍中涉及风温病因共有55种之多,其中以风邪、温热之邪、伏邪、误治四类病因为主,其中误治包括误汗、误下、误火、误用辛药等。当前,有关误治而出现风温肺热病的论述较少。

二、病机

1. 基本病机 "风温者,始于上焦,在手太阴",病邪多从口鼻而入,肺位居高,首当其冲,即本病病位在上焦手太阴肺经,肺为本病的基本病位。"肺主气属卫",风热犯肺,外邪与正气相争,表现为发热恶寒;肺气不清,失于宣肃,则咳嗽咯痰。病势不解,则卫气之邪入里而达气分,肺气壅塞,出现高热烦渴、咳喘胸痛、咯痰带血等痰热壅肺之证,病变重点始终在肺。

2. 病机演变

(1)初起病,风热病邪侵袭人体,从口鼻或皮毛而入,首犯肺卫,卫气受郁阻,肺气则不宣,故可见发热微恶风、咳嗽、头身疼痛等肺卫表证。

（2）表不解，风可化热，使邪热愈甚，与湿邪相合，湿热郁阻少阳，临床见寒热似疟，胸腹灼热，肢体困倦；或湿热蕴蒸，邪伏膜原，症见壮热不退，热不为汗衰，脘痞腹胀，舌红苔白如积粉，此为邪在半表半里之证。时邪疫毒感染每易入肺，热毒壅肺致肺失宣肃，升降失常，出现高热、咽痛、咳嗽、气喘、咯痰之症。

（3）若失治误治或治之不当或正不胜邪，必邪气深入，病情发展，其传变趋势有二：一为顺传于肺胃，及气（痰热壅肺）而营而血；一为逆传心包，而心营而神明（脑）。所谓逆传心包者，为邪热内炽，上扰神明，神明错乱，而有神昏谵语、舌謇之症。总之，肺卫之邪顺传入气，逆传心营，是风温传变的两种不同趋向。

（4）若风热病邪夹湿不明显，病程迅速进入气分，肺失宣降，肺热灼津为痰，痰热交阻而见邪热壅肺证，则见壮热不恶寒，咳嗽，喘促气急，鼻翼煽动（小儿可见），胸痛；若热盛灼伤肺络，则痰中带血。时邪疫毒顺传中焦阳明，肺胃热盛，湿浊内蕴，则见壮热不已，或起伏不定，干咳，少痰，舌质红，舌苔黄腻，脉滑数等。

（5）若正不胜邪，或邪热过盛，湿已化燥，热毒内炽，可传入营血。肺热腑实，则发热或高热，热势较甚，喘促气促，痰涎壅盛，呛咳，面红烦躁，汗出，口渴欲饮，胸满腹胀，大便秘结，舌苔黄腻，舌质红，脉滑数。热扰心神，则身热夜甚，心烦躁扰，舌绛而脉细数。痰浊瘀阻，热毒炽盛，亦可逆传心包，蒙蔽清窍，则高热持续，咳逆，气急，喉中痰鸣，痰中带血，烦躁不安，神昏谵语，或昏愦不语。病之后期，风温热毒之邪，久羁不解，易深入下焦，耗劫下焦肝肾阴液，导致真阴欲竭，气阴两伤，可见神志昏愦，尿少肢肿，呼吸微弱。抢救若不及时，邪热闭阻于内，阳气不能达于肢末，出现身灼热而四肢厥冷，造成热深厥深之证，亦可因高热骤降，汗出太过，阴液耗损，气阴两伤，脉微欲绝，为阴竭阳脱之危候。

（6）若邪热深盛，邪正剧争，正气溃败，骤然外脱，则阴津失其内守，阳气不能固托，终则阴阳不能维系，形成阴竭阳脱。

（7）若正能胜邪，正胜邪却，热邪虽渐退，但余热未净，虚热内生，可见低热，手足心热尤甚，口干舌燥等症，如兼有气短乏力、语声低微则为气阴两虚之候。

第四节　临 证 思 路

一、辨病辨证要点

1.辨病要点

（1）临床以身热、咳嗽、烦渴，或伴气急、胸痛为主症；

（2）病重者可见壮热，颜面潮红，烦躁不安，神昏谵语，或四肢厥冷等症；

（3）冬春两季较多，具有起病急、传变快、病程短的特点；

（4）血白细胞总数及中性粒细胞升高者，属细菌性感染；正常或偏低者以病毒性感染为主；

（5）肺部可有实变体征，或可闻及湿性啰音；

（6）痰直接涂片或培养可找到病原体；

（7）胸部X线片或胸部CT可见一侧或两侧肺叶或肺段炎性改变。

2.辨证要点

（1）风热犯肺：身热出汗或少汗，微恶风寒，咳嗽，咯痰，痰少，头痛，口微渴。舌边尖红，苔薄白，脉浮数。

（2）痰热壅肺：身热烦渴，汗出，咳嗽气粗，咯痰，痰黄或痰中带血，胸闷甚或胸痛，口渴，便干。舌红苔黄或黄而干，脉洪数或滑数。

（3）肺胃热盛：身热，午后为甚，心烦懊恼，口渴多饮，咳嗽痰黄，腹满便秘。舌红，苔黄或灰黑而燥，脉滑数。

（4）热闭心包：壮热，烦躁不安，口渴不欲饮，甚则神昏谵语，痉挛或四肢厥冷。舌绛少津，苔黄，脉弦数或沉数。

（5）邪陷正脱：呼吸短促，鼻翼煽动，面色苍白，大汗淋漓，甚则汗出如油，四肢厥冷，紫绀，烦躁不安，身热骤降。或起病无身热，面色淡白，神志逐渐模糊。舌质淡紫，脉细数无力，或脉微欲绝。

（6）气阴两虚：身热渐退，干咳痰少而黏，自汗神倦，纳少口干。舌红少苔，脉细或细数。

上述不同证候分属疾病不同时期，风热犯肺为疾病初期，痰热壅肺和肺胃热盛为疾病极期主要表现，而热闭心包或邪陷正脱为疾病的变证，气阴两虚为疾病后期或体弱者的表现。

二、类证鉴别

本病应与风热感冒、时行感冒、麻疹等病相鉴别。

1.风热感冒　风热感冒亦为风热病邪引起的，病位亦以上焦肺卫为主，以鼻塞、流涕、喷嚏、咳嗽、头痛、恶寒、发热、全身不适、脉浮等卫表不和、肺失宣降等症状为主，一般病情较轻，病程较短，较少传变，没有传染性。风温肺热病病位以肺为主，病情较重，可出现逆传心包、下竭肝肾等危重证候，亦有一定的流行性。

2.时行感冒　时行感冒为感受非时之气所致的外感热病，表现为恶寒、发热、头痛、周身酸痛、疲乏无力等肺卫症状，病情一般较普通风热感冒为重，起病急骤，呈流行性，可引起大流行，但一般症状较轻，较少传变出现喘促、神昏等危重证候。风温肺热病多为感受风热毒邪所致，亦可由时行疫毒所致，咳嗽、喘促、胸痛等肺系症状明显，具有起病急，传变快的特点。

3.麻疹　麻疹初起可表现为高热、咳嗽、头痛、咳嗽等肺卫症状，但麻疹多见于小儿，在发热第2、3天左右出现口腔黏膜斑，发热第3、4天之后出现皮疹，为孤立的红色斑丘疹，疹间皮肤正常，出疹也有一定顺序：初发于耳后、发际、颊部等处，24小时内向下发展，遍及面部、躯干及上肢，最后累及下肢及足部；有一定的流行性，一般起病急，病程短，传变少。风温肺热病在热入营血分时亦可出现斑疹，但斑疹一般为全身泛发红斑，皮色紫暗，灼热疼痛，疹出无固定顺序。

无论是风热感冒、时行感冒，还是麻疹，如从肺卫而里，出现肺热病临床表现，则按风温肺热病论治。

三、辨证论治

1.辨证思路　清代叶天士创立了温病的卫气营血辨证论治体系。吴鞠通以三焦来阐述温病发生发展的三个阶段及其相互之间的联系。根据卫气营血、三焦辨证原则，结合风温肺热病病机特点,多分为三期进行辨证论治。初期(邪在肺卫)以表证为主,伴有咳嗽咯痰,治宜解表散邪;中期(邪热由卫入气、肺胃热盛,或热入营血)以痰热之邪壅肺、胃为主要病机,治宜清热化痰,宣肺清胃;末期(恢复期)证见余热未尽,气阴两虚表现,治宜养阴清肺,益气健脾。

2. 治疗原则　风为阳,温亦为阳,两阳相劫,必伤阴液。而肺为多气少血之脏,故把住气分关是治疗关键。治疗基本原则为宣肺透邪,顾护阴液。

(1)病在卫分应辛凉解表:肺卫表证其性属热,病位在表,在表宜辛,属热应凉,故治宜辛凉解表,透邪外出。

(2)顺传气分用清热泄下:风温气分证以肺热壅盛、阳明热炽、阳明热结为常见,故于无形热盛之证宜用辛寒清气,于有形热结之证选苦寒攻下。

(3)逆传心包宜清心开窍:逆传心包以神昏谵语、舌謇肢厥为主要表现,系热入心包、扰乱心神所致,故治宜清热解毒,豁痰开窍。

(4)病后阴虚需甘寒养阴:风温病变以肺胃为主,疾病后期,以肺胃阴虚为特点,一般无肝肾阴虚的证候,故需甘寒清润之品专养肺胃之阴。

3. 辨证分型

(1)风热犯肺

症状:身热无汗或少汗,微恶风寒,咳嗽痰少,头痛,口微渴。舌边尖红,苔薄白,脉浮数。

治法:疏风清热,清肺化痰。

方药:银翘散加减。金银花12g,连翘12g,荆芥12g,竹叶10g,前胡9g,桑白皮12g,黄芩12g,芦根15g,牛蒡子9g,薄荷(后下)6g,桔梗10g,甘草6g。

加减:咽痛甚者加马勃10g,玄参15g;口渴较甚者加北沙参12g,天花粉20g;咳嗽较甚者加北杏仁10g。

(2)痰热壅肺

症状:身热烦渴,汗出,咳嗽气粗,或痰黄带血,胸闷胸痛,口渴。舌红苔黄,脉洪数或滑数。

治法:清热解毒,宣肺化痰。

方药:麻杏石甘汤合千金苇茎汤加减。麻黄9g,北杏仁10g,生石膏(先煎)35g,苇茎15g,冬瓜仁15g,桃仁10g,桔梗15g,鱼腥草20g,甘草6g。

加减:胸痹者,加玄胡15g,郁金10g,赤芍15g;咯血者,加白茅根30g,山栀子10g,茜根炭15g;便秘、腹胀者,加生大黄(后下)6g,芒硝(冲服)10g。

(3)肺胃热盛

症状:身热,午后为甚,心烦懊侬,口渴多饮,咳嗽痰黄,腹满便秘。舌红,苔黄或灰黑而燥,脉滑数。

治法:泻肺泄热,清胃通腑。

方药:清肺消炎饮合凉膈散。炙麻黄10g,生石膏30g,杏仁10g,黄芩15g,金银花15g,鱼腥草30g,生大黄(后下)5g,甘草5g,竹叶15g,芒硝(冲服)15g,连翘10g,山栀子10g。

加减:口渴者加麦冬15g,北沙参15g;咳嗽重者加款冬花10g,紫菀15g。

(4)热闭心包

症状:壮热,烦躁不安,口渴不欲饮,甚则神昏谵语,痉挛或四肢厥冷。舌绛少津,苔黄,脉弦数或沉数。

治法：清心凉营，豁痰开窍。

方药：清营汤合犀角地黄汤加减。水牛角（先煎）30g，生地黄15g，玄参12g，麦冬12g，赤芍12g，金银花12g，连翘12g，黄连6g，栀子9g，天竺黄6g，丹参9g，石菖蒲6g。

加减：神昏高热者，可加中成药安宫牛黄丸、紫雪丹冲服；大便秘结者，可加生大黄（后下）5g，芒硝（冲服）10g。

（5）邪陷正脱

症状：呼吸短促，鼻翼煽动，面色苍白，大汗淋漓，甚则汗出如油，四肢厥冷，紫绀，烦躁不安，身热骤降。或起病无身热，面色淡白，神志逐渐模糊。舌质淡紫，脉细数无力，或脉微欲绝。

治法：益气固脱，回阳救逆。

方药：生脉散加减。人参（单煎）30g，麦冬12g，五味子10g，山茱萸30g，（煅）龙骨（先煎）20g，（煅）牡蛎（先煎）20g。

加减：神昏痰多者加竹茹30g，石菖蒲30g。阳脱者加（制）附子（先煎）15g，干姜10g，炙甘草10g；或中成药参附注射液静脉注射。阴脱者，可合中成药生脉注射液或参麦注射液静脉注射。

（6）气阴两虚

症状：身热渐退，干咳，痰少而黏，自汗神倦，口干，纳差，手足心热。舌红少苔，脉细或细数。

治法：益气养阴。

方药：生脉散加减。太子参15g，麦冬12g，五味子10g，百合15g，山药15g，法半夏15g，炙甘草6g。

加减：低热者，加青蒿15g，地骨皮10g；口渴甚者，加沙参15g，天花粉15g。

第五节　证治研究

一、古代文献方药总结

佟琳对22种温病古籍进行研究，概括了风温疾病的六个证候，分别为邪郁卫表、风热蕴内、邪热壅肺、邪犯心包、热入营分、少阴证候，而涉及风温治法主要是凉解、辛法、清热、清解、滋阴为多见。风温初起邪在肺卫，治法宜用凉解、辛法、解表等法，辛散凉泄以透邪外达；邪热壅肺等气分见症时，宜用清解、清热之法清解气分；逆传心包治宜清解营分、散热毒；此外，滋阴、和阴的治法出现频率也较高，风温后期肺胃阴伤，治宜甘寒清养肺胃之阴。风温用方共31个方剂，以葳蕤汤、瓜蒌根汤和牛黄丸出现频次较多。其治法主要是解表、清热、滋阴为主。解表剂主要葳蕤汤、银翘散和桂枝汤；开窍剂是牛黄丸和至宝丹；清热和解用小柴胡汤加减凉膈散；滋阴剂用瓜蒌根汤、知母干葛汤。风温用药共131种，以黄芩、连翘、石膏、薄荷、葛根、杏仁等药物出现频次较高。从药物功效上分析，主要是清热、解表、化痰止咳以及滋阴类的药物。按使用频率看：清热药依次是黄芩、连翘、石膏、栀子、犀角、知母、竹叶；解表药依次是薄荷、葛根、牛蒡子、淡豆豉、防风；化痰止咳平喘药依次是杏仁、贝母、桔梗、瓜蒌;补虚滋阴药依次葳蕤、人参。风温所用药对配伍分析,川芎和羌活,这个药对共出现了11次,其他如栀子配黄芩,石膏配葛根,薄荷配连翘,杏仁配石膏。从药物组合来分析,川芎-木香-白薇-羌活,川芎-木香-白薇-羌活-葳蕤及川芎-木香-杏仁-白薇-羌活-葳蕤,以上各组合中的药物在一起出现的频次多。

二、辨证方法研究

郑新等对重庆中医研究院中医诊断为肺热病,西医诊断为肺部感染性疾病的2391例患者的辨证方法进行分析,发现适于卫气营血辨证者1896例,占79.3%;适于六经辨证者170例,占7.1%;适于脏腑辨证者325例,占13.6%,分析认为卫气营血辨证更适合于肺热病的辨治,并拟定出外感热病统一辨证纲要表,以卫气营血辨证囊括六经和三焦证候。裘沛然主张伤寒温病的辨证要一体论,以六经辨证为纲,卫气营血及三焦辨证统辖于六经辨证之中。万友生提出热病的辨证应以表里寒热虚实为纲,以六经、三焦、卫气营血、脏腑为目,具体分为表寒虚实证治、表热虚实证治、半表半里寒热虚实证治、里热虚实证治及里寒虚实证治。吴银根根据肺热病发生发展过程中人体的功能和代谢改变,把肺热病归类为发热前期和发热期、热盛期、邪盛正损期和虚衰期4期进行辨证。董建华提出以3期21候辨证方法作为外感热病统一的辨证方法,把热性病分为表证、表里证、里证3期:表证期分为表热、肺燥等4型,表里证期分为半表半里和表里同病,里证期分为气分热炽、温热壅肺、热结肠胃等13个证候。吴子腾提出温热病的论治,除应用传统的六经辨证、卫气营血辨证、三焦辨证外,还可以从整体出发,应用系统论的方法,从体表、体窍的变化要素中追溯相关内脏的病变,把临床中具有鉴别诊断意义的证候表现反馈出来,结合相应的病机作为制定治疗的依据,达到辨证用药一体化。

三、病因病机研究

匡调元认为体质在外感疾病的发生发展过程中发挥着特殊作用,即存在体质的易感性,表现为"同气相求"。"同气相求"有两层含义:一是某种体质容易感受相应的淫邪;二是发病类型和传变趋势的倾向性与淫邪性质和体质类型密切相关。将这种倾向性的内在病机基础归纳为"质化";将疾病的病理演变趋势称为"病势";将不同的体质类型存在的不同的、潜在的、相对稳定的倾向性称为"质势"。强调当辨明体质,预见其传变趋向,及早采取措施,有利于截断病变之发展。并认为外感病无外邪则不成病,既病则病证的性质往往与外邪和体质类型的综合影响有关,其病变发展趋向及传变过程则往往取决于体质因素,"常视患者伏伤所在,趋而为病"。其理论对于外感病学从卫气营血辨证创立以来,以辛凉解表为主,重视邪气因素,而忽略人体因素的现状具有重要意义。

姜良铎认为外感病的内伤基础主要与患者的病理体质因素和久病宿疾的存在密切相关,提出存在内伤基础的外感病于临床更多见,其表现有非典型性与复杂性的特点,呈现显著的个体差异性与复杂的临床证候,可影响病因、发病及预后,使辨治更为复杂,其治疗则根据外感与内伤的轻重缓急而分先后主次,为病理性体质外感的辨证论治做了有意义的开拓性工作。

马智认为风温肺热病初起在肺卫,日渐次传变,由卫传气,见肺热实证,故本病在临床上以卫、气分证为多见;把握气分是治疗疾病的关键。

李国梁研究老年风温肺热病传变规律,发现:①正常传变规律,也就是所谓的顺传,由邪在肺卫至痰热壅肺阶段;②异常传变规律,即叶天士所说的"逆传",由肺卫阶段传入营分阶段;或由痰热壅肺阶段传入营分,然后由营分阶段发展为厥脱直至死亡。并认为前者主要见于正气尚不甚虚,邪气毒力弱者,后者则相反。在老年风温肺热病体内的宿邪其是反复发作的致病因素。当这些潜在的致病因素或者是慢性疾病中的宿邪长时间存在,并对人体的阴阳气血等生理产生了影响,则成为体质特征中的部分,也就是病理体质中的"病理"因素。治疗时强调外感当首先(或同时)消除其内在的宿邪积滞或潜在的致病因素,使外邪无所依附而利于祛除,具体则包括调理体质和治疗内伤杂病(宿疾)。研究也发现老年风温肺热病症状很少表现单纯的表证症状,总是或多或少的兼夹内里证的症状,其证候类型也多寒热错杂、虚实并见,治疗相应复杂,方药更为繁杂,常为两方或多方的合用,往往针对特殊症状作大幅加减等。针对老年风温肺热病患者则应着重从正气虚弱、热毒炽盛、痰瘀互结的体质特征出发,审证求因,辨证论治。

周仲瑛认为病毒感染性高热具有强烈的传染性和流行性,热毒炽盛是其基本病理特征,卫气营血传变迅速。热毒不仅指从外感感受的温热邪毒,更主要指邪毒作用于机体后所生的火热之毒,而热毒的存在又必然进一步侵害人体脏腑组织,产生腑实、阴伤、血瘀等一系列病理后果。徐应抒认为卫气营血全过程之血液流变学改变属"高黏滞综合征",卫气营血全过程中都有热和瘀的存在,并随着卫气营血的证候演变而加重。

四、辨证论治研究

魏喜保等将风温分为3期8证论治:①早期:风热犯肺证用银翘散,湿热束表证用藿朴夏苓汤;②中期:热邪壅肺用麻杏甘石汤,湿热留连用蒿芩清胆汤,痰热结胸用小陷胸汤合栀子豉汤,热壅胸膈用凉膈散;③晚期:热入心营证以清营汤送服紫雪丹,热厥阴竭证用参麦注射液合生脉犀地汤。胡克明分4证论治风温肺热病:①风热壅肺证,治以麻杏甘石汤、泻白散;②痰热结胸证,治以小陷胸汤加枳实汤、泻白散;③热盛腑实证,治以三黄泻心汤、牛黄承气汤;④肺胃阴伤证,治以清气养阴、清营养阴、益胃生津之方药。朱琳等对风温肺热病分为邪犯肺卫证、痰热壅肺证、痰浊阻肺证、正虚邪恋证,分别采用银翘散合麻杏石甘汤、麻杏石甘汤合千金苇茎汤、二陈汤合三子养亲汤、生脉散等加减,结果显示总有效率为94.6%,患者的住院天数、平均住院费用均较常规治疗组有显著差异。彭胜权认为SARS的临床证候变化可以归纳为"风温挟湿",分证论治:①邪犯肺卫证,治以辛凉解表、宣肺止咳,方选银翘散加减;②邪阻少阳(邪在半表半里,邪热偏盛者),治以和解少阳、分消湿热,方选蒿芩清胆汤加减;③湿热遏阻膜原(邪在半表半里,湿浊偏盛者),治以疏利透达,方选达原饮加减;④邪热壅肺,治以清热解毒、宣肺化痰,方选麻杏石甘汤加味;⑤肺热移肠,治以清热止利,方选葛根芩连汤加味;⑥热入营血,治以清营泄热、清心开窍,方选清营汤加味;⑦正气虚脱,治以益气固脱、回阳救逆,方选参附龙牡救逆汤合生脉散加味;⑧后期伤阴,治以益气养阴、清肺化痰,方选沙参麦冬汤加味。林琳等在分期分证基础上进行了辨证施治,分为早期、中期、极期(高峰期)、恢复期4期。早期以湿热遏阻、卫气同病为特点,湿热阻遏肺卫证,治以宣化湿热、透邪外达,三仁汤合升降散加减;表寒里热夹湿证,治以辛凉解表、宣肺化湿,麻杏石甘汤合升降散加减。中期以湿热蕴毒、邪伏膜原、邪阻少阳为特点,湿热蕴毒证,治以清热化湿解毒,甘露消毒丹加减;邪伏膜原证,治以疏达透达膜原湿浊,达原饮加减;邪阻少阳证,治以清泄少阳、分消湿热,蒿芩清胆汤加减。极期(高峰期)湿热毒盛、耗气伤阴、瘀血内阻为主要特点,热入营分,耗气伤阴证,治以清营解毒、益气养阴,清营汤合生脉散加减;邪盛正虚,内闭外脱证,治以益气固脱,或兼以辛凉、辛温开窍。恢复期以正虚邪恋,易夹湿夹瘀为主要特点,气阴两伤证,治以益气养阴,方选参麦散或沙参麦冬汤;气虚夹湿夹瘀证,治以益气化湿、活血通络,据虚实不同可分别选用李氏清暑益气汤、参苓白术散或血府逐瘀汤等加减化裁。

五、专方专治研究

王德华等用解毒化瘀汤治疗风温肺热病,结果表明解毒化瘀汤与抗生素青霉素、庆大霉素治疗风温肺热病的临床疗效相同。丁邦晗继承马智的学术观点,认为风温肺热病,邪在气分为病之关键,用马智创立的清肺消炎饮(以麻杏石甘汤为主方)治疗风温肺热病,获得满意的临床疗效。王成祥等以验方清肺饮(桔梗、瓜蒌、甘草、黄芩、杏仁、牛蒡子等)治疗风温肺热病痰热壅肺证之成人病毒性肺炎,显示总有效率优于抗病毒西药对照组,对发热、咳嗽、咯痰等症状及肺部X线异常的改善也优于对照组。

六、动物实验研究

1983年,四川医学院熊启逵首先报道用大肠杆菌注射复制温病卫气营血证候模型。此后,陕西中医学院刘国强等完成了"温病卫气营血证候动物实验研究",建立了包括卫分证、气分证(热邪壅肺、阳明热炽、阳明热结、湿热气分、湿热中阻)、营分证、血分证、热毒神昏、暑热痉厥证等11个动物模型,从舌面湿度、舌面酸碱度、血清钾、血清钠、淋巴细胞转化率、溶菌酶含量、病理解剖、血液流变学、微循环、血浆内毒素(LPS)、细菌培养等10余项指标观察发现,其各证相关性强,可作为特异性检查指标。其后,陆续有研究者通过采用巴氏杆菌及金黄色葡萄球菌、内毒素等造模出了温病气分证、气营两燔、营血分证等模型,观察到气分证动物模型免疫功能增强,病理未见实质细胞损害;营血分证动物模型有血管内凝血、血液低凝和纤溶增强、血黏度增高、微循环障碍及线粒体、溶酶体和微粒体等细胞器的损伤,并有过氧化脂质增多。同时,通过动物模型实验,现代研究学者进一步发现,桂枝汤可通过影响体温中枢中的环核苷酸,实现对体温的双向调节。凉膈散能减少大肠杆菌复制的温病动物模型的血浆内毒素含量,降低血浆肿瘤坏死因子、血清过氧化脂质水平,提高超氧化物歧化酶活性,减轻脏器组织病理损害。经方调胃承气汤能抑制内毒素家兔模型动物的发热效应,并可降低内生致热原血浆肿瘤坏死因子和中枢发热介质脑脊液PGE2、环核苷酸的含量。

七、重点、难点、疑点

风温肺热病是临床常见病和多发病。在临证时,如何把握其重点、难点和疑点值得探讨,解决好这些问题也是今后开展临床研究的方向。

(一)重点问题分析

风温肺热病的纯中医药治疗疗效提高是临床最为重要的问题。风温肺热病的现代病种之一是急性肺炎,其中的社区获得性肺炎多为细菌感染,但非典型病原体的比例在上升。单纯的中医药治疗风温肺热病并无大规模的循证证据来说明其疗效情况。根据一些个案及名老中医的经验,使用纯中医药学的方法是可以获得良好疗效的,这些疗效的取得往往需要辨证准确,中药遣方合理,配合针灸、饮食调养等更容易获得疗效。

（二）难点分析

1. 风温肺热病的现代病因学 风温肺热病与西医学中的急性支气管炎及急性肺炎相当,即下呼吸道感染,其病原体包括了病毒、细菌、支原体等。中医学的风温之邪是否涵盖所有导致下呼吸道感染的病原体,当前并无深入的相关研究。以后需要通过大规模的临床研究,明确风温肺热病的病因,及各种不同病因的临床表现及中医治疗策略是否一致,从而制订更加科学的中医药治疗方案。

2. 如何阻止变证的发生 风温肺热病的顺传是由卫而气,由营而血;其逆传则传至心包,即所谓出现变证。变证出现时,患者病情在短时间内发生急骤变化,提示预后不良。如何早期发现并阻断变证,从而改善预后是临床一大难点。阻断变证的发生,需要密切观察病情变化,及早发现证候顺逆传变的趋势,早期使用截断疗法。

（三）疑点探究

有关风温肺热病有一些疑点需要关注。

1. 中医学"风温""肺热病"及"风温肺热病"的关系需要更加权威的阐释 风温肺热病往往被认为"风温"与"肺热病"的全称。风温是以中医发病学的病邪命名,而肺热病是以病位、病机命名,两者之间有重合,也有不一致的地方。临床上将往往将感受风温之邪所形成的肺热病归之为风温肺热病,此又违背风温肺热病的传统认识。此需要进一步的专家共识以明晰。

2. 开展病证结合研究的病种确定问题 当前进行中医学疾病的研究时,往往采用病证结合的方法。病证结合的病即西医学的病名,证即中医学的证候或证型,其实质是以西医学的病名与中医学的证候来确定疾病的内涵。由于风温肺热病相当于西医学的急性支气管炎和急性肺炎,其不是西医学的单一病种,开展临床研究时需要仔细界定。

第六节 相关西医疾病诊疗指南评述

一、社区获得性肺炎

随着老龄化社会的到来,老年人社区获得性肺炎(CAP)的发病率呈上升趋势,老年CAP临床表现多不典型,常呈非特异性表现和隐袭性发病,并发症多,预后差,为进一步完善CAP的诊疗规范,提高中医药诊治水平,中华中医药学会内科分会肺系病专业委员会于2011年颁布了《社区获得性肺炎中医诊疗指南(2011版)》,为中医药防治CAP提供了指导性意见。

《社区获得性肺炎中医诊疗指南(2011版)》分别从诊断、辨证论治、单方验方等三方面对社区获得性肺炎的诊疗进行了阐述。

1. 诊断方面 指南在诊断的5条标准中强调了影像学的作用,指出胸部X线影像学改变结合相关临床症状、体征及血象检查,并除外了其他肺部疾病后,可建立临床诊断。病原学检查,作为一种感染性疾病,准确的病原学检查结果不仅可以作为确诊CAP的依据,对确定抗菌药物治疗方案也有重要参考价值,但在实际工作中,CAP病原学检查的敏感性很低,大约有50%的CAP病例最终也无法明确致病原。因此,在临床工作中,不加区分盲目地对所有CAP患者进行病原学检查是值得商榷的。目前比较一致的看法是,对于需要住院治疗的CAP患者或者重症CAP患者,进行比较全面的病原学检查是必要的,而对于门诊CAP患者及轻症患者没有必要常规进行病原学检查。是否进行病原学检查以及需要进行哪些病原学检查应根据患者是否有特殊的临床表现,是否有特殊的流行病学依据,就诊前是否接受过先期的抗生素治疗以及初始经验性抗生素治疗是否有效等临床情况来确定。

2. 辨证治疗方面,指南详细阐述了社区获得性肺炎的病因病机,并对临床常见的中医辨证分型的表现、治法、遣方用药进行了详尽的列举,规范了临床CAP的中医治疗。

3. 指南最后简单列举了3种中药汤剂的单方验方。而在临床工作中,针对社区获得性肺炎患者出现发热、咳嗽咳喘等不同临床表现,采取针灸、沐足、穴位贴敷等外治方法,亦可起到缓解相应症状的作用。

二、传染性非典型肺炎(SARS)

2002年冬至2003年春发生的传染性非典型肺炎(以下简称"非典"),给人民生活造成了很大影响。中华中医药学会在原有《非典型肺炎中医药防治技术方案(试行)》《传染性非典型肺炎推荐中医药治疗方案》《传染性非典型肺炎恢复期推荐中医药治疗方案》的基础上,以中医理论为指导,以临床防治经验为基础,进一步明确SARS的证候特征、病因病机、辨证论治规律;依据历代防治瘟疫的理论和经验,借鉴循证医学方法,统计分析了3701例次的症状和体征数据及1667例次中医病例的病因病机和证治方药,并结合中医药专家的经验、论述,颁布了《传染性非典型肺炎(SARS)中医诊疗指南》,为中医药工作者在临床救治SARS患者工作提供了规范和参考。

在中医古籍中,并无与"非典"完全吻合的疾病,故指南亦未对"非典"给出明确的病名,但其发生、发展及传变符合《黄帝内经》中"五疫之至,皆相染易,无问大小,病状相似"的论述,认为其属于中医学瘟疫、热病的范畴。

在诊断方面,指南指出SARS的诊断主要由流行病学、症状体征、一般实验室检查、胸部影像学检查及特异性病原学检查组成。但SARS早期诊断的相关抗原抗体及病原学检查尚待进一步论证,故SARS的诊断主要以临床诊断为主,在临床诊治中应注意搜集患者的流行病学依据,并注意动态复查胸部影像学检查。

辨证治疗方面,指南指出SARS的病因病机与温病的病机相似,为疫毒之邪从口鼻而入,首先犯肺,可累及心、肾、胃、肠等脏腑,但同时强调了正气损伤的一面,认为邪之所凑,其气必虚,气阴虚损病机始终而在,并由此提出SARS的治疗原则为"早治疗、重祛邪、早扶正、防传变",强调该病的治疗应尽早使用中医药,在着重祛邪的同时,应及时扶正。

三、甲型H1N1流感

2009年3月,墨西哥暴发"人感染猪流感"疫情,并迅速在全球范围内蔓延。世界卫生组织(WHO)初始将此类流感称为"人感染猪流感",后将其更名为"甲型H1N1流感"。6月11日,WHO宣布将甲型H1N1流感大流行警告级别提升为6级,全球进入流感大流行阶段。此次流感为一种新型呼吸道传染病,其病原为甲型H1N1流感病毒株。

《甲型H1N1流感诊疗方案（2010年版）》中指出，该病的诊断主要结合流行病学史、临床表现和病原学检查，与传染期甲型H1N1流感确诊病例有密切接触，并出现流感样临床表现，或出现流感样表现，甲型流感病毒检测阳性，尚未进一步检测病毒亚型的患者，可诊断为疑似病例，需进一步行病原学检查。而甲型H1N1流感病毒核酸检测阳性、分离到甲型H1N1流感病毒，或双份血清甲型H1N1流感病毒的特异性抗体水平呈4倍或4倍以上升高，即可确诊。

甲型H1N1流感人群普遍易感，临床表现包括发热、咽痛、流涕、鼻塞、咳嗽、咯痰、头痛、全身酸痛、乏力。部分病例出现呕吐和（或）腹泻。与中医疫毒致病的"传染性强""临床表现相似"的特点相似，因此中医认为本病属于疫毒致病的范畴，应归属于"温疫""风温"等病范畴。指南未对本病的中医病因病机进行详细的分析。将本病从轻症、重症、危重症及恢复期进行辨证论治，分为风热犯肺、热毒袭肺、热毒壅肺、毒热闭肺、气营两燔、毒热内陷，内闭外脱及气阴两虚，正气未复等证型。从其辨证分型及治则治法来看，指南对本病的中医辨证亦是主要以卫气营血辨证为主。在病程早期，以祛邪为主，治以清热解毒，宣肺活络为法，而当出现邪毒内陷，或病程后期，气阴耗伤时，则强调固护气阴，加强扶正。

甲型H1N1流感作为新出现的一种传染性较强的疾病，相关指南的颁布，从该病的流行病学、临床表现、诊断、中西医治疗以及相关住院、出院标准作了详细的阐述，对临床救治甲型H1N1患者有较大的指导意义。

（丁邦晗）

参 考 文 献

[1] 郑新,田令群,杜树明,等.卫气营血在内科热病的辨证论治规律探讨——附2391例分析报告[J].重庆医药,1980,(6):8-12.

[2] 申锦林,于为民.张学文治疗热病急症经验之——毒瘀[J].中国中医急症,1995,4(3):127-129.

[3] 冯涤尘.论黄星垣高热急症学术成就[J].中国中医急症,2001,10(3):121-122.

[4] 李建生,余学庆,王至婉,等.基于文献的肺炎中医证素组合规律研究[J].中华中医药杂志,2008,23(5):379-383.

[5] 佟琳,王梓宁,刘寨华,等.基于温病古籍数据挖掘风温与冬温辨治规律的比较研究[J].世界中医药,2013,8(7):826-829.

[6] 佟琳,王梓宁,张华敏.温病古籍中治疗风温遣方用药规律的挖掘分析[J].中国中医药图书情报杂志,2013,37(2):9-11.

[7] 魏喜保,艾利民.风温病126例临床分析[J].湖北中医杂志,1984,(6):16-18.

[8] 胡克明.风温肺热病100例临床分析[J].浙江中医学院学报,1995,19(3):12-13.

[9] 朱琳,潘俊辉,刘昌秀.风温肺热病的中医临床路径研究初探[J].新中医,2012,44(3):20-21.

[10] 彭胜权.传染性非典型肺炎的中医辨证论治[J].上海中医药杂志,2003,37(5):3-4.

[11] 林琳,张敏州,杨志敏,等.中西医结合治疗传染性非典型肺炎的临床实践与探讨[J].广州中医药大学学报,2003,20(2):91-94.

[12] 王德华,徐应抒,廖大忠.解毒化瘀汤治疗风温肺热病的临床观察[J].新中医,1992,(4):23-25.

[13] 丁邦晗,吕冠华.清肺消炎饮治疗风温肺热病在肺卫证30例[J].辽宁中医学院学报,1999,1(1):23-24.

[14] 王成祥,姜良铎,郝瑞福,等.清肺饮治疗成人病毒性肺炎36例[J].中国中医急症,1998,7(2):66-67.

[15] 中华中医药学会内科分会肺系病专业委员会.社区获得性肺炎中医诊疗指南(2011版)[J].中医杂志,2011,52(21):1883-1888.

[16] 中华中医药学会.传染性非典型肺炎(SARS)中医诊疗指南[J].中医杂志,2003,44(11):865-871.

[17] 中华人民共和国卫生部.甲型H1N1流感诊疗方案(2010年版)[J].国际呼吸杂志,2011,31(2):81-84.

第十六章 哮 病

第一节 疾 病 概 述

哮病是由于宿痰伏肺,遇诱因引触,导致痰阻气道,痰气搏结,气道挛急,肺失宣肃,肺气出入为艰所致的发作性痰鸣气喘疾患。发作时喉中哮鸣有声,呼吸气促困难,甚至喘息不能平卧为主要表现。哮病又称"哮症"或"哮证","哮病"作为病名见于文献,大约在明代,许浚等人撰写《东医宝鉴》有"哮病气实者……"的记载,以后秦景明的《症因脉治》一书便对哮病有了系统的阐述。为了使病名更加统一、规范,国家中医药管理局于1995年颁布了《中医病证的诊断疗效标准》,将本病正式命名为哮病。

哮病是内科临床常见病证之一,在我国北方更为多见,一般认为本病发病率约占人口的2%左右。中医治疗本病疗效显著,可以缓解发作时的症状,且通过缓解期的调治,能达到扶正固本,减少复发的目的。

哮病为一种发作性疾病,根据本病的定义和临床表现,相当于西医学的支气管哮喘、哮喘性支气管炎、嗜酸性粒细胞增多症(或其他急性肺部过敏性疾患)引起的哮喘。若因肺系或其他多种疾病引起的痰鸣气喘症状,则属于喘证、肺胀等病证范围,但亦可与本篇辨证论治内容联系互参。

第二节 文 献 回 顾

《内经》中虽无哮病之名,但书中所记载的"喘鸣""喘呼""喘喝"等名称,与本病的发作特点相似。如《素问·阴阳别论》曰:"阴争于内,阳扰于外,魄汗未藏,四逆而起,起则熏肺,使人喘鸣"。《素问·太阴阳明论》有"犯贼风虚邪者阳受之……不时卧,上为喘呼"。《灵枢·本神》言:"……实则喘喝,胸盈仰息",《素问·生气通天论》云:"因于暑、汗,烦则喘喝"。汉代张仲景《伤寒论》中虽然亦无"哮病"这一病名,但"喘家作桂枝汤,加厚朴杏子佳"之"喘家",可能即指素有哮喘病史的患者。《金匮要略·肺痿肺痈咳嗽上气病脉证并治》曰:"咳而上气,喉中水鸡声,射干麻黄汤主之。"具体描述了本病发作时的典型症状,提出了治疗方药。《金匮要略·痰饮咳嗽病脉证并治》云:"膈上病痰,满喘咳吐,发则寒热,背痛腰疼,目泣自出,其人振振身瞤剧,必有伏饮",从病理上将其归属于痰饮病中的"伏饮"。巢元方《诸病源候论》

有"呷嗽候""上气鸣息候""上气喉中如水鸡鸣候",均与本病有关,强调痰气交阻为发病特点,提出治疗应加消痰破饮之物。此后南宋张杲《医说》有"齁"之病名,《普济本事方》有"齁喘"等形象性命名。直至元代朱丹溪才始以"哮喘"作为病名独立成篇,把本病从笼统的"喘鸣""上气"中分离出来,阐明其病机专主于痰,并提出"未发以扶正气为主,既发以攻邪气为急"的治疗原则。明代虞抟《医学正传》则进一步对哮与喘作了明确的区分。后世医家鉴于哮必兼喘,故一般通称"哮喘",为与喘证区分,故名为"哮病"。

第三节　病 因 病 机

一、病因

哮病的发生,乃宿痰内伏于肺,复因外感、饮食、情志、劳倦等诱因引触,以致痰气交阻于气道,肺失宣肃,肺气出入为艰而成。

1. 外邪侵袭　风为六淫之长,外风易从肺入,外感风寒、风热或暑湿之邪,未能及时表散,邪气内蕴于肺,壅遏肺气,气不布津,聚液生痰,正如《临证指南医案·哮》所云:"宿哮……沉痼之病……寒入背腧,内合肺系,宿邪阻气阻痰。"此外,尚有某些体质、禀赋特殊者,吸入花粉、烟尘、异味等,影响肺气之宣降,致津液凝聚,痰浊内蕴而发哮病。

2. 饮食不当　贪食生冷,寒饮内停;或嗜食酸、咸、肥甘,积痰蕴热;或因进食海膻、鱼、虾、蟹等发物,而致脾失健运,饮食不归正化,痰浊内生,上干于肺,壅阻肺气亦可致哮。《医碥·哮喘》说:"哮者……得之食物酸咸太过,渗透气管,痰入结聚,一遇风寒,气郁痰壅即发。"由于体质特异,可因进食不同食物而发病,故古有"食哮""鱼腥哮""卤哮""糖哮""醋哮"等称谓。

3. 情志失调　主气在肺,调气在肝,二者共司气机升降,肝胆相表里为少阳开阖之枢机。情志不遂,肝气郁结,枢机不利,则肝气不能升发,肺气难以肃降;郁怒伤肝,肝气亢旺,不受金制,反侮肺金;或肝郁化火,木火刑金,或肝郁化风,或肝之阴血不足,血躁生风,阴虚风动,内风自伏,皆可上扰肺金,使肺气肃降无权。其气滞、火郁侮金者称为"木叩金鸣",伏风上扰肺金者称之"风摇钟鸣"。另外,肝气郁结,疏泄失职,木不疏土,或木旺乘土均可致脾失健运,运化转输不能,酿液为痰。此皆因肝郁而生之痰,谓之"郁痰"。郁痰上贮于肺,阻遏肺气,痰气相搏,风火相煽即可发生哮病。

4. 体虚病后　素体禀赋薄弱,体质不强,或病后体弱(如幼年患麻疹、顿咳,或反复感冒,咳嗽日久等)导致肺、脾、肾虚损。若肺气耗损,气不布津,痰饮内生;或阴虚火旺,热蒸液聚,痰热胶固;脾虚水湿不运,肾虚水湿不能蒸化,痰浊内生,均可成为哮病之因。一般体质不强多以肾虚为主,多见于幼儿,故有"幼稚天哮"之名;病后所致者以肺脾虚为主。

二、病机

1. 基本病机　哮病的病理因素以痰为主,痰的产生主要责之于肺不能宣散津液,脾不能转输精微,肝不能疏布津液,肾不能蒸化水液,以致津液凝聚成痰,伏藏于肺,成为哮病发生的"夙根"。此后每遇气候突变、饮食不当、情志失调、劳累过度等诱因导致气机逆乱而发作。以上各种病因既是生痰聚浊之原因,又是引起哮病发作的诱因。正如《景岳全书·喘促》所云:

"喘有夙根,遇寒即发,或遇劳即发者,亦名哮喘。"

2. 病机演变 哮病发作期和缓解期的病理变化不同。发作期为"伏痰"遇诱因引触,痰随气升,气因痰阻,痰气搏结,壅塞气道,肺失宣降,故致痰鸣如吼,气息喘促。正如清代李用粹《证治汇补·哮病》所云:"因内有壅塞之气,外有非时之感,膈有胶固之痰,三者相合,闭拒气道,搏击有声,发为哮病。"可见本病发作期的病位主要在于肺系,病理环节为痰阻气闭,以邪实为主,故见呼气困难,自觉呼出为快。由于病因不同,体质差异,发作期有寒哮、热哮、郁哮、风哮之分。若素体阳虚,痰从寒化,多因寒邪诱发,属寒痰为患,发为寒哮;若素体阳盛,痰从热化,又因热邪诱发,属痰热为患,发为热哮;若因情志失调而诱发,女子发作多与月经周期关系密切,气郁痰阻突出者为郁哮;若外风袭肺,或素体阴血亏虚,虚风内动,或肝木郁而化风,引触宿痰,致反复发作,时发时止,发时喉中哮鸣有声,止时即如常人,犹如风之善行而数变,故名风哮。寒哮、郁哮郁而化热可转化为热哮;"痰热内郁,风寒外束"(《类证治裁·哮病》)还可发为寒包火证。

若哮病长期反复发作,寒痰易损伤脾肾之阳,痰热易耗伤肺肾之阴,病变则可从实转虚,在缓解期表现为肺、脾、肾等脏虚损之候。肺虚不能主气,气不化津,则痰浊内蕴,又因卫外不固,更易受外邪侵袭而诱发;脾虚运化失职,水谷不化精微,反积湿生痰,上贮于肺,影响肺气升降,常因饮食不当诱发;肾虚精气亏乏,摄纳失常,阳虚则水泛为痰,阴虚则虚火灼津成痰,上干于肺,而致肺气出纳失司,每遇情志劳倦诱发。由于肺、脾、肾三脏之间生理上相互联系,病理上相互影响,故可病及两脏或三脏同病,表现为肺、脾、肾气虚及阳虚,或肺肾之阴虚。一旦急性发作,每易持续不解,邪实与正虚错综并见,肺肾两虚而痰浊壅盛。严重者因肺不能治理调节心血之运行,宗气不能充养心之阳气,命门之火不能上济于心,则心阳亦同时受累,甚至发生"喘脱"危候。

第四节 临 证 思 路

一、辨病要点

1. 发作时喉中哮鸣有声,呼吸困难,甚则张口抬肩,不能平卧,或伴唇甲紫绀,烦躁不安或抑郁不舒。

2. 发作时两肺可闻及以呼气相为主的哮鸣音,呼气相延长。

3. 上述症状可经治疗或自行缓解,且呈反复发作性,常因气候突变、饮食不当、情志失调、劳累等因素诱发。发作前多有鼻痒、喷嚏、咳嗽、胸闷等先兆表现。

4. 多有过敏史或家族史。

5. 肺功能检查、动脉血气分析、血嗜酸性粒细胞计数、痰液涂片、胸部X线检查等有助于诊断。

二、相关检查

1. 血液检查 发作时可有嗜酸性粒细胞增高,但多不明显,如并发感染可有白细胞数增高,分类中性粒细胞比例增高。

2.痰液检查　涂片在显微镜下可见较多嗜酸性粒细胞、黏液栓以及哮喘珠等。如合并呼吸道细菌感染,痰涂片革兰染色、细菌培养及药物敏感试验有助于病原菌诊断及指导治疗。

3.肺功能检查　在哮喘发作时有关呼气流速的全部指标均显著下降,如1秒钟用力呼气容积(FEV_1)、1秒率(FEV_1/FVC)、呼气峰值流速(PEF)等均减少,缓解期可逐渐恢复。病情疑似者,支气管舒张试验或激发试验有助于明确诊断。

4.动脉血气分析　严重哮喘发作可有不同程度的低氧血症,PaO_2降低,$PaCO_2$一般正常或降低。$PaCO_2$增高提示气道严重阻塞或呼吸肌疲劳衰竭。

5.胸部X线检查　哮喘发作早期可见两肺透亮度增加,呈过度充气状态;在缓解期多无明显异常。如并发呼吸道感染,可见肺纹理增加及炎性浸润阴影。

三、类证鉴别

1.喘证与哮病　喘证与哮病都有呼吸急促困难的表现,但哮病之喘,必有喉中响鸣,正如《医学正传·哮喘》指出:"哮以声响名,喘以气息言,夫喘促喉间如水鸡声谓之哮,气促而连续不能以息者谓之喘"。哮必兼喘,而喘未必兼哮。哮病是一种独立性疾病,有宿根及诱因可寻,具有发作性、反复性、顽固性及遗传性等特点,其发作乃宿痰为诱因引触,痰阻气闭而成。喘证可见于多种急慢性疾病中,有虚实之分。实喘为邪壅于肺,肺失宣降而发,邪去喘安;虚喘为肺肾出纳失常,多持续日久,有脏虚特点,易遇外邪加重。

2.支饮与哮病　支饮为受寒饮冷,迁延反复伤肺,肺气不能布津,饮邪留伏,支撑胸膈,而致肺失宣降。支饮亦可有痰鸣气喘症状,与哮病发作期相似,但多系部分慢性咳喘经久不愈,逐渐加重而成,病势时轻时重,发作与间歇界限不清,咳喘重于哮鸣,与哮病之间歇发作,突然发病,迅速缓解,哮吼声重而咳轻,二者有显著不同。但胸膈之痰饮留伏,又可成为哮病之因。

3.肺胀与哮病　肺胀为多种慢性肺系疾患反复发作,迁延不愈,肺脾肾三脏虚损,从而导致痰瘀互结,肺气壅滞,肺体胀满,肺不敛降而成,以喘促、咳嗽、咯痰、胸部膨满、胀闷如塞等为临床特征;哮病是反复发作性的一个独立病种,为诱因引触宿痰,痰阻气道,痰气搏结,气道挛急,肺失宣肃而成,痰鸣气喘呈发作性,二者有明显区别。但哮病长期反复发作,可向肺胀转化。

四、辨证论治

1.辨证思路

(1)辨已发未发:哮病发作期和缓解期临床表现不同,发作期以喉中哮鸣有声,呼吸气促困难,甚则喘息不能平卧等为典型临床表现。多由气候变化、饮食不当、情志刺激、劳累等因素诱发。突然起病,或先有鼻痒、喷嚏、咳嗽、胸闷等先兆症状,继则发作,持续时间长短不一,病情轻重不等,严重者可能窒息死亡。缓解期无典型症状,以肺、脾、肾虚损为主要表现,或肺气虚、或脾气虚、或肾气虚、或肺脾气虚,或肺肾两虚等。平时有轻度症状者,在大发作时易致哮喘持续难平。

(2)辨证候虚实:从病程来看,新病多实,久病多虚,已发多实,未发以正虚为主。从病证来看,痰阻气壅,喉中响鸣,痰声辘辘,痰出为舒,苔厚腻,脉弦滑为实;气机壅滞,胸憋满闷,胁肋胀痛,以呼出为快,哮鸣声音细尖调高,舌红苔薄,脉弦滑为实;自汗恶风,易于感冒,因气候变化而发作哮鸣,或面白神疲,食少脘痞,动则息促,腰膝酸软者为虚。《类证治裁》:"大率新病多实,久病多虚,喉如鼻鼾声者虚,如水鸡声者实,遇风寒而发为冷哮为实,伤暑热而哮为热哮为实,其盐哮、酒哮、糖哮皆虚哮也。"已做简要概括,供临床辨证参考。

（3）辨寒热属性:在分清证候虚实的基础上,发作期尤当辨别寒热之属性及其相兼、转化等演变。辨寒热首先依据痰之色、质、量、味,咯吐难易,发作诱因以及兼次症等,一般不难辨别。寒哮多内有寒痰伏饮,外感风寒,内外皆寒,哮鸣如水鸡声,咳痰清稀,或色白如泡沫,口不渴,舌质淡,苔白滑,脉浮紧;热哮乃痰热壅盛,又感暑热之邪,痰鸣如吼,胸高气粗,痰黄稠黏,咯吐不利,口渴喜饮,舌质红,苔黄腻,脉滑数。通常外风多夹寒邪而袭肺(外风哮),内风多夹虚火而灼金(内风哮),寒哮、郁哮发作日久易化热,热哮迁延不愈可转寒;痰热内郁,风寒外束者则更易形成寒包火证。

（4）辨病机特点:哮病以痰为内因之主,发作期虽皆因痰气交阻于气道,气道挛急,肺失宣降而成,但依据体质与发病诱因之不同,病机特点各异,从而有寒哮、热哮、郁哮、风哮等证候之别。寒哮、热哮征象明显,易于鉴别;郁哮以气郁痰阻为病机之要,郁象突出,发病与情志、月经有关,寒热表现不著;风哮为风邪作乱,起病急骤,诱因明确,体质禀赋或为肺脾气虚,或为脾肾阳虚,或为肝肾阴虚,从而导致风动伏痰,风摇钟鸣。缓解期病机以肺、脾、肾虚为特点,表现为肺、脾、肾的气虚及阳虚,或肺、肾之阴虚。临床辨证不仅要辨别寒、热、风、郁、虚等病机要点,更要注意辨其孰轻孰重,主次兼夹及相互转化。

2.治疗原则　发时治标,平时治本为哮病治疗的基本原则。发时当攻邪治标,祛痰利气,寒哮宜温化宣肺,热哮当清化肃肺,郁哮应疏肝解郁平喘,风哮当祛风化痰平喘。表证明显者兼以解表;反复日久,正虚邪实者又当攻补兼施,不可拘泥。平时扶正治本,阳气虚者应温补,阴虚者宜滋养,分别采取补肺、健脾、益肾等法,以冀减轻、减少或控制其发作。如寒热虚实错杂者,当兼以治之。《景岳全书·喘促》云:"扶正气者,须辨阴阳,阴虚者补其阴,阳虚者补其阳。攻邪气者,须分微甚,或散其风,或温其寒,或清其痰火。然发久者,气无不虚……若攻之太过,未有不致日甚而危者",堪为哮病临证辨治之准则。

3.辨证分型

发作期

（1）寒哮

主症:喘息哮鸣,喉中有水鸡声,胸膈满闷如塞。痰白或稀薄呈泡沫状,口不渴或渴喜热饮。

兼次症:天冷或受寒易发,形寒肢冷,或恶寒、无汗、身痛。咳不甚,面色晦暗带青。

舌象:舌质淡,苔白滑。

脉象:弦紧或浮紧。

分析:寒痰伏肺,遇外感触发,痰壅气阻,以致呼吸急促而哮鸣有声。肺气郁闭,不得宣畅,痰出不利而见胸膈满闷如塞,咳反不甚而咯痰量少,或咯清稀泡沫痰。阴盛于内,阳气不能宣达,故面色晦暗带青,形寒怕冷。病因于寒,内无郁热,故口不渴或喜热饮。外寒每易引动内饮,故天冷或受寒则发。外寒诱发则见恶寒、无汗、身痛。舌质淡,苔白滑,脉弦紧或浮紧,皆为寒盛之象。

治法:温肺散寒,化痰平喘。

方药: 射干麻黄汤。方中射干、麻黄开痰结,宣肺气;干姜、细辛温肺蠲饮;紫菀、款冬花、半夏降气化痰;五味子收敛肺气;大枣和中并调和诸药。若痰壅胸满,喘逆不得卧,可加葶苈子、苏子等泻肺涤痰,瓜蒌、杏仁宽胸利气;若表寒里饮,寒象较甚者,可用小青龙汤,酌加杏仁、苏子、白前、陈皮、青皮等化痰利气;若面唇青紫,舌质淡暗者,可加桃仁、红花、丹参、赤芍等活血化瘀;若痰稠胶黏难出,哮喘持续难平者,加皂荚、白芥子豁痰利肺以平喘;若见痰色转黄,身热,汗出,口干,舌苔黄者,为寒痰郁而化热之势,可酌加石膏、黄芩、桑白皮、浙贝母等清肺化痰。

若病久,发作频繁,阴盛阳虚,本虚标实,虚实并见,上盛下虚,喉中痰鸣如鼾,声低,气短不足以息,咳痰清稀,面色苍白,汗出肢冷,舌苔淡白,脉沉细者,当标本同治,温阳补虚,降气化痰,用苏子降气汤,可酌情配伍黄芪、党参益气固表,山萸肉、坎炁、紫石英、沉香、诃子等补肾摄纳;阳虚明显者,伍以附子、肉桂、补骨脂、钟乳石等温补肾阳。

（2）热哮

主症: 气粗息涌,喉中痰鸣如吼,胸满胁胀,痰质黏稠,口渴引饮。

兼次症: 呛咳阵作,咳痰色黄或白,咯吐不利,烦闷不安,汗出,面赤,口苦。

舌象: 舌质红,苔黄腻。

脉象: 滑数或弦滑。

分析: 痰热壅肺,肺失清肃,肺气上逆,故喘而气粗息涌,痰鸣如吼,胸满胁胀,呛咳阵作。热蒸炼液成痰,痰热胶结,故痰黏浊稠厚,或黄或白,咯吐不利。痰火郁蒸,则烦闷,自汗,面赤,口苦。病因于热,热伤津液,故不恶寒而口渴喜饮。舌质红,苔黄腻,脉滑数,皆痰热内盛之征。

治法: 清热宣肺,化痰定喘。

方药: 定喘汤。方中麻黄宣肺定喘;黄芩、桑白皮以清泄肺热;杏仁、半夏、款冬花、苏子化痰降逆;白果敛肺定喘;甘草调和诸药。若寒邪外束,肺热内盛,加石膏与麻黄相配,宣散寒邪,解肌清里;热甚痰黄者,可合用苇茎汤以清热化痰;痰黄稠胶黏不易咯出者,酌配知母、川贝母、炙枇杷叶等清肺润燥。肺气壅实,痰鸣息涌不得卧者,加葶苈子、广地龙涤痰泻壅;内热壅盛,痰火熏蒸,舌苔燥黄,大便秘结者,加大黄、全瓜蒌、枳实或合用宣白承气汤通腑利肺。

若病久痰热伤阴,虚中夹实,气急难续,咳呛,痰少质黏,口燥咽干,烦热颧红,舌质红,少苔,脉细数者,可用麦门冬汤加沙参、冬虫夏草、川贝、天花粉养阴清热,敛肺化痰;肾虚气逆者,酌配熟地黄、山萸肉、胡桃肉、灵磁石、紫石英、五味子等补肾纳气定喘。

若哮病发作时以痰气壅实为主,寒与热俱不显著,喘咳胸满,但坐不得卧,痰涎壅盛,喉如曳锯,咯痰黏腻难出,舌苔厚浊,脉滑实,治当涤痰除壅、利气平喘,可用三拗汤、二陈汤、三子养亲汤合方化裁,并加用葶苈子、青皮、厚朴利气涤痰。

（3）郁哮

主症: 喘鸣气逆,胸憋满闷,胁肋胀痛,发作或加剧常与情志波动有关。

兼次症: 呛咳无痰或少痰,痰黏难咯,精神抑郁,情绪不宁,脘闷纳呆,大便不爽。

舌象: 舌质淡或红,苔薄或腻。

脉象: 弦或弦滑。

分析: 肝主疏泄,性喜条达,其经脉布于胁肋。情志不遂,肝气郁结,肝肺气机升降失常,木叩则金鸣,故见胸憋满闷,喘鸣气逆。肝气郁结,疏泄失职,经脉气机不畅,故见精神抑郁,情绪不宁,胁肋胀痛,发作或加剧常与情志波动有关。肝气郁结,疏泄失职,木不疏土,或郁怒伤肝,木旺乘土均可致脾失健运,失于转输,酿液为痰。郁痰上贮于肺,阻遏肺气,故见呛咳少痰,痰黏难咯。肝气郁结,乘脾犯胃,则见脘闷纳呆,大便不爽。苔薄腻,脉弦或弦滑均为肝气郁结之象。

治法:疏肝解郁,降逆平喘。

方药:四逆散合半夏厚朴汤加减。前方柴胡、芍药、枳实、甘草理气解郁,疏利枢机;后方厚朴、苏叶、半夏、茯苓行气开郁,降逆化痰。可加苏子、郁金、桑白皮理气降逆平喘。若肝气郁久化火,木火刑金而症见面红目赤,咽干口苦,烦躁不安,痰黏稠而黄,难以咯出者,可加丹皮、栀子、黄芩、地骨皮、黛蛤散清肝泻肺,化痰平喘。如火郁伤津,咽燥口干、呛咳少痰者,可加南沙参、浙贝母、枇杷叶养阴清热,润肺止咳。若兼脘腹胀满,呕恶泛酸者可加旋覆花、代赭石、煅瓦楞以和胃降逆化痰。如兼大便秘结,气促息涌者,可酌加大黄、全瓜蒌、葶苈子通腑泻壅,荡涤痰浊。若哮病反复发作,兼见唇甲青紫,舌质紫暗或有瘀斑,脉涩者,乃久病入络,肺络瘀阻之征,可加当归、丹参、赤芍、桃仁、红花等以活血化瘀通络。

(4)风哮

主症:咳喘骤然发作,发时干鸣无痰,胸胁胀闷,诱因明确,或因起居不慎,或因情志不遂,或因嗅闻异味,止时犹如常人。

兼次症:咳嗽痰少或无痰,发前多有鼻塞、喷嚏、咽痒、咳嗽。或伴恶风,汗出;或伴形体消瘦,咽干口燥,面色潮红或萎黄不华。

舌象:舌质淡或舌质红少津,苔薄白或无苔。

脉象:浮或弦细。

分析:风善行而数变,外风始受于肺,内风始生于肝。禀赋不足,卫外不固,起居不慎,外风自口鼻、皮毛而入,侵袭肺系,营卫失和,肺失宣肃,故见鼻塞、喷嚏、咽痒、恶风、汗出、咳嗽诸症。肝郁气滞,木郁化火生风,或素体阴虚血亏,肝风内动,肝肺失和,气机升降失调,肺失清肃。外风或内风皆可导致肺气不利,痰升气阻,痰气搏结,气道挛急而发哮鸣喘促,此即风摇钟鸣之意。气机不利则胸胁胀满,甚则胀痛。素体阴血不足,阴虚火旺,故见形体消瘦,咽干口燥,面色潮红或萎黄不华;舌质淡或舌质红少津,无苔,脉细均为阴血亏虚之征。

治法:祛风化痰,降气平喘。

方药:桂枝加厚朴杏子汤或加味过敏煎。前方疏风宣肺,降气平喘,适用于外风诱发者。方中桂枝汤调和营卫,解表祛风;厚朴、杏仁止咳化痰,降气平喘。也可加蝉蜕、苏叶、僵蚕等加强祛风解痉之力,或合入升降散,以升降气机,疏风通络;鼻塞、喷嚏、流涕重者,加荆芥、防风等疏风散邪;胸闷明显甚或闷痛者,加瓜蒌、薤白、半夏等宽胸化痰散结;喉中气壅痰阻,倚息不得卧者,加射干、葶苈子泻肺利气除壅。后方息风止痉,降气平喘,适用于情志不遂,肝木郁而化风引发者。加味过敏煎即过敏煎加钩藤、地龙、白芍、白僵蚕、桑白皮。方中柴胡、防风疏肝解郁祛风;白芍、乌梅、五味子柔肝敛阴息风;钩藤、地龙、白僵蚕息风止痉;桑白皮降气平喘;甘草调和诸药,与白芍相配,又能酸甘化阴,缓解气道挛急。若因阴血亏虚,虚风内动引发者,可酌加当归、生地、枸杞子、白蒺藜等滋阴养血,潜阳息风。若兼见唇甲青紫,舌质紫暗或有瘀斑,脉涩者,乃夹瘀,可酌加当归、赤芍、桃仁、红花、牛膝等活血化瘀通络之品。

若哮病反复发作,迁延不愈,或长期、大剂量应用激素控制症状,停药或减量即可导致哮喘复发或加重者,为激素依赖型哮喘。辨证多为阴阳两虚,寒热错杂,痰瘀互结。治宜调补阴阳平衡,活血化痰,降逆平喘。方选乌梅丸加减。方中乌梅、当归滋阴养血,柔肝息风;党参、附片、细辛、桂枝益气健脾,温阳化饮;黄芩易黄连合黄柏以清肺坚阴;椒目易川椒加苏子以降逆平喘。全方共奏滋阴养血息风,益气温阳活血,化痰降逆平喘之功。

哮病日久迁延不愈,必致正虚,大发作时邪少虚多,肺肾两亏,痰浊壅盛,甚至出现张口抬肩,鼻煽气促,面青,汗出,肢冷,脉浮大无根等喘脱危候者,当参考"喘证"之"喘脱"论治。

缓解期

（1）肺虚

主症:平素自汗,怕风,常易感冒,气短声低,咯痰清稀色白,喉中常闻痰鸣,每因气候变化而诱发。

兼次症:面色㿠白,发前喷嚏频作,鼻塞流清涕。

舌象:舌质淡,苔薄白。

脉象:细弱或虚大。

分析:肺虚卫气虚弱,不能充实腠理,外邪易侵,故自汗,怕风,常易感冒,每因气候变化而诱发。发前喷嚏,鼻塞流清涕,为肺气失宣,清窍不利所致。肺虚不能主气,气不化津,痰饮蕴肺,故气短声低,咯痰清稀色白,喉中痰鸣。面色㿠白,舌质淡,苔薄白,脉细弱或虚大,皆为肺气虚弱之征。

治法:补肺固卫。

方药:玉屏风散。方用黄芪补益肺脾,益气固表;白术健脾益气,助黄芪益气固表;防风走表祛风,以助黄芪实表固卫。若自汗,怕冷畏风明显者,加桂枝、白芍、生姜、大枣等调和营卫;自汗甚,加浮小麦、麻黄根等敛汗固表;阳虚而肺中虚冷者,加附子、干姜配黄芪以温阳益气;气阴两虚,咳呛,痰少质黏,口干咽燥,舌质红者,可用生脉散加北沙参、玉竹等益气养阴。

（2）脾虚

主症:平素食少脘痞,痰多常呈泡沫状,气短不足以息,少气懒言,常因饮食不当或劳累而诱发。

兼次症:面色萎黄,倦怠乏力,畏寒肢冷,便溏,或食油腻易腹泻,或泛吐清水,或少腹坠胀甚或脱肛。

舌象:舌质淡,苔薄腻或白滑。

脉象:细软。

分析:脾虚中气不足则气短难息,少气懒言,倦怠乏力。脾虚健运无权,故食少脘痞。便溏,常因饮食不当而引发。泛吐清水,畏寒肢冷,为脾虚及阳,失于温运。中气下陷则见少腹下坠,脱肛。面色萎黄,舌质淡,苔薄腻或白滑,脉象细软,皆属脾虚气弱之征。

治法:健脾化痰。

方药:六君子汤。方用党参、白术、茯苓、甘草健脾益气;陈皮、法半夏理气燥湿化痰。若脾阳不振,形寒肢冷,便溏者,加桂枝、干姜或合用理中丸以振奋脾阳;若中气下陷,见便溏,少腹下坠,脱肛等,则可改用补中益气汤益气健脾,升阳举陷。

（3）肾虚

主症:平素气短息促,动则为甚,吸气不利,不耐劳累,腰酸腿软。

兼次症:或畏寒肢冷,面色苍白、自汗,或颧红,烦热,脑转耳鸣,汗出黏手。

舌象:舌质淡胖嫩,苔白;或舌质红,苔少。

脉象:沉细或细数。

分析:"呼出心与肺,吸入肾与肝",久病肾虚,摄纳失常,气不归元,故气短息促,动则为甚,吸气不利。肾中精气亏乏,不能充养脑髓、腰府、骨骼,故脑转耳鸣,腰酸腿软。劳则伤肾,故易诱发。畏寒肢冷,面色苍白,舌质淡胖嫩,苔白,脉沉细,为肾阳虚衰,温煦失职之征。颧红,烦热,汗出黏手,舌质红,苔少,脉细数,则为肾阴虚内热之候。

治法:补肾摄纳。

方药:金匮肾气丸或七味都气丸。前方偏于温肾助阳,阳虚明显者,加补骨脂、仙灵脾、鹿角片温肾壮阳;阳虚痰盛者,可用苏子降气汤温补肺肾,祛痰降逆。后方偏于益肾纳气,阴虚明显者,加麦冬、当归、龟胶滋阴补肾;阴虚痰凝者,可用金水六君煎滋阴化痰。若肾气虚馁,摄纳失常而喘者,可予参蛤散加冬虫夏草、沉香粉、胡桃肉、灵磁石等以补肾摄纳潜镇。

由于肺、脾、肾三脏在生理病理上相互联系和影响,因而肺虚、脾虚、肾虚虽各有其特点,但临证三脏之虚损每多错杂并见,表现为肺脾气虚、肺肾气虚或肺肾阴虚、脾肾阳虚或三脏皆虚等不同证候,治疗应区别主次,适当兼顾。

五、临证要点

1. 哮病具有发作性、反复性、顽固性等特点,且具有遗传倾向,临证不仅要区别发作期、缓解期之不同,更要对病程长短、病情程度、发病诱因、既往治疗情况以及家族史等详审明辨。

2. 哮病具有起病较快,病情多变等特点,与风邪"善行而数变"特性相似,临证当注意外风、内风之别,虚风、实风之异,夹寒、夹热之殊。虫类祛风药长于入络搜剔,解痉平喘,但要使用得当,注意过敏及毒副作用,一般剂量宜小,疗程不宜过长,中病即止。

3. 哮病的病理因素以痰为主,临证当注意痰之成因及属性,痰之证候虚实、寒热转化及兼夹。

4. 哮病发作期和缓解期的病理变化不同。发作期病位主要在于肺系,与肝关系密切,病理环节为痰阻气闭,气道挛急,为邪实之证,有寒哮、热哮、郁哮、风哮之别。气候变化、嗅闻异味、情绪波动极易诱发,当特别注意。缓解期以正虚为主,与肺、脾、肾关系密切,有肺虚、脾虚、肾虚之偏以及气虚、阳虚、阴虚之异。

5. 发时治标,平时治本为哮病治疗的基本原则。或治重在肺,或肺与他脏同治。发时多攻邪治标,寒哮宜温化宣肺,热哮当清化肃肺,郁哮应疏肝解郁平喘,风哮当祛风化痰平喘,虚实夹杂者则当兼顾。平时当扶正固本,予以补肺、健脾、益肾之法,其中以补肾法最为重要。

6. 肺功能测定是哮病临床诊断、病情监测、疗效判定和预后转归等必不可少的检测手段,在哮病的诊治过程中具有非常重要的意义。

六、中药制剂

1. 三拗片 宣肺解表,止咳平喘。适用于哮喘风寒袭肺证而见咳嗽声重,咳嗽痰多,痰白清稀,胸闷气急等。2片/次,3次/日,7天为一个疗程。

2. 苓桂咳喘宁胶囊 温肺化饮,止咳平喘。适用于哮喘外感风寒,痰湿阻肺型,症见咳嗽痰多,喘息胸闷气短等。5粒/次,3次/日。10天为一个疗程。

3. 复方鲜竹沥液　清热化痰止咳。适用于哮喘痰热蕴肺证而见咳嗽,痰黄黏稠,量多不易咯出等。20ml/次,2~3次/日。

4. 百令胶囊　补益肺肾,秘精益气。适用于哮喘肺肾两虚引起的咳嗽,气喘,腰膝酸软,神疲乏力等症。3~6粒/次,3次/日。

5. 痰热清注射液　清热,解毒,化痰。适用于哮喘痰热阻肺证而见发热、咳嗽、咯痰不爽、口渴、舌红、苔黄等。每次20~40ml,加入5%葡萄糖注射液250ml静脉滴注,1次/日。

6. 喘可治注射液　温阳补肾,平喘止咳。适用于哮喘肾虚夹痰证。临床症见喘促日久,反复发作,发时喘促气短,动则加重,喉有痰鸣,咳嗽,痰白清稀不畅。面色苍白,腰膝酸软,畏寒肢冷。用法:哮喘发作期:2支/次,2次/日,肌内注射;哮喘缓解期:3支/次,1次/日,肌内注射。30天为一个疗程。

七、单味中药

1. 麻黄　①平喘作用:麻黄碱对支气管平滑肌痉挛有较持久的解痉作用,尤其对支气管平滑肌处于痉挛状态时作用更显著。麻黄挥发油中所含四甲基吡嗪、1-α-萜品烯醇、萜品烯醇-4都有平喘作用;②加速糖皮质激素的廓清:麻黄碱能使哮喘患者对地塞米松的代谢廓清加速,尿中排泄增加,这对用麻黄碱同时又需要地塞米松或其他皮质激素长期治疗的患者应引起警惕;③舒张支气管平滑肌:甲基麻黄碱亦舒张支气管平滑肌,作用强度与麻黄碱相近;④抑制炎症介质的释放:麻黄的提取物和醇提物有抑制与Ⅰ型超敏反应有关的嗜碱性粒细胞和肥大细胞释放组胺等化学介质的作用;⑤抗Ⅰ型超敏反应作用:实验研究证实麻黄及其方剂对Ⅰ型超敏反应作用有抑制作用;⑥抗炎作用:麻黄及其方剂的药理学研究显示其有抗炎作用;⑦镇咳、祛痰作用:麻黄水提物有一定的镇咳效果,其镇咳强度约为可待因的1/20,复方效果更佳。镇咳的有效成分之一为萜品烯醇。麻黄挥发油尚有一定的祛痰作用,它能促进气管排泌酚红。

2. 地龙　①抗过敏和平喘作用:能降低致敏性哮喘豚鼠支气管肺泡灌洗液(BALF)中细胞总数,白蛋白含量及淋巴毒素(LTC4,LTE4)的水平,尤其是能抑制嗜酸性粒细胞增多,并阻止该细胞激活;②免疫调节作用:通过提高机体细胞免疫功能,调动体内BRM过程,同时也使机体内非特异免疫功能增加,使NK细胞活性提高,吞噬细胞的吞噬功能增强。

3. 细辛　①平喘作用:细辛能松弛支气管平滑肌而呈现平喘作用;②抗炎作用:细辛挥发油灌服或注射均有明显的抗炎作用。其抗炎机制为细辛挥发油能增强肾上腺皮质功能,即有促肾上腺皮质激素(ACTH)样作用;③免疫抑制作用:对Ⅰ、Ⅳ型超敏反应及炎症亦显示抑制作用,这为其"下气","祛风止痒"及治疗过敏性鼻炎、支气管哮喘等提供了一定的药理基础。

4. 椒目　平喘作用:椒目蒸馏液对豚鼠离体气管平滑肌有松弛作用,且能对抗组胺引起的收缩,作用持久;椒目水煎剂5g(含生药量)/kg或椒目油对用组胺喷雾引起的豚鼠喘息都有平喘作用。因此,朱丹溪谓:"椒目劫喘"在现代药理及临床上得到证实。

5. 桂枝　①抗超敏反应作用:桂枝抗超敏反应作用的表现为:桂枝汤对组胺所致豚鼠哮喘有一定的抑制作用,该方加厚朴杏仁后作用增强;②抗炎及对免疫功能的影响:桂枝及桂枝汤对毛细血管通透性增加及角叉菜胶性足肿胀有抑制作用。其挥发油部分由呼吸道排出,对呼吸道炎症有消炎作用。

6. 白果 ①平喘作用:银杏乙醇提取物对离体豚鼠气管平滑肌有微弱的松弛作用;②抗过敏作用:银杏甲毒素能阻止过敏介质释放及肥大细胞的脱颗粒作用,并对过敏介质引起的豚鼠平滑肌的收缩反应有直接拮抗作用;③抗炎作用;④祛痰作用;⑤清除自由基作用。

第五节 证 治 研 究

一、穴位贴敷与冬病夏治

很多中医外治法对于防治哮喘,尤其是在缓解期预防急性发作有着不可低估的作用。常用方法如穴位贴敷、穴位注射、穴位埋藏、离子导入、针刺治疗、艾灸穴位、拔火罐等不胜枚举,用以协调脏腑,平衡阴阳。其中穴位贴敷的穴位经皮给药方式应用较为广泛。

1. 基本原理及方药 中药经皮给药是中医的常见用药途径,药物通过与适宜的基质材料混合制成一类专供外用的固体或半固体剂型,有效成分通过皮肤透入血液循环或组织局部而发挥疗效。由于可以直接施于患处或相应穴位,药物经皮入血避免了肝脏及胃肠道首过效应,在体内维持恒定、持久的血药浓度,因此,这种给药方式具有毒副作用小、疗效明确的特点。经皮吸收和透皮吸收维持血药浓度是其主要起效途径。刺激皮肤局部免疫系统或神经组织影响全身状态,也是可能的起效机制。

中药穴位贴敷疗法,属于针灸疗法中的"天灸"类,又称敷灸法、药物灸法,是在人体的不同穴位上进行药物敷贴,药物透过皮肤角质层及毛囊、汗腺等,通过经络,由外向内、由表及里直达病所,以鼓舞正气、增加抗病能力。

中药穴位贴敷用于治疗喘咳症状,源于清代《张氏医通》中的白芥子涂法,是选择一些具有止咳平喘、温肺化痰、疏通肺络且具有穿透作用的中草药,做成贴敷制剂,依据临床辨证和个体差异,贴在患者相应的穴位上,达到针药并用的治疗效果。穴位贴敷防治咳喘符合中医"缓则治其本"的治疗原则,它不但可以有效缓解发作期咳喘病患者的症状,还可以有效地减少咳喘病患者的发作次数、发作程度,延长咳喘病的发作间歇时间,达到截治病根、驱除夙根、标本兼治、扶正固本、提高抗病能力的目的,从而防治哮喘病。中医穴位贴敷不经过消化道,很少通过肝脏、肾脏代谢,因此不需要特殊忌口,不需要停服原有日常用药,与口服药物和吸入用药物配合使用,能起到相辅相成的效果。

临床常用白芥子、细辛、甘遂、生姜、延胡索等辛温开破之品捣筛为末,炼蜜为丸,以敷料贴于相应穴位,故名"穴位贴敷"。常用穴位有天突、膻中、定喘、肺俞、脾俞、肾俞等,结合患者体质、病情辨证取穴。

2. "冬病夏治" "冬病夏治"疗法在夏季伏天进行,每伏第一天为开穴之日。"冬病"是指好发于冬季的部分支气管哮喘,或在冬季易于加重者,以及在其他季节,受凉后容易发作或使病情反复者,均属于"冬病"范畴。夏天,疾病处于缓解期或相对稳定阶段,经过中医辨证,采用适当的防治方法,预防旧病复发,减轻"冬病"发作时的症状,达到预防和治疗疾病的目的,这就是中医所说的"冬病夏治"。

中医历来倡导"不治已病治未病","发时治标,缓时培本"。对于哮喘病缓解期的治疗,中医具有独特的优势。哮喘病患者由于反复发作,肺、脾、肾三脏阳气渐虚,加上冬天的病魔缠身,秋冬收藏精气无力,随着春夏肌肤的开泄,阳气更加显得不足,养护阳气,以抵御外邪入侵,对哮喘患者就很有必要。中医说:"春夏养阳",意思是说在春夏季节,可利用气温高的有利时机,来补充人体抵御外邪的阳气。从立春后天气渐暖,到夏至后气候炎热,自然界阴气渐消、阳气渐长,故称春夏为阳。直到农历的"三伏"天(小暑至立秋),阳气发展至极盛阶段,是一年中气温最高、阳气最旺盛的时候,人体阳气也有随之欲升的趋势,体内寒凝之气处于易解的状态。所以,在此时采取"冬病夏治"的方法,常能取得较好的疗效。

3. 常见不良反应 穴位贴敷疗法对大多数患者是很安全的,但是有一些皮肤容易过敏的人使用后会出现一些局部皮肤反应,最常见的是局部皮肤发红、发热,甚或烧灼感、刺麻痒感,属于正常的治疗反应。若皮肤发红常无需处理。若刺麻痒感嘱患者不必搔抓,搔抓后不能使痒感减轻,反而引起疼痛。若痒感难以忍受时,可在局部涂擦止痒的药物,如皮炎平霜等。若皮肤起泡,泡内为淡黄色液体,时间短的几小时即可消失,长的可持续数天水泡才完全吸收结痂。气候炎热、贴敷时间长,容易起泡。水泡小的让它自然吸收,如水泡大的,可用消毒针头挑破水泡排出水液,保持皮肤不擦破并干燥。若水泡破裂不小心感染的,局部涂擦消炎膏,外用消毒敷料保护。少见色素沉着,可能局部有黑褐色色素沉着,属正常现象,有的可自行消退。所以,首次接受穴位贴敷治疗时,最好不选择暴露部位的穴位。

对于皮肤容易敏感者,采用贴敷疗法要慎重。贴敷时间以2~4小时为宜;在贴敷药物过程中,如果遇到局部皮肤瘙痒或有渗出现象,应该立即去掉贴敷药物,用温水轻轻擦洗贴敷局部,尽量去除遗留在皮肤表面的药物残渣。

4. 主要禁忌证 ①合并呼吸道感染者如上呼吸道感染、肺部感染、支气管扩张症等;②特殊体质(如过敏体质)及皮肤病患者;③贴敷穴位部位皮肤有破损者;④孕妇。

二、其他治法举例

1. 针灸
(1)体针:选定喘、大椎、膻中等穴。痰浊壅盛者,配丰隆;痰热者,选尺泽、合谷;痰浊内闭者,选人中、涌泉、太冲;心悸胸闷者,选内关、间使、郄上;水肿尿少者,选水分、三阴交等穴。
(2)灸法:肺脾肾虚之证,可灸足三里穴15分钟,每日1次。亦可自我按摩肾俞、涌泉穴各15分钟,每日两次。

2. 单方验方
(1)葶苈子粉3~6g,装胶囊,每日3次,食后分服。适用于哮病痰壅之证。
(2)杏仁、胡桃肉各60g,共研为细末,加生蜂蜜少许调服,每日3次,每次用药末3g。适用于哮病肺肾气虚之证。
(3)紫河车粉1.5g,每日2~3次,开水送服。适用于哮病肾不纳气之证。

三、重点、难点、疑点

1. 哮喘由风邪致病者,是为夙痰伏肺,外感风邪触发,具有起病快、病情多变、"善行数变"的特征,当祛风解痉,可用药如麻黄、苏叶、防风、苍耳子等,特别是虫类祛风药,尤擅长入络搜邪,如僵蚕、蝉蜕、地龙等,均为临床常用药。如见喘急痰涌,胸闷不能平卧,咳痰黏腻等,可合用化痰平喘药物,方药可用三子养亲汤加厚朴、杏仁、葶苈子、皂角等。

2.哮喘分虚实,缓解期虽然以正虚为主,但痰饮的病理因素仍然存在,故哮病治疗,平时未必完全扶正,当标本兼顾。在治本过程中,要区分或肺、或脾、或肾的主次先后。肾气为先天之本,但在扶正之时,还当注意加入降气化痰之品,以祛内伏之顽痰。

3.哮喘发作期,应注重从肝论治。肝肺同主气机升降,若肝肺失和,常致风盛、气逆(气郁)、痰阻、血瘀等,肝肺功能失调为哮喘发作期的基本病机特点之一,调肝理肺相合,当是基本法则之一。肝肺同治,调气机,和气血,化痰瘀,理虚损,适寒热,助肺宣降,以平定哮喘。调肝即疏肝气、解肝郁、平肝阳、清肝火、熄肝风、滋肝阴、养肝血等,使肝体得养,肝气得舒,肝用得畅而风、火、痰、气、瘀不生,无犯肺致哮之虞;理肺即宣肺、肃肺、清肺、泻肺、敛肺、润肺等,使气得宣降,外邪得解,痰浊得化,肺络得通,卫表得固,肺复清虚,呼吸自如,而无哮喘之患。调肝、理肺二者相合,升清降浊,通达表里,使气机升降自如,开阖有序,气血调畅而哮喘自平。

四、临床疗效现状评价

哮喘是临床较为常见的呼吸道疾病。哮喘的治疗,西医以吸入糖皮质激素及β_2受体激动剂抗炎扩张气管,降低气道高反应性为主,常局限在控制气道局部炎症。中医药防治哮喘历史悠久,中医学重视全身的调节,其扶正祛邪、标本兼治的整体辨证观念发挥着独特优势,近年来已经成为我国哮喘病防治的重要组成部分。中医治疗以辨证论治为基础,结合穴位贴敷、针灸等辅助治疗,常可明显改善患者症状,降低发作频率,提高生活质量。

五、中医名家经验举隅

1.祝谌予在哮喘病诊治方面独具匠心。其以发止辨虚实,重视脾肾;以治痰为要法,调畅气机;以抗敏为特色,辅以活血。常用五子定喘汤(炙苏子10g、葶苈子10g、莱菔子10g、杏仁10g、白芥子3g)豁痰下气,宣肺平喘;抗敏煎(银柴胡10g、炒防风10g、乌梅10g、五味子10g、生甘草6g)抗敏解痉,平喘止咳。鉴于本病为沉疴痼疾,在缓解期,常在主方基础上加用补骨脂、胡桃肉、菟丝子、紫河车、大蛤蚧等纳气定喘药,配制蜜丸长服,以缓图竟功。遇上过敏性哮喘患者,其常随证加用钩藤、薄荷、蝉衣、地龙等解痉抗敏平喘药物,以缓解症状,提高疗效。

2.王琦认为过敏性哮喘患者存在"特禀质"即过敏体质,此类患者发作时既有"禀赋不耐"的体质因素,又有哮病发作的临床表现,且有痰热壅肺的证候出现。其病机可概括为禀赋不耐,异气外侵,引动伏痰,郁而化热,肺失宣降而致哮病发作。因此,基于其独创的"辨体-辨病-辨证三维诊疗模式",以脱敏调体、宣肺平喘、清热化痰为治法,自拟"脱敏平喘汤"为主方。此方以乌梅、蝉衣、灵芝、防风(名之为"调体方")脱敏扶正调体以针对特禀质之体;以仲景麻杏甘石汤(炙麻黄、杏仁、生石膏、炙甘草)清热宣肺、降气平喘以针对哮病发作之机;以黄芩、浙贝、金荞麦清热化痰以针对痰热之证。该方体-病-证三维合一,标本兼治,故取效迅捷。

3.洪广祥认为,痰瘀伏肺为哮病反复发作的"风根",发作期以痰瘀气壅为主要病机特征。提出"治痰治瘀以治气为先"的治疗原则,疏利气机为治疗大法。长期临床实践表明,"治气"可使痰消血活,"夙根"易除。治气之法应当从调肝气、行脾气、泻肺气、利腑气等方面着手。以"平气散"为基础,创制蠲哮汤(葶苈子、青皮、陈皮、槟榔、大黄、牡荆子、鬼箭羽、生姜),全方合用,共奏泻肺除壅、涤痰祛瘀、利气平喘之功。

4. 晁恩祥根据哮喘病的临床特点,如患者及家族中多有哮喘、湿疹、荨麻疹等病史;多发于春冬季节,有明显季节性;发病前多有鼻痒、咽痒、喷嚏、咳嗽等先兆症状;发病迅速,时发时止,反复发作,发时痰鸣气喘的特点,认为此皆与风邪"善行而数变"性质相符。因而重视风邪为患,提出"风盛痰阻,气道挛急"是哮喘病急性发作时的主要病机的观点。自拟祛风解痉平喘汤以祛风解痉,宣肺化痰平喘。药物组成:炙麻黄、蝉蜕、白果、苏子叶、白芍、石菖蒲、五味子、地龙等。临床及实验结果表明祛风解痉平喘汤能够改善患者肺功能,降低易感性,降低呼吸道阻力,并能够改善微循环,降低全血黏度和血浆黏度的作用。

5. 武维屏认为,哮喘发病是正邪交争,脏腑功能失调的结果。病位虽在肺,但与肝关系密切。病性总属本虚标实,发作期以标实为主,根据患者体质及致病因素之不同,而风(外风、内风)、火(实火、虚火)、气(气郁、气逆)、痰(寒痰、热痰)、瘀等标实表现则各有侧重。本虚以气虚、阴虚、气阴两虚较为多见。因此,强调风盛、气逆(气郁)、痰阻、血瘀、正气亏虚,肝肺功能失调为哮喘发作期的基本病机特点。倡导调肝理肺法治疗支气管哮喘,其代表方哮喘宁(柴胡、葶苈子、全瓜蒌、黄芩、清半夏、防风、钩藤、白芍、前胡、地龙、丹参、炙麻黄)试用于临床20余年,效果显著。临床与实验研究表明,哮喘宁不仅具有抑制哮喘速发相反应的作用,而且还能够拮抗气道炎症,降低气道高反应性,抑制哮喘迟发相反应的作用。

六、预防、调护与转归

1. 临床要遵循"未发时扶正为主""已发时攻邪为主"的原则,扶助正气,祛除宿疾伏痰,当为预防哮病发作之首务。

2. 应让患者保持良好的情绪,避免精神刺激,及时解决患者的疑虑,鼓励其树立治疗信心。

3. 适应气候变化,随时增减衣服,避免接触刺激性气体及易导致过敏的灰尘、花粉、食物、药物和其他可疑异物。

4. 平时饮食宜清淡而富有营养,忌生冷、肥甘、厚味、辛辣、海膻发物等。宜戒烟酒。

5. 鼓励患者根据个人状况,选择游泳、太极拳、内养功、八段锦、散步或慢跑、呼吸体操等方法长期锻炼,增强体质,预防感冒。劳逸结合,防止疲劳过度。

6. 发作期尤其持续发作或大发作者,应积极救治,并严密观察呼吸、心率、血压,警惕喘脱危候的发生。

本病较为顽固,易于反复发作,迁延难愈。部分儿童、青少年患者至成年时,肾气日盛,正气渐充,辅以药物治疗,可以中止发作;中老年、体弱病久,肾气渐衰,发作频繁者则不易根除。寒痰伤阳气,热痰耗阴津,疾病后期易出现阴液耗竭、阳气衰弱或阴阳俱衰之局面。肺肾两虚,痰浊壅盛,上实下虚,哮喘持续发作者,易出现喘脱危候。本病长期反复发作,使肺受损,肺燥津伤,或肺气虚冷,可转化为肺痿;若肺脾肾受损,日久可演变为肺胀。

第六节　相关西医疾病诊疗指南评述

1. 2014年哮喘全球防治创议（GINA）科学委员会联合更新哮喘防治指南。

2. 欧洲呼吸学会、美国胸科学会修订重度哮喘的定义（2014），讨论可能的表型，并为重度哮喘患者的管理提供指导。

3. WHO制定关于变态反应及变应性哮喘的预防指南（2004），目前采取预防策略成为现代变应性疾病防治的核心。其将预防分为初级、次级和三级预防。

4. 美国国立卫生院心肺血液研究所发布的国家哮喘教育与预防项目专家报告2007版。

5. 中华医学会呼吸分会哮喘学组公布的《支气管哮喘控制的中国专家共识》（2013），针对我国哮喘的诊断、治疗、防控等方面提出相关意见，并有各种用于哮喘评估、治疗、监测的量表。

6. 中华医学会呼吸分会哮喘学组公布的《中国支气管哮喘防治指南（基层版）》（2013）针对基层医务工作人员制定，关于哮喘的诊断、治疗、防控等方面提出相关意见，具有较好的应用性。

（崔红生）

参 考 文 献

[1] 董振华,季元,范爱平. 祝谌予治疗哮喘的经验[J]. 浙江中医杂志,1994,1(1):19-20.

[2] 李玲孺,张惠敏,倪诚,等.关于支气管哮喘诊疗思路的探讨[J]. 中医药通报,2012,11(3):8-15.

[3] 王丽华,兰智慧,张元兵. 洪广祥教授治疗哮喘经验介绍[J]. 中华中医药杂志,2012,27(6):1578-1580.

[4] 张洪春,晁恩祥. 疏风解痉法治疗过敏性支气管哮喘的临床研究[J]. 中国中医急症,1998,7(2):54-58.

[5] 崔红生,赵兰才. 武维屏从肝辨治支气管哮喘经验撷要[J]. 中国医药学报,1999,14(2):49-51.

[6] 崔红生,武维屏,赵燕荣,等.哮喘宁煎剂治疗支气管哮喘急性发作期的临床研究[J]. 北京中医药大学学报,1999,22(1):58-61.

第十七章 肺　胀

第一节 疾 病 概 述

　　肺胀是多种慢性肺系疾患反复发作,迁延不愈,致肺气胀满,不能敛降的一种病证。临床表现为胸部胀满,憋闷如塞,气促喘息,咳嗽痰多,甚者,烦躁,心悸,唇甲紫绀,面色晦暗,脘腹胀满,肢体浮肿等。

　　肺胀是多种慢性肺系疾病后期转归而成,伴有长期的咳嗽、咳痰、气喘等症状,胸部胀满和病变由肺及心的过程是逐渐形成的。早期除咳嗽、咳痰外,仅有疲劳或活动后有心悸气短,随着病程的进展,胸部胀满憋闷逐渐加重,叩之膨膨作响,自觉憋闷如塞,心悸气急加重或颜面爪甲发绀;进一步发展可出现颈脉动甚,右胁下癥积,下肢浮肿甚至有腹水。病变后期,喘咳上气进一步加重,倚息不能平卧,白黏痰增多或咯黄绿色脓痰,发绀明显,头痛,有时烦躁不安,有时神志模糊,或嗜睡或谵语,或有肉瞤,震颤,抽搐,甚或出现咯血、吐血、便血等。舌质多为暗紫、紫绛,舌下脉络瘀暗增粗。

　　本病相当于西医的慢性阻塞性肺疾病,后期可演变为肺源性心脏病。

第二节 文 献 回 顾

　　"肺胀"之名最早见于《灵枢·经脉》言:"肺手太阴之脉……是动则病肺胀满膨膨而喘咳"。《灵枢·胀论》:"肺胀者,虚满而喘咳"。《金匮要略·肺痿肺痈咳嗽上气病脉证治第七》中明确将"肺胀"作为病名来论述其方证治法,曰:"上气喘而躁者,属肺胀","咳而上气,此为肺胀,其人喘,目如脱状,脉浮大者,越婢加半夏汤主之","肺胀,咳而上气,烦躁而喘,脉浮者,心下有水,小青龙加石膏汤主之"。《诸病源候论》提出肺胀的发病有虚实两个方面,虚证的发病机理"肺虚为微寒所伤,则咳嗽。嗽则气还于肺间,则肺胀。肺胀则气逆,而肺本虚,气为不足,复为邪所乘,壅痞不能宣畅,故咳逆短气也。"而实证的发病机理则是"肺主气,肺气有余,即喘咳上气。若又为风冷所加,即气聚于肺,令肺胀,即胸满气急也。"《太平圣惠方》说:"夫肺气不足,为风冷所伤,则咳嗽。而气还聚于肺,则肺胀……痰饮留滞,喘息短气,昼夜常嗽,不得睡卧也"。提示痰饮留滞是肺胀的主要致病因素。《丹溪心法·咳嗽十六》曰:"肺胀而嗽,或左或右,不得眠,此痰挟瘀血碍气而病",论述了肺胀的病机为痰挟瘀血,阻碍气机而致。《证治汇补》对肺胀病因病机认识更为全面,诸如"痰挟瘀血碍气","风寒郁于肺中,不得发越","停水不化,肺气不得下降","肾虚水枯,肺金不敢下降而胀","气散而胀","气逆而胀"等,且明确指出对肺胀的治疗"当参虚实而施治"。

第三节　病因病机

一、病因

1. 久病肺虚　如肺病或他脏病久,气血虚弱,脏腑失养,肺之气阴不足,气失所主而发生本病。

2. 外感六淫　外感风寒或风热之邪,失治,或迁延日久表邪未能及时外散,入里犯肺,肺气壅滞,肺失宣发肃降,肺气上逆而作喘;或肺气亏虚,反复外感,外邪入里犯肺,肺失宣降,逆而作喘。

3. 烟雾熏灼　烟尘、雾霾等环境气体污染熏灼肺经,损伤肺络,导致气道不利。肺失清肃,导致咳喘。同时烟雾热毒熏灼肺道,导致肺通调水道功能失常,肺津被煎熬成痰液,也可阻塞气道,成为气机不畅的因素,而导致咳喘。

4. 饮食不当　平素喜食生冷、油腻食物,或嗜酒伤脾,失其运化,精微无以化生反生痰浊,痰阻气滞,肺气不畅,肃降失常,则发为喘促。

5. 情志失调　情志不遂,忧思恼怒,七情六欲皆可导致气机不畅,肝失调达,肺气痹阻,不得肃降,气逆而喘。

二、病机

1. 基本病机　"正虚积损"是肺胀的病机根本,表现为本虚标实而虚实兼见,正虚多为气虚、或阴阳虚损,表现于肺、脾、肾而以肺为初始并以肾为基;邪实为痰瘀及其互结。痰瘀日久而又损伤正气,正气损伤又可促进痰瘀生成,如此往复迁延,痰瘀胶痼益深,虚损至极难复,成为正虚积损之病机。正虚积损的含义是:正虚是指如上所述的正气虚损;积损是指痰瘀胶痼积蓄日久而难除,痰瘀及其互结成积并损伤正气,正气逐渐虚损而积损难复。

2. 病机演变　病变首先在肺,继而影响脾、肾,后期病及于心。肺主气,司呼吸,外合皮毛,开窍于鼻,主表卫外,若气阳虚弱,卫气不足,外邪每多首犯于肺,导致肺气宣降不利,清气不能运送濡养周身,浊气又难排出,滞于胸中,肺为之膨膨胀满,上逆为咳,升降失常则喘,久则肺虚,卫外失职更甚,六淫之邪反复袭肺,诱发本病的发生。脾为后天之本,气血生化之源,脾与肺为母子而相生。肺病日久,必盗母气,肺病及脾,脾土虚弱,一则不能运化精微而肺失所养致使肺益虚;二则脾失健运,水湿内停而聚湿生痰,蕴藏于肺,壅滞肺气,可使病情稽久反复。肾为先天之本,阴阳之根,脏腑之本,肺与肾为母子而相生。肺病日久,由肺及肾,母病及子。而肾之虚损,一则不能温养、滋养于肺,如此相互损及而成肺肾俱虚,肺之主气、肾之纳气乏力,可致气喘日益加重,吸入困难,呼吸短促难续,动则更甚。二则肾虚则气化无权,津液不化精微而聚湿生痰,蕴藏于肺而肺气壅滞,使虚实并见而病情难解。肺气虚弱不能治理调节心血运行,病久及于心。心阳根于命门真火,如肾阳不振,肾不主水,水邪上犯,凌心射肺,进一步导致心肾阳虚,则出现神昏、惊厥、喘脱等危重证候。

痰瘀及相互结积为发病及其进展的主要因素。痰之所生者,初因外邪易伤肺卫,影响肺之宣降,又或肺气壅滞,津液不归正化而成,渐因肺失宣降而不能通调水道,脾失转输而不能运化水湿,肾不主水而气化失权,聚湿酿痰并蓄聚于肺,喘咳持续难已;本病以气虚为主,时或及阴阳,气虚无力推行,阳虚温煦乏力,阴虚不能濡养,则导致血行不畅,瘀血内生,阻滞血脉。痰瘀内蕴于肺,稳定期伏而不动并逐渐损伤正气,可影响肺主气及升津布液之功能。若卫外不固,外邪极易入侵,每借痰瘀者为依附,外邪与痰瘀相合,胶着难去,危害肺之体用。痰瘀引动,加之素体肺卫虚弱,则内外合邪,正虚邪恋,导致疾病反复发作。外邪与痰瘀胶结,正气愈弱,络脉愈痹,邪气愈盛,虚实夹杂,导致病情反复,难于治愈。若痰蕴中阻,伤及脾胃,使脾胃更虚,痰浊又上乘蕴肺,肺病日久,肺病及脾,脾土更虚。痰动于肾,则肾摄纳无权;复又母病及子,由肺及肾致使肾气更虚。如此反复,迁延不愈,痰瘀之积胶着积蓄而又损伤正气,痰瘀积损,正气损伤又可促进痰瘀生成。

本虚标实是肺胀的主要病理变化,正虚积损为其主要病机。从疾病分期来看,急性期病机为痰(痰热、痰浊)壅或痰瘀互阻,气阴受损,时伴腑气不通,以痰瘀互阻为关键。日久损伤气阴,气虚则气化津液无力,反酿成痰浊而使阴津生化不足。痰壅肺系气机,损及肺朝百脉,可致血瘀,气虚帅血无力也可致瘀;瘀血内阻而使津液运行不畅,促使痰饮内生,终成痰瘀互阻。痰壅肺系重者,可蒙扰神明,多为急性期的重证。稳定期病机以气(阳)虚、气阴两虚为主,常兼痰瘀。痰瘀危害减轻但稽留难除,正虚显露多表现为气(阳)、阴虚损,集中于肺、脾、肾,气(阳)、阴虚损中以气(阳)为主,肺脾肾虚损以肾为基。因此急性期以实证为主、稳定期以虚证为主。

第四节 临证思路

一、辨病辨证要点

1. 明主诉 首先要明确最主要的症状,本病常以胸部胀满,憋闷如塞,气促喘息,咳嗽痰多为主症,有较长喘咳病史。

2. 辨病位 病位主要在肺、肾,病久可涉及心、脾、肝、脑各脏。喘息急促,咳吐白痰,病位在肺;呼多吸少,喘声浊恶,病位在肾。实证多责之于肺,虚证多责之于肾。气喘伴见大汗淋漓,当属心阳虚脱。

3. 定病性 肺胀的病性当分虚实,实证以寒、热、痰、湿为主,虚证以气、阴两虚为主。实证者呼吸深长有余,呼出为快,气粗声高,张口抬肩,咳吐黄白痰;虚证者呼吸短促难续,深吸为快,气怯声低;喘作不重、活动后气难接续,咳嗽无力,咯痰不爽,甚至神志恍惚,属虚实夹杂。一般病久多属虚中夹实。

老年多脏腑虚弱,肺脾肾不足,或因喘咳日久,正气亏虚,病性多为虚证或本虚标实证。一般缓解期以本虚为主,发作期以邪实为主。

二、类证鉴别

肺胀与哮病、喘病均以咳而上气、喘息为主证,有类似之处。但又各不相同。其区别如下:

哮病是一种发作性的痰鸣气喘疾患,常突然发病,迅速缓解且以夜间发作多见,其证候特点与肺胀的喘咳上气有显著的不同。肺胀是包括哮病在内的多种慢性肺系疾病后期转归而成,每次主要因外感诱发而逐渐加重,经治疗后逐渐缓解,发作时痰瘀阻痹的症状较明显,两病有显著不同。

喘病是以呼吸困难为主要表现,可见于多种急慢性疾病的过程中,常为某些疾病的主要症状和治疗重点。而肺胀是由多种慢性肺系疾病迁延不愈发展而来,喘咳上气仅是肺胀的一个症状。

从三者的相互关系来看,肺胀可以隶属于喘病范畴,喘与哮病久不愈又可发展为肺胀。

三、辨证论治

1. 辨证思路 肺胀的病理变化为本虚标实。急性加重期病机为痰(痰热、痰浊)壅或痰瘀互阻,气阴受损,时伴腑气不通,以痰瘀互阻为关键。稳定期痰瘀危害减轻但稽留难除,正虚显露而多表现为气(阳)、阴虚损,集中于肺、脾、肾,气(阳)、阴虚损中以气(阳)为主,肺脾肾虚损以肾为基。故稳定期病机以气(阳)虚、气阴两虚为主,常兼痰瘀。急性加重期以实为主,稳定期以虚为主。急性加重期常见风寒袭肺、外寒内饮、痰热壅肺、痰湿阻肺、痰蒙神窍等证,稳定期常见肺气虚、肺脾气虚、肺肾气虚、肺肾气阴两虚等证。血瘀既是肺胀的主要病机环节,也是常见兼证,常兼于其他证候中,如兼于痰湿阻肺证则为痰湿瘀肺证,兼于痰热壅肺证则为痰热瘀肺证,兼于肺肾气虚证则为肺肾气虚瘀证。

2. 治疗原则 治疗原则当按虚实论治。实证治肺,治以祛邪利气。应区别寒、热、痰、气的不同,分别采用温宣、清肃、祛痰、降气等不同治法。虚证治在肺肾,以肾为主,治以培补摄纳。针对脏腑病机,采用补肺、纳肾、温阳、益气、养阴、固脱等法。虚实夹杂,当分清主次,权衡处理。

治疗应遵"急则治其标""缓则治其本"原则,急性加重期以清热、涤痰、活血、宣肺降气、开窍而立法,兼顾气阴。稳定期以益气(阳)、养阴为主,兼祛痰活血。

3. 辨证分型

(1)风寒袭肺证

主症:咳嗽,喘息,恶寒,痰白、清稀,舌苔薄、白,脉紧。次症:发热,无汗,鼻塞、流清涕,肢体酸痛,脉浮。

治法:宣肺散寒,止咳平喘。

代表方药:三拗汤合止嗽散加减。炙麻黄,杏仁,荆芥,紫苏叶,紫苏子,白前,百部,桔梗,枳壳,陈皮,炙甘草。

临证参考与用药:痰多白黏、舌苔白腻者,加法半夏、厚朴、茯苓;肢体酸痛甚者,加羌活、独活;头痛者,加白芷、藁本;喘息明显者,加厚朴、葶苈子。

中成药:

1)通宣理肺丸:紫苏叶、前胡、桔梗、苦杏仁、麻黄、甘草、陈皮、半夏(制)、茯苓、枳壳(炒)、黄芩等。每次7g(水蜜丸)或8~10丸(浓缩丸),每日2~3次,口服。解表散寒,宣肺止嗽。

用于风寒外感所致的咳嗽,发热恶寒,鼻塞流涕,头痛无汗,肢体酸痛。

2)杏苏止咳颗粒:苦杏仁、陈皮、紫苏叶、桔梗、前胡、甘草。每次12g,每日3次,冲服。宣肺散寒,止咳祛痰。用于风寒外感所致咳嗽、气逆。

3)感冒疏风颗粒:麻黄、苦杏仁、桂枝、白芍(酒炙)、紫苏叶、防风、独活、桔梗、谷芽(炒)、甘草等。每次3g,每日2次,口服。散寒解表,宣肺和中。用于风寒外感所致的发热咳嗽,头痛怕冷,鼻流清涕,骨节酸痛,四肢疲倦。

(2)外寒内饮证

主症:咳嗽,喘息气急,痰多,痰白稀薄、泡沫,胸闷,不能平卧,恶寒,舌苔白、滑,脉弦、紧。次症:痰易咯出,喉中痰鸣,无汗,肢体酸痛,鼻塞、流清涕,脉浮。

治法:疏风散寒,温肺化饮。

代表方药:小青龙汤合半夏厚朴汤加减。炙麻黄,桂枝,干姜,白芍,细辛,法半夏,五味子,苏子,杏仁,厚朴,炙甘草。

临证参考与用药:咳而上气,喉中如有水鸡声,加射干、款冬花;饮郁化热,烦躁口渴、口苦者,减桂枝,加生石膏(先煎)、黄芩、桑白皮;肢体疼痛者,加羌活、独活;头痛者,加白芷。

中成药:

1)风寒咳嗽颗粒(冲剂):麻黄、苦杏仁、法半夏、紫苏叶、陈皮、桑白皮、五味子、青皮、生姜、炙甘草等。每次5g,每日2次,开水冲服。温肺散寒,祛痰止咳。用于外感风寒,头痛鼻塞,痰多咳嗽,胸闷气喘等风寒外感证候。

2)气管炎丸:麻黄、杏仁、川贝、款冬花、杷叶、半夏、远志、桔梗等组成。每次30粒,每日2次,口服。散寒镇咳,祛痰定喘。用于外感风寒咳喘。

3)小青龙颗粒:麻黄、桂枝、白芍、干姜、细辛、甘草、法半夏、五味子等。每次6g(无糖型)或每次13g(含糖型),每日3次,开水冲服。解表化饮,止咳平喘。用于外感风寒所致的恶寒发热,无汗,喘咳痰稀。

(3)痰热壅肺证

主症:咳嗽,喘息,胸闷,痰多,痰黄、白黏干,咯痰不爽,舌质红,舌苔黄、腻,脉滑、数。次症:胸痛,发热,口渴喜冷饮,大便干结,舌苔厚。

治法:清肺化痰,降逆平喘。

代表方药:清气化痰丸合贝母瓜蒌散加减。全瓜蒌,姜半夏,川贝母,栀子,桑白皮,黄芩,杏仁,白头翁,鱼腥草,麦冬,陈皮。

临证参考与用药:痰鸣喘息而不得平卧者,加葶苈子(包煎)、射干、苦桔梗;咳痰腥味者,加金荞麦根、生苡仁、桃仁、冬瓜仁;痰多质黏稠、咯痰不爽者,减姜半夏,加百合、沙参;胸闷痛明显者,加延胡索、赤芍、枳壳;大便秘结者,加酒大黄、枳实、厚朴,甚加芒硝(冲服);热甚烦躁、面红、汗出者,加生石膏(先煎)、知母;热盛伤阴者,加花粉、生地黄、玄参;痰少质黏,口渴,舌红苔剥,脉细数,为气阴两虚,减姜半夏,加太子参、沙参;兼外感风热者,加金银花、连翘、薄荷。

兼有面色紫暗,口唇青紫,舌质紫暗,舌质暗红,舌有瘀斑等血瘀证的患者,可采用通塞颗粒方(葶苈子、地龙、炙麻黄、川贝母、制大黄、赤芍、生晒参、麦冬、石菖蒲等)。

中成药:

1)蛇胆川贝液:蛇胆汁、川贝母、杏仁、蜂蜜、薄荷脑等。每次10ml,每日2~3次,口服。

清热润肺,止咳化痰。用于风热及肺热咳嗽。

2）复方鲜竹沥口服液:鲜竹沥、鱼腥草、枇杷叶、桔梗、生半夏、生姜、薄荷油等。每次20ml,每日2~3次,口服。清热化痰,止咳。用于痰热咳嗽,痰黄黏稠。

3）痰热清注射液:黄芩、熊胆粉、山羊角、金银花、连翘。每次20ml,加入5%葡萄糖注射液250~500ml,每日1次,静脉滴注。清热,解毒,化痰。用于痰热阻肺证,症见发热、咳嗽、咯痰不爽、口渴、舌红、苔黄等。

4）清肺消炎丸:麻黄、石膏、地龙、牛蒡子、葶苈子、牛黄、苦杏仁(炒)、羚羊角。每次8g,每日3次,口服。清肺化痰,止咳平喘。用于痰热阻肺,咳嗽气喘,胸胁胀痛,吐痰黄稠。

（4）痰湿壅肺证

主症:咳嗽,喘息,痰多,痰白黏,口黏腻,舌苔白、腻,脉滑。次症:气短,痰多泡沫,痰易咳出,胸闷,胃脘痞满,纳呆,食少,舌质淡,脉弦。

治法:燥湿化痰,宣降肺气。

代表方药:半夏厚朴汤合三子养亲汤加减。姜半夏,厚朴,橘红,薤白,茯苓,枳壳,白芥子,苏子,莱菔子,白蔻仁,生姜。

临证参考与用药:痰多咳喘,胸闷不得卧者,加麻黄、葶苈子(包煎);脘腹胀闷,加木香、陈皮;便溏者,减苏子、莱菔子,加白术、泽泻、葛根;大便秘结,加焦槟榔、枳实;外感风热者,减薤白,加金银花、连翘、僵蚕;外感风寒者,加麻黄、荆芥、防风。

中成药:

1）桂龙咳喘宁胶囊:桂枝、龙骨、白芍、牡蛎、黄连、法半夏、瓜蒌皮、苦杏仁(炒)、大枣、生姜、炙甘草。每次5粒,每日3次,口服。止咳化痰,降气平喘。用于外感风寒、痰湿阻肺引起的咳嗽、气喘、痰涎壅盛。

2）咳喘顺丸:茯苓、甘草、瓜蒌仁、桑白皮、苦杏仁、紫菀、款冬花、紫苏子、前胡、陈皮、鱼腥草等。每次5g,每日3次,口服。健脾燥湿,宣肺平喘,化痰止咳。用于慢性支气管炎所致的气喘胸闷,咳嗽痰多。

3）苓桂咳喘宁胶囊:茯苓、法半夏、桂枝、陈皮、龙骨、牡蛎、白术、甘草、苦杏仁、桔梗、生姜、大枣。每次5粒,每日3次,口服。温肺化饮,止咳平喘。主治外感风寒,痰湿阻肺,症见咳嗽痰多,喘息胸闷气短等。

4）苏子降气丸:沉香、陈皮、当归、甘草、厚朴、姜半夏、前胡、紫苏子。每次6g,每日2次,口服。降气化痰,温肾纳气。用于上盛下虚,气逆痰壅所致的咳嗽喘息,胸膈痞塞。

（5）痰蒙神窍证

主症:喘息气促,神志恍惚,嗜睡、昏迷、谵妄,舌苔白、腻、黄。次症:喉中痰鸣,肢体瘛疭甚则抽搐,舌质暗红、绛、紫,脉滑、数。

治法:豁痰开窍。

代表方药:涤痰汤加减。法半夏,胆南星,天竺黄,茯苓,橘红,枳实,丹参,人参,石菖蒲,细辛。

临证参考与用药:舌苔白腻有寒象者,加用苏合香丸,每次1丸,每日1~2次,姜汤或温开水送服;痰热内盛,身热,谵语,舌红绛,苔黄者,加水牛角(先煎)、玄参、连翘、黄连、炒栀子,或选加用安宫牛黄丸、至宝丹;腑气不通者,加大黄(后下)、芒硝(冲服);抽搐明显者,加钩藤、全蝎、地龙、羚羊角粉(冲服)。

痰蒙神窍偏于痰热证,病机以痰、热、瘀为主,治以清热豁痰,活血开窍,可采用涤痰汤合千金苇茎汤加减(苇茎、北杏仁、石菖蒲、胆南星、薏苡仁、桃仁、虎杖、鱼腥草、竹茹等)联合清开灵注射液、香丹注射液。

中成药:

1)醒脑静注射液:麝香、冰片、栀子、郁金等。每次10~20ml,用5%~10%葡萄糖注射液或0.9%氯化钠注射液250~500ml稀释,静脉注射。清热泻火,凉血解毒,开窍醒脑。用于热入营血,内陷心包,证见高热烦躁、神昏谵语等。

2)安宫牛黄丸:牛黄、水牛角浓缩粉、麝香、珍珠、朱砂、雄黄等。每次1丸,每日1次,口服。清热解毒,镇惊开窍。用于热病,邪入心包,证见高热惊厥、神昏谵语。

3)至宝丹:生乌犀屑(研)、生玳瑁屑(研)、琥珀(研)、朱砂(研飞)、雄黄(研飞)、龙脑(研)、麝香、牛黄(研)、安息香、金箔、银箔。研末为丸,每丸重3g,每服一丸,研碎开水冲服。开窍安神,清热解毒。用于温病痰热内闭,证见神昏谵语、身热烦躁、痰盛气粗、舌赤苔黄等。

4)苏合香丸:白术、青木香、香附、诃黎勒、白檀香、安息香(用元灰酒熬膏)、沉香、丁香、荜茇、朱砂、麝香、犀角、龙脑、熏陆香(乳香)、苏合香油。蜜丸剂3g/丸,每次1丸,每日1~2次,姜汤或温开水送服。解郁开窍。适用于猝然昏倒、牙关紧闭、不省人事,或突然昏迷、痰壅气闭等证。

5)清开灵注射液:胆酸、珍珠母、猪去氧胆酸、栀子、水牛角、板蓝根、黄芩苷、金银花。每日20~40ml,以10%葡萄糖注射液200ml或生理盐水注射液100ml稀释,静脉滴注。清热解毒,化痰通络,醒神开窍。适用于热病神昏、神志不清等症。

(6)肺气虚

主症:咳嗽,乏力,易感冒。次症:喘息,气短,动则加重,神疲,自汗,恶风,舌质淡,舌苔白,脉细、沉、弱。

治法:补肺益气固卫。

代表方药:人参胡桃汤合人参养肺丸加减。党参,黄芪,白术,胡桃肉,百部,川贝母,杏仁,厚朴,紫苏子,地龙,陈皮,桔梗,炙甘草。

临证参考与用药:咳嗽痰多、舌苔白腻者,减黄芪、川贝母、百部,加法半夏、茯苓;自汗甚者,加浮小麦、煅牡蛎;寒热起伏,营卫不和者,加桂枝、白芍。

中成药:

1)玉屏风颗粒:黄芪、白术(炒)、防风。每次5g,每日3次,开水冲服。益气,固表,止汗。用于表虚不固,自汗恶风,面色㿠白,或体虚易感风邪者。

2)黄芪颗粒:黄芪。每次4g,每日2次,冲服。补气固表。用于气短心悸,自汗。

(7)肺脾气虚证

主症:咳嗽,喘息,气短,动则加重,纳呆,乏力,易感冒,舌体胖大、齿痕,舌质淡,舌苔白。次症:神疲,食少,脘腹胀满,便溏,自汗,恶风,脉沉、细、缓、弱。

治法:补肺健脾,降气化痰。

代表方药:六君子汤合黄芪补中汤加减。党参,黄芪,白术,茯苓,紫菀,浙贝母,杏仁,薤白,枳壳,地龙,淫羊藿,陈皮,炙甘草。

临证参考与用药:咳嗽痰多、舌苔白腻者,加法半夏、白蔻仁;咳痰稀薄,畏风寒者,加干姜、细辛；纳差食少明显者，加神曲、白蔻仁、炒麦芽；脘腹胀闷，减黄芪，加木香、莱菔子、白蔻仁；大便溏者，减紫菀、杏仁，加葛根、泽泻、芡实；自汗甚者，加浮小麦、煅牡蛎。

中成药：

1）慢支固本颗粒：黄芪、白术、当归、防风。每次10g，每日2次，口服。补肺健脾，固表和血。用于慢性支气管炎非急性发作期之肺气虚，肺脾气虚证。

2）金咳息胶囊：蛤蚧（去头足鳞）、生晒参、黄芪、川贝母、五味子、桑白皮（蜜制）、苦杏仁（炒）、玄参、当归、白芍、茯苓、甘草等。每次4~5粒，每日3次，口服。补肺纳气，止咳平喘，理肺化痰。适用于肺脾两虚，肾不纳气所致久咳痰白、气喘阵作、动则益甚、疲乏无力、畏寒背冷、苔白、脉沉等症，或用于慢性气管炎迁延、缓解期，轻度慢性阻塞性肺气肿见有上述证候者。

3）玉屏风颗粒：黄芪、白术（炒）、防风。每次5g，每日3次，开水冲服。益气，固表，止汗。用于表虚不固，自汗恶风，面色㿠白，或体虚易感风邪者。

（8）肺肾气虚证

主症：喘息，气短，动则加重，神疲，乏力，腰膝酸软，易感冒，舌质淡，舌苔白，脉细。次症：恶风，自汗，面目浮肿，胸闷，耳鸣，夜尿多，咳而遗溺，舌体胖大、有齿痕，脉沉、弱。

治法：补肾益肺，纳气定喘。·

代表方药：人参补肺饮加减。人参，黄芪，枸杞子，山茱萸，五味子，淫羊藿，浙贝母，紫苏子，赤芍，地龙，陈皮，炙甘草。

临证参考与用药：咳嗽明显者，加炙紫菀、杏仁；咳嗽痰多，舌苔白腻者，加姜半夏、茯苓；动则喘甚者，减沉香，加蛤蚧粉（冲服）；面目虚浮、畏风寒者，加肉桂（后下）、泽泻、茯苓；腰膝酸软者，加菟丝子、杜仲；小便频数明显者，加益智仁、金樱子；畏寒，肢体欠温者，加肉桂（后下）、干姜。

中成药：

1）百令胶囊：发酵虫草菌粉。每次5~15粒，每日3次，口服。补肺肾，益精气。用于肺肾两虚引起的咳嗽、气喘、腰背酸痛。

2）金水宝胶囊：发酵虫草菌粉。每次3粒，每日3次，口服。补益肺肾，秘精益气。用于肺肾两虚，精气不足所致的久咳虚喘、神疲乏力、不寐健忘、腰膝酸软。

3）固肾定喘丸：熟地黄、附片（黑顺片）、牡丹皮、牛膝、盐补骨脂、砂仁、车前子、茯苓、盐益智仁、肉桂、山药、泽泻、金樱子肉。每次1.5~2g，每日2~3次，口服。温肾纳气，健脾化痰。用于肺脾气虚，肾不纳气所致的咳嗽、气喘、动则尤甚；慢性支气管炎，肺气肿，支气管哮喘见上述证候者。

4）固本咳喘胶囊：党参、白术、茯苓、麦冬、五味子（醋制）、炙甘草、补骨脂（盐水炒）。每次3粒，每日3次，口服。益气固表、健脾补肾。用于脾虚痰盛、肾气不固所致的咳嗽、痰多、喘息气促、动则喘剧，慢性支气管炎、肺气肿、支气管哮喘见上述证候者。

气虚甚而肾阳虚者，右归丸，口服，每次9g，每日3次。

（9）肺肾气阴两虚证

主症：咳嗽，喘息，气短，动则加重，乏力，自汗，盗汗，腰膝酸软，易感冒，舌质红，脉细、数。次症：口干，咽干，干咳，痰少，咯痰不爽，手足心热，耳鸣，头昏，头晕，舌质淡，舌苔少、花剥,脉弱、沉、缓、弦。

治法: 补肺滋肾,纳气定喘。

代表方药: 保元汤合人参补肺汤加减。人参,黄芪,黄精,熟地黄,枸杞子,麦冬,五味子,肉桂,紫苏子,浙贝母,丹皮,地龙,百部,陈皮,炙甘草。

临证参考与用药: 咳甚者,加炙枇杷叶、杏仁; 痰黏难咯明显者,加百合、玉竹、沙参; 手足心热甚者,加知母、丹皮、地骨皮; 盗汗者,加煅牡蛎(先煎)、糯稻根须。

中成药:

1)生脉饮口服液: 人参、麦冬、五味子。每次10ml,每日3次,口服。益气养阴。用于气阴两虚证。

2)养阴清肺丸: 地黄、玄参、麦冬、川贝母、牡丹皮、白芍、薄荷、甘草。每次1丸(9g),每日2次,口服。养阴清肺,清热利咽。用于阴虚肺燥,证见咽喉干燥疼痛、干咳少痰、痰中带血。

3)麦味地黄口服液: 熟地黄、山茱萸(制)、山药、茯苓、牡丹皮、泽泻、麦冬、五味子。每次10ml,每日2次,口服。滋肾养肺。用于肺肾阴亏,证见潮热盗汗、咽干、眩晕耳鸣、腰膝酸软。

第五节　证治研究

证候分类与诊断标准研究是提高中医诊治COPD水平和疗效的关键问题,也是COPD临床研究的重点难点问题之一。近年来李建生等结合疾病临床特点,采用病证结合模式,通过文献研究、临床调查研究、专家咨询调查和临床验证研究,运用临床流行病学、统计学、神经网络、德尔菲法等多学科方法和技术,揭示了COPD证候分类与分布规律,首次建立了《慢性阻塞性肺疾病中医证候诊断标准》,并通过中华中医药学会肺系病专业委员会发布,该标准为临床医生辨证论治提供依据。

近年来,循证医学越来越受到重视,系统评价和Meta分析为循证医学产生最佳证据,以使临床医师有更多更佳的证据可以运用。系统评价和随机对照试验显示中医药在治疗COPD急性加重期和稳定期有一定的优势,改善临床症状和体征,改善通气功能和血气变化,降低气管插管率,缩短机械通气时间,减少急性加重次数,缩短住院天数,提高生活质量。

临床疗效的评价分为文献的系统评价和随机对照试验。

一、系统评价研究

系统评价显示在中西医结合治疗AECOPD方面,常规西药治疗联合中医药的疗效明显,表现在改善临床症状和体征(咳嗽、咯痰、气喘、啰音)、缩短病程、改善肺通气功能和血气变化、降低致残率等方面,且不良反应少。在COPD稳定期方面,中医药或中西医结合治疗具有明显的疗效,表现在改善症状、减少急性加重、提高运动能力和生活质量等方面。

(一)肺肾同调法

"肺肾同调"治疗COPD稳定期的随机对照试验的Meta分析显示治疗组对减少COPD急

性加重次数（[MD]=-0.61,95%CI[-0.73,-0.50]）、增加运动耐力（[MD]=28.32,95%CI[6.90,49.73]）、提高生活质量（[MD]=-5.18,95%CI[-7.16,-3.21]）、降低BODE指数计分改善预后（[MD]=-1.03,95%CI[-1.52,-0.53]）及提高临床症状改善总有效率（[RR]=3.39,95%CI[2.52,4.57]）的作用优于对照组。肺肾同调法联合西医基础治疗对FEV$_1$的改善作用优于单纯西医治疗组,同样的情况也发生在肺肾同调法与安慰剂/空白对照组的比较。未见严重不良反应。

（二）补虚活血法

"补虚活血法"治疗COPD稳定期随机对照或半随机对照试验的Meta分析显示补虚活血法为主中药改善COPD稳定期患者肺功能优于单纯西药治疗,治疗总有效率高于单纯医药治疗,且无不良反应报道。

（三）补肾法

"补肾法"治疗COPD稳定期的随机对照试验的Meta分析显示与单纯西医治疗比较,中西医结合治疗的疗效明显（OR=3.9895%CI[2.85-5.54]）;中医治疗的临床疗效不弱于西医治疗（OR=1.82,95%CI[0.97-3.41]）。结论表明中西医结合治疗慢性阻塞性肺疾病疗效优于单纯西医,谨慎地认为单纯中医治疗慢性阻塞性肺疾病的临床疗效不弱于单纯西医。

（四）温肺化痰法

"小青龙汤"联合西药治疗COPD急性期的随机和半随机对照试验的Meta分析显示:与单纯西药组相比,小青龙汤联合西药疗效明显[MD=3.91,95%CI（2.50,6.12）,$P<0.01$],能够提高PaO$_2$[MD=7.55,95%CI（1.41,13.68）,$P<0.05$],降低PaCO$_2$[MD=-7.11,95%CI（-9.89,-4.33）,$P<0.01$],提高FEV$_1$%[MD=6.97,95% CI（3.60,10.34）,$P<0.01$];与单纯有创通气比较,小青龙汤联合有创通气疗效显著[MD=3.48,95%CI（1.45,8.32）,P=0.01],可以降低PaCO$_2$（[MD=-6.66,95%CI（-8.79,-4.54）,$P<0.01$]）。

二、随机对照临床研究

（一）稳定期

1. COPD中西医结合治疗方案多中心随机对照临床试验研究　基于病证结合诊疗模式,根据COPD病机特点,形成调补肺肾三法为治疗稳定期的原则,构建COPD稳定期辨证治疗方案。通过4个中心352例随机对照临床试验,与西医规范治疗对照相比较,治疗6个月,随访1年,辨证治疗方案(中医辨证治疗+西医规范治疗)减少了急性加重COPD（AECOPD）次数0.54次/年,提高了运动耐力、生活质量,改善了呼吸困难,减轻了疾病负担。

2. 舒肺贴外治法治疗COPD多中心随机对照临床研究　通过3个中心164例COPD稳定期患者多中心、随机、对照临床试验,形成了舒肺贴操作技术规范。舒肺贴穴位贴敷能够减少COPD急性加重次数、改善临床症状、改善呼吸困难、提高生存质量,同时具有操作简便、使用方便等特点。

3. 适宜社区的COPD中医干预技术方案多中心随机对照临床研究　在国家中医药行业科研专项——"适宜社区的慢性阻塞性肺疾病中医干预技术研究"（200707018）资助下,通过6个社区、244例患者随机、双盲、安慰剂平行对照临床试验,治疗4个月,随访6个月,评价补肺益肾颗粒联合穴位贴敷的疗效。与茶碱缓释胶囊比较,适宜社区的COPD中医干预技术方案能够降低COPD患者急性加重次数、缩短急性加重持续时间,减轻呼吸困难程度和临床症状,提高运动耐力,改善生存质量,减少直接医疗费用。

4.补气胶囊治疗肺气虚型COPD临床研究 刘志刚等运用六味补气胶囊治疗肺气虚型COPD稳定期患者,随机分为治疗组和对照组各40例。对照组和治疗组均给予常规治疗,治疗组在常规治疗的基础上给予六味补气胶囊口服。治疗前后两组肺活量和第一秒用力肺活量(FEV_1)比较,以及治疗后两组肺活量和FEV_1比较,差异均无统计学意义($P>0.05$)。治疗后两组圣乔治呼吸问卷3个维度评分显著低于治疗前($P<0.01$),治疗组圣乔治呼吸问卷4个维度改善明显优于对照组($P<0.01$),由此发现六味补气胶囊能够减缓肺功能下降,提高生活质量。

5.固肾通肺片治疗肺肾两虚COPD临床研究 桂吟哲等将中医辨证符合肺肾两虚型的72例患者作为研究对象,选用中成药固肾通肺片为治疗药物,采用随机双盲双模拟的临床研究方法,将受试者分为高剂量、低剂量及安慰剂3组。观察6个月,其中治疗期3个月,随访期3个月。发现固肾通肺片在改善临床症状,提高生活质量,减少急性加重次数,降低BODE指数,增加运动耐力方面明显优于安慰剂组,且安全性较好,未见严重不良事件。

6.健脾益肺Ⅱ号治疗COPD稳定期肺脾两虚型临床研究 吴蕾等选取COPD稳定期肺脾两虚型患者为研究对象,按2:1比例随机分为治疗组178例和对照组85例,两组分别予健脾益肺Ⅱ号和安慰剂。结果提示治疗组患者治疗后和随访后与治疗前比较6分钟步行距离明显增加($P<0.01$);两组患者治疗后、随访后SGRQ总分、中医证候评分与本组治疗前比较差异均有统计学意义($P<0.01$),且在治疗后两组间比较差异有统计学意义($P<0.05$);中医证候疗效治疗组优于对照组($P<0.01$);两组患者肺功能、BODE指数、安全性指标差异无统计学意义($P>0.05$)。认为健脾益肺Ⅱ号治疗COPD稳定期患者疗效确切,可提高患者生存质量,增加运动耐量,改善症状,安全性好。

7.补肺颗粒治疗COPD稳定期临床研究 孙增涛等运用补肺颗粒COPD稳定期患者进行评价,随机分为治疗组(69例)和对照组(61例),治疗组口服补肺颗粒,对照组给予安慰剂,治疗30天。治疗组总有效率、中医症状积分、圣乔治呼吸问卷积分、呼吸困难量表评分治疗组明显好于对照组($P<0.05$);肺功能两组比较,FEV_1、FVC、PEF有显著差异($P<0.05$)。认为补肺颗粒可以明显改善COPD稳定期患者临床症状,提高COPD稳定期患者生活质量。

(二)急性期

1.泻肺逐痰丸治疗AECOPD痰热瘀阻型临床研究 毛娅男等运用泻肺逐痰丸治疗COPD急性期痰热瘀阻证60例,对照组给予西医规范治疗,治疗组在西医规范治疗的基础上加用泻肺逐痰丸。发现治疗组总有效率优于对照组,且治疗组在改善咳喘咳痰、气喘、面色晦暗、唇色紫暗等中医症状改善明显,血气分析、血流变及肺功能等指标,治疗组优于对照组。

2.通腑泻热法治疗AECOPD痰热郁肺型临床研究 冯艳等采用通腑泻热法(桑白皮汤合承气汤加减)治疗辨证属痰热郁肺型COPD急性加重期患者,随机分为治疗组和对照组各30例。治疗组方案为常规西医治疗基础上加用桑白皮汤合承气汤加减;对照组方案为常规西医治疗基础上加用桑白皮汤。结果发现在证候疗效方面,治疗组总有效率为96.7%,对照组总有效率70%,治疗组优于对照组;治疗后,与对照组比较,治疗组在喘息、发热、腹胀及便干等方面改善显著,且治疗组还能够显著改善缺氧、二氧化碳潴留,通过降低血液中IL-8含量改善急性期患者气道炎症。

3. 星蒌承气汤加减治疗AECOPD痰热腑实型临床研究 李颖等将182例COPD急性加重期患者辨证属痰热腑实,随机分为治疗组和对照组,对照组予以西医常规治疗,治疗组在西医规范治疗的基础上用星蒌承气汤加减。结果提示在临床总疗效、中医证候评分、肺功能改善、住院时间缩短等方面,治疗组均明显优于对照组($P<0.05$, $P<0.01$)。

4. 清肺祛痰颗粒治疗AECOPD痰热郁肺型临床研究 张念志等将60例COPD急性加重期证属痰热郁肺型患者随机分为治疗组和对照组。对照组采用西医常规治疗,治疗组在对照组治疗的基础上,加用清肺祛痰颗粒。结果发现治疗组显控率63.33%,明显优于对照组($P<0.05$),清肺祛痰颗粒在降低C反应蛋白、白细胞总数、中性粒细胞百分比水平效果优于对照组($P<0.05$)。

5. 芪白平肺胶囊治疗AECOPD痰瘀阻肺型临床研究 童佳兵等将COPD急性加重期患者辨证属痰瘀阻肺随机分为治疗组和对照组各50例,在常规治疗基础上,治疗组与对照组分别加用芪白平肺胶囊与安慰剂。治疗后两组中医证候积分均较治疗前有明显改善($P<0.01$),治疗组较对照组改善更明显($P<0.01$)。

第六节 相关西医疾病诊疗指南评述

慢性阻塞性肺疾病(chronic obstructive pulmonary disease, COPD)是一种可以预防和可以治疗的常见疾病,其特征是持续存在的气流受限。气流受限呈进行性发展,伴有气道和肺对有害颗粒或气体所致慢性炎症反应的增加。急性加重和合并症影响患者整体疾病的严重程度。

1995年美国胸科学会(ATS)和欧洲呼吸学会(ERS)各自推出了COPD指南,1997年英国胸科学会(BTS)也推出了指南。COPD诊治中迫切需要有一个全世界统一的临床指南,以利国际交流。1998年,世界卫生组织和美国国立心、肺、血液研究所成立了COPD全球防治创议(GOLD)。2001年4月首次发表COPD诊断、处理和预防全球策略。GOLD每5年修订1次,并每年进行更新。目前2006年、2011年各有较大的修订一次。修订和更新的内容主要针对慢阻肺的定义、严重程度分级、疾病评估与管理、药物治疗。最新GOLD可在http://www.goldcopd.org/进行下载。

随着医学模式向生物-心理-社会模式的转变,医学的研究对象不仅只是针对疾病本身,而是对患者整体,包括精神、心理和社会活动能力。COPD管理的目标不仅是减少死亡率,更主要是改善患者的症状,提高生存质量。量表/问卷作为评价症状、生存质量的工具,已经应用于临床评价试验。目前常用的测评工具分为普适性量表和特异性量表。特异性量表包括圣·乔治呼吸疾病问卷(The St George's Respiratory Questionnaire, SGRQ)、COPD评估测试(COPD Assessment Test, CAT)量表、慢性呼吸系统疾病问卷(Chronic Respiratory Disease Questionnaire, CRQ)和呼吸道疾病量表(Airways Questionnaire 20, AQ20)。普适性量表分为健康调查简表(The MOS Item Short Form Health Survey, SF-36)、诺丁汉健康量表(The Nottingham Health Profile, NHP)和疾病影响程度量表(The Sickness Impact Profile, SIP)。国内COPD患者生命质量测定量表包括COPD患者报告结局量表(COPD-Patient Reported Outcome, COPD-PRO)、COPD患者疗效满意度问卷(Efficacy satisfaction-COPD, ESQ-COPD)

和成人COPD生存质量量表（COPD-Quality Of Life，COPD-QOL）等。普适性量表测定范围广，但敏感性较差，特异性量表特异性强并且敏感度高，可弥补普适性量表的不足。但是在评价COPD患者生命质量上，选择何种量表在某种程度上取决于所研究的课题和需要评估的指标。因此我们建议在COPD患者生命质量的评估中同时选择普适性量表和特异性量表。

（李素云）

参 考 文 献

[1] 张伯臾. 中医内科学[M]. 第1版. 上海：上海科学技术出版社，2005.

[2] 李建生. 正虚积损为慢性阻塞性肺疾病的主要病机[J]. 中华中医药杂志，2011，26（8）：1710-1713.

[3] 李建生，李素云，余学庆. 慢性阻塞性肺疾病中医诊疗指南（2011版）[J]. 中医杂志，2012，53（1）：80-84.

[4] 桂吟哲. 肺肾同调治疗COPD稳定期的系统评价及临床研究[D]. 广州中医药大学，2014.

[5] 刘玮，孙增涛，魏葆琳，等. 补虚活血法治疗慢性阻塞性肺疾病稳定期临床试验的系统评价[J]. 辽宁中医杂志，2013，40（9）：1794-1797.

[6] 高振，李风森，荆晶，等. 补肾法治疗慢性阻塞性肺病疗效的系统评价[J]. 中国实验方剂杂志，2011，17（22）：283-285.

[7] 高振，刘莹莹，哈木拉提·吾甫尔，等. 小青龙汤联合西药内服治疗慢性阻塞性肺疾病发作期临床疗效的系统评价[J]. 世界科学技术-中医药现代化，2013，15（3）：599-607.

[8] Li SY, Li JS, Wang MH, et al. Effects of comprehensive therapy based on traditional Chinese medicine patterns in stable chronic obstructive pulmonary disease: a fourcenter, open-label, randomized, controlled study. BMC Complement Altern Med, 2012, 12（12）：197.

[9] Li JS, Li SY, Xie Y, et al. The effective evaluation on symptoms and quality of life of chronic obstructive pulmonary disease patients treated by comprehensive therapy based on traditional Chinese medicine patterns. Complement Ther Med, 2013; 21（6）：595-602.

[10] 李路广，李欢欢，张盼奎，等. 舒肺贴不同刺激强度对慢性阻塞性肺疾病稳定期临床疗效的影响[J]. 世界科学技术-中医药现代化，2014，16（9）：2415-2419.

[11] 李欢欢，李路广，余学庆，等. 舒肺贴不同贴敷时间对慢性阻塞性肺疾病稳定期生存质量的影响[J]. 世界科学技术-中医药现代化，2014，16（12）：2605-2610.

[12] 张盼奎，余学庆，李建生，等. 舒肺贴治疗慢性阻塞性肺疾病稳定期患者112例贴敷时间分析[J]. 中医研究，2013，26（7）：63-66.

[13] 刘志刚，李泽庚，彭波，等. 六味补气胶囊对肺气虚型慢性阻塞性肺疾病稳定期患者生活质量和肺功能的影响[J]. 安徽中医学院学报，2012，31（1）：6-9.

[14] 吴蕾，林琳，许银姬，等. 健脾益肺Ⅱ号治疗慢性阻塞性肺疾病稳定期178例临床研究[J]. 中医杂志，2011，52（17）：1465-1468.

[15] 孙增涛，付敏，李月川，等. 补肺颗粒对慢性阻塞性肺疾病稳定期患者生活质量的影响[J]. 中医杂志，2012，53（11）：930-932.

[16] 毛娅男. 泻肺逐痰丸治疗慢性阻塞性肺疾病急性期痰热瘀阻证的临床研究[D]. 湖南中医药大学，2013.

[17] 冯艳. 通腑泄热法治疗慢性阻塞性肺疾病急性加重期临床观察及对IL-8的影响[D]. 广州中医药大学，2011.

[18] 李颖.中西医结合治疗慢性阻塞性肺病急性加重期疗效观[J]察.实用中医药杂志,2012,28(9):754-755.

[19] 张念志,王国臣.清肺祛痰方对慢性阻塞性肺疾病急性加重期(痰热郁肺证)治疗作用的临床观察[J].中医药临床杂志,2011,23(11):958-960.

[20] 童佳兵,王传博,彭波,等.芪白平肺胶囊治疗慢性阻塞性肺疾病痰瘀阻肺证疗效分析[J].中华中医药学刊,2012,30(1):44-45

[21] 闻德亮,王子薇,马晓丹,等.国内外慢性阻塞性肺疾病健康相关生命质量量表研究进展[J].中国医科大学学报,2013,42(3):281-285

第十八章 肺 痿

第一节 疾病概述

肺痿是由于肺虚津枯,肺失于濡养,导致肺叶痿弱不用的病证,是一种肺的慢性虚损性疾患。临床以喘息短气、咳吐浊唾涎沫为主症,伴见肺虚、实之证,亦可影响心、脾、肾等脏腑的生理功能而兼见相应临床表现。其病因多样、病机复杂,为多种慢性肺系疾病转归的结局,预后不佳。

现代医家对于肺痿的认识较中医传统认识所论述肺痿有所继承和发展,对肺痿的诊断,不拘泥于咳吐浊唾涎沫这一症状,也不局限于某一西医疾病,而是多种肺部疾病慢性反复发作的中后期阶段的高度概括,常表现咳嗽、咳痰、气短、喘息等症状。

根据肺痿的临床表现可以与西医学某些疾病相联系,如慢性支气管炎、慢性阻塞性肺疾病、支气管扩张、肺脓肿、肺结核、肺不张、间质性肺疾病等发展到一定阶段,均可归属"肺痿"范畴,其中,尤以肺间质纤维化的"肺痿"归属最为常见。

第二节 文献回顾

肺痿病名,首见于东汉张仲景《金匮要略·肺痿肺痈咳嗽上气病脉证治》,该篇对肺痿的病因、病机、临床表现、辨证论治等均做了较为系统的论述,奠定了后世医家肺痿辨证论治的基础。仲景认为,肺痿因"重亡津液"得之,病机总属"肺燥津伤""肺气虚冷"两端,肺燥津伤者,"寸口脉数,其人咳,口中反有浊唾涎沫",可予麦门冬汤滋阴润燥;肺气虚冷者,"吐涎沫而不咳,其人不渴,必遗尿,小便数","必眩,多涎唾",可予甘草干姜汤温肺复气。晋代葛洪《肘后备急方》治肺痿有四方,总以益气温阳、滋阴润燥为法:"治肺痿咳嗽,吐涎沫,心中温温,咽燥而不渴者。生姜五两,人参二两,甘草二两,大枣十二枚。水三升,煮取一升半,分温再服。又方甘草二两,以水三升,煮取一升半,分温再服。又方生天门冬(捣取汁)一斗,酒一斗,饴一升,紫菀四合。铜器于汤上煎,可丸。服如杏子大一丸,日可三服。又方甘草二两,干姜三两,枣十二枚。水三升,煮取一升半,分温再服"。隋代巢元方对肺痿的病因病机又有新的认识,其首提"肺气壅塞"说,明确了"邪实"在肺痿发病中的作用,如《诸病源候论·咳嗽病诸候》言:"肺主气,为五脏上盖,气主皮毛,故易伤于风邪,风邪伤于腑脏,而气血虚弱,又因劳役大汗之后,或经大下而亡津液,津液竭,肺气壅塞,不能宣通诸脏之气,因成肺痿"。该篇中,巢元方对该病的转归亦作了探讨,其言"咳唾咽燥欲饮者必愈;欲咳而不能咳、唾干沫,而小便不利者难治"。唐代孙思邈则强调肺痿以虚为本,重视"正虚"的疾病本质,《备急千金要方·肺痿门》言:"肺痿虽有寒热之分,从无实热之例",提出虚寒肺痿可用生姜甘草汤、甘草汤,虚热肺痿可用炙甘草汤、麦门冬汤等。王焘《外台秘要》则指出,肺痿可见大便见症:"伤于津液,便如烂瓜,下如豚脑"。宋代陈无择从气血角度补充了肺痿的病机认识,《三因极一病证方论·肺痿肺痈绪论》言:"肺为五脏华盖,百脉取气,运动血脉,卫养脏腑,灌注皮毛,将理失宜,气与血乱,则成肺痿肺痈矣"。元朱丹溪认为,"肺痿治法,在乎养血、养肺、养气、清金",《圣济总录》提出虚寒肺痿"当以温药和之"的原则等,均丰富了肺痿的治法认识。及至清代,众医家在肺痿本虚论的基础上,对"邪实"论亦给予了重视,周学海认为,"阴虚血瘀"为其责,《读医随笔·论咳嗽》言"养液行瘀"之法可缓解肺痿络涩瘀滞之证。喻嘉言则补充了肺痿"逆气""积痰""火热"的病机要素,并提出治痿大法,《医门法律·肺痿肺痈门》曰:"肺痿者,其积渐已非一日,其寒热不止一端,总由肾中津液不输于肺,肺失所养,转枯转燥,然后成之……《金匮》治法,非不彰明,然混在肺痈一门,况难解其精义。大要缓而图之,生胃津,润肺燥,下逆气,开积痰,止浊唾,补真气以通肺之小管,散火热以复肺之清肃",同时,喻嘉言指出了肺痿治疗的宜忌,"凡肺痿病……漫然不用生津之药,任其肺日枯燥,医之罪也……恣胆用燥热之药,势必镐镐不救,罪加等也……故行峻法,大驱涎沫,图速效,反速毙,医之罪也",清代沈金鳌《杂病源流犀烛·肺病源流》对肺痿的用药宜忌等亦作了补充,其言"切忌升散辛燥温热"。清代叶天士《叶选医衡》亦有"患此必十死八九,最为难治"的论述,均说明了本病症为疑难病,危候,预后差,死亡率高。清代甚至有关于肺痿流行病学的记载,《脉诀汇辨》载:"谓戊子、戊午、戊寅、戊申四年也。谓乙巳、乙亥二年也。民病肺痿寒热"。另外,历代医家均认识到肺痿是多种肺系疾病的慢性转归,肺痈、肺痨、久嗽、喘哮等伤肺,均有转化为肺痿的可能。

第三节 病 因 病 机

肺痿病因主要包括久病损肺、误治津伤、外感六淫、情志失宜及药食失宜等,而以久病损肺为最常见。肺痿基本病机有上焦虚热、肺中虚冷及邪壅阻肺,其中,肺津不足贯穿疾病发展的始终;病位在肺,与五脏相关,尤其与脾胃、肾关系密切;病性总属本虚标实,本虚主要包括气虚、阴虚、津伤,标实则以痰瘀阻络为主。

一、病 因

1. 久病损肺　肺痈、肺痨、喘哮、久嗽、消渴、热病等,迁延日久,或热或寒,损肺致痿。如痰热久嗽,热灼阴伤,或肺痨久嗽,虚热内灼,耗伤阴津,或肺痈余毒未清,灼伤肺阴,或消渴津液耗伤,或热病之后,邪热伤津,津液大亏,以致热壅上焦,消灼肺津,变生涎沫,肺燥阴竭,肺失濡养,日渐枯萎。若大病久病之后,耗伤阳气,或内伤久咳,冷哮不愈,肺虚久喘等,肺气日耗,渐而伤阳,或虚热肺痿日久,阴伤及阳,亦可致肺虚有寒,气不化津,津液失于温摄,反为涎沫,肺失濡养,肺叶渐痿不用。此即《金匮要略》所谓"肺中冷"之类。

2. 误治津伤 因医者误治,滥用汗吐下等治法,重亡津液,肺津大亏,肺失濡养,发为肺痿。如《金匮要略·肺痿肺痈咳嗽上气病脉证治》说:"热在上焦者,因咳为肺痿,肺痿之病……或从汗出,或从呕吐,或从消渴,小便利数,或从便难,又被快药下利,重亡津液,故得之。"

3. 外感六淫 肺为华盖,主皮毛,开窍于鼻,六淫多从皮毛、口鼻侵入人体。肺痿的发病,在外感六淫中,主要与风、燥、热(暑、火、疫疠、毒)邪关系密切。

(1)风: 风为阳邪,易袭阳位,肺为华盖,肺络居外,正为阳位,故风邪易袭肺,且肺络首当其冲,正如《素问·太阴阳明论》曰:"伤于风者,上先受之"。风邪袭肺,肺络失调,阳气温煦失职,津血濡养失用,日久肺燥津伤或肺中虚冷,肺叶痿而不用,终致肺痿。巢元方《诸病源候论》:"虚邪中于肺,肺萎之病也",提出"风邪伤于脏腑"可致肺痿;《景岳全书》明言"风邪乘肺"可致肺痿等。然单指风邪袭肺致痿,终归百一,其于肺痿发病中的重要性,主要体现在以下两方面:一是,风为百病之长,易挟燥、热之邪侵及肺卫,进而转枯转燥成痿;二是,风性轻扬开泄,腠理不固,易致诸邪来犯,肺病丛生,转归成痿。

(2)燥: 肺属金,通于秋气,其性喜润恶燥,为娇脏,燥邪易伤肺及络。燥性干涩,易伤津液,肺络为肺布津之通道,燥邪来犯,一方面直接戕伐肺之津液,一方面使肺络涩滞,影响肺络布津功能,而致肺叶失于濡养,辗转成痿。临床可出现一派"燥胜则干"之象,如口、鼻、咽喉、肺之气络(气管、支气管等)、皮肤、大便干燥,干咳,口渴等。

(3)热(暑、温、疠、毒): 热、暑、温邪皆属阳邪,其性炎上,叶天士言:"暑由上受,先入肺络""温邪上受,首先犯肺""吸入温邪,鼻通肺络,逆传心包络中"。邪热犯肺,多从口鼻而入,邪气炽张,伤津耗气,肺失气津濡养,肺叶痿弱不用。

另外,疠气(具有传染性的外感邪气)侵袭人体,发病急骤,来势凶猛,变化多端,病中可侵及人体多个脏腑,而肺多首当其冲,在邪正剧争后,邪去正亦虚,日久肺痿弱不用;至于香烟烟雾、职业粉尘、化学物质、过敏原等,亦可损伤肺及肺络,终致肺痿。

4. 情志失宜 《古今医统大全》引前贤之论,首提情志内伤可致肺痿:"悲气所致为肺痿",《普济方·咳嗽门·总论》则曰:"忧思喜怒,饮食饥饱,致脏气不平,积微至著,以致渐成肺痿"。盖内伤七情首伤脏腑气机,《素问·举痛论》所云:"百病生于气也,怒则气上,喜则气缓,悲则气消,恐则气下……惊则气乱……思则气结"。肺主气,司呼吸,气机逆乱则劫肺络之气,致肺络失调,可影响呼吸的深浅、频率和气血生化的质量、效率,进而致气血失调,肺失濡养,日久成痿;又肺与悲应,悲则气消,七情之中,悲对肺痿的形成意义相对较大,悲忧日久,可致肺络失充为痿。

5. 药食失宜 饮食不节,过饥则气血生化乏源,土不生金,肺络失养,因虚致痿;过饱或偏嗜肥甘厚味、辛辣炙煿,或饮酒成性,或素体脾虚,则痰湿、痰热内生,浸淫肺络,气机阻滞,肺络壅塞,因实致痿。王焘在《外台秘要》中提出"饮食将息伤热"是导致肺痿的重要环节,而薛立斋更是明确指出"或醇酒炙煿,辛辣厚味,熏蒸于肺"可致肺痿,金代张从正则在其《儒门事亲·肺痈》中记述了大量食用樱桃和过量饮酒导致肺痿的案例,张从正还指出误服温燥药物可致肺痿的发生:"慎勿服峻热有毒之药。若服之,变成肺痿,骨蒸潮热,咳嗽咯脓,呕血喘满,小便不利,寝汗不止,渐至形瘦脉大"。

6. 劳欲过度 巢元方在《诸病源候论》中论及肺痿的病因时就提到"劳逸大汗",《景岳全书》亦言:"大抵劳伤气血,则腠理不密,风邪乘肺,风热相搏,蕴结不散,必致咳嗽,若误用汗下过度,则津液重亡,遂成此证。"提出劳伤气血是肺痿发病的基础。薛立斋指出"劳伤血气,膝理不密"可致"风邪乘肺"而发肺痿,"或入房过度,肾水亏损,虚火上炎"亦可致之,此皆为劳欲之因。

二、病机

1. 基本病机

（1）上焦虚热：一为本脏自病所转归,一由失治误治或他脏之病导致。因热在上焦,消亡津液,津枯肺燥,失于濡养,终致肺叶痿弱。虚热灼肺,火逆上气则喘咳气促;肺燥且热,清肃之令不行,肺不布津,烁津炼液则为浊唾(稠痰)。

（2）肺中虚冷：久病伤肺,肺气亏虚,不能温化、固摄津液,津液停聚上泛为涎沫,气津两伤,肺失濡养致痿; 或虚热津伤,阴病及阳,肺中虚冷,津气不足致痿;肺气失于治节,"上虚不能制下",膀胱失于约束,则遗尿失禁;肺不布津,上见津停上泛为涎沫,下见津液但输膀胱,小便频数;无火逆之势,故不咳。

（3）邪阻肺络：肺痿总以本虚为主,但在其发展过程中,多虚实夹杂,其中,痰瘀阻络为其邪实病机特点。气津不足,肺失所养,肺宣肃失常,肺络不能正常吸入清气化生宗气,而宗气贯心脉行气血,宗气不足致气虚血瘀;肺布津功能失宜,则致津停成痰;痰阻血行,痰凝气滞,气滞血瘀,血瘀津停,痰、瘀多互结。又"久病多瘀","久病多痰","久病入络",肺痿多由久病转归,肺痿既成又难速愈,故肺痿痰、瘀、络病多并见,终成痰瘀阻络之象。

2. 病机演变　上焦虚热,熏蒸肺叶,津枯则痿而不用;若肺气虚寒,则肺叶失于温养,日久亦痿而不用,正如《金匮要略心典·肺痿肺痈　咳嗽上气》所云:"肺为娇脏,热则气烁,故不用而痿; 冷则气沮,故亦不用而痿",魏荔彤《金匮要略方论本义》所言更为形象:"肺叶如草木之花叶,有热之痿,如日炙之则枯; 有冷之痿,如霜杀之则干矣"。然阴阳互根,上焦虚热与肺气虚寒可相互影响。盖上焦虚热,肺津不足,肺失濡养,阴病及阳,可致肺中虚冷。而肺气虚寒,温化失权,亦可致肺津生化不足或气不布津,致肺津相对不足。陈修园《金匮要略浅注》据经"肺喜温而恶寒""肺喜润而恶燥"之论,认为肺"温则润,寒则燥",提示了肺中虚冷确可致肺津不足。可见,在肺痿形成之初,上焦虚热与肺中虚冷病机可单见,但随着疾病进展,二者必兼夹,而肺津不足将会贯穿肺痿疾病发展的始终。

另外,肺痿本身既可由某些肺病实证转化而来,疾病进展过程中又可因虚致实,导致痰、瘀、气滞等邪实征象,根据患者体质、病因、病程长短等因素的不同,肺痿患者邪实的偏重亦有所异,应具体分析,不得一概而论,但总以痰瘀阻络为其邪实关键。又"金为土之子","金水相生",肺朝百脉、助心行血,肝与肺共司气机升降及气血运行,故肺痿日久,可影响脾胃、肾、心、肝之功能,表现相应症状,当知犯何逆,随证治之。

第四节　临证思路

一、辨病辨证要点

1. 病史　久病损肺、误治津伤等病史。

2. 辨病　以喘息短气、咳吐浊唾涎沫为主症,可伴见肺叶痿弱不用的其他征象。

3. 辨证　基本证型有三,三者可兼加并有所侧重:一为虚热肺燥证,可见咳吐浊唾、短气、口渴、舌红而干、脉虚数等;二为肺中虚冷证,可见不咳、不渴、吐涎沫、短气、头眩、小便数、或遗尿、舌质淡、脉虚弱等;三为邪阻肺络证,可见咳吐浊唾涎沫、短气不足以息、舌有瘀斑瘀点、苔厚腻、舌下络脉曲张、脉涩等。

4. 随证治之　肺痿日久,可影响脾胃、肾、心、肝之功能,表现相应临床症状,当知犯何逆,随证治之。

二、类病、类证鉴别

1. 肺痿与肺痈　肺痈失治久延,可以转为肺痿,但二者在病因病机、病性、主症、脉象等各方面均存在差异。肺痿多因久病肺虚、误治津伤致虚热肺燥或虚寒肺燥而成,以咳吐浊唾涎沫为主症,病性总属本虚标实而以本虚为主。而肺痈多因外感风热、痰热内盛致热壅血瘀、蕴酿成痈、血败肉腐化脓而成,以咳则胸痛,吐痰腥臭,甚则咳吐脓血为主症,病性属实。肺痿脉象多为虚数或虚弱,肺痈则为浮数、滑数。

2. 肺痿与肺痨　肺痨是由于痨虫入侵所致的具有传染性的慢性虚弱性疾病,主症为咳嗽、咳血、潮热、盗汗及身体逐渐消瘦等,与肺痿以吐涎沫为主症有别,但肺痨后期可以转为肺痿。

3. 肺痿与肺痹　肺痹病名最早见于《素问·痹论》:"凡痹之客五脏者,肺痹者烦满喘而呕,淫气喘息,痹聚在肺……","皮痹不已,复感于邪,内舍于肺",清代林珮琴《类证治裁》:"诸痹,良由营卫先虚,腠理不密,风寒湿乘虚内袭,正气为邪所阻而不能宣行,因而留滞,气血凝滞,久而成痹"。可见,肺痹病因多责之正虚又感外邪,邪气入里,痹阻肺络为病机特点,临床表现主要以实象为主,或咳或喘或胸闷,以病机特点而命名;肺痿病因则多强调致虚因素,肺气津不足为其核心病机,临床表现以虚象为主,特点是肺叶痿弱不用,咳吐浊唾涎沫,以病机特点结合形态特征而命名。

4. 涎沫与痰　肺痿咳吐涎沫与痰饮病咳吐痰、饮有别,肺痿咳吐之涎沫的特点是中间不带痰块,胶黏难出,伴口燥咽干,白沫之泡小于粟粒,轻如飞絮,结如棉球,有时粘在唇边,吐而不爽;痰饮病咳吐之痰、饮,痰液成块,或虽色白黏连成丝,但口咽一般不燥,较易咳出。另外,需要指出的是,一般肺燥津伤之轻者,肺气布散津液救急于内,多发为无痰之干咳,而虚热肺痿之肺燥津伤较重,部分肺叶痿弱不用,津液有所不至,相对有余,且肺气布散津液之功受损,可致津停、热烁上泛为浊唾。

三、辨证论治

1. 辨证思路　当辨标本虚实。肺痿以本虚为主,本虚当分清虚热肺燥、肺中虚冷亦或二者兼夹,虚热肺燥伴火逆上气之象,常兼咳逆喘息;肺中虚冷伴温摄不足之象,常兼头眩、小便数、或遗尿。若标实亦较明显,当分清痰、瘀偏重,并重视络病因素,不可固执肺痿虚论,妄略邪实不顾。虚实亦可兼夹,以肺中虚冷与痰瘀阻络兼夹为多,盖津血得温易行,遇寒则凝。

2. 治疗原则　治疗总以补肺生津为原则,但应根据本虚标实的轻重缓急随证变法,尤其应该重视益气、养阴生津、活血、化痰、通络治法的应用。虚热肺燥证治以滋阴清热、润肺生津;肺中虚冷证治以温肺益气、润燥生津;痰瘀阻络证治以活血化痰,补肺通络。

3. 辨证分型

（1）虚热肺燥证

主症：咳吐浊唾，或咳痰带血，咳声不扬，甚则音嘎，气急喘促，口渴咽燥，可伴潮热盗汗，形体消瘦，皮毛干枯，舌红而干，脉虚数。

治法：滋阴清热，生津润肺。

代表方：麦门冬汤合清燥救肺汤加减。

前方润肺生津，降逆下气，用于咳嗽气逆，咽喉干燥不利，咳痰黏浊不爽；后方养阴润肺，清金降火，用于阴虚燥火内盛，干咳痰少，咽痒气逆。

参考用药：麦冬、天冬、百合、鳖甲、玉竹、沙参、龟板、生地、知母、地骨皮、元参。

（2）肺中虚冷证

主症：咳吐涎沫，不渴，短气不足以息，头眩，神疲乏力，食少，形寒，小便数，或遗尿，舌质淡，脉虚弱。

治法：温肺益气，生津润肺。

代表方：甘草干姜汤或生姜甘草汤加减。

前方辛甘合用，甘以滋液，辛以散寒；后方补脾助肺，益气生津。

参考用药：甘草、人参、黄芪、白术、大枣、山药、党参、干姜。

（3）痰瘀阻络证

主症：咳吐浊唾涎沫，量少或无，面色晦暗，口唇紫绀，伴短气不足以息，遇劳加重、神疲乏力，或心胸憋闷，或身热盗汗，或形寒肢冷，舌有瘀斑瘀点，舌下络脉曲张，脉涩。

治法：祛痰活血，补肺通络

代表方：补阳还五汤合生脉饮加减。

前方益气活血通络，后方益气复脉，养阴生津，可酌加半夏、贝母、瓜蒌等化痰之品。

参考用药：丹参、川芎、当归、桔梗、杏仁、贝母、半夏、瓜蒌、麦冬、五味子、人参。

第五节 证 治 研 究

一、肺痿辨证论治研究

东汉张仲景承《内经》之旨，在《内经》论"痿"的基础上，创造性地提出"肺痿"病名，开后世肺痿论治先河。《金匮要略·肺痿肺痈咳嗽上气病脉证治》在肺痿的辨证分型方面，论述了"虚热肺痿"的病因、病机、临床表现等，而对于仲景是否将肺痿分为"虚热""虚寒"两种证型，后世医家存在一定争议，较具有代表性的医家是陈修园和唐容川。

陈修园认为，仲景将肺痿分为虚热肺痿及虚寒肺痿两证，且提出两种证型均可导致肺燥津枯，肺叶失养成痿。其在《金匮要略浅注》中曰："肺（不用而）痿，（其饮食游溢之精气，不能散布诸经，而但上溢于口，则时）吐涎沫，（且邪气之来顺）而不咳者，（痿则冥顽而不灵也。）其人（以涎沫多，而）不（觉其）渴，（未溺时，）必（自）遗尿，（溺时）小便（短而频）数，所以然者，以上（焦气）虚不能制（约）下（焦之阴水）故也。此为肺中冷。（盖肺痿皆由于热，何以忽言其冷？然冷与寒迥别，谓得气则热，不得气则冷，即时俗冷淡冷落之说也。肺为气主，气虚不能自持于上,则头)必眩。(气虚不能统摄于中,则口)多涎唾。(宜)甘草干姜汤以温之。(经云:肺喜温而恶寒,又云:肺喜润而恶燥。可知温则润,寒则燥之理也。且此方辛甘合而化阳,大补肺气,气之所至,津亦至焉。若草木之得雨露,而痿者挺矣。"

唐容川则认为,仲景肺痿由虚热所致,"肺中冷"实非肺痿证型,仲景列于该篇主要是提醒医家遇此情况不应以肺痿论治,其在《金匮要略浅注补正》中曰:"仲景书皆互相比较,以明其意,非板论也,此篇肺痿肺痈为主,因肺痿肺痈必见咳嗽上气,故又举咳嗽上气与肺痿肺痈不同者,以明之也。此节甘草干姜汤,是因肺痿必吐涎沫,故又举吐涎沫而不咳者,以明其非肺痿也。修园未知文法,乃以为肺痿正治之方,差误之至。予为之证曰:肺痿之证,自当吐涎沫,然必见咳渴,不遗尿,目不眩,乃为肺痿证也。若吐涎沫而不咳又不渴,必遗尿,小便数,以肺阳虚不能制下,此为肺中冷,仲景著此四字,正是大声疾呼,明其非肺痿之热证,读者不当作肺痿治矣。必眩多涎唾,宜甘草干姜汤以温肺,若作痿而用清润,则反误矣。"

自仲景后,历代医家对肺痿的辨证论治基本以《金匮要略》为基础,在证治认识上逐步深化和多元化,辨证分型及论治方药各异,但整体仍呈现出一定规律。

田代华等搜集、整理从汉代至民国综合性医著、专书、方书、本草、类书、医案、医论、医话等有关肺痿治疗的方剂199首,对方剂的药物组成进行频数分析、因子分析、聚类分析等研究,认为燥热伤肺、气阴两虚、痰瘀热结为肺痿的主要病理机制,补益(以补气、补阴为主)、清热、止咳平喘、化痰是最主要的治法,其中,补气药常用甘草、人参、黄芪、白术、大枣、山药、党参,补阴药常用麦冬、天冬、百合、鳖甲、玉竹、沙参、黄精、龟板、枸杞,清热药常用生地黄、知母、栀子、黄芩、地骨皮、双花、黄连、黄柏、白薇、犀角、赤芍、元参,止咳平喘药常用紫菀、桑白皮、杏仁、葶苈子、款冬、百部,化痰药常用桔梗、贝母、半夏、旋覆花、竹茹、瓜蒌、皂荚、南星。进一步研究发现,补气药、补阴药在历代都受到重视,补血、补阳药历代应用均较少,但整体呈递增趋势;清热药、止咳平喘药从汉代至宋代呈增长趋势,宋代后则呈减少趋势;化痰药唐以前较少,此后渐增,元后则较唐增加数倍。

陶静等搜集《中医方剂大辞典》及现代期刊论文(未标明起止年代及具体期刊)中治疗肺痿的方剂共261首,其中古方212首(360种单味药),今方49首(159种单味药),采用频数分析、Apriori算法等对其组方规律进行研究,发现古、今治疗肺痿时使用频率均较高的药物有补气药如人参、黄芪等,化痰止咳平喘药如桔梗、桑白皮、杏仁、五味子、贝母、紫菀、紫苏子等,补阴药如麦冬等;今方还常加用一些活血化瘀药如丹参、川芎、当归等。古方的药对和药组主要为甘草与相关核心药物的配伍,如麦冬-甘草、桔梗-甘草、人参-甘草,桔梗-甘草-麦冬、甘草-茯苓-人参;今方的药对和药组则主要为丹参与相关核心药物的配伍,如丹参-川芎、丹参-五味子、丹参-当归,丹参-川芎-甘草、丹参-当归-黄芪等。

李凤森等借鉴循证医学和流行病学的思路与方法,纳入中国期刊全文数据库(CNKI)1980—2012年有关中医或中西医结合治疗肺痿涉及处方用药的各种临床研究文献,包括专家经验、病历报告、病例分析、病例对照试验、专方专药的研究等,根据纳入、排除标准,筛选出文章26篇,用药计135种,533次,所涉功效排在前3位的依次是补气、化痰、补阴,所涉药性排在前两位的依次是温、平,所涉药味排在前两位的依次是甘、苦,所涉归经排在前3位的依次为肺、脾、胃经,所以,肺痿在中医治疗时应该注意补气、化痰、补阴等药物的合理应用,以温、平为主,在治疗肺本脏之外兼顾脾、胃。

可见,古今论治肺痿,均非常重视补气、补阴药物的应用,反映了气虚证、阴虚证是肺痿证候要素的重要组成部分,这与肺痿上焦虚热、肺中虚冷的基本病机相合,对于补气药物的应用,古今医家多选用甘草、人参、黄芪、白术、大枣、山药、党参等,补阴药物则多选麦冬、天冬、百合、鳖甲、玉竹、沙参、黄精、龟板、枸杞等;古代论治肺痿,清热药物的应用亦非常广泛,但进一步研究发现,多为生地、知母、地骨皮、赤芍、元参等清热生津或清热凉血之品,这与肺痿津枯的病理环节认识相关;随着文献研究的起止时间趋于现代,挖掘的肺痿证治规律较前有所不同,主要表现在逐渐增加的活血、化痰药物的应用,反映了痰瘀证候要素逐渐受到医家重视,其中,活血药物常用丹参、川芎、当归等,化痰药物常用桔梗、杏仁、贝母、半夏、瓜蒌等。

二、特发性肺纤维化的辨证论治

特发性肺纤维化以进行性呼吸困难、喘息、气短、干咳或咳吐涎沫等为主要临床表现,可由多种其他肺部疾病的反复发作渐进形成,其中医病因病机与痰瘀邪气痹阻肺络及相关脏腑亏虚有关,是一种慢性衰弱性疾病。众学者根据特发性肺纤维化(IPF)以上的临床表现、发病机制、病势转归等特点,从不同角度对IPF的中医病名归属做了相关论述,总结而言,主要将其归属于中医"咳嗽""喘证""咳喘""短气""痰饮""肺痹""肺胀""肺痿"等范畴,尤以持"肺痿"论者为多。

(一)病因病机

对于特发性肺纤维化的发病原因,众学者论述相对统一,主要分外因、内因两端,外因包括外感六淫、环境毒、粉尘等,内因主要是正气亏虚。而对其病机的认识,各家不尽相同,总以本虚标实立论,但本虚、标实具体所指及其病机阐释角度有异。众医家对IPF病机的认识经历了从气血津液角度阐发到与脏腑定位相结合论述,从病位的单纯"肺脏论"到兼顾"肺络论""脾肾论"等,从简单的"本虚标实"概言到气虚、阴虚、阳虚、络虚、痰、热、瘀等的具体化,从单一病机阐述到分期论机探索的过程。

1.气血津液辨证,气阴亏虚为本、痰浊瘀血为标 有学者从气血津液角度阐发本病病机,如王凤秋认为,本病病机乃气阴两虚,血瘀痰阻兼热;赵勤萍认为,"虚""痰""瘀"贯穿疾病始终,其中,"虚"是指正气不足,为本病之本,"痰""瘀"则为病机关键。

2.气血津液辨证与脏腑辨证相结合,肺脾肾之气阴亏虚为本、痰瘀夹邪为标 上述病机阐述并没有明确病位,但结合具体实际,应至少包括肺,有学者则将气血津液辨证与脏腑辨证相结合,进一步明确了本病的病位,如宋建平认为,肾气亏虚、肺气损伤、血脉瘀滞是本病的基本病机;姜良铎则认为,本病是由于患者年老体衰,肺脾肾亏虚,肺脾气虚,则津聚成痰,肾阳虚,则聚水成痰,气虚无力推动血行,血流缓慢而致血瘀,痰湿、瘀血等浊邪深伏凝结,肺络闭阻,加之反复感受外邪及环境毒邪等,日久导致肺纤维化,痰瘀闭阻肺络日久,会进一步加重脾肾亏虚,导致阴虚;张纾难认为,本病初起病位在肺,随病情进展可渐及脾、肾,最终亦可损及于心,先天阴虚、禀赋不足是肺间质纤维化发病的内在基础,瘀血内阻、痰浊热毒内蕴为继发病因,失治、误治或气候、情志变化等为其诱发因素。

3.络病理论指导,络虚不荣为本、痰瘀夹邪阻络为标 又有学者受络病理论启发,结合本病发病特点,认为其病位可进一步界定到肺络层次,且在"本虚""标实"的具体所指上有所突破,如徐志瑛认为,痰热交灼,阻于肺络,导致肺失宣降,日久络气不足,痰瘀损络,无力排出肺中痰浊,是本病的重要机制,病位主要在肺,日久可涉及脾肾;翟华强等认为,"脏虚络痹"为本病的核心病机,脏虚包括肺脾肾亏虚,络痹主要指肺络阴虚或邪阻不通;崔永华认为,痰、瘀、虚是本病发生的病理关键,肺气、肺阴、肾精不足是虚的一面,痰瘀阻络、络气不通则为实的一面。吕晓东等认为,IPF急性发作期根本病机为"肺热络瘀",其中"肺热"有阴虚燥热、痰热、毒热和肺冷阴虚之别,但总以阴虚为本,贯穿疾病始终;"络瘀"有气虚血瘀、气滞血瘀、痰凝血瘀、络绌血瘀及瘀热互结之异,均可加重肺热病机格局,使得疾病缠绵难愈或恶化。对于IPF缓解期病机,吕晓东则认为其根本为"肺虚络瘀",其中"肺虚"以肺阴亏虚、络虚不荣为关键;"络瘀"以痰瘀伏络、痰热毒瘀互结为要点。

4. 分期论机,早期以标实为主、后期以本虚为重 还有学者认为,本病在不同阶段其病机不同,主张分期论机,如曹世宏认为本病早期病机为邪热伤肺,气阴两虚,后期为阳气亏虚,痰凝血瘀于肺;蔡代仲等指出肺纤维化以上实下虚为其病机特点,病位主要在肺,与脾肾相关,病初以痰浊或外邪阻肺,即上实,为病机根本,病程迁延则肺肾亏虚,即下虚,为病机关键。苑惠清结合IPF的西医病理进行分期,认为在肺泡炎阶段以肺气虚冷证为主;在肺泡炎向纤维化进展阶段以气虚血瘀证为主;纤维化阶段则以气阴两亏证为主,病甚可见肾不纳气证。郭静以肺部CT这项理化指标客观评价病情分级,探寻肺间质纤维化证型,发现肺纤维化期以痰瘀阻络证为主,而蜂窝肺期以肺肾两虚证为主,随着CT病变程度加重,病情由实转虚。

(二)辨证论治研究

1. 证型分布研究 特发性肺纤维化的中医证型分布规律一直受到医家关注,但由于研究样本的不同,众医家得出的结果不尽一致,但证候要素主要与气虚、阴虚、瘀血、痰浊等有关,病位主要涉及肺、脾、肾等,与肺痿证候要素基本一致。

崔红生等回顾性分析了北京中医药大学东直门医院呼吸科2002年3月至2008年12月的204例肺间质纤维化住院患者的病历,根据患者临床表现、胸部HRCT特点、肺功能以及动脉血气分析情况,分为早期、慢性迁延期和晚期,进而总结肺间质纤维化临床分期与证候学分布规律。研究发现肺纤维化早期以风寒袭肺和风热犯肺为常见诱因,以痰热郁肺与痰瘀阻络为常见证型,以络脉痹阻,气血不通为基本病机特点;慢性迁延期证属本虚标实,虚实夹杂,以气虚(肺气虚、脾气虚、肾气虚)血瘀痰阻之证最为常见;肺纤维化晚期本虚至极,由肺及肾至心,以肺肾两虚、痰瘀阻络为常见证型,以气血不充、络虚不荣为其病机实质特征。

闫玉琴等搜集2010年12月至2013年1月期间在东直门医院门诊及住院的96例肺间质纤维化患者的临床资料,发现96例肺纤维化患者中无一例是单纯实证,27.08%的患者为单纯虚证,余为虚实夹杂证。虚实夹杂证在病情各分级并无明显差异,其中病情轻时以虚瘀证及虚痰瘀证较多,病情中重度时皆以虚痰瘀证为最多,且与其他证型所占比有明显差异。从单项证候要素来讲,气虚证、阴虚证、血瘀证及痰证所占比例均达60%以上,而血虚证、阳虚证、气滞证则较少见。所收集患者中以干咳、气短为主症就诊者较多,而以胸憋为首发症状者较少。总体看来,病情为轻度时,以卫外不固的气短乏力、语声低微、易感冒等肺气虚证最多,中度时病位主要在肺脾,以阴虚证最多、气虚证次之,以咳痰或白或黄或清或黏为主要症状的痰浊内阻、痰热阻肺证也较多见,而在重度时病位主要在肾,以爪甲紫绀、肌肤甲错、舌下络脉迂曲延长等血瘀证较前明显增多。

王步青等搜集2011年4月—2013年10月在山西中医学院附属医院肺病科门诊及住院部诊断为IPF患者共207例的临床资料,统计其症状、舌脉等相关信息,通过频数分析、聚类分析、因子分析等,认为IPF临床证候可分为气阴两虚、痰湿阻肺、肺脾气虚、痰瘀互结、肺肾阳虚等五类。

潘中良、张念志对82名安徽省中医院2012年6月—2013年10月呼吸内科间质性肺疾病住院患者的中医证候学调查发现,气阴两虚夹痰瘀证是间质性肺疾病的最常见类型,其次则为阴虚燥热伤肺证。

郭红叶、崔红生对2013年3月份到2014年3月份在北京中医药大学第三附属医院、广安门中医院、中日友好医院就诊的符合纳入标准的70例肺间质纤维化患者的四诊资料进行归纳,发现肺间质纤维化的病位主要在肺,涉及脾肾。病性多为虚实夹杂,本虚多为肺气虚、肺阴虚、肺肾两虚。标实多为痰湿、痰瘀。

2. 治法方药研究 特发性肺纤维化属于慢性复杂性疾病,众学者对其辨证论治的认识不同,治法、组方等方面存在一定差异,可选方法、方剂虽多,而选择何方、何法较难。不少医家利用数理统计方法对论治特发性肺纤维化的相关文献进行分析,从整体上把握其论治规律,发现目前医家对于特发性肺纤维化的治法最主要的共识有益气、养阴、活血、化痰、止咳平喘、清热、通络等,而药物的使用频率则以益气药黄芪、甘草、党参,补阴药麦冬、沙参,活血药丹参、当归、川芎等为最多,说明众医家在益气、养阴、活血药物的选择方面较为集中,而在化痰、止咳平喘、清热、通络药物的选择上则存在相对较大的差异。

刘建秋提出本病临床上最常见的两个证型是痰热壅肺型和气虚血瘀型,当分别治以清热化痰,益气活血。可用川芎,丹参,红花,半夏,炙麻黄,瓜蒌,杏仁,甘草等药物;苗青等将本病分为风热闭肺,湿热郁闭,肝郁气滞、痰饮内阻,燥热伤肺,气虚血瘀,肺肾两虚、痰瘀内阻六型,方药分别选用消风散加减、甘露消毒丹加减、四逆散合茯苓杏仁甘草汤加减、清燥救火汤加减、补阳还五汤加减、生脉饮合六味地黄丸加减;孟磊等将本病分为寒邪闭肺型、痰热遏肺型、痰浊壅肺型、心肺气虚型、气阴两亏型、脾肾阳虚型、肺肾两虚型、阴阳两虚型八种证型,且每种证型中均夹有血瘀,治疗上将活血化瘀法贯穿始终。

刘良徛强调肺间质纤维化以阳虚为本,痰瘀为标,以温阳立法,创制温阳散寒、化痰行瘀之"温肺化纤汤",药用生麻黄、肉桂、熟地黄、鹿角霜、干姜、炙甘草、红花、桃仁、川芎、白芥子、地龙、土鳖虫等,配合灯盏花素注射液活血化瘀、参麦注射液扶助正气、乙酰半胱氨酸泡腾片抗纤维化等,治疗肺间质纤维化获得较好疗效。刘恩顺等认为,肺纤维化的中医病机主要为肺气亏虚、毒邪伤肺、痰瘀互结,治疗以补益肺气为基础、重视活血化瘀和软坚散结,并结合间质性肺疾病的病机演变过程和疾病分期,进行辨证施治。治疗过程中紧紧围绕间质性肺疾病因虚致病,因虚致瘀的病机特点,虚实并治,补破结合,早期以益气活血散结为主,中期在此基础上配合化痰清瘀,晚期则增加补肾纳气或温阳利水。李国勤以扶正补虚为治疗根本,初期补益肺脾,后期着重肾元,并将化瘀通络贯穿治疗始终,同时注重祛除痰浊,自拟方剂益气活血通络方,药用生黄芪、莪术、党参、川芎、全蝎、杏仁等,随证加减,颇有疗效;岳会杰将IPF分为三期六型:三期即夹感发热期、慢性迁延期、重证多变期,六型即夹感发热期的气虚风寒犯肺型、阴虚燥热伤肺型,慢性迁延期的气阴两虚痰喘型、气阴两虚瘀喘型,重证多变期的阳虚水泛型、阴阳两虚型。六型依次用药为止嗽散合玉屏风散加减、清燥救肺汤或桑杏汤加减、三子养亲汤合二陈汤加减、保肺汤加减、真武汤合补肺汤加减、参蛤散合右归饮加减;武维屏等亦将本病分为急性加重期、慢性迁延期、重症多变期,但具体分型上与前有所区别,其认为急性加重期常见证型为痰热壅肺、痰瘀阻肺、气虚风寒犯肺和阴虚燥热伤肺型，分别处方千金苇茎汤合漏芦连翘散化裁、四逆散合苏子降气汤化裁、止嗽散合玉屏风散加减、清燥救肺汤或桑杏汤加减，慢性迁延期常见气阴两虚痰喘候和气阴两虚瘀喘候，分别处方金水六君煎和保肺汤，重症多变期常见证候为阳虚水泛候和阴阳两虚候，分别处方真武汤合补肺汤化裁、参蛤散合右归饮加减。同时以"益肺肾、化痰瘀、通肺络"为治疗原则，强调辨病论治和综合疗法，认为在宏观辨证的基础上应该微观辨证、辨病论治，并结合西医的诊疗技术遣方用药，如若X线片为毛玻璃样影则加防己、薏苡仁、旋覆花、泽兰等利湿化饮之品，若为索条状及结节状影，应加软坚散结之品，如夏枯草、牡蛎、皂角刺、白蒺藜等；周庆伟则将本病分为Ⅰ期肺泡炎期、Ⅱ期肺纤维化期、Ⅲ期蜂窝肺期。其中Ⅰ期治疗应清肺化痰止咳联合活血化瘀之品，如丹参、赤芍、牡丹皮、川芎、凌霄花等，Ⅱ期治疗当在止咳化痰解毒的基础上运用敛肺益气养阴之品，如黄芪、党参、太子参、南北沙参、麦冬、五味子、乌梅等，Ⅲ期则主要表现为脾肾气虚或阳虚，如以气虚为主，可用补中益气汤加减，如有畏寒易感，可合用真武汤，增加附子、干姜用量，亦可加用淫羊藿、补骨脂等，并认为在此期不论舌苔的黄白，只要舌质有水分，即可采用温阳化气法，且指出行气通络法必须贯穿肺纤维化的治疗始终，行气通络药物可选路路通、丝瓜络、芦根、藕节等。

另外，王书臣在IPF的论治上强调温肾培本和辛开苦降以宣调脾胃气机。其认为，临床不应拘泥是否有畏寒肢冷，神倦欲寐，腰膝酸冷，脉沉等肾阳不足见症，或舌暗红瘦小苔少等虚热阴亏之象，立方选药每配伍仙茅、淫羊藿、补骨脂等使肾阳得充，气化有力，从而利于IPF临床症状的缓解。王书臣认为，肺气的宣降失常与脾胃的升清降浊功能密切相关，善用辛开苦降的半夏泻心汤加减治疗IPF的咳嗽咳痰。同时，临床还多配伍威灵仙、丝瓜络、海风藤等辛温通络、祛风除湿之品。

可见，众学者对特发性肺纤维化的辨证论治各有不同，治法、组方等方面存在一定差异，造成可选方法、方剂虽多，而选择何方、何法较难的局面。鉴于此，不少医家利用数理统计方法对论治特发性肺纤维化的相关文献进行分析，以期从整体上把握其论治规律。

赵国静，周兆山分别检索中国期刊全文数据库、中文科技期刊数据库、万方数据从建库至2011年的有关中医治疗特发性肺纤维化的相关文献共958篇，按照一定的纳入、排除标准筛出28篇文献，采用频数分析对其中治疗特发性肺纤维化的方剂药物进行探究，发现现代临床研究的中医治疗特发性肺纤维化的方剂中，补益药、活血化瘀药、化痰止咳平喘药、清热药是排在前四的药类。而在所有方剂中出现频次超过10次的中药主要为益气药和活血化瘀药，其中益气药包括黄芪、甘草、党参，活血化瘀药包括丹参、当归、川芎。

姚明等检索CBM、CNKI和TCM数据库中2000—2010年间中药复方治疗肺纤维化的文献，对符合纳入标准的文献进行分析。结果发现，纳入的80篇文献中，临床研究23篇，动物实验42篇，专家经验15篇。涉及中医治法10种、常用中药67味。常用的中医治法是活血法、益气法、养阴法和通络法。且活血常用丹参、当归、川芎、桃仁，益气常用黄芪、甘草、党参、人参，养阴常用麦冬、沙参，通络常用地龙等。

吕晓东等利用中国生物医学文献数据库(CBM)、中国知网(CNKI)，采用主题词检索与基本检索相结合的检索方式，共检出862篇有关特发性肺纤维化治疗的文献，仔细阅读标题、文摘或全文，依据如下标准纳入、筛选文献：纳入治疗IPF缓解期的中药复方(1978—2014年)；中药复方的疗效有RCT研究结果或实验研究结果支持；同一中药复方研究的多篇文献只保留1篇；剔除非口服方药研究、单味中药研究、个案研究、文献综述以及与中医药治疗有关但无明确方药记载或只有理论论证而无临床试验、动物实验支持的文献。最终确定106篇文献的107首中药复方。通过聚类分析及关联分析等数据挖掘方法对中药复方的配伍规律研究,发现论治IPF的中药复方主要分为七类,代表的治法分别为益气活血通络,益气养阴、温阳活血,益气养阴活血、清热解毒、化痰止咳平喘,益气活血,益气养阴活血、清热解毒、止咳平喘,益气养阴、止咳平喘,止咳平喘,其中,益气、活血、养阴、止咳平喘是众医家治疗IPF的最主要的治法共识;在具体用药方面,众医家多选用丹参、黄芪、桃仁、红花、当归、川芎、麦冬、党参、甘草等药物,常用的药对有28组,即丹参-黄芪、丹参-当归、丹参-川芎、丹参-党参;当归-黄芪、当归-川芎、当归-丹参、当归-党参、当归-桃仁、当归-麦冬、当归-甘草;川芎-黄芪、川芎-当归、川芎-丹参、川芎-党参、川芎-桃仁、川芎-甘草、川芎-红花;甘草-黄芪、甘草-麦冬、甘草-川芎、甘草-当归、甘草-丹参;黄芪-丹参、黄芪-川芎、黄芪-当归、黄芪-党参、黄芪-甘草。

可见,目前医家对于特发性肺纤维化的治法最主要的共识有益气、养阴、活血、化痰、止咳平喘、清热、通络等,而药物的使用频率则以益气药黄芪、甘草、党参,补阴药麦冬、沙参,活血药丹参、当归、川芎等为最多,说明众医家在益气、养阴、活血药物的选择方面较为集中,而在化痰、止咳平喘、清热、通络药物的选择上则存在相对较大的差异。

在单药论治特发性肺纤维化的研究方面,已经证明有防治肺纤维化作用的中药或其提取物主要有丹参、黄芪、当归、川芎、雷公藤、三七、刺五加、银杏叶、汉防己、沙参、姜黄、苦参、灯盏花素、三棱、莪术、血竭、红花、水蛭、地龙、黄芩、葛根、虎杖、甘草、大黄、冬虫夏草等,这些中药的抗纤维化作用主要通过抗炎、抗氧化、抗细胞外基质形成、抗细胞凋亡等途径实现。

另外,文献记载的治疗特发性肺纤维化的中成药用法用量及组成主要如下,临证过程中根据实际情况亦可酌情试用:

丹参注射液:丹参、降香。用法:20ml入20ml生理盐水雾化吸入,每日1次。

参附注射液:人参、附子。用法:50ml静脉滴注,每日1次。

生脉注射液:人参、麦冬、五味子。用法:40ml及丹参注射液30ml分别加入5%葡萄糖注射液250ml中静点,每日1次。

复方鳖甲软肝片:鳖甲、莪术、赤芍、当归、三七、党参、黄芪、紫河车、冬虫夏草、板蓝根、连翘。每次4片,每日3次,6个月为一个疗程。

参芪益气滴丸:黄芪、丹参、三七、降香。口服,0.5克/次,3次/日。

丹参川芎嗪注射液:丹参、川芎。用法:10ml入250ml 5%葡萄糖注射液中静脉滴注,每日1次。

丹红注射液:丹参、红花。用法:30ml入250ml生理盐水静脉滴注,每日1次。

冠心宁:丹参、川芎。用法:20ml入5%葡萄糖250ml静脉滴注,每日1次。

三、肺痿其他治法及剂型、服法浅议

肺痿的治疗以方药为主,但在古代文献中,用灸法治疗肺痿的记载亦非常多。唐孙思邈在《千金翼方·针灸中·肺病》中首次提到用灸法治疗肺痿:"下气,灸肺俞百壮。又,灸太冲五十壮,此穴并主肺痿。"已明言"此穴(肺俞)并主肺痿"。隋唐后,记载灸法治疗肺痿的文献渐多,尤以宋代为最,且在灸治的穴位上有所增加。《圣济总录·针灸门》指出,"肺俞穴、魄户,二穴主肺痿",此后,肺俞、魄户二穴,灸治肺痿即成共识。迨至明代,著名针灸大家高武和杨继洲,均主张在肺俞的基础上加灸膏肓俞、四花穴等。高武《针灸聚英》卷一《足太阳经脉穴》言:"肺俞主……肺痿""魄户主虚劳肺痿",卷四《输穴证治歌·痰喘咳嗽》中载录:"传尸骨蒸肺痿法,膏肓肺俞四花穴。"这是针灸学史上第一次将膏肓、肺俞、四花穴做成灸方治疗肺痿的记载。同时,针灸大家杨继洲在《针灸大成·痰喘咳嗽门》中亦云:"传尸骨蒸,肺痿:膏肓、肺俞、四花穴"。现代医家对于灸法治疗肺痿的研究相对较少,李戎等用SD大鼠进行实验研究,结果提示艾灸肺俞、膏肓俞对肺间质纤维化有一定的防治作用。并观察特发性肺纤维化42例,其中采用糖皮质激素治疗20例,糖皮质激素加刺血与艾灸结合治疗22例,疗程2月,采用临床、X线、生理综合观察法判定疗效。结果显示,糖皮质激素加刺血与艾灸结合组可明显改善肺纤维化患者肺功能,其疗效优于单纯使用糖皮质激素治疗($P<0.01$)。这提示,针灸可提高糖皮质激素对肺纤维化的临床疗效。

关于治疗肺痿的方药剂型,古籍所载主要有汤剂、散剂、丸剂,尤其宋及以后,散剂、丸剂的比例有所增加,《太平圣惠方·治骨蒸肺痿诸方》中几乎全用散剂,如紫菀散、白前散、知母散、柴胡散、麦门冬散等;《圣济总录·肺痿》也以丸、散剂为主,如天门冬丸、蛤蚧丸、苏和香丸、蛤蚧散等,即使熟干地黄汤、白茯苓汤、柴胡汤等汤剂,服法也是"粗捣筛""咀如麻豆大"等先做为散剂,再煎煮。其他如华盖散、劫劳散、世宝丸等亦以丸、散剂为主。这说明医者已认识到本病病位在上焦,汤剂多一荡而过,药效难及,丸、散剂则效力持久且服用方便,便于长期服用。

另外,在服法上,不少古籍强调"临卧"服,目的是"令药汁流入肺窍",因"夜则肺窍开,药必流入肺中",体现了服药的因时制宜,书中亦提到了"噙服","吸服",都是为了增强药效。如《圣济总录·肺痿》治肺痿久嗽,杏仁煎方服法:上六味,捣研为末,入瓷器中,同白饧三两熬成煎,每服皂子大,食后夜卧时含化;《仁斋直指方论》载《十药神书》己字号太平丸,治劳证久嗽,肺痿肺痈,并能噙服。服法:每日三服,食后细嚼一丸,煎薄荷汤缓缓化下,次噙一丸,临卧时。如痰盛,先用饧糖拌消化丸吞下,却噙嚼此丸,仰卧,使药流入肺窍,则肺清润,其嗽退除,七日病痊。凡一切咳嗽,只服此药立愈;《世医得效方》人参清肺汤,治肺胃虚寒,咳嗽喘急,胸膈噎闷,胁肋胀满,道塞短气,喜欲饮冷,咽嗌引痛。及疗肺痿劳嗽,唾血腥臭,干呕烦热,声音不出,肌肉消瘦,倦怠减食。服法:上等分,锉散。每服三钱,水一盏半,乌梅、枣子各一枚,同煎至一盏,去滓,食后临卧,加蜜半匙,搅匀,澄清,吸服效。

四、中药复方治疗肺间质纤维化临床疗效的系统评价

肺间质纤维化属于慢性复杂性疾病,最新指南显示西医学无肯定有效的治疗药物,临床应用的大多数西药副作用较大。中医辨证论治,在其治疗方面存在一定特色和优势,但关于中医药治疗肺间质纤维化的临床疗效缺少大样本临床试验支持,一定程度上制约着其推广应用。2008年,刘建平等发表了《中药制剂治疗肺间质纤维化疗效及安全性随机对照试验的系统评价》,从循证医学角度对中医药治疗肺间质纤维化的疗效情况进行了有益探索:作者系统检索了国内外相关数据库,收集比较中药与安慰剂、常规基础治疗、激素治疗肺纤维化且疗程达到3个月的随机对照试验(RCT),参照Cochrane标准进行RCT质量评价及资料分析,结果9个RCT(共计598例肺纤维化患者)符合纳入标准,但试验的方法学质量均较低。1项中西医结合治疗研究显示可以提高患者5年生存率,2项中西医结合治疗研究显示可以缓解部分症状,改善部分肺功能指标;对于肺影像学病变的改善,1项中西医结合治疗研究显示优于单纯西医治疗,还有2个试验报道了中医和中西医结合治疗的负性事件。进而得出结论:由

于试验的样本量小及质量较低,中药治疗肺纤维化疗效和安全性的证据还不足,需要进行更多高质量的临床试验以验证其疗效。

时至今日,中医药治疗肺纤维化又积累了不少的临床试验证据,吕晓东等检索中国生物医学文献数据库(CBM)、中文科技期刊数据库(VIP);万方数据库;中国知网数据库(CNKI);国家生物技术信息中心(NCBI)支持的PubMed,检索的起止日期为各数据库的建库日期至2014年12月20日为止;纳入文献均以中药复方为基础治疗特发性肺纤维化为试验组,其他治疗为对照组的随机对照试验,且具有明确疗效判定指标的文献。根据纳入标准和剔除标准,筛选出目标文献45篇,对目标文献进行Jadad评分,选择评分≥3分的文献进行相关资料提取,利用RevMan 5.3软件对提取的资料进行Meta分析。结果显示:①本研究共纳入10篇文献,患者619例,试验组357例,对照组262例,对8篇文献进行了临床有效率的分析,$\chi^2=4.43$,$P=0.73>0.1$,$I^2=0\%<50\%$。合并效应量OR值(比值比)=3.16,95%CI=[2.07,4.82],总体效应检验,$Z=5.33$、$P<0.00001$。②其中4篇文献报道了肺弥散功能(DLco)改善情况,$\chi^2=0.94$,$P=0.81>0.5$,$I^2=0\%<50\%$,合并效应量MD值(均数差)=6.28,95%CI[3.16,9.40],总体效应检验,$Z=3.95$、$P=0.001<0.05$。③其中4篇文献以圣乔治(SGRQ)呼吸问卷为疗效指标,$\chi^2=0.44$,$P=0.93>0.1$,$I^2=0\%<50\%$,合并效应量OR值(比值比)=2.17,95%CI=[1.20,3.92],总体效应检验,$Z=2.56$、$P=0.01<0.05$。④其中6篇提及咳嗽症候,$\chi^2=6.32$,$P=0.28>0.1$,$I^2=21\%<50\%$,标准均数差(MD)=-1.05,95%CI=[-1.27,-0.83],总体效应检验,$Z=9.50$,$P<0.00001$。⑤其中2篇提及胸闷症候,$\chi^2=0.66$,$P=0.42>0.1$,$I^2=0\%<50\%$,标准均数差(MD)=-0.54,95%CI=[-0.78,-0.31],总体效应检验,$Z=4.53$、$P<0.00001$。⑥其中2篇提及自汗症候,$\chi^2=0.25$,$P=0.62>0.1$,$I^2=0\%<50\%$,标准均数差(MD)=-0.21,95%CI=[-0.38,-0.03],总体效应检验,$Z=2.34$、$P=0.02<0.05$。⑦其中4篇提及乏力症候,$\chi^2=6.28$,$P=0.10>0.05$,$I^2=52\%>50\%$。标准均数差(MD)=-0.88,95%CI=[-1.31,-0.45],总体效应检验,$Z=4.01$、$P=0.0001<0.05$。⑧拟从纳入文献中分别选取喘息、气短、舌象,肺功能中的一秒量以及6分钟步行试验距离检测作为疗效指标合并时,存在显著的异质性,不予进行Meta分析;以肺功能中的一秒量百分比、一秒率检测作为疗效指标合并后进行Meta分析,$P>0.05$。最终得出结论:中药复方治疗特发性肺纤维化的临床疗效较其他疗法整体为优,具体表现在能够更好的改善患者的肺弥散功能,生活质量,咳嗽、胸闷、自汗、乏力等临床症状,对于肺功能中的一秒量百分比、一秒率的改善程度与其他疗法无统计学差异;而对于肺功能中的一秒量、6分钟步行试验以及喘息、气短、舌象临床症状等的改善程度,需提供更多同质高质量随机对照试验,进而与其他疗法验证比较尚能明确优劣。

五、重点、难点、疑点探究

(一)如何从"治痿独取阳明"的角度理解肺痿的论治

"治痿独取阳明"思想首见于《素问·痿论》:"帝曰:如夫子言可矣。论言治痿者,独取阳明何也?岐伯曰:阳明者五脏六腑之海,主润宗筋,宗筋主束骨而利机关也……故阳明虚,则宗筋纵,带脉不引,故足痿不用也。帝曰:治之奈何?岐伯曰:各补其荥而通其俞,调其虚实,和其逆顺,筋脉骨肉,各以其时受月,则病已矣。帝曰:善。"此处"痿"因阳明虚不能温养濡润肌肉致肢体软弱无力、肌肉萎缩所致,这与仲景肺痿肺叶痿弱不用之痿的含义显然不同,那么"治痿独取阳明"的理论是否能够指导肺痿的论治呢?

实际上,《内经》论痿(包括萎)有34篇之多,如《素问·奇病论》云:"心气痿者死";《灵枢·经脉》云:"脉不荣则肌肉软,肌肉软则舌萎人中满";《素问·痿论》所言:"黄帝问曰:五脏使人痿何也? 岐伯对曰:肺主身之皮毛,心主身之血脉,肝主身之筋膜,脾主身之肌肉,肾主身之骨髓,故肺热叶焦,则皮毛虚弱急薄,著则生痿躄也……";《素问·生气通天论》曰:"因于湿,首如裹,湿热不攘,大筋软短,小筋弛长,软短为拘,弛长为痿";《素问·阴阳别论》:"三阴三阳发病,为偏枯痿易,四肢不举"等等。可见,《内经》所述痿的含义主要分为两方面,即:一指软弱无力、功能不用的症状或状态;二是指病变肢体枯萎瘦削的形态特征。仲景将"肺""痿"并称,取肺叶痿弱不用之意,实际上是对《内经》痿病认识的继承和创新,一则强调痿病的根本——五脏病,二则发展痿病的表现形式——不仅可以表现为肢体萎缩不用的状态,亦可表现为脏腑萎缩不用的状态。

阳明脾胃主四肢肌肉,由阳明虚导致的痿病自然能够从阳明的角度论治,而肺痿基本病机则为上焦虚热、肺中虚冷及邪阻肺络,那么肺痿论治能否"取阳明"呢? 首先,从生理上来讲,脾胃与肺关系密切,土为金之母,中气健旺,肺之津气化生有源,则肺叶充而不痿;从病机演变而言,脾病及子或肺病盗母气,可致肺脾同病,加重肺痿病情;从临床实践而言,张仲景所拟治疗肺痿的两个代表方麦门冬汤和甘草干姜汤,一方滋养胃津以润肺,一方温壮中焦以暖肺,皆是"培土生金"之法,后世医家亦多宗之。可见,虽然《内经》"治痿独取阳明"之"痿"与仲景"肺痿"之"痿"不尽相同,但均可从阳明论治,未尝不可言仲景继承和发展了《内经》"治痿独取阳明"的理论。另外,《素问·经脉别论》言:"饮入于胃,游溢精气,上输于脾,脾气散精,上归于肺,通调水道,下输膀胱,水精四布,五经并行,合于四时五脏阴阳,揆度以为常也"。可见,五脏之精气赖脾胃以化源,依肺金而布散,除了"脾痿""肺痿","肝痿""肾痿""心痿"等均应重视调节"阳明",或补阳明之虚,如益气、养阴、补阳等,或泻阳明之实,如化痰、清热、通腑等。

(二)如何理解肺络的生理结构与生理特性

络脉是指经络和血脉中纵行径直部分的各级分支。其中,分布于体表的络脉称为阳络;循行于人体分肉之里,或布散于脏腑,成为相应脏腑组织结构的有机组成部分的络脉称为阴络。二者均为络脉的组成部分,相互连接,没有绝对的界限,但阳络偏于表、偏于外,阴络偏于里、偏于内,二者均以相应的脏腑为依托,并成为脏腑功能实现的主要结构基础之一。络脉根据功能的不同,又可分为"气络"和"血络"。其中气络是指以运行津、气为主,进而发挥感传信息、温养气化作用的络脉;血络则是指以运行营血为主,进而发挥濡养代谢作用的络脉。吴以岭院士指出,血络与人体微循环关系密切,气络则与神经-内分泌-免疫网络(NEI网络)具有高度相关性和内在一致性。"血脉在中,气络在外",气络、血络空间上相互伴行,功能上相辅相成,既可进行气血的交感互化,又可进行津血的渗灌互生。同时,气络能够调节血络的舒缩滑涩,血络中的营血又可滋养气络,二者共同组成了完整的络脉系统。需要指出的是,阴络、阳络是根据络脉的空间结构划分,气络、血络则是根据络脉的生理功能界定,阴阳之中可分气血,气血之内可划阴阳,即阴络(或阳络)之中也有气络、血络之分,气络(或血络)之中亦有阴络、阳络之别。

1. 肺络的生理结构　肺络作为络脉系统的一部分,狭义上属于阴络,即叶天士《临证指南医案》所言:"阴络乃脏腑隶下之络",其他如肝络、心络、脾络、肾络、脑络等,皆属此类。广义肺络,即指肺经和肺系血脉、气管的各级分支及其附属结构,包括西医学的肺循环,气管、各级支气管、肺泡,肺经分布范围的皮肤、黏膜等,及依附上述结构的神经、内分泌、免疫调节系统。肺之阴络、阳络、气络、血络与上述相关论述类似,又因其依附的脏腑而有自己的特点,其结构特点如下(为便于论述,以下"肺之阳络"简称为"阳络")。

(1)阳络居外,在上为盖:肺居上焦,为五脏六腑之华盖,其阳络亦行于全身体表之最高层,为全身阳络之统盖。另外,"阳络居外"的内涵还包括:肺之阳络分布于鼻、气管、支气管黏膜。这又是肺之阳络有别于一般阳络之处。

(2)阴络网密,散胃聚心:肺之阴络较之其他络脉在空间结构和数量上有所不同,盖肺朝百脉,肺之阴络汇聚、流通、调节百脉之气血,而肺体积有限,故肺本脏之阴络数量极多、管腔细小、络网密集。同时,肺之阴络由肺经散于胃,聚于心。手太阴肺经"起于中焦,还循胃口",又"脾气散精,上归于肺",故肺之阴络散于中焦,汇聚气血,转输至肺经,进而上归肺,依靠肺之宣发肃降,一方面行气血津液于阳络,另一方面经肺之经脉聚于心,进而依靠心阳和宗气之推动濡灌脏腑组织。故曰肺之阴络由经散于胃、聚于心。

(3)气络有形,血更偕从:络脉按照功能不同,分为气络和血络,血络有形,中空有腔,运行营血以濡养脏腑组织;气络有象,无形无腔,布散气津以温煦调神导气。然肺主气,通于天,为宗气生成之源,除了具有无形无腔之气络外,还有有形有腔之气络(相当于西医学的气管、各级支气管、肺泡等),以更好的承纳天之清气并蓄调全身气机。络病理论认为,气络血络相伴而行以行阴阳交感之道,所谓"血脉在中,气络在外,血中有气,气中有血"是也。而肺经起于气血生化之中焦,肺又主气,朝百脉,故肺络乃多气多血之络,气血阴阳交感较其他络脉为甚,不仅无形之气与血交感,亦有有形之气与血生化,此谓"血更偕从",即:血,血络也;偕从,偕从气络也;更,气血交感之多之甚也。

(4)有张有弛,舒缩有道:络病理论认为血络在气络中络气的调配下,具有渗灌气血的作用,即经脉满可溢络脉以储存,经脉空可借络脉以补虚,故血络具有舒缩功能。有形肺络(包括肺之有形气络和血络)亦具有舒缩功能,且其舒缩较其他络脉更有规律和特点,机体呼出浊气时,气络收缩,血络松弛;吸进清气时,气络舒张,血络张紧。舒缩张弛之间,肺完成吐故纳新,气血交感之功。

2. 肺络的功能 络病理论认为,络脉(主要指血络)具有渗灌气血、濡养代谢、津血互换的生理功能,肺络则在此基础上,受其结构特点的影响,又具有以下功能特点:

(1)气络吐纳,气血生化:肺之气络舒缩有序而能吐故纳新,气络吸进清气,清气则与血络中之津血相互交感,生成宗气和新鲜之血,进而灌注心脉助心主血。

(2)肺络布津,上焦如雾:肺之阳络行于外,为全身体表络脉之统盖,其居高临下,在络气的推动下,能够布散津液润泽皮毛,若雾露之溉;肺之阳络又分布于鼻、气管、支气管黏膜等处,主司黏膜组织的湿程、温度等。肺络所布之津,一方面依靠阳络洒陈体表或呼吸道黏膜,另一方面行于肺之阴络,沿途渗灌三焦之水液(即通调水道),下输膀胱,以参与水液代谢。

(3)营卫流通,能溢奇邪:肺之阳络能够布散卫气津液于体表和呼吸道黏膜,以抵御或从皮毛或从口鼻侵入之邪气,而肺部微循环(血络)内流动的血液和淋巴液包含大量巨噬细胞和免疫物质,能吞噬侵入体内的病原微生物及自身变性物质,可见肺络因流通营卫而具有抵御邪气的作用,此作用《内经》称为"溢奇邪",如《素问·气穴论》曰:"孙络三百六十五穴会,亦以应一岁,以溢奇邪"。

第六节 相关西医疾病诊疗指南评述

2011年3月,由美国胸科学会(ATS)、欧洲呼吸学会(ERS)、日本呼吸学会(JRS)和拉丁美洲胸科学会(ALAT)共同制定的特发性肺纤维化(IPF)诊治指南发表于美国呼吸危重症杂志。新指南对1996—2010年5月检索的文献进行了分析,增加了自2000年ATS/ERS共识公布以来累积的循证医学证据。介绍了IPF流行病学、病因、发病机制、诊断及治疗等各方面的最新循证研究进展,指南显示,至今尚无肯定有效的IPF治疗药物,其"强推荐"的治疗措施为肺移植和长期氧疗,"弱推荐"的治疗措施为肺康复训练。而2007年IPF诊疗草案中首选的激素单用或者联合免疫抑制剂的药物治疗手段,已经置于"强不推荐"地位。具体治疗建议如下:①强烈推荐:IPF患者长期氧疗,尤其是静息状态低氧血症的患者;条件适宜者进行肺移植;②弱推荐不使用的药物(少数患者可尝试):糖皮质激素+N乙酰半胱氨酸+硫唑嘌呤、单用N乙酰半胱氨酸、抗凝药物、吡非尼酮;③强烈推荐不使用的药物:糖皮质激素、秋水仙碱、环孢素A、糖皮质激素+免疫抑制剂、干扰素(IFN)-vlb、波生坦、依那西普。

继2011年之后,美国胸科学会/欧洲呼吸学会/日本呼吸学会/拉丁美洲呼吸学会再次联合推出IPF国际指南。2015年新版指南更新了IPF治疗的推荐等级,并对12个临床关注问题提出了建议。2015年指南的推荐等级仍分为4级,分别为强推荐、有条件推荐(相当于2011年指南"弱推荐")、有条件不推荐(相当于2011年指南"弱不推荐")、强不推荐。其中,无强推荐的治疗措施,对于2011年指南强推荐的肺移植治疗,新指南的意见是:推迟此推荐的提出;有条件推荐,证据等级较高的(中级)治疗措施有:多靶点酪氨酸激酶抑制剂尼达尼布以及吡非尼酮。

（吕晓东）

参 考 文 献

[1] 清·陈修园. 金匮要略浅注[M]. 北京: 中国书店出版社,1985.

[2] 清·唐容川. 金匮要略浅注补正[M]. 北京: 中国中医药出版社,1999.

[3] 马君. 肺痹肺痿文献证治规律研究及对肺纤维化中医辨治的启示[D]. 山东中医药大学博士学位论文, 2007

[4] 陶静,范欣生,杨环,等. 古今肺痿方的配伍规律研究[J]. 中医药信息学,2011,18(5): 20-22.

[5] 王凤秋. 肺间质纤维化的中医辨证治疗[J]. 长春中医药大学学报,2011,27(2): 245-246.

[6] 赵勤萍. 肺间质纤维化中医证治探讨[J]. 陕西中医学院学报,2006,6(1): 34-35.

[7] 宋建平. 特发性肺纤维化的中医论治[J]. 浙江中医学院学报,2009,15(12): 899-900.

[8] 姜良铎,张晓梅,肖培新. 特发性肺间质纤维化的病因病机探讨[J]. 中华中医药杂志,2008,23(11): 984-986.

[9] 张纾难. 肺间质纤维化中医治疗概述[J]. 继续医学教育,2006,20(19): 19-31.

[10] 陈瑞琳,裘生梁,徐志瑛. 徐志瑛治疗特发性肺间质纤维化经验浅析[J]. 浙江中医杂志,2011,46(7): 484-485.

[11] 翟华强,叶先智,杨毅,等. 从"络脉双向流动"辨治肺纤维化[J]. 新中医,2006,38(5): 73-74.

[12] 崔永华. 肺间质纤维化中医证治探讨[J]. 中国中医急症,2006,15(8):878,895.

[13] 蔡代仲,翟华强,刘青. 论上盛下虚为肺纤维化基本病机[J]. 中国中医药信息杂志,2004,11(9):828.

[14] 苑慧清. 肺痿(肺纤维化)治疗思路探讨[J]. 北京中医,1996,5:9-10.

[15] 郭静. 肺间质纤维化影像学特点与中医证型关系初探[J]. 辽宁中医药大学学报,2011,13(7):139-141.

[16] 闫玉琴. 基于络病理论肺间质纤维化中医证候学研究[D]. 北京中医药大学硕士研究生学位论文,2013.

[17] 王步青,薛勤梅. 特发性肺纤维化证候规律性的统计学分析研究[J]. 光明中医,2014,29(12):2548-2550.

[18] 刘晓东,李竹英. 刘建秋教授治疗特发性肺纤维化经验[J]. 甘肃中医,2010,23(1):14-15.

[19] 苗青,张燕萍,张文江. 肺间质纤维化的中医治疗[J]. 中国临床医学,2003,31(2):58-59.

[20] 孟磊,陈军,高彩霞. 活血祛瘀法为主治疗特发性肺纤维化[J]. 河南中医,2002,22(4):58-59.

[21] 李辉,郑菲,朱理芬,等. 李国勤对特发性肺间质纤维化的临证辨治思路[J]. 中华中医药杂志,2009,24(9):1166-1168.

[22] 岳会杰. 辨证治疗特发性肺间质纤维化[J]. 河南中医,2005,25(4):34-35.

[23] 武维屏,任传云. 肺间质纤维化中医辨治思路[J]. 中医杂志,2005,46(2):239-141.

[24] 崔青荣. 周庆伟教授治疗肺间质纤维化经验[J]. 河南中医,2009,12(29):1167-1168.

[25] 王佳兴. 王书臣治疗肺间质纤维化经验中医杂志[J]. 中医杂志,2012,53(13):1148-1149.

[26] 赵国静. 现代中医药治疗特发性肺纤维化的文献研究[D]. 山东中医药大学硕士学位论文,2012.

[27] 姚明,王祺,于雪峰. 中药复方治疗肺纤维化文献分析[J]. 辽宁中医药大学学报,2012,14(5):116-118.

[28] 李戎,闫智勇,唐勇,等. 肺俞、膏肓俞、四花穴灸治肺痿(肺纤维化)沿革[J]. 中国针灸,2004,(6):61-63

[29] 吴以岭. 脉络论[M]. 北京:中国科学技术出版社,2010.

第十九章 悬 饮

第一节 疾病概述

悬饮是饮邪停留胁肋部的胸部痰饮类病证，以胸胁胀满、胀闷，咳嗽，气急，咳唾引痛等为主要表现。张仲景在《金匮要略》首创痰饮病名，有"痰饮"专篇论述。其含义有广义与狭义之分。广义的痰饮是诸饮的总称，狭义的痰饮是诸饮中的一个类型，由于水液停积部位不同，而分为痰饮、悬饮、溢饮、支饮四类。关于悬饮病的描述，始见于《金匮要略·痰饮咳嗽病脉证并治》："饮后水流在胁下，咳唾引痛，谓之悬饮"。因饮邪停于两胁，属窠囊之水，有悬吊之意，故名悬饮。

悬饮病属于西医学中的胸腔积液范畴。人体脏层和壁层胸膜之间为一潜在的胸膜腔，正常人胸腔内有5~20ml液体，起润滑作用，但胸膜腔中的积液量并非固定不变。即使是正常人，每24小时亦有500~1000ml的液体形成与吸收。其产生和吸收经常处于动态平衡，病理状态下平衡被打破，胸液的生成加速和（或）吸收减少时，积聚于胸腔，产生胸腔积液，出现胸闷、胸痛咳嗽等症状。引起胸腔积液的原因很多，胸膜毛细血管静水压增高、血浆胶体渗透压降低、胸膜腔负压和胸腔液体胶体渗透压增加等，均可引起胸腔积液。胸腔积液通常分为渗出液和漏出液两大类，渗出液最为常见。胸膜炎症（结核病、肺炎）、肿瘤累及胸膜（恶性肿瘤转移、间皮瘤）等使胸膜毛细血管通透性增加，或淋巴引流受阻，产生胸腔渗出液。漏出液则常见于充血性心力衰竭、上腔静脉或肺静脉受阻等，胸膜毛细血管内胶体渗透压降低，如低蛋白血症、肝硬化、肾病综合征等。胸腔积液可以单侧出现，也可双侧出现，其性状多为黄色、清亮，也可出现血性、混浊，或乳糜状。

第二节 文献回顾

悬饮是肺系疾病的常见病证之一，属痰饮病中之一种，故历代医家多并入痰饮病中进行阐述。痰饮指是指肺、脾、肾三脏，脏腑功能异常和三焦气化失常，水液在体内运化输布失常，停积于某些部位的一类病证。

关于饮病之名，最早见于《素问·经脉别论》，如"饮入于胃，游溢精气，上输于脾，脾气散精，上归于肺，通调水道，下输膀胱，水精四布，五经并行"；《素问·气交变大论》载"岁土太过,雨湿流行,肾水受邪,甚则饮发,中满食减";《素问·至真要大论》载"岁太阴在泉……湿淫所胜……民病积饮心痛"、"太阴所胜……饮发于中";《素问·六元正纪大论》载"土郁之发,民病饮发湿下";《五常政大论》曰"太阴司天,湿气变物,水饮内积,中满不食";《六元正纪大论》曰"太阴所至,为积饮否隔"等等。从这些论述可以看出,除了湿气偏胜的年份与季节因素之外,作为病理产物的饮的形成,直接与太阴脾土有关,属于六淫中湿邪的范围,具有积蓄于体内的特点,其所主的疾病主要在脾胃。

对痰饮病的证候、论治作系统论述者当首推张仲景。他在《金匮要略·痰饮咳嗽病证并治》专论痰饮,该篇根据水饮停积的不同部位和临床特征将其分为痰饮、悬饮、溢饮、支饮四种饮证,指出"饮后水流在胁下,咳唾引痛,谓之悬饮","病悬饮者,十枣汤主之",简要而完备地论述了悬饮病的证治方药。他还提出"病痰饮者,当以温药和之"的基本治疗原则,被后世尊为治疗痰饮病的基本治则。后世医家受到张仲景思想的影响,对形成痰饮的病机阐述也较多。

隋代巢元方《诸病源候论》提出:"流饮者,由饮水多,水流走于肠胃之间,漉漉有声,谓之流饮","此由饮水多,水气停聚两胁之间,遇寒气相搏,则结聚而成块,谓之癖饮"。

唐代孙思邈《备急千金要方·痰饮第六》提出五饮说,"夫五饮者,由饮酒后及伤寒饮冷水过多所致",其中"癖饮,水癖在两胁下"与悬饮相类似。观其立论悉本仲景,而论治则有所发明。如治胸中痰癖,用吐法祛其邪;治"癖饮停结,满闷目暗",用中军候黑丸(芫花、巴豆、杏仁、桂心、桔梗)以温下等等。

宋代严用和《济生方》从气与津液的关系来论述痰饮病机,提出"人之气道,贵乎顺,顺则津液流通,决无痰饮之患,调摄失宜,气道闭塞,水饮停膈而结成痰"。

金元四大家之一朱丹溪论痰饮时主要强调"百病中皆有兼痰","凡人身有块多是痰","痰夹瘀血,遂成窠囊"。

金元时期张子和《儒门事亲·饮当去水温补转剧论》认为本病成因有五:"有愤郁而得之者,有困乏而得之者,有思虑而得之者,有痛饮而得之者,有热时伤冷而得之者,饮证虽多,无出于此"。又说,"夫治病有先后,不可乱投,邪未去时,慎不可补也;大邪新去,恐反增其气,转甚于未治之时也",反对治疗饮证妄用温补。

明代张景岳《景岳全书·痰饮》认为,"痰之与饮,虽曰同类,而实有不同也,盖饮为水液之属,凡呕吐清水及胸腹膨满、吞酸嗳腐、渥渥有声等证,此皆水谷之余停积不行,是即所谓饮也。若痰有不同于饮者,饮清彻而痰浊,饮惟停积肠胃,而痰则无处不到。水谷不化而停为饮者,其病全由脾胃;无处不到而化为痰者,凡五脏之伤皆能致之",强调治疗痰饮"当知所辨而不可不察其本也"。

清代张璐《张氏医通·痰饮》说:"大凡痰饮变生诸证,不当为诸证掣作名,且以治痰为先,饮消诸证自愈",提示治病当审证求因,示人以规范。

清代叶天士在总结前辈治疗痰饮病的基础上,提出了"外饮治脾,内饮治肾"的治疗大法,迄今仍为临证所遵循,为临床治疗又拓宽了思路。近代学者提出"痰瘀同源"的理论,以活血化瘀治疗痰饮,可取得独特疗效。

清代喻嘉言本《内经》《金匮要略》之旨,对"饮发于中"之说,多有发挥。认为"痰饮为患,未有不从胃起见"者。《医门法律·痰饮门》说:"其饮有四:一由胃而下流于肠,一由胃旁流于胁,一由胃而外出于四肢,一由胃而上入于胸膈,始先不觉,日积月累,水之精华,转为混浊,于是遂成痰饮",并提出了痰饮病的治疗禁忌,其中吐禁十二条,药禁十条,对指导临证用药,具有一定的参考价值。

第三节 病因病机

人体津液的正常代谢,是在肺气的宣降通调,脾气的运化输布和肾气的蒸腾气化等共同作用下,以三焦为通道而流行全身来实现的。《素问·经脉别论》曰"饮入于胃,游溢精气,上输于脾,脾气散精,上归于肺,通调水道,下输膀胱,水精四布,五经并行。"《圣济总录》曰:"若三焦塞则水饮停积不得宣引,聚成痰饮。"悬饮病因主要包括寒湿浸渍、饮食不节、劳欲所伤、久病失治误治、正气不足等,病位在胸胁的一侧或两侧,病所主要涉及肺、脾、肾和三焦,病机以肺通调涩滞、脾传输无权、肾气化失职,三焦水道不利,水液失于正常运化、输布,停积胁下。病理性质总体属于阳虚阴盛,因虚而致实。

一、病因

1.六淫侵袭 风、寒、暑、湿、燥、火六淫之邪皆可侵袭机体,扰乱气机,影响脏腑经络化气行水的功能,以致犯病。本病以寒湿之邪侵犯尤为常见,寒湿属阴,易伤阳气,且寒性收引、凝滞,湿性重浊、黏腻,皆易阻碍气机,影响津液的正常输布。寒邪外袭,肺合皮毛,则肺气郁遏,津液不得宣发输布,水饮流注于胁下;或因气候湿冷,冒雨涉水,坐卧湿地,使水湿之邪侵袭卫表,肺气不得宣通,同时太阴之上湿气主之,由表及里,内外合邪,脾胃纳运失司,升降无权,以及水津失运,蓄积成饮,停滞胸胁;亦有因感染痨虫所致,古人认为"痨虫"内侵,从口、鼻、皮毛而入,首犯肺卫,由表入里致病。

2.饮食不节 平素喜嗜生冷食物或膏粱厚味,如很多人喜欢肉食美味,凉茶冰饮之类,并且夏季过度贪凉,冬季不注意防寒保暖,不仅耗伤阳气,还损伤脾胃,津液代谢失调,寒湿内生,水湿不化而聚于内,聚而为痰为饮,流结于胸胁。

3.七情所伤 七情之气,各有所伤,使脏腑功能失调,易招外邪入侵;七情所伤,气机不畅,脉络受阻,津液无以正常输布,而偏渗胸胁,聚结成饮。尤其脾气暴躁者,恼怒伤肝,肝主疏泄,调达气机,对于整个津液代谢具有重要意义,且胁下为肝胆经循行之部位,另外肝木郁遏而克脾土,脾失健运,或忧思伤脾,脾失健运均可导致水湿内停,聚而为饮,停于胸胁。

4.劳欲过度 水液属阴,全赖阳气之温煦蒸化输转。若因劳欲太过,肾精亏耗,气化不利,水液失于转输,停聚为饮,停于胁下则为悬饮,甚则凌心射肺致心悸、喘咳。

5.正气不足 津液代谢,"其制在脾,其本在肾",久病体虚,或年老体衰,正气虚弱,特别是脾、肾两脏的虚损在本病发病中有更为重要的作用。脾气亏虚,不能运化水湿;肾气亏虚,则不能蒸腾,以致水液不运,停而成饮,饮溢四肢则为溢饮,或聚于胸胁,发为本病。

另外,现代环境中某些物理、化学性致癌因子等,侵入人体,气、痰、湿、瘀、毒聚结成瘤,血脉不畅,血不利则为水,聚而成饮,停于胁下成为悬饮。

二、病机

1. 基本病机 悬饮作为广义痰饮的一种,其成因也与三焦气化及肺脾肾功能活动失常息息相关。脾胃中土,纳运相得,燥湿相济,升降相因,主纳运水谷;肾为水脏,涵养元阳,蒸腾气化,"肾者,胃之关",主司二便之通利;肺为华盖,水之上源,主宣发输布水谷精微至全身脏腑官窍;"三焦者,决渎之官,水道出焉",三焦主司全身气化,沟通内外,为水谷津液运行之通道。脏腑经络功能失调,津液代谢失常,饮邪渗流于胸胁之下,停积不散,如物悬空,影响气血阴阳正常的升降输布,而发生以咳嗽、气急、胸胁疼痛等为主要表现的肺系病证。

2. 病机演变 饮为阴邪,积聚胁下,两胁为阴阳气机升降之路,饮留于此,郁遏气机,因个人体质之差异,部分患者表现为郁久化热伤阴,以致肺热津伤。饮郁气机,亦可影响血液的运行,《血证论》曰:"内有瘀血,则阻碍气道,不得升降,是以壅而为咳,气壅即水壅,气即是水故也。水壅即为痰饮,痰饮为瘀血所阻,则益冲犯肺经……是以倚息不得卧也。"另外久病入络,络脉瘀阻,津液不得入血脉充养血液,游溢脉外而为水为饮。

本病属于津液代谢失常的一类病证,主要是肺脾肾和三焦的功能失常,无以化气行水,津液不循常道,而停积于胁下。另外,肝主疏泄,对于调畅津液代谢的气机亦有重要意义。病性以阳虚为本,阳气虚损,不能离照当空,消散阴霾,饮停为患,属于因虚致实,虚中夹实,饮郁气机,郁久可化为火热之邪,亦可阻碍血液运行,以致水瘀互结。

第四节 临 证 思 路

一、辨病辨证要点

1. 病史 外邪侵袭,久病伤肺、失治误治等病史。

2. 辨病 初期以咳唾胸胁引痛,或伴有恶寒发热为主症;积饮形成后,胸痛减轻,胸闷逐渐明显,重者有呼吸困难;积饮消退,可后遗胸胁疼痛、咳声不扬、少痰,症状可迁延不已;少量积液时,患侧可闻及胸膜摩擦音;积液量多时,患侧呼吸运动受限,胸满隆起,肋间饱满,叩诊呈浊音或实音。

3. 辨证 常见证型有七种:一为邪犯胸肺型,可见寒热往来,身热起伏,汗少或发热不恶寒,咳嗽少痰,舌苔薄白、或黄,脉浮弦数;二为饮停胸胁型,可见胸胁胀痛,病侧肋间饱满,气短息促,舌苔薄白,脉沉弦滑;三为血瘀水停型,可见胸胁刺痛,痛有定处,胸闷干咳,舌暗或有瘀斑,脉弦细;四为气滞络痹型,可见胸胁疼痛,胸闷,呼吸不畅,或有干咳,迁延不已,入夜、天阴时明显,舌苔薄白,脉弦细;五为气阴两虚型,可见形体消瘦,气短乏力,胸胁隐痛不舒,干咳痰少,纳呆神疲,舌淡红苔薄白或舌红无苔或少苔,脉细数或细弱;六为阳虚水泛型,可见咳痰清稀,胸闷心悸,喘息气促,畏寒肢冷,面浮肢肿,舌淡苔白滑,脉沉;七为脾虚水湿型,症见面色萎黄无华,神疲乏力,胸闷气短,咳嗽痰少,纳呆,或肢肿腹胀,大便溏,舌淡苔白,脉细弱。

4. 随证治之 悬饮日久,可影响脾、肾之功能,表现相应临床症状,当知犯何逆,随证治之。

二、类证鉴别

1. 与胸痹鉴别　悬饮胸痛表现为胸胁胀痛,持续时间长,咳嗽、呼吸、转侧、体位变化时疼痛加剧,肋间饱满伴有咳嗽、咳痰等肺部症状。胸痹疼痛表现为胸脘闷痛,并可放射至左肩背或左臂内侧,每于劳累、饱餐、受寒、情绪激动后突然发作,发作时间多短暂,于休息或服药物后可缓解。

2. 与肺胀鉴别　久病肺虚,痰浊潴留,复感外邪导致肺气胀满,不能敛降。症见胸部膨满,胀闷如塞,咳逆上气,本病胸胁刺痛不显,某些症状和悬饮相似。两证皆存在津液停积为患,故两证常常相互转化,如阳虚阴盛,气不化津,痰从阴化为饮,停聚胸胁则可为悬饮之证。

三、辨证论治

1. 辨证思路　悬饮是指以胸胁胀满、胀闷、咳唾引痛等为主要表现的胸部痰饮类疾病,是因肺、胸部的痨、癌等病变,以及某些全身性疾病,导致饮邪停积胸腔,阻碍气机升降。本病为虚实夹杂,初期邪袭肺卫,表现为:寒热往来,胸胁疼痛,胸水量多,转侧及呼吸时疼痛加剧,肋间拘迫,气短息促,舌苔薄白,脉弦滑。癌瘤所致的恶性胸液,乃气血痰毒搏结,正虚邪实,不易治愈,甚则出现气促、心悸、发绀之危重证候。中、后期多邪衰正虚,表现为:形体消瘦,气短乏力,胸胁隐痛不舒,干咳痰少,纳呆神疲,或畏寒肢冷,面浮肢肿,舌淡苔白滑,或舌红无苔或少苔,或脉细数或细弱。

2. 治疗原则　本病的治疗原则为温化。因饮为阴邪,得温则行,遇寒则凝。通过温阳化气,可杜绝水饮之生成。故《金匮要略·痰饮咳嗽病脉证并治》提出:"病痰饮者,当以温药和之",同时还应根据虚实的不同,采取相应的处理。水饮壅盛者应祛饮以治标;气滞血瘀者,应行气活血;正虚者补之;邪实者攻之;邪实正虚者,则当消补兼施;饮热相杂者,又当温清并用。

3. 辨证分型

（1）邪犯胸肺型

主症:多见于感染性胸腔积液初期,寒热往来,身热起伏,汗少或发热不恶寒,有汗身热不解,咳嗽少痰,气急,胸胁刺痛,呼吸转侧时疼痛加重,心下痞硬,干呕口苦,咽干,舌苔薄白,或黄,脉弦数。

治法:和解宣利。

方药:柴枳半夏汤(柴胡、黄芩、青皮、枳壳、半夏、桔梗、全瓜蒌、杏仁、甘草)。

加减:胸胁疼痛加丝瓜络、旋覆花;咳逆气急、胁痛,加白芥子、桑白皮;心下痞硬口苦干呕,加黄连;高热汗出不解,咳嗽气粗,去柴胡,合入麻杏石甘汤。

（2）饮停胸胁型

主症:可见各类型胸腔积液中或大量时期,胸水量多,胸胁胀痛,病侧肋间饱满,胸部隆起,气短息促,甚则不能平卧,舌淡苔薄白,脉沉弦滑。

治法:攻逐饮邪。

方药:十枣汤(甘遂、芫花、大戟,三味药研末,以大枣煎汤吞服。服法由小剂量开始,逐渐增加,胸水减少即减量或停服)。若体质偏弱,不堪峻下者可改服葶苈大枣泻肺汤。

（3）血瘀水停型

主症：多为癌瘤引起的恶性胸腔积液，积液量多且迅速增长，不易消减，症见胸胁刺痛，痛有定处，胸闷干咳，舌暗或有瘀斑，脉弦细或涩。

治法：活血利水。

方药：葶苈大枣泻肺汤合血府逐瘀汤（葶苈子、赤芍、川芎、桃仁、红花、当归、生地黄、柴胡、枳壳、桔梗、甘草、牛膝、大枣）。

加减：癌毒盛者可以加半枝莲、石上柏、龙葵；胸痛剧烈者可以加用乳香、没药、三七；元气亏虚，加紫河车、人参。

（4）气滞络痹型

主症：多见于感染性胸腔积液经治疗后积液渐退，但见胸胁疼痛，胸闷，呼吸不畅，或有干咳，迁延不已，入夜、天阴时明显，舌苔薄白，脉弦细。

治法：理气活血，和络止痛。

方药：香附旋覆花汤合柴胡疏肝散（香附、旋覆花、苏子、半夏、茯苓、陈皮、薏苡仁、柴胡、枳壳、川芎、赤芍、甘草）。

加减：偏气虚者加太子参、黄芪；偏阴虚者加麦冬、五味子、百合；胸痛剧加元胡、丹参；痰气郁结者加瓜蒌、浙贝。

（5）气阴两虚型

主症：多见于感染性渗出性胸腔积液后期，症见形体消瘦，气短乏力，胸胁隐痛不舒，干咳痰少，纳呆神疲，舌淡红苔薄白，或舌红无苔或少苔，脉细数或细弱。

治法：清热益气养阴。

方药：生脉散加味（太子参、麦冬、怀山药、五味子、黄精）。

加减：潮热加鳖甲、地骨皮；咳嗽、痰黄加芦根、贝母、天花粉；胸痛加瓜蒌皮、郁金；气虚明显者加用党参、黄芪。

（6）阳虚水泛型

主症：多见于心、肾功能不全等引起的胸腔积液，症见咳痰清稀，胸闷心悸，喘息气促，夜间不能平卧，畏寒肢冷，面浮肢肿，尿少，舌淡苔白滑，脉沉。

治法：温阳利水。

方药：真武汤合五苓散（熟附片、茯苓、白芍、白术、生姜、桂枝、猪苓、泽泻）。

加减：尿少肢肿明显，加防己、葶苈子、大腹皮；舌暗有瘀斑，加益母草、泽兰；语声低怯、气短不足以息明显，加黄芪、人参。

（7）脾虚水湿型

主症：多见于营养不良引起的胸腔积液，如低蛋白血症，症见面色萎黄无华，神疲乏力，胸闷气短，咳嗽痰少，纳呆，或肢肿腹胀，大便溏，舌淡，苔白，脉细弱。

治法：健脾渗湿。

方药：参苓白术散（党参、茯苓、白术、山药、白扁豆、莲子、薏苡仁、砂仁、桔梗、甘草）。

加减：气虚甚加黄芪、升麻；阳虚内寒加附子、干姜；腹满肢肿加大腹皮、防己。

第五节　证 治 研 究

一、病因病机

现代医界学者对于本病病因病机的论述,虽各有侧重点,但整体趋于统一,病因主要包括外邪侵袭、饮食所伤、阳气不足、失治误治等因素,病机方面的研究主要集中在肺、脾、肝、肾与三焦功能失常,尤其是三焦气化不利,水道不通,肺气宣发输布失职,津液通调涩滞。另外,肝的疏泄功能对于津液的运化传输具有重要作用,并且悬饮停于肝经所循行之部位胁下。从八纲基本属性而论,本病为阳虚气弱,阴寒内盛,阳无以化气行水,津液不循常道,停积于胸胁之下,因虚而致实。悬饮阻遏于胸胁,影响气机升降,可致瘀血内停,津血同源,水饮与瘀血可相互致病,恶性循环,互为因果。现将部分学者观点摘述如下,以供参考,虽未能尽其全貌,但可窥其一斑,望启发临床思辨之力。

1. 三焦气化不利　《类经》云:"上焦不治,水犯高源;中焦不治,则水留中脘;下焦不治,则水乱二便。三焦气治,则脉络通而水道利。"刘英峰等亦认为水饮内停之处不离三焦焦膜地带,但随其起病之源不同,则有三焦自身气化受阻,水停始于本腑,继而可溢及他脏者,还有本于他脏气化动力失常,因而津停为水,水聚为饮,进而回流三焦不同地带者。

2. 胸胁为肝肺之所居　悬饮所涉及之脏腑,一般认为主要是肺脾肾三焦,并且以三焦与肺为重点,但从悬饮的病位考虑,杨祖旺认为胸为肺之所居,胁为肝之所居,饮停胸胁,影响肝之疏泄,肺之肃降,使水失运化而加重病情。肝木主升,肺金主降,二者的协调对于理顺津液代谢的气机亦具有重要意义。

3. 以阳虚为根本　熊鸣峰等认为饮为阴邪,易伤阳气,脾为湿土,赖阳气以健运,脾不健运,则肺气壅滞不能化水,水湿停聚而为患。究其原因,皆由阳气不化之故。肾阳为元阳,一身阳气之根本,肾阳虚衰,则蒸腾气化失常,气血津液代谢失调,易产生水饮、瘀血等病理产物,故云人身之水为肾所主。故阳虚当为悬饮发病之根本。刘阳认为恶性胸腔积液的发生主要为脾肾阳虚,中焦气虚,龙宫水寒,阴火离位,胸胁乃肝胆之位,阴火离位寻肝胆经络上攻于胸胁部,脾肾阳虚,则脾肾主水、治水功能减弱,水液随阴火(龙火)停滞在胸胁之位,积聚形成胸腔积液。

4. 水瘀互结　闫建民等认为津液是血的组成部分之一,脉外津液经孙络渗入血脉之中,即成为血液的基本成分。饮停,则津液不能入脉中,血中津液随之减少,血液循环障碍,滞涩不畅而生瘀血;瘀血形成之后又可阻滞气机,影响津液的输布,导致水液停蓄,形成气滞血瘀水停的状态。赖真等认为在临床实践中发现本病病机始终存在"水瘀互结",因气机不利,络气失和,脉络痹阻,水饮与瘀滞互为因果。

5. 正虚邪结　黄琼认为本病多为机体正气内虚,邪毒瘀结,气化功能失调,津液停滞,留居胸胁而成饮邪,以脾失健运为关键,故以温脾阳利水湿为主治大法。刘匡飞等认为本病系病于积,痰瘀疫毒聚于胸肺,气机闭郁,影响肺脾气化功能,致肺失宣肃通调之职,气化功能失常,致水停为饮,入于胁下,上迫胸肺,壅塞胸中,痹阻胸阳。

二、辨证论治

（一）证型分布

悬饮的中医证型分布规律一直受到医家关注，但由于研究样本的不同，众医家得出的结果不尽一致，但证候要素主要与外邪、气虚、阴虚、瘀血等有关，病位主要涉及肺、脾、肾等。

穆靖等将91例胸腔积液患者，按照中医理论，结合患者的临床表现进行辨证分型，并与B型超声图像进行对照分析，将悬饮分为寒饮内阻型、湿热内蕴型、气滞血瘀型、正虚邪恋型。

孙钢运用中医辨证分型论治与西医病因学、检查诊断及治疗方法相结合，诊治胸腔积液37例，证型有邪犯胸肺型、阴虚内热型、气阴两虚型、脾肾阳虚型、饮瘀互结型、热瘀酿脓型。

林永乐等依据临床辨治悬饮体会，将悬饮分为阴虚内热型、湿热蕴结型、瘀血阻胸型、脾肾阳虚型、毒瘀犯胸型。

刘春玉根据悬饮病不同阶段的病理特点，认为初期以实证为主，后期证候多由实转虚，悬饮病可分为邪郁少阳、饮停胸胁、脾肾两虚、络脉不和、阴虚邪恋五型。

沈敏鹤在二十多年的临床治疗肿瘤病饮证的经验基础上，结合吴良村治疗肿瘤的经验，围绕气虚、阴虚和饮停这三种证候要素为基础进行辨证施治，临床疗效满意。

（二）治法方药

悬饮系指三焦气化功能失调，水液输布障碍，以致饮停胸胁，出现咳唾引痛，甚或气急，不能平卧等症的一类病证。随着对悬饮病因病机研究的不断加深，越来越多的学者从不同角度组方辨治悬饮。通过文献检索发现悬饮主要治法有以下特点：

1. 和解通利法　用于悬饮病初起，证见恶寒发热，或寒热往来，干咳少痰，胸胁刺痛，为外邪侵袭，郁于少阳，少阳枢机不利。此时积饮尚未大量形成，表邪未解，若过早使用峻下之剂，易致悬饮变证，出现表邪未尽，邪热迫肺，水热互结。周兆山治疗胸腔积液，其治法可以概括为"和解通利"四字。所谓"和解"，是针对少阳枢机不利，肝气因之失于条达以及手少阳三焦主决渎的功能失调，以致水停胸胁这一病机，以和解少阳的治法，小柴胡汤为主方进行治疗。所谓"通利"是针对水停胸胁而为患的病机，需因势利导，使水邪从小便而去，故选用具有通利水饮功效的五苓散，同时水停胸胁，必然影响气血运行，有气滞留瘀之弊，故佐桃仁、赤芍、枳实、青皮等以活血行气通瘀。若少阳枢机正常，三焦水道通调，胸胁积蓄之水从小便而去，则停聚于胸胁的"积液"自然而愈。李同霞等运用"和解通利法"，在小柴胡汤合五苓散基础上组方（柴胡、黄芩、法半夏、党参、炙甘草、桂枝、茯苓、猪苓、泽泻、白术、生姜、大枣、桃仁、赤芍），辅助治疗结核性包裹性胸腔积液获得较好临床疗效，减轻胸膜肥厚，缩短疗程。何方敏指出悬饮主要与三焦、肺、脾、肾水液输布有关，主张以小柴胡汤加减治疗悬饮。悬饮乃饮停胸胁，络道被阻，气机升降不利，邪位于半表半里，涉及手少阳三焦与足少阳胆经，外邪由表入里，踞于少阳，正气欲驱邪外出，邪气欲胜正入里，正邪纷争，互有胜负，正胜则热，邪胜则寒，因此有恶寒、发热之症。饮停胸胁，水流胁间，络道被阻，经气不舒，气机不利，故胸胁胀满；正邪交争，邪气过盛，正不胜邪，正气渐虚，脾失健运，气血生化不足，故心下痞硬，不欲饮食，神疲乏力，形体消瘦，语音低微；肺居胸中，为水之上源，饮邪上迫肺气，则气促不能平卧。小柴胡汤方中寒热并用，攻补兼施，有和解少阳、疏利三焦、调达上下、宣通内外、和畅气机、运行气血的作用，可使"上焦得通，津液得下，胃气因和，身濈然汗出而解"（《伤寒论》），从而达到治疗悬饮的目的。

2. 温阳化饮法　《金匮要略·痰饮咳嗽病脉证并治》提出"病痰饮者，当以温药和之"治疗原则，此法适用于脾肾阳虚，饮停于内证候，见胸闷气短、心悸、小便不利、畏寒肢冷、舌体胖大，苔少，脉沉细无力等表现者。熊鸣峰等认为悬饮之病，病位在两胁，两胁之部乃阴阳气机升降之路，饮留于此，阻遏气机，升降失常。饮为阴邪，易伤阳气；脾为湿土，赖阳气以健运；脾不健运，则肺气壅滞不能化水，水湿停聚而为患。究其原由皆因阳不化气之故。肾阳为元阳，是一身阳气之根本。肾阳虚衰，则蒸腾气化失常，气血津液代谢失调，易产生痰饮瘀血等病理产物。故阳虚当为悬饮病发病之根本，治疗应以温阳化饮法为治疗本病之大法。故临床中常仿火神派用附子之法，制附片与磁石为伍，意在用磁石之重沉而镇制附子剽悍不守之性，以附子为君，配磁石以令其直趋下焦，温肾阳，益命火，以达补火而不助热，并配以桂枝温阳利水，取得较好临床疗效。赵艳治疗悬饮遵循"病痰饮者，当以温药和之"，即以温运脾肾之阳，温化水饮为治本之法。临床多运用真武汤温补脾肾，温阳利水，饮得温而化，加薏苡仁健脾利湿，桂枝通阳化饮，沙参养阴清热，甘草和药解附子毒。

3. 健脾利湿　脾在水液代谢中起着至关重要的地位，脾主运化水湿，上输于肺，肺朝百脉，通调水道，肾的温煦蒸化，分工协作，维持津液的代谢。若脾运失职，影响津液代谢，凝聚成痰成饮。水湿痰饮病，虽与肺肾等脏腑有关，但脾主升，转输运化，关键在脾，且饮病在攻逐之后，易伤脾气，因脾居中权，脾虚则水湿内停，故临床医家多以健脾利湿治之。张蕾等认为中医"悬饮"范畴，其发生系因肺脾肾气化失调，三焦水道不利，水液失于正常运化、输布，停积而成，病机总属阳虚阴盛、本虚标实。传统医学认为治疗当遵《金匮要略》"病痰饮者，当以温药和之"宗旨，以"温阳化饮"为基本治则，但多采用攻邪逐水法，代表方有十枣汤、葶苈大枣泻肺汤，而扶正培本之力较为薄弱。老年恶性胸腔积液患者肺气本虚，久病及母，致脾肺两虚，脾失健运，肺虚不能通调水道，均使津液内聚，停于胁下为饮。脾为土，肺属金，土能生金，通过健脾益气可助气血生化以濡养肺，增强肺气功能，故培土生金才是治疗恶性胸腔积液的治本之法。李陵认为脾阳不运为悬饮发病之关键，在临证亦见本病患者多有气虚及脾虚不运之候，故临证治法以健运温脾为核心，以图其本；合渗湿、攻逐之法以标本兼顾。五苓散为临证常用之方，方中桂枝温阳降逆，茯苓、白术健脾除湿，泽泻、猪苓渗湿利水，配大腹皮以增强其渗湿利水之效，配人参、甘草为四君子汤加强健脾之功。本病饮邪停于胸胁，故以葶苈子、大枣泻肺汤泻肺行水，徐徐用之，获效甚捷，蛤蚧阴阳两补，红参大补元气。方中诸药合用，健运脾胃为核心，绝痰饮生成之源为治本，又利水渗湿、攻逐水饮以治标，且无伤正之虞。此外，由于多种疾病均可致胸腔积液，所以辨证施治时，应针对原发疾病治疗或进行适当配伍，方可获良效。刘春玉根据患者体质强弱辨证施治，提出胸水多、体质壮实者用十枣汤以峻下逐水，体质弱者恐峻下剂耗伤正气，以葶苈大枣泻肺汤为主方结合兼症不同加味治疗本病。根据病情发展的过程分三期论，初期多邪实饮盛，中期多邪虚饮少，易变为痰热悬结不散，瘀水凝滞不易吸收之症，末期邪衰正虚，应扶正理脾。

4. 泻肺逐饮法　胸胁为气机升降之道，肺气郁滞，气不布津，停而为饮，故胸胁胀满；饮停胸胁，脉络受阻，气机不利，故胸胁疼痛咳嗽、呼吸困难；水饮上迫于肺，肺气出入受阻，故此宜采用泻肺逐饮法。此法重在调畅气机，泻肺逐饮遣方时重用葶苈子、瓜蒌、桑白皮等药物，方以葶苈大枣泻肺汤加减。方以葶苈子、大枣二味药共煎顿服，具泻肺行水，下气平喘之效,因本法副作用小,毒副反应少,适合于体质虚弱而见积饮者,故广为临床医师所选用。陆礼然善用葶苈大枣泻肺汤加减治疗悬饮,其认为肺居上焦,有通调水道、下输膀胱的作用,外邪客于上焦,则肺气不得宣降,通调水道功能失常,则水液不能正常输布而导致胸腔蓄水积液,饮留胸中,肺气不利故胸闷,气急不得卧。以十枣汤攻逐水饮,虽使积饮迅速消除,但其药有毒性,功力峻猛,部分患者服药后恶心呕吐,腹泻腹痛相当剧烈,体弱者不宜服用,恐伤其正,故改用葶苈大枣泻肺汤为主治疗本病,同样可达消水逐饮之目的。通过临床观察证明,本方药性平和,药力较缓,无恶心呕吐腹泻等副作用,仅有尿量增加。王莉珍采用泻肺逐饮扶正托毒法辅助治疗恶性胸腔积液优于单纯西医治疗。

5. 活血逐水法 《金匮要略·水气病脉证并治》谓"经为血,血不利则为水,名曰血分"。症见胸胁刺痛,胸闷不舒,呼吸不畅,或有闷咳,面色晦暗,唇舌紫斑,脉涩,治宜活血祛瘀、散结化饮,多选用丹参、赤芍、川芎、郁金等平和之药,活血不伤正,养血不滞血,祛瘀生新,使血脉通利而胸水逐渐消退,代表方剂为复元活血汤。《血证论》中述"凡调血,必先治水。治水即以治血,治血即以治水"。王自立根据足厥阴肝经走向,另辟蹊径用复元活血汤治疗悬饮,抓住主症:一侧胸胁痛不可忍,状如高处坠下,恶血留于胁下,临证时重在以悬饮特有的部位和感觉为特点,以"水流在胁下,咳唾引痛"为辨证论治关键,以循证医学思维紧抓该方"下恶血留于胁下,疼痛不可忍者"为治疗要点,灵活应用《金匮要略》中提出的"水病及血""先病血,后病水,血和水自利;先病水,后病血,水利自和"理论做指导,取得很好的临床治疗效果。治疗后胸胁疼痛消失快,且无胸膜增厚、粘连、疼痛等后遗症,呼吸功能完全恢复正常。李斯文采用活血逐水法治疗恶性胸腔积液,主方:苍术、白术、茯苓、泽泻、猪苓、大腹皮、桂枝、甲珠、椒目、黑丑末。每日1剂水煎服,10~14天后可使患者胸水减少,喘促减轻,生活自理能力加强,生活质量得到提高。

现代医家根据悬饮病证的实际情况,灵活运用前贤经验,采用辛开、苦降、逐饮、化痰、活血、扶正治则,或温或下,或和或逐,辨证施治。

研究发现白术作为单味药治疗悬饮具有一定的疗效。朱树宽等认为胸腔积液系临床常见病,多虚实夹杂,病症顽固难愈。治疗时若单纯抽吸,易损伤肺气,所谓"吐下之余,定无完气";若一味机械呆补,则必然导致邪恋络阻,顽固难愈。在临证中治疗此类病证则重用白术,取其利水消肿之功效,故获良效。白术,量小于30g以下,以补为主,可益气健脾;用至30g以上,则以通利为主,或"利腰脐间血"(《别录》),或"利腰脐间气"(《傅青主女科》),或利腰脐间水,并可增强人体免疫功能,在治疗胸腔积液、预防胸膜粘连等方面具有独特作用。古人云:"通而愈者,愈出勉强;补而愈者,愈出自然"。对此,白术可谓当之无愧也。总之,白术补中寓通,通中寓补,实在是一味难得的妙药。

三、悬饮其他治法及剂型、服法浅议

自古至今医家一直在探索治疗悬饮的有效方法,除了口服中药汤剂,还在中药剂型及外治法方面取得有意义研究成果,例如膏方敷贴穴位、艾灸疗法、中药浸酒等等。杨勤建等用生半夏、天南星、制马钱子、三七、蜈蚣等,用高粱酒浸泡提取,每日3次,饭前口服,病情严重者配用健脾泻肺利水中药水煎服,2个月为一个疗程,治疗1~6疗程。张亚声用十枣汤加减(生大黄、白芷、枳实、山豆根、石打穿等研细粉作基质,石菖蒲、甘遂、大戟、芫花、薄荷等为主药煎浓汁作为溶剂)外敷肺俞、膏肓俞、胸水病变部位,每日1次,每次敷2~4小时,每敷2天停

1天。研究认为艾灸疗法在一定程度上能改善机体的免疫衰退和紊乱情况,从多个途径增强和改善机体免疫功能,张新娜等在胸腔置管引流和抗结核药物治疗的基础上,加用隔蒜灸治疗结核性胸腔积液。取百劳(双侧)、肺俞(双侧)、膏肓(双侧)、身柱穴,鲜紫皮独头大蒜,切成0.3~0.4cm厚的蒜片,直径约2.0~2.5cm,中间以针刺数孔,置于应灸腧穴,上置艾绒点燃施灸。每穴灸3壮,每壮含艾绒1g,时间30分钟,每日1次,15天为一个疗程。

此外,中药的服用方法及时辰也对悬饮的疗效也有一定的影响,尤以悬饮的代表方剂——十枣汤的用法有众多阐述,常见用法为枣汤送服甘遂、大戟、芫花粉末,或先服枣汤、再以枣汤送服药末,或枣泥掺三药粉末为丸、以枣汤送服等,均是依据患者正气强弱,是否耐受攻逐而采用的不同服法。至于服用时辰,《伤寒论》在十枣汤方后指明"平旦服",饮停胸胁为太阳中风病发展过程的一个特殊阶段,"平旦"即寅时,清晨3时至5时,阳气渐长,此为太阳病"欲解时",提前服药,可使药效发挥到极致。另外因芫花、甘遂、大戟乃有毒之品,如在昼日服用,阳气旺盛,机体组织处于兴奋状态,反应敏感,就容易产生比较剧烈的毒性反应,甚至危及生命。人体功能活动在夜间处于相对抑制状态,阳气收藏,心神入舍,气血运行缓慢,此期间药物进入人体,不易迅速扩散,而处于缓慢的代谢过程。平旦,在阳气始旺之前服药,将毒性降至最低,可以更安全地发挥药效。

四、重点、难点、疑点探究

(一)辨病与辨证相结合

悬饮相当于西医学中的胸腔积液,病因有多种,其证候发展规律、辨证治疗及预后转归也是不一样的。一旦发现胸腔积液,必须辨病论治。依据X线摄片、超声及实验室检查等西医技术对病因进行鉴别,在此基础上进行辨证施治。

细菌感染引起的胸腔积液以结核杆菌和肺炎球菌多见,病变开始大都有因外感诱发发热、恶寒、全身不适等邪郁少阳等表证,随即出现饮停胸胁,咳唾引痛,转侧不利,胸闷咳嗽,或呼吸急促等。病程日久肺络不畅,气滞血瘀可见胸胁隐痛,呼吸不畅。病程后期邪去正虚,常见气阴亏虚证候,见午后潮热,心烦口干,舌红苔少等症。

恶性肿瘤也是胸腔积液常见的发病原因之一,其病机多为正气亏虚,痰瘀浊毒滞于体内,肺脾肾功能失调,三焦气化失常,导致水液停聚于胸胁,积而成饮。病理性质存在正虚邪实,因虚致实,虚实夹杂的复杂情况。不同部位的肿瘤引起的恶性胸腔积液的辨证治疗亦有不同,并随病情发展而变化。

顾文静等认为悬饮需注意辨证与辨病相结合,如肿瘤性胸腔积液可以加用活血化瘀药及清热解毒药;结核性胸腔积液则多以阴虚燥热为主,不应予温法善后,可投以泽漆汤清热解毒泻肺行水,并且可加用百部、夏枯草等具有抗结核作用的药物;对于心衰引起者可投以温阳利水剂如苓桂术甘汤。刘建秋采用中医辨证与辨病相结合的思路,提出泻肺逐饮、益气健脾治疗恶性胸腔积液的理论,并依据病情发展中正邪虚实消长情况,自拟扶正逐饮汤、逐饮Ⅰ号、逐饮Ⅱ号、泻肺逐饮汤治疗恶性胸腔积液,取得了较好的临床疗效。

(二)急则治其标,中病即止

悬饮的形成是以阳虚为本,饮邪为标的逐渐过程,临床辨治需掌握标本缓急。饮邪停留于胸腔,阻遏肺气,饮邪轻微时患者仅有胸闷、咳嗽,饮邪壅盛时患者可出现呼吸息促,喘憋动甚,病情紧急,故应当急则治其标。行胸腔穿刺术进行抽液引流,也是改善患者呼吸困难症状直接有效的方法,同时配合中药攻逐水饮,能有效地缓解患者病情。

十枣汤、葶苈大枣泻肺汤、泽漆汤、甘遂半夏汤及己椒苈黄丸均为攻逐水饮代表方剂,常用药物有甘遂、大戟、芫花、葶苈子、龙葵、桑白皮、泽兰等。其中芫花、大戟、甘遂等既能刺激肠黏膜引起剧烈的泻下,又有显著的利尿作用。《本草纲目》云:"芫花、大戟、甘遂之性,逐水泄湿,能直达水饮窠囊隐蔽之处。但可徐徐用之,取效甚捷,不可过剂,泄人真元也",说明这些药峻下逐饮功效强大,过用则耗伤人体正气,而悬饮患者本来就存在正气亏虚,用药过程中应谨慎观察,从小剂量起用,中病即止,避免加重病情。

(三)强调扶正,重视综合治疗

《内经》云"正气存内,邪不可干","邪气所凑,其气必虚",正气虚弱是悬饮发病的内在条件,不论何原因引起的胸腔积液,辨治都要考虑顾护正气。结核性胸腔积液患者后期多存在肺肾阴虚、肺脾气虚或脾肾阳虚证候。荣学东等采用扶正固本、消水利湿和抗痨杀虫治法,自拟消水散辅助治疗结核性胸腔残余积液,方中含多种补益药物,如黄芪、党参、北沙参、当归、茯苓、白术、枸杞子,观察发现患者胸水消失时间、肺活量及免疫功能等指标均有显著改善。恶性胸腔积液患者多处于癌症的中晚期,正气已衰,不耐攻伐,辨治时尤其要注重扶正。临床研究已证实扶正为主的中医药治疗在改善恶性胸腔积液患者症状、提高生存质量、稳定病灶、延长生存期方面有较好的疗效,还有助于配合放化疗治疗,起到减毒、增效作用,体现中医药治疗的"带癌生存"特色。

辨治悬饮应重视并提倡综合治疗方案以提高疗效。诊断明确的胸腔积液患者应首选针对病因的治疗方案,如结核性胸腔积液应在规范服用抗结核西药基础上进行中医辨证论治,肺炎旁胸腔积液应积极抗感染,因心衰引起的胸腔积液纠正心衰,低蛋白血症予补充白蛋白等。在服用中药汤剂同时还可选用多种方法配合治疗,如联合胸腔内注射抗癌中成药治疗恶性胸腔积液,如康莱特注射液、艾迪注射液、鸦胆子油乳注射液等,不但可增强抗癌功效,并能促进胸膜粘连,达到抑制胸腔积液生长的作用。还可配合外治法,如艾灸疗法、膏方外贴等,研究证实均较单一治法能更有效控制胸腔积液。

目前对胸腔积液的中医药疗效研究大多为小样本的临床观察,或者是临床案例及经验的总结,缺乏大样本、随机对照研究。中西医结合治疗胸腔积液的临床疗效更为显著,尤其对于恶性胸腔积液,这也是今后研究的热点之一。

第六节 相关西医疾病诊疗指南评述

1. 2010年英国胸科学会成人单侧胸腔积液诊断指南(BTS guidelines for the insertion of a chest drain) 由于单侧胸腔积液病因多种多样,目前已知胸腔积液病因有50余种,包括局限于胸膜或原发于肺部的疾病、系统性疾病、脏器功能异常和药物诱发的胸腔积液等,故系统性诊断非常必要,应该在尽可能减少不必要的侵袭性操作的基础上尽快明确诊断。本指南即从临床评估和病史、影像学检查、实验室检查、侵袭性检查等方面对胸腔积液诊断进行系统性分析和判断。

2. 2014年恶性胸腔积液诊断和治疗专家共识 2013年中国恶性胸腔积液(malignant plural effusion, MPE)诊断和治疗专家组首次提出了恶性胸腔积液诊断和治疗专家共识,并于2014年正式发表,对规范、促进和推动我国MPE的临床和科研工作起到积极作用。本共识对于恶性胸腔积液的诊断和治疗均提出规范实用建议,相比较国外指南更适合我国国情,如对MPE导致呼吸困难并影响生活质量的患者,建议持续胸腔引流,而非英国胸科学会推荐首选胸膜固定术治疗。但其中某些诊断方法还需更多的循证医学依据支持。

3.《悬饮的诊断依据、证候分类、疗效评定》 来源于中华人民共和国中医药行业标准《中医内科病证诊断疗效标准》,包括悬饮的诊断依据、证候分类、疗效三方面判断标准。

4.恶性胸腔积液的中医诊疗指南(草案) 由中华中医药学会肿瘤分会提出并归口,由卫生部中日友好医院负责起草,编写目的在于规范恶性胸腔积液的中医临床诊断、治疗,为临床医师提供恶性胸腔积液中医标准化处理策略与方法。

（刘良倚）

参 考 文 献

[1] 吴斌,刘英峰.从六经病机览视水饮辨治规律[J].环球中医药,2013,6(12):908-910.

[2] 杨祖旺.中西医结合治疗结核性胸腔积液58例[J].湖北中医学院学报,2001,3(2):34.

[3] 熊鸣峰,吴春红.温化法治疗悬饮病[J].光明中医,2014,29(11):2396-2397.

[4] 刘阳.中药联合顺铂治疗老年恶性胸腔积液32例疗效观察[J].中医临床研究,2013,5(11):18-19.

[5] 闫建民,董秋燕.血府逐瘀汤加减治疗胸腔积液疗效观察[J].传统医药,2008,15(2):22-23

[6] 赖真,张素燕.中医辨证加活血通络药治疗结核性胸腔积液后胸膜黏连肥厚[J].中国医药学报,1998,13(4):40-41.

[7] 黄琼.中药外敷联合胸腔内化疗治疗肺癌胸腔积液30例[J].浙江中医杂志,2012,47(2):102.

[8] 刘匡飞,刘琨,张晶,等.中药外敷联合顺铂胸腔灌注治疗恶性胸腔积液临床观察[J].中国药业,2014,23(6):71-72.

[9] 穆靖,王志刚.胸腔积液的辨证分型与B型超声图像的对照分型[J].武警医学,1997,8(3):180-181

[10] 孙钢.中西医结合诊治胸腔积液37例[J].四川中医,2001,19(5):24-25

[11] 林永乐,张启良,张华,等.悬饮证治[J].福建中医药,1999,30(5):24-25

[12] 刘春玉.悬饮的中医辨证治疗分析[J].中国继续医学教育,2015,7(3):247-248

[13] 张洁.沈敏鹤教授论肿瘤病饮证治验撷菁[J].中国实用医药,2008,3(33):180-181

[14] 胡海波,薛卫林,赵国靖.周兆山主任医师和解通利法治疗胸腔积液经验总结[J].中医药通报2013,12(2):56-57

[15] 李同霞,韩童亮,薛卫林,等.和解通利法辅助治疗结核性包裹性胸腔积液58例临床观察[J].中医杂志,2013,54(12):1031-1033

[16] 何方敏.小柴胡汤加减治疗悬饮30例[J].四川中医,2006,24(2):55-56

[17] 赵艳.温阳化饮法治疗胸腔积液1例体会[J].中国社区医师,2015,31(6):153-154

[18] 张蕾,周明爱.中药培土生金法配合化疗治疗老年恶性胸腔积液临床观察[J].中医中药,2009,16(23):102-103

[19] 李陵.运脾为主治疗胸腔积液的体会[J].四川中医,2006,24(11):68

[20] 刘春玉.悬饮的中医辨证治疗体会[J].中国继续医学教育,2015,7(3):247-248

[21] 陆礼然.葶苈大枣泻肺汤加味治疗渗出性胸膜炎的临床观察[J].贵阳中医学院学报,1988,(3):11-12

[22] 王莉珍. 扶正托毒、泻肺逐饮配合腔内灌注治疗恶性胸腔积液的临床观察[J]. 上海中医药大学学报,
     2005,19(2): 18-19

[23] 安玉芬,窦莉莉,张竹君,等. 王自立教师运用复元活血汤治疗悬饮经验介绍[J]. 新中医,2013,45(3):
     195-196

[24] 李艺,李斯文. 李斯文教授活血逐水法治疗恶性胸腔积液经验拾隅[J]. 光明中医,2009,24(8): 1443-1444.

[25] 朱树宽,范秀英. 白术治疗胸腔积液[J]. 新中医,2006,38(2): 72-73

[26] 杨勤建,雷良蔚. 892号药液治疗癌性胸水19例疗效观察[J]. 中国肿瘤,1997,6(8): 15.

[27] 张亚声. 十枣汤加减外敷治疗恶性胸水50例[J]. 中医杂志,1993,34(9): 545.

[28] 张新娜,陈瑞香,冷梅. 隔蒜灸辅助治疗结核性胸腔积液58例疗效观察[J]. 中国煤炭工业医学杂志,
     2009,12(7): 1056-1057.

[29] 顾文静,刘栋赞. 经方在胸腔积液治疗中的应用[J]. 河南中医,2007,27(6): 15-17.

[30] 高凤丽,李竹英. 刘建秋教授运用泻肺逐饮法治疗恶性胸腔积液临证经验[J]. 中医药学报,2014,42(4):
     137-138.

[31] 荣学东,刘伟娟,郭新美. 消水散辅助治疗结核性胸腔残余积液疗效观察[J]. 中国中西医结合杂志,
     2007,27(10): 922-924.

第二十章 肺　痈

第一节　疾病概述

　　肺痈是指由于热毒瘀结于肺,以至肺叶生疮,血败肉腐,形成脓疡的一种病证,临床以发热、咳嗽、胸痛,咯吐腥臭浊痰,甚则脓血相兼为主要表现。本病发病多急,常突然出现恶寒或寒战,高热,午后热甚,咳嗽胸痛,咯吐黏浊痰,经过旬日左右,痰量增多,咯痰如脓,有腥臭味,或脓血相兼,甚则咯血量多,随着脓血的大量排出,身热下降,症状减轻,病情有所好转,经数周逐渐恢复。如脓毒不净,持续咳嗽,咯吐脓血臭痰,低热,出汗,形体消瘦者,则可转入慢性。舌红,苔黄或黄腻,脉滑数或实。恢复阶段,多见气阴两虚,故舌质红或淡红,脉细或细数无力为多见。

　　肺痈属内痈之一,是内科较为常见的疾病。中医药治疗本病有着丰富的经验,历代医家创立了许多有效方剂,其中不少方药长期为临床所选用。

　　根据其临床表现及其传染特点,与西医的肺组织化脓性疾病,如肺脓肿、化脓性肺炎、肺坏疽、脓胸、支气管扩张继发感染、肺结核空洞伴化脓感染而表现为肺痈者,均可参照肺痈辨证论治。

第二节　文献回顾

　　中医学典籍中有关"肺痈"的记载尚为丰富,《黄帝内经》《金匮要略》及《诸病源候论》等书内均有关于"肺痈"的病因、症状、辨证和治疗方法的记载。这些记述无疑是根据肺痈长期临床经验的总结。《内经》大奇论"肺之痈,喘而两祛满"说明一般肺痈多有咳喘两胁胀满不适的感觉。位置并在两腋下,气紧亦为肺痈常见症状之一。《灵枢》痈疽第八十一论述了,"痈"的病理,痈和疽的鉴别:"夫血脉营卫,周流不休,上应星宿,下应经数。寒邪客于经络之中则血泣,血泣则不通,不通则卫气归之,不得复反,故痈肿。寒气化为热,热胜则腐肉,肉腐则为脓"这是痈肿和溃脓的过程。肺痈也有这样类似的病理过程。但肺痈病名首见于《金匮要略·肺痿肺痈咳嗽上气病脉证治》,该篇有"咳而胸满,振寒,脉数,咽干不渴,时出浊唾腥臭,久久吐脓如米粥者,为肺痈"的记载,认为其发病原因是"风中于卫,呼气不入;热过于营,吸而不出。风伤皮毛,热伤血脉。风舍于肺,其人则咳,口干喘满,咽燥不渴,多唾浊沫,时时振寒。热之所过,血为之凝滞,蓄结痈脓"。未成脓时,治拟泻肺去壅,方选用葶苈大枣泻肺汤;已成脓时,治拟排脓解毒方选用桔梗汤,并提出"始萌可救,脓成则死"的预后判断,强调早期诊断、早期治疗的重要性。后世医家在此基础上不断发展,如巢元方《诸病源候论》在《金匮要略》的基础上中关于"肺痈'的病原、病理作了补充和系统的论述:"肺痈者,由风寒伤于肺,其气结聚所成也。肺主气可候皮毛,劳伤卫气,腠理则开,而受风寒、寒乘虚伤肺,寒搏于血,蕴结成痈,热又加之,积热不散,血败为脓。"说明"劳伤卫气",乘"虚"伤肺为致病的主因和内因,外受风寒为外因,寒热失调,遂郁结为痈,积热久而影响血败,遂成脓痰。由于病原、病理的进一步完整,在治疗学上也随之有了重大的突破,这就是唐代孙思邈《备急千金要方》中治疗肺痈,创立的千金苇茎汤。接着,王焘《外台秘要》也创制了治肺痈的以桔梗、贝母、巴豆为主的"桔梗白散",此方是针对"肺痈属实,其咳剧,其痰臭,其人不甚累瘦。"钱乙《小儿药证直诀》及《小儿卫生总微论方》中将肺痈亦称作肺疽、肺疮。认为初有风寒证时,可用小青龙汤。若咳唾脓血,此乃肺热,宜用葶苈大枣泻肺汤、桔梗汤、苇茎汤。并以参芪补肺汤以善其后。对本病按病机之演变,分阶段治疗,实为有效。金代张从正《儒门事亲》"肺痈"四十六记有:"武阳仇天祥之子,病发寒热,诸医作骨蒸痨、治之半年,病愈甚……两手脉尺寸皆朝于关,关脉独大。戴人曰:痈象也,问其乳媪,曾有痛处否?乳媪曰:无。戴人令儿去衣,举其两手,观其两胁下,右胁稍高,戴人以手侧按之,儿移身乃避之,按其左侧则不避,戴人曰:此肺部有痈也,非肺痈也,若肺痈已吐脓矣……"此段说明了一般肺痈由肿疡至溃烂不至迁延半年,又吐脓(臭)痰为判断肺痈的关键症状。明代陈实功《外科正宗》根据病机演变及证候表现,提出初起在表者宜散风清肺,已有里热者宜降火抑阴,成脓者宜平肺排脓,脓溃正虚者宜补肺健脾等治疗原则,对后世分期论治影响较大。清代喻昌在《医门法律·肺痈肺痿门》中对肺痈的形成、临床表现及治疗叙述甚详。有关形成的原因他提出:"……留邪固结于肺叶之间,乃至血为凝滞,以渐结为痈脓,是则有形之败浊。"治疗方面,提出凡治肺痈病,以清肺热、救肺气,俾其肺叶不致焦腐,其金乃固。故清一分肺热,即存一分肺气。明代陈实功《外科正宗·肺痈论》根据病机演变及证候表现,将肺痈分为初起、已成、溃后三个阶段,在治疗上提出初起在表者宜"解散风邪,或实表清肺",已有里热者宜"滋养肺阴,或降火益阴",脓成者宜"平肺排脓";溃后者宜"补肺健脾"等治疗原则。近代,大多按肺痈的病因病机演变分期论治,着重加强清热解毒消痈之力,提高了临床疗效。

第三节 病 因 病 机

本病由感受外邪,内犯于肺,或痰热素盛,蒸灼肺,以致热壅血瘀,蕴酿成痈,血败肉腐化脓。

一、病因

1. 感受外邪　外邪多为风热外邪自口鼻或皮毛侵犯于肺所致,正如《类证治裁·肺痿肺痈》所说:"肺痈者,咽干吐脓,因风热客肺蕴毒成痈"。或因风寒袭肺,未得及时表散,内蕴不解,郁而化热所为,《张氏医通·肺痈》曾说:"肺痈者,由感受风寒,未经发越,停留胸中,蕴发为热。"肺受邪热熏灼,肺气失于清肃,血热壅聚而成。

2. 痰热素盛 因饮食不节或原有宿痰,而致痰热蕴结,熏灼于肺,形成痈疡。

（1）饮食不节：平素嗜酒太过或恣食辛辣煎炸厚味,酿湿蒸痰化热,熏灼于肺。《医学纲目·卷十九》指出："肺痈者,由食啖辛热炙煿,或醇饮热酒,燥热伤肺所致,治之宜早。"

（2）宿痰内蕴：肺宿有痰热,或他脏痰浊瘀热蕴结日久,上干于肺,形成肺痈。《张氏医通·肺痈》说："或夹湿热痰涎垢腻,蒸淫肺窍,皆能致此。"《医门法律·肺痿肺痈门》明确指出："肺痈由五脏蕴崇之火,与胃中停蓄之热,上乘乎肺,肺受火热熏灼,即血为之凝,血凝即痰为之裹,遂成小痈。"

3. 内外合邪 如宿有痰热蕴肺,复加外感风热,内外合邪,则更易引发本病。《医宗金鉴·外科心法要诀》即曾指出："此症系肺脏蓄热,复伤风邪,郁久成痈。"尤其是劳累过度,正气虚弱,则卫外不固,外邪容易侵袭,而原有内伏之痰热郁蒸,是致病的重要内因。如《寿世保元·肺痈》说："盖因调理失宜,劳伤血气,风寒得以乘之。寒生热,风亦生热,壅积不散,遂成肺痈。"

二、病机

1. 基本病机 肺痈病机主要为热伤肺气、蒸液成痰、热壅血瘀、肉腐血败：本病病位在肺。总属邪热郁肺,蒸液成痰,邪阻肺络,血滞为瘀,而致痰热与瘀血郁结,蕴酿成痈,血败肉腐化脓,肺损络伤,脓疡溃破外泄。

其病理主要表现为邪盛的实热证候,脓疡溃后方见阴伤气耗之象。成痈化脓的病理基础,主要在于血瘀。血瘀则热聚,血败肉腐酿脓。正如《灵枢·痈疽》所说："荣卫稽留于经脉之中,则血泣而不行,不行则卫气从之而不通,壅遏而不得行,故热。大热不止,热胜则肉腐,肉腐则为脓。"《医门法律·肺痿肺痈门》亦谓："肺痈属在有形之血。"《柳选四家医案·环溪草堂医案》明确指出"瘀热"的病理概念："肺痈之病,皆因邪瘀阻于肺络,久蕴生热,蒸化成脓。"

2. 病机演变 肺痈病理演变过程有初期、成痈、溃脓及恢复期等不同阶段：肺痈的病理演变过程,可以随着病情的发展,邪正的消长,表现为初（表证）期、成痈期、溃脓期、恢复期等不同。

初期（表证期）：风热（寒）之邪侵袭卫表,内郁于肺,或内外合邪,肺卫同病,蓄热内蒸,热伤肺气,肺失清肃,出现恶寒、发热、咳嗽等肺卫不和之候。本期以风热熏肺,肺失清肃为特点。

成痈期：邪热壅肺,蒸液成痰,气分热毒浸淫及血,热伤血脉,血为之凝滞,热壅血瘀,蕴酿成痈,表现高热、振寒、咳嗽、气急、胸痛等痰瘀热毒蕴肺的证候。本期以热毒壅肺,血瘀成痈为特点。

溃脓期：痰热与瘀血壅阻肺络,肉腐血败化脓,继则肺损络伤,脓疡内溃外泄,排出大量腥臭脓痰或脓血痰。本期以血败肉腐,化为痈脓为特点。

恢复期：脓疡溃后,邪毒渐尽,病情趋向好转,但因肺体损伤,故可见邪去正虚,阴伤气耗的病理过程。随着正气的逐渐恢复,病灶趋向愈合。本期以正虚邪衰、阴伤气耗为特点。

溃后迁延可见邪恋正虚之候（脓毒不净,阴伤气耗）：溃后如脓毒不净,邪恋正虚,阴伤气耗,每致迁延反复,日久不愈,病势时轻时重,而转为慢性。《张氏医通·肺痈》曾说："肺痈溃后,脓痰渐稀,气息渐减,忽然臭痰复甚,此余邪未尽,内气复发……但虽屡发,而势渐轻,可许收功,若屡发而痰秽转甚,脉形转疾者,终成不起也。"

凡患本病如能早期确诊,及时治疗,在初期即可阻断病情的发展不致成痈;若在成痈期能使痈肿得到部分消散,则病情较轻,疗程较短。老人、儿童体弱和饮酒成癖者患之,因正气虚弱,或肺有郁热,须防其病情迁延不愈或发生变化。

溃脓期是病情顺与逆的转折点:①顺证:溃后声音清朗,脓血稀而渐少,臭味转淡,饮食知味,胸胁稍痛,身体不热,坐卧如常,脉象缓滑。②逆证:溃后音嗄无力,脓血如败卤,滃臭异常,气喘,鼻煽,胸痛,坐卧不安,饮食少进,身热不退,颧红,爪甲青紫带弯,脉短涩或弦急,为肺叶腐败之恶候。③险证:溃后大量咯血,可出现血块阻塞气道或气随血脱,汗出肢冷,脉微细数的危象。如痈脓向胸腔溃破,则形成"脓胸"恶候,预后较差。

第四节 临 证 思 路

一、辨病辨证要点

1. 辨证要点

(1)辨虚实:肺痈的初起及成痈阶段,证见恶寒高热,咳嗽气急、咯痰黏稠量多,胸痛。舌红,苔黄腻,脉洪数或滑数,属于热证、实证;溃脓后,大量腥臭脓痰排出,身热随之渐退,咳嗽亦减轻。但常伴有胸胁隐痛,短气自汗。面色不华,消瘦乏力,脉细或细数无力,属于虚实夹杂之证。

(2)辨痰浊:发热、胸痛、咳嗽气急、咯出浊痰等症,为一般外感咳嗽所共有,辨其是否属于肺痈,除着重从起病急骤、热势亢盛、咯痰量多、气味腥臭等辨证为肺痈外,尚可结合对痰浊的观察,"吐在水中,沉者是痈脓,浮者是痰"。

现今观察,肺脓肿患者的痰,留置后可分层,上层为泡沫,中层为清淡液体,下层为坏死组织,与前人所见基本一致。此外,肺痈患者如验口味:初起疑似未真,可以生大豆绞汁饮之,不觉腥味,或用黄豆1粒予患者口嚼,不觉豆之气味,即是肺痈。

(3)特异性病征:舌下生细粒《外科全生集·肺痈肺疽》载:"舌下生一粒如细豆者……且此一粒。患未成脓,定然色淡,患愈亦消,患笃其色紫黑。"

爪甲紫而带弯肺痈溃后迁延之慢性病变,可见"指甲紫而带弯",指端形如鼓槌(发绀、杵状指)。

验指螺。近有验指螺法。肺痈者指螺部分膨胀,称为蛾腹指,与杵状指不同。其程度随病情而消长,可供诊断及预后之参考。

2. 诊断标准

(1)多有感受外邪的病史,发病多急,常恶寒或寒战,高热,咳嗽胸痛,呼吸气促,咯吐黏浊痰,继则咳痰增多,咯脓痰或脓血相兼。随着脓血大量排出,身热下降,症状减轻,病情好转,经数周逐渐恢复。若脓毒不净,则持续咳嗽、咯吐脓痰,低热盗汗,形体消瘦,转入慢性过程。

(2)脓血浊痰吐入水中后观察,沉者是痈脓,浮者是痰;口咬生黄豆或豆汁不觉有腥味者,便为肺痈。此外慢性病变还见"爪甲紫而带弯",指端呈鼓槌样。

（3）局部叩诊呈浊音,呼吸音减弱或增强,语颤音增强,可闻及支气管呼吸音或湿性啰音。

（4）血白细胞总数及中性粒细胞增高,痰培养有致病菌。

（5）胸部X线或肺部CT,可见大片浓密炎症阴影或透亮区及液平面。

二、类证鉴别

1. 肺痈与风温　风温初起与肺痈初期极为相似,颇难鉴别,二者都有起病急、发热、咳嗽、烦渴、气急、胸痛等。但风温有明显的季节性,经正确及时治疗,一般邪在气分即解,病程短,多在1周内治愈,如经1周身热不退,或退而复升,咳吐痰浊,应进一步考虑肺痈之可能。而肺痈无明显季节性,身热持续时间较长,且咳吐浊痰,痰中有腥臭味。

2. 肺痈与痰热蕴肺证　肺系其他疾病表现痰热蕴肺,热伤血络证候是,亦可见发热,咳嗽咳痰,痰中带血等症状,但一般痰热蕴肺证为气分邪热动血伤络,病情较轻;肺痈则为痰热蕴结成痈,酿脓溃破,病情较重。在病理表现上有血热与血瘀的区别,临床特征亦有不同,前者咳吐黄绸脓痰,量多,夹有血色,后者则咳吐大量腥臭脓血浊痰。若痰热蕴肺迁延失治,邪热进一步瘀阻肺络,也可发展形成肺痈。

3. 肺痈与肺痿　肺痿是以肺萎弱为主要病变的慢性疾患。起病缓,病程长,患者形体虚弱,多继发于其他疾病,并以虚热、咯吐浊唾涎沫为其特征。肺痈多为实热,咳吐浊痰,喉中有腥味是其特点。

4. 肺痈与肺痨　肺痨系感染痨虫所致的肺部慢性消耗性传染性疾患,以咳嗽、咯血、潮热、盗汗、消瘦为主要症状,以肺阴亏损为主要病机。而肺痈则表现为热毒为患,突然寒战高热,咳嗽胸痛,咯吐大量腥臭浊痰,甚则脓血相兼。必要时结合X线检查、结核菌素试验等,可进一步明确诊断。

三、辨证论治

1. 辨证思路　根据其临床表现,辨证总属实热之证。初起及成痈阶段,为热毒瘀结在肺,邪热证实。溃脓期,大量腥臭脓痰排出后,因痰热久蕴,肺之气阴耗伤,表现为虚实夹杂之候,恢复期,则以阴伤气耗为主,兼有余毒不净。

2. 治疗原则　肺痈为实热证,宗"热者寒之""实者攻之"的治疗原则,确立清热解毒、化瘀排脓为其基本治疗大法,但病变后期则以扶正为主,或标本兼治。

（1）清热解毒法:适用于肺痈之全过程,可根据不同阶段及证候表现,分别配合解表、化瘀、排脓及益气养阴等法。

（2）化瘀排脓:所谓化瘀,是针对肺痈成痈期及溃脓期瘀血征象明显,而化瘀法是作为辅助治法,促进血流通畅和脓液排出,但对出血量多者,化瘀一法不宜用。所谓排脓,是针对成痈、溃脓阶段而设,有透脓、清脓和托脓三法。透脓方法用于脓毒壅盛,而排脓不畅者;清脓方法即清除脓液;托脓方法主要用于溃脓期,气虚而无力排脓外出者。清代余听鸿《外科医案汇编》强调:"治痈之法,如始萌之时,将一通字著力,通则壅去,壅去可消,肺叶虽坏无几,元气未伤,愈之亦速,故仲戒后学,即速通之"。今人张伯臾指出:"肺痈是热毒,演变常迅速,关键在排脓,痊愈亦较速。"

（3）扶正:即扶助正气,用于恢复期或病情迁延,邪恋正虚阶段,一般多以补气、补血和养阴为主。但也有用阳和汤之类温阳散寒法取效的,其辨证着眼点,除了阳虚证候外,其脓血痰由臭变腥,由稠变稀,由红紫变暗淡为关键。

3. 论治分类

（1）初期

症状: 发热微恶寒,咳嗽,咯黏液痰,或黏液脓性痰,痰量由少渐多,胸痛,咳时尤甚,呼吸不利,口干鼻燥,舌苔薄黄或薄白,脉浮数而滑。

病机分析: 病机分析: 风热初客,卫表不和,故见恶寒或寒战发热;邪热蕴肺,清肃不行,络脉痹阻,故见咳嗽胸痛,咳则痛甚,胸闷气短;热蒸津液为痰,则见痰白而黏,痰量日渐增多;舌苔薄黄、脉浮数而滑为风热表证之象。

治法: 疏风散热,清肺化痰。

代表方: 银翘散加减。

常用药: 方中金银花、连翘清热解毒,辛凉透表为君;臣以薄荷、牛蒡子、淡豆豉、荆芥助君药解表散邪;佐以桔梗、杏仁宣肺利咽化痰,竹叶、芦根清热生津除烦;使以生甘草调和诸药。

加减: 若内热转甚,身热,恶寒不显,咯痰黄稠,口渴者,酌加石膏、黄芩、鱼腥草以清肺泄热;痰热蕴肺,咳甚痰多,配杏仁、浙贝母、桑白皮、冬瓜仁、枇杷叶肃肺化痰;肺气不利,胸痛,呼吸不畅者,配瓜蒌皮、郁金宽胸理气。

临证参考: 本证应注意宣畅肺气及清热解毒。金银花、连翘用量宜大,金银花可用30~50g,连翘可用15~30g。若初期仅见身热不重、微恶风寒、咳嗽微渴、舌苔薄白、脉浮数等表热轻证,可用桑菊饮治疗。若气分热甚,高热大汗,大烦渴,咯黄稠脓痰,舌苔黄燥,脉洪大有力,可用白虎汤加蒲公英、鱼腥草、金荞麦根、芦根、冬瓜仁、薏苡仁以清热解毒,顿挫病势。

（2）成痈期

症状: 身热转甚,时时振寒,继则壮热不寒,汗出烦躁,咳嗽气急,胸满作痛,转侧不利,咳吐浊痰,呈黄绿色,自觉喉中有腥味,口干咽燥,舌苔黄腻,脉滑数。

病机分析: 邪热入里,热毒内盛,正邪交争,故见壮热不退,烦躁不安;热毒壅肺,肺气膹郁,肺络不和,则咳嗽气急,胸胁疼痛而难以转侧;痰浊瘀热,郁蒸成痈,故咯吐黄稠脓痰且气味腥臭;内热壅盛,津液耗伤,则口干咽燥;舌苔黄腻、脉滑数为痰热内盛之象。

治法: 清热解毒,化瘀消痈。

代表方: 千金苇茎汤合如金解毒散。前方重在化痰泄热,通瘀散结消痈;后方则以降火解毒,清肺消痈为长。

常用药: 方中苇茎性甘寒轻浮,善清肺热,其茎中空专利肺窍,善治肺痈,为君药;臣以冬瓜仁清热化痰,利湿排脓,能清上撤下,肃降肺气;佐以薏苡仁上清肺热而排脓,下利膀胱而渗湿,桔梗宣肺祛痰,黄连、黄芩清热解毒,桃仁祛瘀散结。

加减: 大便秘结者加大黄通腑泻热。热毒瘀结,咯脓浊痰,腥臭味甚者,可合犀黄丸以解毒化瘀。咳痰黄稠,酌配桑白皮、瓜蒌、射干、海蛤壳以清化痰热。痰浊阻肺,咳而喘满,咳痰浓浊量多,不得平卧者,加葶苈予以泻肺泄浊。胸满作痛,转侧不利者,加浙贝母、乳香、没药散结消痈。

临证参考: 本期必须用攻其壅塞、清肺消痈之品,剂量宜大,苇茎用量为60~90g,冬瓜仁为30~60g。不宜补益,以免助邪留寇。

（3）溃脓期

症状：咯吐大量脓血痰，或如米粥，腥臭异常，有时咯血，胸中烦满而痛，甚则气喘不能平卧，身热，面赤，烦渴喜饮，舌质红，苔黄腻，脉滑数或数实。

病机分析：血败肉腐，痈脓内溃外泄，故咯吐大量脓痰，或如米粥、腥臭；热毒瘀结，肺络损伤，故有时咯血，或脓血相兼；脓毒蕴肺，肺气不利，故胸叶烦闷而痛；热毒内蒸，则身热面赤，烦渴喜饮；脓毒内蕴，热瘀营血，则见舌红或绛，苔黄腻，脉滑数。

治法：排脓解毒。

代表方：加味桔梗汤。

常用药：方中桔梗为君药，用量宜大，可消痈排脓；辅以金银花、生甘草清热解毒；佐以贝母、薏苡仁、橘红、葶苈子清肺化痰；白及敛肺止血；生甘草又可和药调中而为使药。

加减：咯血酌加丹皮、山栀、蒲黄、藕节、三七等凉血化瘀止血。痈脓排泄不畅，脓液量少难出，配山甲片、皂角刺以溃痈排脓，但咯血者禁用。气虚无力排脓者，加生黄芪益气托里排脓。津伤明显，口干舌燥者，可加玄参、麦冬、花粉以养阴生津。

临证参考：此期治疗除应继续清热解毒之外，排脓是否得当，成为治疗成败的关键，不论中西医都十分强调"有脓必排"的原则。由于此期正虚而病情重笃，应注意按脓肿部位，采取适当的体位引流，多做侧身动作，并可轻拍背部，以帮助脓液的排出。若脓毒壅盛。脉症俱实，咯吐腥臭脓痰，胸部胀满难忍，喘不得卧，大便秘结不通，脉滑数有力，此时宜峻下排脓，用桔梗白散（巴豆霜、桔梗、浙贝母），剂量应严格按1:3:3掌握，散剂每服0.6g。药后其脓可吐下而出，中病即止。如果过用下利不止，饮冷水一大杯即可。汤剂用两粒巴豆，去内外壳，纱布裹。置入100ml冷开水中揉汁成乳白色，去渣，桔梗、浙贝母各10g，煎水与巴豆汁混合，分2~3次口服，如做直肠点滴给药，更为稳妥。本方药性峻烈。体弱者当禁。

（4）恢复期

症状：身热渐退，咳嗽减轻，咯吐脓血渐少，臭味亦减，痰液转为清稀，精神渐振，食欲改善，或见胸胁隐痛，难以久卧，气短乏力，自汗，盗汗，低热，午后潮热，心烦，口干咽燥，面色不华，形瘦神疲，舌质红或淡红，苔薄，脉细或细数无力。或见咳嗽，咳吐脓血痰日久不净，或痰液一度清稀复转浊臭，病情时轻时重，迁延不愈。

病机分析：脓毒渐净，故身热渐退，咳嗽减轻，脓痰日渐减少；肺络受伤，溃处未敛，则胸胁隐痛；肺气耗伤，故见自汗、气短；阴虚内热，则见盗汗、低热、心烦、口燥咽干；舌质红，苔黄，脉细数无力，为气阴两伤之象。

治法：益气养阴清热。

代表方：沙参清肺汤合竹叶石膏汤。

常用药：方中黄芪、沙参益气养阴，托脓生肌为君药；白及敛肺生肌，桔梗、薏苡仁、冬瓜子、生甘草清余热而祛痰排脓，共为佐药，生甘草又能调和诸药，兼使药之功。全方扶正祛邪，共奏养阴补肺，清热消痈等功。

加减：低热可酌配功劳叶、地骨皮、白薇以清虚热；若脾虚食少便溏者，配白术、茯苓、山药补益脾气；若邪恋正虚，咳嗽，咯吐脓血痰日久不净，或痰液一度清稀而复转臭浊，病情时轻时重，反复迁延不愈，当扶正祛邪，益气养阴，排脓解毒，酌加鱼腥草、败酱草、野荞麦根等清热解毒消痈。

临证参考：患者正虚邪衰，治疗当以养阴益气为主，但应用时不忘清除余邪，以防热毒复萌。对迁延日久,病程在百日以上的慢性患者,经中西医内科治疗,脓腔仍不缩小,纤维组织大量增生。脓腔壁已上皮化或支气管扩张者,可考虑外科手术治疗。

第五节 证治研究

一、推荐治法

1. 李国勤结合多年临床经验,辨治肺痈不拘泥古训,主张"祛瘀通络消肺痈,扶正祛邪贯始终"。他认为肺痈的发展演变无外邪正的消长。辨治肺痈必据其邪正盛衰的程度,决定遣方用药中扶正、祛邪的强度。肺痈初起,祛邪当先,扶正宜慎,适当配伍益气扶正之品,可扶助正气驱邪外出,勿贸然过用扶正,以防留寇;痈脓已成或脓成已溃,祛邪为主,有脓必排,宜大剂清热解毒、消痈排脓之品,佐以扶正,可重用黄芪之类益气托毒排脓;恢复期邪去正虚或正虚邪恋,热退身凉,脓痰转清,反遗体倦乏力、自汗、盗汗、口干引饮等气阴两虚之候,宜重扶正,佐以祛邪,重用益气养阴之品,共复已衰之正气、已亏之阴津、已损之肺体。与此同时,针对血瘀,李国勤注重活血祛瘀通络,根据患者脉证,辨别血瘀轻重,血瘀轻证药用川芎、郁金、丹参、桃仁、红花等行气活血祛瘀之品,血瘀重证则予三棱、莪术、穿山甲等破血消癥之药,对于肺痈之气血凝滞、肺络瘀阻,尤善用地龙、全蝎、蜈蚣等虫类药物通肺络、散邪毒、化痰瘀。经过治疗的患者咳嗽、咯痰、胸痛等症状多能药到症缓,CT可观察到脓肿空洞洞壁变薄,逐渐缩小吸收。西医学研究发现,活血化瘀药具有改善呼吸道及肺组织的微循环,增加其血流量及解除支气管平滑肌痉挛,抗感染,抗缺血缺氧,促进组织修复与再生,促进增生性病变的转化和吸收,改善机体免疫功能等多种作用。活血祛瘀通络用于肺痈证治,从中医学与西医学的角度,均有据可循。中医药辨证肺痈应予以关注。

2. 傅山治疗肺痈已溃时大胆采用桔梗,他认为"所用之药,无非治胃之药,药入于胃,有不下引入肠者乎? 然而肺气困顿,清肃之令不行,用桔梗以清肺,上气通而下行更速,是则上之开提,下之迅速",傅山则是运用肺与大肠相表里的关系来指导组方遣药,即在制方时借助桔梗宣通肺气之意,达到通降肠腑的作用,使得整张方子药效发挥迅速,并通过大肠这一出路将肺中之病理产物排出。

3. 苇茎汤是治疗肺痈的专方。《成方便读》论曰:"桃仁、甜瓜子皆润降之品,一则行其瘀,一则化其浊; 苇茎退热而清上; 薏苡仁除湿而下行。方虽平淡,其散结通瘀化痰除热之力实无所遗"。方中苇茎即芦苇的嫩茎,现多以芦根代之;甜瓜子多以冬瓜子代之,因其功用相似。连师用此方时常加入杏仁,与桃仁相须为用。杏仁入于气分,偏于降气祛痰;桃仁入于血分,偏于化瘀生新。此二味一气一血,功效益彰。桔梗开宣肺气、祛痰排脓;甘草清热解毒、通经脉、利血气。此二味即《金匮要略》中的桔梗汤,治疗肺痈"时出浊唾腥臭,久久吐脓如米粥者"。车前子、白茅根味甘性寒,皆能入肺经,前者有清肺化痰之力,后者有凉血止血之功。

4. 宋康治疗肺痈时,结合肺痈病理生理,认为过食肥腻辛辣厚味可致使湿热内蕴,后感受风热之邪,内外合邪,邪热壅肺,肺失清肃,痰热内生,热壅血瘀,最终酝酿成痈。治疗以清热解毒、祛痰排脓。当然在痈脓溃时其蕴结之脓毒仍盛,邪气仍实,故需加强解毒排脓之功,脓毒去则正自易复。宋康重用鲜芦根清解肺热,化脓痰之要药;冬瓜仁清热化痰,利湿排脓;桔梗宣肺祛痰;鱼腥草、败酱草、生薏苡仁等清热解毒消痈;半枝莲、半边莲、浙贝母、石见穿、生牡蛎清热解毒,软坚化瘀;前胡、紫苏子、杏仁化痰降气止咳;诸药合用以达清热解毒、化痰消痈。另外,需重视对本病的预防与调护,嘱患者忌食烟熏火烤生冷油腻食品,戒烟酒,注意饮食起居,适当锻炼,提高机体免疫力,以利于疾病的治疗与康复。

二、其他治疗

(一)单验方

对成痈、溃脓期肺痈患者可选用:

1. 鲜薏苡仁根适量,捣汁,炖热。每日3次,每次30~50ml,以祛痰排脓。

2. 金荞麦根茎,洗净晒干,去根须,切碎,以瓦罐盛干药250g,加清水或黄酒1250ml,罐口用竹篾密封,隔水文火蒸煮3小时,最后得净汁约1000ml用。成人每次服30~40ml,每日3次,儿童酌减,如发热、臭痰排而不畅,经久不愈,可采用酒剂。亦可用该药60g煎服,每日1~2次。

3. 鲜鱼腥草100g,捣烂取汁,用热豆浆冲服,每日2次。

4. 丝瓜藤尖(取夏秋间正在生长的),折去一小段,以小瓶在断处接汁,一夜得汁若干,饮服。

5. 白菜30g,生蛤壳45g,怀山药30g,共研细末,每日2次,每次3~5g,开水送下,常服。

6. 白及末120g,浙贝母末30g,百合30g,共研细末,早晚各服6g。

(二)针灸

壮热不退者,可针刺大椎、曲池、合谷、太冲等穴,用泻法以透邪泄热

三、重点、难点、疑点探究

肺痈,是郁热蓄结肺内因而引起肺体腐溃的一种病变。在治疗上必须以清热解毒为主要措施,然清热又必须涤痰决壅,分杀其势于大肠,令秽浊脓血从大便而去,故不能见其下脓血而急止之,应分析患者的不同发展过程而采取不同的具体措施。

肺痈一般分为初期、成痈期、溃脓期和恢复期,治疗方法各不同,但在临床实践中,疾病是一个发展的过程,在一期中就有前后的不同。如千金苇茎汤虽是成痈期的应用方剂,只能用于表邪已解之实证,虚证及表邪未解者不可妄用,否则必引邪深入,或挫伤正气,故在治疗时又应分析患者的强弱,或是单纯排脓,或功补兼施,临床时须灵活掌握。

所谓初期或成痈期等,并非截然分开的,因此,在运用方剂上,就不能生搬硬套,而必须灵活的加减施用。

第六节　相关西医疾病诊疗指南评述

一、肺脓肿

肺脓肿是由于多种病因所引起的肺组织化脓性病变。早期为化脓性炎症,继而坏死形成脓肿。多发生于壮年,男多于女。

（一）病因

发生的因素为细菌感染、支气管堵塞,加上全身抵抗力降低。原发性脓肿是因为吸入致病菌或肺炎引起,继发性脓肿是在已有病变(如梗阻)的基础上,由肺外播散、支气管扩张和(或)免疫抑制状态引起。

（二）症状

1.急性吸入性肺脓肿　起病急骤,患者畏寒、发热,体温可高达39~40℃。伴咳嗽、咳黏液痰或黏液脓痰。炎症波及局部胸膜可引起胸痛。病变范围较大,可出现气急。此外,还有精神不振、乏力、胃纳差。7~10天后,咳嗽加剧,脓肿破溃于支气管,咳出大量脓臭痰,每日可达300~500ml,因有厌氧菌感染,痰有臭味,静置后分为3层,由上而下为泡沫、黏液及脓渣,脓排出后,全身症状好转,体温下降,如能及时应用有效抗生素,则病变可在数周内渐好转。有时痰中带血或中等量咯血。如治疗不及时不彻底,病变可渐转为慢性。有的破向胸腔形成脓气胸或支气管胸膜瘘。

2.慢性肺脓肿　有慢性咳嗽、咳脓痰、反复咯血、继发感染和不规则发热等,常呈贫血、消瘦等慢性消耗病态。

3.血源性肺脓肿　多先有原发病灶引起的畏寒、高热等全身脓毒血症的症状。经数日至两周才出现肺部症状,如咳嗽、咳痰等。通常痰量不多,极少咯血。

（三）体征与肺脓肿的大小和部位有关。

病变较小或位于肺的深部,可无异常体征。病变较大,脓肿周围有大量炎症,叩诊呈浊音或实音,听诊呼吸音减低,有时可闻湿啰音。血源性肺脓肿体征大多阴性。慢性肺脓肿患者患侧胸廓略塌陷,叩诊浊音,呼吸音减低。可有杵状指(趾)。胸廓也有塌陷畸形,活动差。

（四）诊断

依据口腔手术、昏迷呕吐、异物吸入,急性发作的畏寒、高热、咳嗽和咳大量脓臭痰等病史,结合白细胞总数和中性粒细胞显著增高,肺野大片浓密炎性阴影中有脓腔及液平面的X线征象,可做出诊断。血、痰培养,包括厌氧菌培养,分离细菌,有助于做出病原诊断。有皮肤创伤感染,疖、痈等化脓性病灶,发热不退并有咳嗽、咳痰等症状,胸部X线检查示有两肺多发性小脓肿,可诊断为血源性肺脓肿。

（五）治疗

上呼吸道、口腔的感染灶必须加以根治。口腔手术时,应将分泌物尽量吸出。昏迷或全身麻醉患者,应加强护理,预防肺部感染。早期和彻底治疗是根治肺脓肿的关键。治疗原则为抗炎和引流。

二、支气管扩张

支气管扩张是由于支气管及其周围肺组织慢性化脓性炎症和纤维化,使支气管壁的肌肉和弹性组织破坏,导致支气管变形及持久扩张。

（一）病因

1.感染　感染是引起支气管扩张的最常见原因。肺结核、百日咳、腺病毒肺炎,可继发支气管扩张。曲霉菌和支原体以及可以引起慢性坏死性支气管肺炎的病原体也可继发支气管扩张。

2. 先天性和遗传性疾病　引起支气管扩张最常见的遗传性疾病是囊性纤维化。另外，可能是由于结缔组织发育较弱，马方综合征也可引起支气管扩张。

3. 纤毛异常　纤毛结构和功能异常是支气管扩张的重要原因。Kartagener综合征表现为三联征，即内脏转位、鼻窦炎和支气管扩张。本病伴有异常的纤毛功能。

4. 免疫缺陷　一种或多种免疫球蛋白的缺陷可引起支气管扩张，一个或多个IgG亚类缺乏通常伴有反复呼吸道感染，可造成支气管扩张。IgA缺陷不常伴有支气管扩张，但它可与IgG2亚类缺陷共存，引起肺部反复化脓感染和支气管扩张。

5. 异物吸入　异物在气道内长期存在可导致慢性阻塞和炎症，继发支气管扩张。

（二）症状

支气管扩张病程多呈慢性经过，可发生于任何年龄。幼年患有麻疹、百日咳或流感后肺炎病史，或有肺结核、支气管内膜结核、肺纤维化等病史。典型症状为慢性咳嗽、咳大量脓痰和反复咯血。咳痰在晨起、傍晚和就寝时最多，每天可达100~400ml。咳痰通畅时患者自感轻松；痰液引流不畅，则感胸闷、全身症状亦明显加重。痰液多呈黄绿色脓样，合并厌氧菌感染时可臭味，收集全日痰静置于玻璃瓶中，数小时后可分为3层：上层为泡沫，中层为黄绿色混浊脓液，下层为坏死组织沉淀物。90%患者常有咯血，程度不等。有些患者，咯血可能是其首发和唯一的主诉，临床上称为"干性支气管扩张"，常见于结核性支气管扩张，病变多在上叶支气管。若反复继发感染，患者时有发热、盗汗、乏力、食欲减退、消瘦等。当支气管扩张并发代偿性或阻塞性肺气肿时，患者可有呼吸困难、气急或发绀，晚期可出现肺心病及心肺功能衰竭的表现。

（三）体征

听诊闻及湿性啰音是支气管扩张症的特征性表现，以肺底部最为多见，多自吸气早期开始，吸气中期最响亮，持续至吸气末。约三分之一的患者可闻及哮鸣音或粗大的干啰音。有些病例可见杵状指（趾）。

（四）诊断

1. 幼年有诱发支气管扩张的呼吸道感染史，如麻疹、百日咳或流感后肺炎病史，或肺结核病史等。

2. 出现长期慢性咳嗽、咳脓痰或反复咯血症状。

3. 体检肺部听诊有固定性、持久不变的湿啰音，杵状指（趾）。

4. X线检查示肺纹理增多、增粗，排列紊乱，其中可见到卷发状阴影，并发感染出现小液平，CT典型表现为"轨道征"或"戒指征"或"葡萄征"。确诊有赖于胸部HRCT。怀疑先天因素应做相关检查，如血清Ig浓度测定、血清γ-球蛋白测定、胰腺功能检查、鼻或支气管黏膜活检等。

（五）治疗

抗感染治疗，清除过多分泌物，提高免疫力，必要时手术治疗[详见成人支气管扩张症诊治专家共识（2012版）]。

（王　真）

参 考 文 献

[1] 国钰妍,伯庆帅,亢秀红,等.李国勤治疗肺脓肿经验[J].中医杂志,2014,55(9):795-797.

[2] 李津,闫润红.《青囊秘诀》论治肺痈制方原理探析[J].光明中医,2014,29(4):672-673.

[3] 连暐暐.经方验案三则[J].中华中医药杂志,2007,22(4):228-229.

[4] 安娇娇,杨珺超,黄磊.宋康教授治疗肺系疾病验案3则[J].中国中医急症,2013,22(2):253-254.

第二十一章 肺 痨

第一节 疾病概述

肺痨，是指由于体质虚弱，气血不足，感染"痨虫"所致的具有传染性的慢性肺部消耗性疾病。临床以咳嗽、咯血、潮热、盗汗及身体逐渐消瘦等为主要特征。

西医学中的肺结核属于"肺痨"范畴。肺结核，是由结核分枝杆菌引起的一种慢性肺部传染病，可以分为原发性和继发性两大类，前者为人体第一次感染结核菌引起的病变，称之为原发感染，多见于幼儿和少年，而后者则在原发感染的基础上，残留在病灶内，淋巴结内的结核菌长期潜伏，当机体抵抗能力下降时，结核菌又可活跃、繁殖而致病，我们称之为内源性复发，又称之为继发性肺结核。这是成人肺结核发病的主要形式，但外界再次感染结核菌也可引起发病。

根据世界卫生组织的统计，2010年全世界新发肺结核880万，2010年我国结核病年发病人数约为130万，占全球发病的14.3%，位居全球第2位。尽管我国的肺结核疫情有了显著的改善，但仍是全球结核病流行严重的国家之一，同时也是全球耐药结核病流行严重的国家之一。中医药对于控制疾病症状、减少耐药结核杆菌、减轻抗结核药物的毒副作用以及疾病的预防和复发具有较好的作用。

第二节 文献回顾

历代对其称谓繁多，如以"尸疰""劳疰""虫疰""毒连""传尸"等名称来说明其具有传染性；也有用"肺痿疾""骨蒸""劳嗽""急痨"等称谓以体现其症状特点；《三因极一病证方论》始以"肺痨"定名，《济生方》则用"痨瘵"以统诸称，沿用直至晚清，现在通称肺痨。

《内经》开始对本病有记载，如《素问·玉机真脏论》云："大骨枯槁，大肉陷下，胸中气满，喘息不便……内痛引肩项，身热……肩髓内消。"《灵枢·玉版》云："咳，脱形，身热，脉小以疾"，均生动地描述了肺痨病的临床特征。

在晋代已认识到本病属于慢性传染性消耗性疾病，如葛洪的《肘后备急方》言其"积年累月，渐就顿滞，乃至于死，死后复传之旁人，乃至灭门"。并以"尸注""鬼注"之名称之。

宋代明确指出"瘵虫"传染是形成本病不可缺少的因素，每因"瘵虫"侵入人体而成病，如《三因极一病证方论·痨瘵诸证》云:"诸证虽曰不同,其根多有虫"。但直至德国著名医学家、细菌学家罗伯特·科赫发现"结核分枝杆菌"才证实"痨虫"传染这种认识。

元代葛可久之《十药神书》是我国现存首部治疗肺痨病的专书,强调后天致痨之因素,指出"夫人之生也,禀三地氤氲之气,在乎保养真元,固守根本。则万病不生。四体康健。若不养真元,不固根本,疾病由是生"。书中还分别记载了"甲字十灰散、乙字花蕊石散、丙字独参汤、丁字保和汤、戊字保真汤、己字太平丸、庚字沉香消化丸、辛字润肺膏、壬字白凤膏、癸字补髓丸"等十首治疗肺痨病的方剂。

《丹溪心法·痨瘵》云:"治之之法,滋阴降火是澄其源也,消痰、和血、取积、追虫,是洁其流也。医者何不补虚为主,两兼去邪矣乎?",提出"痨瘵主乎阴虚"的病理特点,确立"滋阴降火"的治法。《医学正传·劳极》则明确提出"治之之法,一则杀其虫,以绝其根本;一则补其虚,以复其真元"的"杀虫、补虚"两大治则。

综上所述,中医对肺痨的认识,大致分为三个阶段,一是汉以前认为其属于虚劳病的范围;二是从汉至唐代,认识到其具有传染性;三是宋代以后,对其病因病机的认识不断清晰,对其理法方药的运用日趋完备。

第三节　病因病机

一、病因

1. 痨虫传染　"痨虫"传染是形成本病的主要原因,每因直接接触肺痨患者,导致"痨虫"侵蚀肺而发病。造成传染的条件多见于探病、宴食、看护或与患者朝夕相处等。

2. 正气虚弱　人体多在正气虚弱时罹患肺痨,如先天禀赋不强,小儿发育不良,抵抗力低下;或病后失养,如麻疹、哮喘、消渴等病后或外感咳嗽经久不愈,或劳倦太过,忧思伤脾,脾虚肺弱;以及产后失于调养等,皆易致"痨虫"入侵。

二、病机

1. 基本病机　虫染正虚,阴虚不足是其病理性质,病位主要在肺,常累及脾肾,甚则传及五脏六腑。痨虫传染和正气虚弱是致病的外因和内因,其互为因果。感染痨虫是发病的必备条件,但人体正气的强弱与发病与否与和病情的轻重都有着密切关系,如人体正气旺盛,即使感染痨虫也不一定发病,若人体正气不强,则感染痨虫后即易于致病。此外,肺痨病不同于其他疾病的特点还表现在痨虫既是耗伤人体气血的直接原因,同时又是决定发病后疾病传变发展规律的重要因素。

2. 病机演变　肺为华盖,其主气,司呼吸,主宣发与肃降,职司卫外,开窍于鼻,若肺气虚弱,卫外不强,痨虫由口鼻入侵,则首先侵蚀肺体,致肺失宣肃之职,临床上多见干咳、咽燥、痰中带血、咳呛声哑等肺系症状。

基于五行相生相克理论,五脏之间互相资生,互相制约,故常致"其邪辗转,乘于五脏"。脾为肺之母,肺痨日久,子盗母气,则脾气亦虚,脾虚不能化水谷为精微,上输以养肺,故易致肺脾同病,则见神疲懒言、四肢乏力、食少、便溏等症。肾为肺之子,肺虚金不生水,则肾失滋生之源,或肾虚相火灼金,上耗母气,则可见肺肾两虚,伴见骨蒸、潮热、男子失精、女子月经不调等肾虚症状;若肺虚金不克木,不能制肝,肾虚水不涵木,不能养肝,肝火偏旺,可兼见性情善怒,胁痛;如肺病心火乘之,肾虚水不济火,还可伴有虚烦不寐、盗汗等症;肺朝百脉而主治节、通调水道,如肺虚治节失司,血脉运行不畅,病及于心,可见气喘、心悸、浮肿、紫绀等症。

$$
\left.\begin{array}{l} \text{感染“痨虫”} \\ \text{正气虚弱} \end{array}\right\}\ \begin{array}{l} \text{阴虚} \\ \text{肺} \end{array}\left\{\begin{array}{l} \text{肾}\ \text{——}\ \text{阴虚}\ \text{——}\ \text{相火旺} \\ \begin{array}{l}\text{阴阳}\\ \text{两虚}\end{array} \\ \text{脾}\ \text{——}\ \text{气阴两虚} \end{array}\right.
$$

本病病机特点以阴虚为主。早期痨虫蚀肺,肺体受损,首耗肺阴,继则肺肾同病,兼及心肝,导致阴虚火旺;或因肺脾同病,导致气阴两伤,病久阴损及阳,而见阴阳两虚。

第四节 临证思路

一、辨病辨证要点

1. 辨主症 肺痨为具有传染性的慢性肺部消耗性疾病,患者有与肺痨患者密切接触史。肺痨初期无明显症状,可表现为仅感到疲乏、干咳、纳差或身体逐渐消瘦。肺痨严重者可见咳嗽、咳血、潮热、盗汗四大主症,甚者可出现咳声嘶哑,大量咯血,气喘,大便溏泄,肢体浮肿,面唇发紫,或见大骨枯槁,大肉陷下,骨髓内消,肌肤甲错等症。

2. 辨病位 肺痨的主脏在肺,但在病变过程中"其邪辗转,乘于五脏",故应注意辨别病位是尚限于肺,或已经"辗转"到其他脏腑,尤其要重点关注肺与脾、肾的关系。

3. 辨病性 肺痨的病理性质以本虚为主,亦可兼见标实。本虚每始为阴虚,病变进程中可发展为气阴两虚,甚或阴阳两虚;标实多为火热、痰浊和瘀血。故应注意辨别虚实的属性,以及是否相互兼夹及其主次关系。

4. 辨证候顺逆 肺痨顺证表现为肺阴虽虚但元气未衰,胃气未伤,虚能受补的特点,多见脉来有根,无短气不续,无痰壅咯血,消瘦不著。逆证表现为阴精亏耗,元气虚衰,胃气大伤,虚不受补的特点,多见脉来浮大无根,或细而数疾,骨蒸发热不解,食少纳呆,便溏肢肿,反复大量咯血,短气不续,动则汗出,声音低微。

二、类证鉴别

1. 虚劳 两病同属于虚损类疾病的范围,都具有消瘦、疲乏、食欲不振等虚证特征。但肺痨主要病变在肺,具有传染性,是一个独立的慢性传染性疾病,病理以阴虚为主,以咳嗽、咯血、潮热、盗汗、消瘦为主要临床症状;而虚劳则是脏腑亏损,元气虚弱而致的多种慢性疾病虚损证候的总称,不具有传染性,病程较长,病势缠绵,病变为五脏虚损而以脾肾为主,其病理以五脏气血阴阳亏虚为要,临床特征表现多样,病情严重。

2. 肺痿 两者均为慢性疾病,都有咳嗽症状。但肺痿是多种肺部慢性疾病(如肺痈、肺痨、久咳等)后期,因肺叶痿弱不用而成,临床上以咳吐浊唾涎沫为主症;而肺痨则因痨虫传染所致故具有传染性,临床上以咳嗽、咳血、潮热、盗汗为特征,但少数肺痨后期迁延不愈可以转为肺痿。

3.肺痈 两者都有咳嗽、发热、汗出等症。但肺痈是肺叶生疮,形成脓疡,临床以咳嗽、胸痛、发热、咯吐腥臭浊痰,甚则脓血相兼为主要特征的一种疾病,病理是热壅血瘀,属实热证,属于西医学肺脓肿范畴,因此病情一般较急,虽咳大量脓痰,但痰中无结核杆菌。而肺痨以咳嗽、咳血、潮热、盗汗四大主症为临床特点,病理是以肺阴亏虚为主,属于西医学肺结核范畴,痰中可查到结核杆菌,其病缓慢,病程较长。二者胸部CT有助鉴别,肺脓肿空洞多见于肺下叶,脓肿周围的炎症浸润较严重,空洞内常有液平面。肺结核空洞则多见于肺上叶,空洞壁较薄,空洞内很少有见液平面。

4.肺癌 两者都有咳嗽、咯血、胸痛、进行性消瘦等症状。而肺痨具有传染性,肺癌病重进展快,依据临床证候常难以鉴别两者,胸部CT扫描对二者的鉴别常有帮助,中央型肺癌影像学检查肺门附近有阴影,常与肺门淋巴结相似,周围型肺癌可呈球状、分叶状块影,病灶边缘常有切迹、毛刺。而肺部结核球周围可有卫星灶、钙化。结合痰结核菌、结核菌素试验、脱落细胞检查及纤支镜检查,常能及时鉴别。但在临床上应注意二者有并存的可能性,需及早注意发现。

三、辨证论治

1.辨证思路 肺痨以肺阴亏损为多见,随病情演变发展,则表现为阴虚火旺,或气阴耗伤,甚至阴阳两虚。本病的辨证,须按病理属性,结合脏腑病机进行分证。尤须注意辨别阴虚、阴虚火旺、气虚的不同和明晰肺、脾、肾三脏的虚损和关系。

2.治疗原则 本病以补虚培元、抗痨杀虫为基本原则。"补虚"应根据肺痨"主乎阴虚"的病机特点,以滋阴为主,火旺者兼以降火,如合并气虚者兼以益气,如合并阳虚者兼以温阳。"抗痨杀虫"治法应贯穿整个治疗过程,注意使用具有抗痨杀虫作用的中草药配伍,如百部、白及、功劳叶、猫爪草、大蒜等,增强药物抗痨作用。在临床上,要重视补虚培元,通过补肺为主,兼以健脾、滋养肝肾,增强正气,以提高抗痨杀虫的能力;适当配伍活血化瘀类药物,以改善微循环,抑制纤维增生,利于药物渗透,促进病变吸收,空洞闭合,促进康复。

3.辨证分型

(1)肺阴亏虚

症状:干咳,咳声短促,或咯少量黏痰,或痰中带血丝或血点,血色鲜红。胸部隐痛,午后手足心热,口干咽燥,或有轻微盗汗,舌边尖红苔薄,脉细或细数。

治法:滋阴润肺,杀虫止咳。

方药:月华丸。

本方是治肺痨的基本方,具有补虚杀虫,滋阴镇咳,化痰止血之功。可加百合、玉竹、黄精等增滋补肺阴之力。或加太子参、白术等健脾益气,培土生金,以资生化之源;若痰中带血,宜加白及、白茅根、紫珠、藕节、仙鹤草等以和络止血;若低热不退,宜加银柴胡、胡黄连、地骨皮、青蒿、白薇等以清退虚热。

(2)阴虚火旺

症状:呛咳气急,痰少质黏,或吐稠黄痰,量多,时时咯血,血色鲜红,午后潮热,骨蒸,五心烦热,颧红,盗汗量多,口渴,心烦,失眠,性情急躁易怒,或胸胁疼痛,男子可见遗精,女子月经不调,形体日渐消瘦,舌红而干,苔薄黄或剥,脉细数。

治法:滋阴降火,杀虫。

方药:百合固金汤。

本方具有滋养肺肾,止咳化痰的功效,临床可加龟板、鳖甲、知母等滋阴清热;加百部、功劳叶、白及、藕节、仙鹤草等和络止血,抗痨杀虫;加阿胶、五味子、冬虫夏草、二至丸等补肺益肾。

若咳痰量多黄稠,宜加黄芩、胆南星、瓜蒌仁、桑白皮、鱼腥草、竹茹等以清化痰热;反复咳血不止者,宜加侧柏叶、白茅根、丹皮、生地、地榆、大黄炭或十灰散等以凉血止血;盗汗严重者,宜加煅牡蛎、煅龙骨、浮小麦、糯豆根等以敛营止汗;骨蒸劳热日久不退,可合用清骨散或秦艽鳖甲散,或酌加青蒿、胡黄连、银柴胡、地骨皮等退热除蒸;胸胁疼痛者,宜加用柴胡、枳壳、郁金、川楝子、延胡索等以理气和络止痛;烦躁失眠者,宜加酸枣仁、远志、茯神、夜交藤、珍珠母以宁心安神。

（3）气阴耗伤

症状:咳嗽无力,气短声低,咯痰清稀色白,偶或痰中夹血,或咯血,血色淡红,午后潮热,伴有畏风,怕冷,自汗与盗汗并见,面白颧红,纳少神疲,便溏,舌质嫩红,或舌淡有齿印,苔薄,脉细弱而数。

治法:益气养阴,杀虫。

方药:保真汤。

本方具有益气补血、滋阴清热的功效,临床可加百部、功劳叶、白及以抗痨杀虫。加佛手、砂仁、白豆蔻、麦芽等以助脾胃运化。若咳嗽痰稀,可加白芥子、白前、紫菀、款冬花、苏子温润止嗽。夹有湿痰症状者,可加法半夏、橘红、苍术、厚朴以燥湿化痰。咯血量多色红者可酌加侧柏叶、白茅根、白及、生地、地榆、大黄炭等以凉血止血,咯血色淡红者可加阿胶、蒲黄、仙鹤草、三七,再酌加或重用补气药以止血摄血。如纳少腹胀,大便溏薄等脾虚症状明显者,酌加扁豆、薏苡仁、肉豆蔻、淮山药、芡实等健脾之品。

（4）阴阳两虚

症状:咳逆喘息少气,咯痰色白,或夹血丝,血色暗淡,潮热,自汗或（和）盗汗,声嘶或失音,面浮肢肿,心慌,唇紫,肢冷,形寒,或见五更泄泻,口舌生糜,大肉尽脱,男子滑精、阳痿,女子经少、经闭,舌光质红少津,或舌质淡体胖边有齿痕,脉微细而数或虚大无力。

治法:滋阴补阳,杀虫。

方药:补天大造丸。

本方具有温养精气,阴阳双补的功能。加百部、白及、功劳叶、猫爪草、大蒜等以抗痨杀虫。可酌加百合、麦冬、阿胶、黄精、山萸肉、巴戟天、淫羊藿、仙茅、补骨脂、菟丝子、肉苁蓉等滋补肺肾,温养精气,以培根本。若肾虚气逆喘息可配冬虫夏草、蛤蚧、胡桃肉、紫石英、五味子等摄纳肾气、敛肺平喘;心悸可加柏子仁、五味子、茯神、龙齿等宁心安神;五更泄泻者,则当加入肉豆蔻、补骨脂、干姜、小茴香、吴茱萸以补脾温肾固肠止泻。

第五节 证 治 研 究

一、中医药对肺痨的临床研究现状

（一）辨证论治

目前肺痨的中医辨证种类繁多,由于各医家的临床经验、学术思想的差异,在肺痨的辨证、选方上又呈现多样化。据调研肺痨的证候主要集中在肺阴虚、阴虚火旺、气阴两虚三个证候上,分别占总数的40.3%、20.4%、19.5%,合计占80.2%之多,其他证候所占比例较小;而经对当代名中医治疗肺痨患者临床资料的整理与分析中发现,出现频率较高的有阴虚火旺、气阴两虚、肺脾两虚、肺阴亏损、上焦瘀血、阴阳两虚、痰热蕴肺、肺肾两虚8个证型。在临床上肺痨的治则主要以"滋阴润肺,清热杀虫""养阴润肺,培土生金""滋阴降火,祛瘀止血""温补脾肾,滋养精血"为主;使用频率最高的方剂分别为月华丸、养阴清肺汤、百合固金汤合秦艽鳖甲散、保真汤、补肺汤、四君子汤合参苓白术散、香附旋覆花汤、补天大造丸、二陈汤合三子养亲汤、左归饮和六味地黄丸等。

1.滋阴润肺、清热杀虫　中医认为痨虫侵蚀肺部,阴津受伤,肺失所养,多为肺痨初期,证见干咳少痰,咳声短促,痰中带血,舌红少津,手足心热,脉细,或细数。《医学心悟》中提及对病势深沉,尸虫入肺的虚损而咳者,用月华丸、紫菀散清而补之,月华丸中天冬、麦冬、生地黄、熟地黄、山药、沙参滋肾益阴,使金水相生;贝母、百部杀虫润肺化痰;桑叶、菊花载药入肺;茯苓培土生金,亦防阴药之滞;三七祛瘀止血,又配獭肝、阿胶血肉有情之药,可填精润燥,全方上中下三焦同治,为"阴虚发咳之圣药",又配紫菀散润肺止咳,至今仍为治疗肺痨咳嗽的经典方药。在现代临床研究中,发现治疗组(月华丸加减联合常规西医治疗)与对照组(常规西医治疗)相比较,治疗组总有效率达90%,对照组有效率为65.3%,两者总有效率比较有显著差异($P < 0.05$)。蔡志敏通过对150例肺痨患者进行月华丸联合常规化疗治疗,结果发现治疗组明显高于单纯常规化疗组,两组患者的总有效率比较差异有统计学意义($P < 0.05$),表明月华丸治疗肺痨可显著提高肺痨患者的临床疗效,并降低抗结核药物的毒副作用。故治则以"滋阴润肺、杀虫止咳"为主。

2.养阴润肺、培土生金　中医认为脾属土、主运化,为气血生化之源;肺属金,主气司呼吸,土又能生金,脾胃所化生的气血,首先上归于肺,为肺生理活动提供物质源泉。若脾失健运,不能输布水谷精微,酿湿生痰,上于肺,壅闭肺气,影响气机出入。同时,肺病日久,子盗母气,导致脾胃虚弱,形成恶性循环,病情缠绵难愈。因此补脾有助于益肺气。《本草新编》提及"麦门冬泻肺中之伏火,清胃中之热邪……盖火伏于肺中,烁干内液,不用麦冬之多,则火不能制矣;热炽于胃中,熬尽其阴,不用麦冬之多,则火不能熄矣"。以半夏为臣,降逆化痰,佐以人参,补中益气,与麦门冬配伍,大有补气生津之力,加用粳米、大枣、甘草补脾益胃,脾胃健运,津液自能上输于肺,胃得其养,肺得其润,此正是"培土生金"之意。对中后期肺结核患者使用培土生金汤,发现总有效率达92.8%;使用参苓白术散与化疗药物配合治疗,与对照组单一化疗方案比较,综合疗效明显提高($P < 0.01$);而使用保真汤联合西药治疗肺结核的总有效率达93.33%,优于单纯西药组达到的76.67%总有效率。治则补脾、健脾均有较佳

的疗效,故"见肺病,当以治脾"。

3. 温补脾肾、滋养精血 肺主呼气,肾主纳气,肺的呼吸功能需要肾的纳气作用来协助,故有"肺为气之主,肾为气之根"之说。如用"益气养阴、润肺"方疗效不佳时,可改用滋阴补阳的药物进行治疗,使肾精(阴)不断的充盈和成熟,提高机体免疫功能,促进疾病好转痊愈。一般认为,肺痨到阴阳两虚阶段,则肺、脾、肾三脏俱虚,多为肺痨晚期,治则应以"补肺健脾、滋肾为主",以紫河车、炒白术、乌梅、茜草、地骨皮、蜈蚣、十大功劳、白及、夏枯草、百部、猫爪草、生牡蛎等中药配伍为方,辨证治疗。

4. 滋阴降火、祛瘀止血 咳血或咯血是肺痨的常见临床表现,常因肺肾不足,阴虚火旺,灼伤肺络而发,血不循经,蓄积成瘀。使用常规西医治疗联合百合固金汤加减(生地、熟地、仙鹤草、百合、白及、玄参、百部、阿胶烊化、桔梗、炒黄芩、炒杏仁、炙杷叶、夏枯草、生甘草、川贝母、三七)与单纯西医对照组治疗比较,治疗组有效率为91.5%,对照组有效率为75.6%,有显著性差异(P<0.05);使用益肺止血汤联合西医常规治疗与单纯西医治疗相比,前者总有效率达93.7%,后者总有效率为77.5%,差异有统计学意义(P<0.05)。故治则应以"滋阴降火、祛瘀止血"为主。

5. 其他 临床上还有不少对肺痨有较好疗效的治法,研究显示以"益气滋阴、行瘀抗痨"法联合化疗长疗程治疗耐多药肺结核,发现与常规抗痨药物组相比,可以提高痰菌阴转率(P<0.05),促进病灶吸收(P<0.05),还可改善生活质量,在生活质量量表各评分显示,较治疗前差异有统计学意义(P<0.01)。临床上以百部、丹参、当归、半枝莲、猫爪草、连翘、赤芍等为基础方,随证加减,联合化疗方案治疗复发性肺结核,痰菌阴转率达90%,总有效率达97.1%。采用"补气滋阴方"配合化疗方案治疗的肺结核患者,痰菌转阴率达91.7%,病灶吸收率达87.7%。有报道以"养阴活血"法治疗肺结核的总有效率达96.7%。此外,临床上常以玉屏风散、逍遥散、平胃散、参苓白术散和茵陈蒿汤合方化裁,治疗抗结核药物引起的皮肤、胃肠及肝功异常。

(二)对症治疗

1. 咳嗽多用百部、紫菀、款冬花等。研究显示中药百部具有以润肺、杀虫、止咳等作用;以芩部丹基本方治疗难治性肺结核,百部为君药,配黄芩、丹参,对肺结核患者痰菌转阴及病灶的吸收有较好的疗效;现代药理研究显示,紫菀1:100浓度时,对牛型结核杆菌有抑制作用;1:50浓度时,对人型结核菌也有抑制作用。

2. 痰中带血或咯血一般认为这是由于痨虫蚀肺,肺阴不足,虚热内灼伤络而致,临床上多用三七、白及等中药。通过白及胶的体外抗菌实验发现,白及粉中加入泛影葡胺及生理盐水,制成的凝胶体能够有效杀死或抑制耐药结核杆菌的生长。也有医家认为是肾阴亏损、虚火亢炎所致,故应甘寒养阴、润燥宁咳,给予阿胶、五味子、熟地黄、浮小麦、麦冬、百部、海蛤壳、北沙参、白芍、龟甲、生侧柏叶、当归、砂仁等配伍治疗。

3. 盗汗多因真阴不足,心肝火旺,上炎于肺,以致消灼肺阴而发,应滋阴降火、养肺固金为主,多用百合、贝母、当归、百部、生地黄等。也有医家认为肺痨盗汗以元气不足为其根本,以"培土益气、滋水清金"为法,中药以黄芪、炒白术、防风、陈皮、北沙参、生地、麦冬、山茱萸、炒白芍、炙甘草、瘪桃干、北五味子、麻黄根等配伍,疗效颇佳。

4. 骨蒸潮热中医多认为肺虚不能输布津液,肾失资生之源,则病及于肾,肾阴亏损,虚火扰动,则见骨蒸潮热。临床上对于"气阴不足,虚热内生"肺痨患者,以李东垣"甘温除热法"

为主,方选补中益气汤合参苓白术散加减。研究也发现青蒿鳖甲汤加减治疗肺结核午后发热。总有效率达93.3%,效果甚佳。

(三)名老中医经验方

陈苏生以净麻黄、麻黄根、苦杏仁、白果仁、桃仁、郁李仁为基本药物拟二麻四仁汤治疗重症肺结核夹邪患者,疗效颇佳。夏仲鲁以秋石、牡蛎、浙贝、甲珠、乌贼骨、麝香为基本药物,拟秋石三甲止血散治疗肺结核患者,可有效缓解咳嗽、咯血、骨蒸、潮热盗汗等相关症状,影像学检查也有明显钙化,疗效颇佳。苏元以胡黄连、当归、川贝、乌梢蛇、岗松、大黄、川芎、黄芪、龟板、白及为基本药物,研末,煎汤提纯,制成粉末,装胶囊服用,经临床研究证实,疗效确切。邵长荣提出"清肺泻火、行瘀杀虫"治则,以芩部丹基础方治疗肺痨患者,临床观察,发现芩部丹与异烟肼疗效相近,且不良反应少。王荫卿老中医认为应"杀虫解毒,通利二便以祛邪;滋阴散结,以固本",故先以马齿苋、忍冬藤、连翘、白茅根、瞿麦、紫石英、蒲公英、百部、大黄、木通、茺蔚子为方煎服,待结核中毒症状基本消失,改服自制肺宁丸以滋阴散结,固本,临床疗效颇佳。石恩骏认为难治性肺结核,中医证型应为阴阳两虚型,创制"抗痨补金汤"(由紫河车、十大功劳、炒白术、乌梅、茜草、白及、百部、地骨皮、蜈蚣、夏枯草、猫爪草、生牡蛎组成),根据具体病情变化做适当加减,病情稳定后则将上方扩大剂量,制成水滴丸,名为"抗痨补金丸",每服5g,每日3次,善后巩固,总疗程9~18个月。

(四)中成药

1. **抑制结核杆菌生长的中成药** 通过临床实践和现代药理研究,已证实具有抑制或杀灭结核杆菌作用的中药制剂有:大蒜素胶囊、猫爪草胶囊、夏枯草胶囊、结核灵片等。

大蒜素主要用于深部真菌和抗结核治疗,观察发现对照组(常规西医治疗)和治疗组(大蒜素联合常规西医治疗)均能显著减轻患者的临床症状,但治疗组痰菌转阴率及病灶吸收情况优于治疗组($P<0.05$),两组比较差异有统计学意义。

结核灵片主要成分为狼毒,可逐水祛痰,破积杀虫,主要用于淋巴结核的治疗,对肺结核及其他淋巴结核也有效。在结核灵片联合常规西医治疗的临床研究中发现,治疗第1、2个月末,痰涂片结核菌阴转率明显优于常规西医治疗组($P<0.05$)。

猫爪草胶囊具有清热解毒、活血化瘀之功效,对人型结核菌有抑菌作用,观察其对初发肺结核的治疗,治疗组(猫爪草胶囊加常规化疗)与对照组(常规化疗)比较,治疗6个月时治疗组痰菌阴转情况明显优于对照组($P<0.05$)。

2. **提高机体免疫力的中成药** 肺痨为慢性虚损性疾病,当时刻关注培元固本,提高免疫功能,研究发现金水宝胶囊、百地滋阴丸、六味地黄丸、参芪益肺丸、芪贝胶囊、补肺丸等中成药具有"扶正固本"的功效,能调节免疫系统,增强机体抗病的能力。金水宝胶囊为发酵虫草菌的提取物,可补益肺肾,增强巨噬细胞吞噬、杀灭结核杆菌的能力。百地滋阴丸由山药、地黄、地骨皮、山茱萸、茯苓、女贞子、北沙参、麦冬、鳖甲、川贝等26味天然中药组成。临床研究发现:治疗组(百地滋阴丸与抗结核药联合应用)与对照组(单纯抗结核药物)比较,治疗组显效率82.7%,优于对照组显效率57.5%($P<0.05$)。参芪益肺丸以黄芪、党参、白芍、山药、茯苓、陈皮、五味子、法半夏、白术、鸡内金、北沙参、麦冬、白及、木香、香附、豆蔻、百部、肉桂、炙甘草、炮姜为基本方,适用于气阴两伤偏于阳虚的患者。芪贝胶囊以黄芪、冬虫夏草、蛤蚧、川贝母、百部、百合、白果、白及、薏苡仁等为方,常用于肺痨气阴两虚证的患者。补肺丸以熟地黄、党参、黄芪、桑白皮、紫菀、五味子为基本药物,主要用于肺痨患者偏于气虚者。

3. 改善肺痨临床症状的中成药 肺痨以"咳嗽、咯血、盗汗、潮热"为最常见的临床症状，能明显改善这些症状的中成药有：金荞麦片、抗痨丸、疗肺宁、结核丸等。金荞麦片重在清热解毒、排脓祛瘀，可用于咳嗽痰多或咳吐脓痰的对症治疗。抗痨丸重在祛痰止咳、活血化瘀、止血，主要用于肺痨日久、肺虚络损的咳嗽，痰中带血的对症治疗。疗肺宁由百部、穿心莲、羊乳根、白及组成，以润肺、清热、止血为治则，可用于发热、痰血症状的肺痨患者。结核丸由龟甲、百部、生地黄、熟地黄、阿胶、鳖甲、北沙参、白及、牡蛎、川贝母、熟大黄、蜂蜡、麦冬、天冬、紫石英、龙骨等药物组成，具有滋阴降火，补肺止嗽的功效，用于阴虚火旺引起的潮热盗汗、咳痰、咯血等症状的治疗。

（五）其他中医特色治疗

穴位贴敷、耳穴压豆、艾灸、穴位注射等中医特色治疗方法，可以缓解肺痨相关临床症状、提高痰菌转阴率，又可以改善肺结核化疗后相关不良反应。

1. 提高痰菌转阴率 研究发现，将芥子研磨加醋，贴于结核穴、风门、肺俞、心俞、肾俞穴，联合西医常规治疗，有效率优于单纯西医常规治疗（$P<0.05$）。采用疏肝解毒方、耳穴压豆联合西药治疗肺结核，其总有效率明显优于对照组（$P<0.05$）。使用艾灸辅助常规抗结核治疗3个月后，复查胸片病灶吸收达45%以上者占90.0%，明显高于单纯抗结核治疗组的72.0%（$P<0.01$），且痰菌降级率也明显高于对照组（$P<0.01$）。有学者将肺痨分为肺肾阴虚、脾虚夹湿、气虚阴亏、气虚外感、热邪壅肺和肝郁气滞六型。用回生膏外贴为主，并分别配服滋阴回生丸、健脾回生丸、气阴双补丸、温阳解表丸、清肺丸、舒肝丸进行治疗，疗效显著。

2. 缓解肺痨相关临床症状 研究发现，根据中医理论"导热下行，引火归原"之法，使用艾灸双足涌泉穴联合常规西医治疗，对肺痨咯血患者有较好的临床疗效，在平均出血量和止血时间方面均显著优于常规西医治疗组（$P<0.01$）。临床上在常规抗结核的前提下，联合中药制剂参麦注射液对足三里穴位注射，总有效率达93.3%，可明显缓解肺结核潮热盗汗症状。为痰菌阳性肺痨患者进行以针灸治疗（针刺取穴太渊、肺俞，培土生金、补益肺气；膏肓补虚益损；足三里健脾和胃、扶正祛邪；三阴交助脾气）为主，辅以中医中药辨证论治，治疗3个疗程后，各种症状明显好转，再治疗2个疗程，咳嗽、咳血、潮热、盗汗、胸痛等症状消失。

3. 改善肺结核化疗后相关不良反应 许多患者在肺结核化疗过程中常出现恶心、呕吐等胃肠道不良反应。临床研究发现以甲氧氯普胺注射双足三里治疗有显著疗效（$P<0.01$）。

二、中医药对肺痨的基础研究

肺痨的基础研究多偏于单味中药的化学成分及药效研究，多年来，研究发现黄芪、狼毒、冬虫夏草、猫爪草、大蒜、夏枯草、黄连、黄芩等中药具有抗结核菌的作用，其中一些中药的提取物已被临床证实在抗结核、提高免疫力、减轻化疗药物的毒副作用等方面有确切疗效。

（一）直接抑制结核分枝杆菌生长

大蒜素被誉为天然抗生素，能透过病菌的细胞膜进入细胞质，将含羟基的酶氧化为双硫键，从而抑制细胞分裂和破坏病菌的正常代谢，具有抗结核菌的作用，也可提高机体免疫力。黄连素对结核分枝杆菌有明显抑制作用，黄连素干预体外的抑菌试验结果显示：100μg/ml黄连素作用于结核菌株24h，能杀死所有结核菌；60μg/ml黄连素能杀灭大部分标准菌株；30μg/ml黄连素只能早期抑制结核菌株的生长；3μg/ml黄连素对结核菌H37Rv的早期生长具有弱的抑制作用。黄芩苷可破坏结核分枝杆菌细胞壁和细胞膜的结构引起菌体裂解死亡,从而发挥抑菌或杀菌的作用。黄芩苷在体外对结核分枝杆菌具有一定的抑制作用,黄芩苷对结核分枝杆菌的体外抑菌作用试验结果显示,其MIC的范围为1.5-48g/L,MIC90为12g/L,MIC75和MIC50均为6g/L。

(二)提高机体免疫力

肺痨(肺结核)是慢性消耗性疾病,中医中药的参与对于那些耐药人群、无法承受或耐受抗痨药人群和症状严重或慢性迁延者显得尤为重要。临床上要本着"补虚以复其本,杀虫以绝其根"的原则,采取补虚与杀虫、局部与整体相结合的方法,以达到增强机体抗病能力和抑制或杀灭结核杆菌的目的。

研究发现用黄芪提取物干预体外培养的巨噬细胞,可促进巨噬细胞对结核分枝杆菌的吞噬作用,如黄芪及其制剂与化疗药物联用,能提高机体免疫力,有效缓解相关临床症状、加速病灶吸收和空洞愈合、提高痰菌阴转率。在狼毒类植物中狼毒大戟抗结核分枝杆菌活性最强,其体内抗结核活性接近乙胺丁醇,还能提高大鼠结核病模型的细胞免疫功能。夏枯草液1:5可以抑制结核分枝杆菌的生长;其提取物可以增加结核病大鼠释放细胞因子IFN-γ、IL-12、IL-10,还可以刺激IFN-γ、IL-12、GLS mRNA的表达,提高结核病大鼠的细胞免疫功能。大蒜素的免疫调节作用在临床上也得到了证实,大蒜素肠溶胶囊可提高肺结核疗效、增强细胞免疫功能,使用大蒜素肠溶胶囊联合抗结核药物对肺结核患者进行治疗,能明显提高患者痰转阴率、症状改善率和增加CD3、CD4、CD4/CD8 T细胞数量。

(三)减轻化疗药物毒副作用

因为西药抗痨药可能会影响肝肾功能,甚至导致脏器的损害,故中医药参与治疗肺痨的过程中,不仅要注重保肺,还要不忘护肝,以及对其他脏腑的调理和养护。实验研究证明白头翁提取物不仅在体外有抗结核菌的作用,其煎剂对利福平、异烟肼造成的肝损害有保护作用,可以降低谷丙转氨酶(SGPT)、肝组织丙二醛(MDA)的水平。据现代研究,冬虫夏草也可减轻化疗药物的毒副反应,尤其是防止肝损伤有明显疗效,冬虫夏草含有腺嘌呤核苷及天门冬氨酸等19种氨基酸以及多种维生素和微量元素等人体必需成分,能增强淋巴细胞活性、DNA修复能力。丹参注射液辅助治疗难治性肺结核,有助于患者临床症状的改善,促进痰菌阴转,病灶吸收,减少或减轻胃肠道反应及肝损害,总有效率明显优于西药治疗方案。

三、重点、难点、疑点探究

目前,西医学对结核病的治疗,最主要的手段是化疗。由于化学药大量或不规律的使用,造成耐药和多重耐药菌数量成倍上升。研究表明,多重耐药菌和药物的毒副作用对肺结核的防治增加了难度,也是化疗失败的重要因素。最根本的原因就是西医抗痨药物在针对结核杆菌的同时,往往忽视了人体自身强大的修复功能。目前的研究表明,中药及其成分在一定程度上具有抑制结核杆菌生长,也能通过对人体多器官、多细胞、多因子靶位发生作用,较好地调节机体自身免疫功能,能提高肺结核患者痰结核菌阴转率,促进病灶吸收及缩短病程和迅速减轻和消除临床症状和有效地减轻和消除抗痨药物所引起的不良反应。但单纯中医药尚不具有杀灭结核杆菌的作用,故积极发挥中医药和民族医药的特色和优势,围绕抗痨药的耐药和多重耐药菌感染防治的难点。加强基础实验和中药制剂的研究与开发,协调"痨虫"和"正气"的辨证论治,协同抗痨药物提高抗痨疗效和减少抗痨药物的毒副作用以及提高患者免疫功能,积极探寻具有杀灭结核杆菌的中药和民族药,应是中医药防治肺痨研究的重点和努力方向,也是我们临床应用中医药防治肺结核的思路。

第六节　相关西医疾病诊疗指南评述

随着化学疗法的广泛应用和老年患者、耐药患者、合并糖尿病和免疫损害等肺结核患者的日益增多,使肺结核的诊断和治疗日趋复杂。且越来越多患者因抗结核药物不良反应,不能规律服药,使得耐药和多重耐药菌数量成倍升高,对肺结核的防治工作增加了难度。我国防痨协会于2009年发行了《耐药结核病化学治疗指南(2009)》,其中对耐药结核病的定义进行阐述,重点对抗结核药物的分类、用法用量、与各组药物作用机制及不良反应进行重点陈述,以指导临床合理用药。

世界卫生组织(WHO)已将我国作为全球25个耐多药结核病重点国家之一。在2010年,WHO遏制结核病部遵循世界卫生组织新的循证指南规程,制定了第四版《结核病治疗指南》,其特别高度重视耐药结核病治疗,并对第三版《结核病治疗指南》进行大幅修订。在WHO《全球结核病2014年度报告》指出,2013年新发耐多药结核病(MDR)患者48万人,其中9%为广泛耐药结核病(XDR)患者。新结核病患者治疗成功率为86%,而MDR仅为48%。耐药结核病的流行是当前结核病控制工作面临的主要挑战之一,抗结核药物是控制结核病的最有效武器,但面对耐多药结核病(MDR-TB)尤其是广泛耐药结核病(XDR-TB)明显力不从心,加强耐药结核病的控制也逐渐变得更为迫切。WHO于2014年紧急推出了《耐药结核病规划管理指南伙伴手册》(简称“2014《指南》”),其中在耐药结核病的治疗方面,“2014《指南》”是根据最新的研究数据和结果进行了部分的修改和完善。我国的《耐药结核病化学治疗指南(2009)》与“2014《指南》”对比,其中“2014《指南》”在耐多药与广泛耐药结核病治疗中,对基本的抗结核药物进行了调整,对治疗方案的选择也给了新的建议,以求更好指导临床用药。

一、治疗策略

“2014《指南》”对5组抗结核药物的选择原则进行了更详细的介绍:①在有实验室结果和临床表现支持有效的情况下,耐药结核病治疗方案中优先选用一线抗结核药物;②推荐MDR-TB患者的治疗方案中都应尽量包括第2组注射类药物;③推荐MDR-TB患者的治疗方案中都应尽量包括氟喹诺酮类药物,且应使用较新一代的氟喹诺酮类药物(左氧氟沙星、莫西沙星);④第4组药物中,乙硫异烟胺和丙硫异烟胺的抗结核活性最好,推荐使用;⑤第5组药物中,利奈唑胺、氯法齐明和贝达喹啉都具有较好的抗结核活性,推荐使用。

二、抗结核药物的选择

WHO在第四版《结核病治疗指南》中指出,先从第一组药物开始选择,依次到第五组(如果使用第1组到第4组中的药物无法设计出适当的治疗方案时,可以采用这些药物)。

而“2014《指南》”耐多药与广泛耐药结核病治疗中,首先从第2组开始选择,其次第3组和第4组,最后是第1组和第5组,具体变化如下:

1. 先选择第2组注射类药物(阿米卡星,卷曲霉素,卡那霉素)。

2. 选择第3组氟喹诺酮类药物(左氧氟沙星,莫西沙星),"2014《指南》"推荐的抗结核药物中已将环丙沙星剔除。由于耐多药结核病患者对链霉素的耐药率很高,故未被列入二线注射类抗结核药物。氧氟沙星由于抗结核活性较低,已从第3组中删除。

3. 选择第4组药物(乙硫异烟胺、丙硫异烟胺、环丝氨酸、特立齐酮和对氨基水杨酸)。WHO推荐,耐多药结核病治疗时应选用环丝氨酸和对氨基水杨酸,两者与其他抗结核药物无交叉耐药。由于乙硫异烟胺(或丙硫异烟胺)联合对氨基水杨酸常发生胃肠道不良反应和甲状腺功能减退,只有当方案中需要3种第4组药物时才可同时选择乙硫异烟胺(或丙硫异烟胺)和对氨基水杨酸。第4组药物使用时,应从低剂量开始,3至10日内逐渐加量,以降低不良反应发生率减轻不良反应程度。

4. 选择第1组药物(乙胺丁醇、吡嗪酰胺)。需要特别注意的是吡嗪酰胺的药敏试验可靠性不足,所以即使药敏试验提示吡嗪酰胺耐药。吡嗪酰胺仍可以作为MDR-TB治疗药物。

5. 选择第5组药物(贝达喹啉、德拉马尼、氯法齐明、利奈唑胺、阿莫西林-克拉维酸钾、克拉霉素、高剂量异烟肼、亚胺培南-西司他丁、美罗培南-克拉维酸钾和氨硫脲)。WHO指出,除贝达喹啉和德拉马尼外,其他药物均未获准治疗耐多药结核病,为非处方药,并且大多昂贵,有些需要静脉使用(亚胺培南、美罗培南);因此,在第1~4组药物无法组成有效的治疗方案时,可选用第5组药物,因其疗效十分不确定,建议可同时选用2~3种。

三、治疗疗程

对于MDR-TB的治疗疗程,强化期应达8个月,或等到患者痰菌转阴后4个月;总疗程应达到20个月(具体根据患者情况而定),或建议患者培养阴转后应至少继续治疗12个月。需要注意的是,由于病情需要,需要延长强化期时,或者注射类药物不良反应比较明显时,注射类药物可以不必每天使用,而采取间断使用的方法(如3次/周)。

对于XDR-TB的治疗:①强化期至少6种药物,巩固期不少于4种药物;②XDR-TB治疗方案中使用氟喹诺酮类药物(莫西沙星、加替沙星)会提高治疗效果;③贝达喹啉建议用于XDR-TB治疗方案中;④吡嗪酰胺和一线药物中任何认为可能有效的药物都可以用于XDR-TB治疗方案中;⑤注射类药物应用于强化期甚至整个治疗过程;⑥第4组所有之前未被使用过的药物都可以选用;⑦从第5组中选2种或更多药物;⑧如果病灶局限,可以行外科手术治疗。

最后,尽管在对耐药结核病的诊断技术与治疗技术等领域已经取得一些成绩,但在新药开发方面并没有大的突破,同时,二线药物较高的不良反应发生率在一定程度上影响了其使用,我国第五轮全球基金耐多药结核病项目中使用的抗结核药物均来自国外,患者与国家负担都因而日渐沉重,因此,对于新型诊断方法与药物及疫苗方面的研究和发展、开展MDR-TB管理的实施性研究、缩短治疗周期等方面都是需要我们尽快解决的重要问题。

具体内容请参照WHO在2014年《耐药结核病规划管理指南伙伴手册》《耐药结核病规划管理指南紧急版》、2001年中华医学会结核病学分会《肺结核诊断和治疗指南》、中国防痨协会于2009年发行《耐药结核病化学治疗指南》。

(卢健棋)

参 考 文 献

[1] 田德禄. 中医内科学[M]. 北京: 人民卫生出版社, 2002.

[2] 中华医学会结核病学分会. 肺结核诊断和治疗指南[J]. 中华结核和呼吸杂志, 2001, 20(2): 70-74.

[3] 薛鸿浩, 张惠勇, 鹿振辉, 等. 邵长荣运用芩部丹治疗肺结核的经验[J]. 山东中医药大学学报, 2010, 34(6): 520-521.

[4] 罗翌, 刘擎, 李季强. 当代名中医治疗肺痨的辨证论治经验统计分析[J]. 江西中医学院学报, 2010, 22(5): 39-41.

[5] Lu J, Ye S, Qin R, et al. Effect of Chinese herbal medicine extracts on cell-mediated immunity in a rat model of tuberculosis induced by multiple drug-resistant bacilli[J]. Molecular Medicine Reports, 2013, 8(1): 227-232.

[6] 何钱. 石恩骏教授治疗难治性肺结核的经验[J]. 广西中医学院学报, 2010, 13(3): 17-18.

[7] 蔡志敏. 月华丸治疗肺痨150例的经验总结[J]. 中国医药科学, 2012, 2(6): 65-67.

[8] 刘成彬, 张少聪, 李青天, 等. 验方论治肺结核研究[J]. 光明中医, 2009, 24(3): 575-576.

[9] 曾正ёл. 现代实用结核病学[M]. 北京: 科学技术文献出版社, 2003: 2-14.

[10] 田昕, 田霞, 唐建东. 针药并用治疗肺痨56例[J]. 中医研究. 2000: 10 13(5): 57-58.

[11] 李志明, 敖铁峰, 张葆, 等. 略论培土生金治肺痨[J]. 中国中医药信息杂志, 2010, 17(3): 95-96.

[12] 康庄, 王和, 李红芳, 等. 中药白及提取物介入治疗肺外淋巴结核的实验性研究[J]. 中国社区医师(医学专业), 2011, 13(2): 5-6.

[13] 匡铁吉, 董梅, 宋萍, 等. 黄连素对结核分枝杆菌的体外抑菌作用[J]. 中国中药杂志, 2001, 26(12): 867-868.

[14] 邵世峰, 刘雪萍, 孙婉蓉, 等. 黄芩苷对结核分枝杆菌抑菌作用的初步研究[J]. 天津医药, 2012, 40(8): 763-765.

[15] 吕秀丽. 疏肝解毒方、耳穴压豆联合西药治疗肺结核随机平行对照研究[J]. 实用中医内科杂志, 2014,, 28(7): 108-110.

[16] 刘忠明. 中成药结核灵片辅助治疗初治涂阳肺结核疗效的探讨[J]. 实用临床医学, 2013, 14(8): 26-27.

[17] 中华中医药学会. 中医内科常见病诊疗指南-中医病证部分[M]. 北京: 中国中医药出版社, 2008.

[18] 中华人民共和国卫生部. WS228-2008肺结核诊断标准[M]. 北京: 人民卫生出版社, 2008.

[19] 中华医学会. 临床诊疗指南: 结核病分册[M]. 北京: 人民卫生出版社, 2005.

[20] 中华人民共和国卫生部. 肺结核门诊诊疗规范(2012年版)[J]. 中国医学前沿杂志(电子版), 2013, 5(3): 73-75

[21] World Health Organization. Companion handbook to the WHO guidelines for the programmatic management of drug-resistant tuberculosis. World Health Organization, 2014, 14(6): 672-682.

[22] 中国防痨协会. 耐药结核病化学治疗指南(2009)[J]. 中国防痨杂志, 2010, 32(4): 181-198.

第二十二章 肺 癌

第一节 疾病概述

肺癌是由于正气亏虚,癌毒内结所导致的一种慢性肺部恶性疾病,以咳嗽、咯血、胸痛、发热、气急为主要临床表现。

世界卫生组织(WHO)2008年公布的资料显示,肺癌年发病人数为160万和年死亡人数为140万,占当年全部恶性肿瘤发病和死亡的12.7%和18.2%,均居全球癌症首位。2014年,我国肿瘤登记中心发布的数据显示,2010年新发肺癌病例60.59万(男性41.63万,女性18.96万),居恶性肿瘤首位(男性首位,女性第2位)。预计到2025年,每年将有90万人死于肺癌,我国将成为世界第一肺癌大国。过去30年登记的肺癌发病率中,男女比值由2.47降低到了2.28,城乡比值由2.07下降到了1.14,男性平均发病年龄由65.32岁升高到了67.87岁,女性平均发病年龄由65.14岁升高到了68.05岁。肺癌发病的男女差异和城乡差别逐渐缩小,平均发病年龄逐年升高。

根据肺癌的临床表现,与西医学原发性支气管肺癌基本相同,其他如纵隔淋巴瘤、肺部良性肿瘤、结核性渗出性胸膜炎等出现肺癌临床特征者,均可参照本章内容辨证论治。

第二节 文献回顾

肺癌,谓肺中有形之块,在中医古代文献中多归结于"肺积",亦归为"息贲""息积""癖结""痞癖""肺壅""肺疽""咳嗽""咯血""胸痛"等范畴。

《难经·五十六难》:"肝之积名曰肥气,在左胁下,如覆杯,有头足……肺之积,名曰息贲,在右胁下,覆大如杯……肾之积,名曰奔豚,发于少腹,上至心下,若豚状,或上或下无时。"《难经》首提五积之一的肺积,又称"息贲",并指出其部位、体征。

《素问·奇病论》:"病胁下满,气逆,二三岁不已,是为何病? 岐伯曰:病名曰息积,此不妨于食,不可灸刺,积为导引服药,药不能独治也。"《素问·咳论》:"肺咳之状,咳而喘息有音,甚则唾血。"《灵枢·邪气脏腑病形》:"肺脉急甚,为癫病,微急,为肺寒热、怠惰、咳唾血、引腰背胸。"指出了肺癌的一些症状,如咳嗽,气喘,咯血,胸痛等症状。《素问·玉机真脏论》:"大骨枯槁,大肉陷下,胸中气满,喘息不便,内痛引肩项,身热,脱肉破 ……"还指出了肺癌晚期发热、胸痛引肩背、恶病质等症状。所述之症状类似于肺癌晚期发热、胸痛引肩背、恶病质等临床表现,并指出了疾病预后不良。

《脉经·平五脏积聚脉证》论述了肺癌胸痛的典型临床伴随症状及脉诊。"诊得肺积,脉浮而毛,按之辟易,胁下气逆,背相引痛,少气,善忘,目瞑,皮肤寒,秋差夏剧,主皮中时痛,如虱缘之状,甚者如针刺,时痒,其色白。"

《诸病源候论·癖结候》中,认识到痰饮内停、饮食不节作为病因与肺癌的发病密切关系。"此由饮水聚停不散,复因饮食相搏,致使结积在于胁下,时有弦亘起,或胀痛,或喘息,短气,故云癖结。"

金代李东垣创立治疗肺积的息贲丸。《医方考》云:"东垣,百世之师也……制息贲丸以治肺积。"

明代王肯堂《证治准绳·杂病》中也记载了肺癌的治法方药,"肺之积,名曰息贲,在右胁下,大如覆杯,气逆背痛,或少气喜忘目瞑,肤寒皮中时痛,如虱缘针刺,久则咳喘,宜大七气汤加桑白皮、半夏、杏仁各半钱,兼吞息贲丸。"

明代陈实功在《外科证治》还指出肺癌的早期发现发现较困难,"诸患易逝,独肺中患毒难觉……咳嗽、口干、咽燥,此皆肺中生毒之证也。"

《东医宝鉴·痈疽篇》:"痈疽发于肉者,当审脏腑,如中府隐隐而痛者,肺疽也。""疽"字论定了肺癌的恶变性质。

明代张景岳指出肺癌预后不良,《景岳全书·虚损》:"劳嗽,声哑,声不能出或喘息气促者,此肺败也,必死。"清代赵濂《医门补要》亦云:"表邪遏伏于肺,失于宣散,并嗜烟酒,火毒上熏,久郁热炽,烁腐肺叶,则出秽气,如臭蛋逼人,虽迁延,终不治。"

清代喻家言《寓意草》中记载了肺癌晚期转移至锁骨上淋巴结的临床表现,"李继江二三年来,尝苦咳嗽生痰,胸膈不宽……见其两颐旁,有小小垒块数十高出,即已识其病之所在。"

清代沈金鳌在《杂病源流犀烛·积聚癥瘕痃癖痞源流》提到,"邪积胸中,阻塞气道,气不宣通,为痰,为食,为血,皆得与正相搏,邪既胜,正不得而制之,遂结成形而有块",说明了肺癌的病因病机与邪犯于肺,气机不通及痰、食、血与正气相互搏结有关,对于后世研究肺癌的发病和治疗,均具有重要的启迪意义。

第三节 病因病机

一、病因

1. 正气亏虚 《诸病源候论·积聚候》云:"积聚者,由阴阳不和,脏腑虚弱,受于风邪,搏于腑脏之气所为也。"正气内虚,脏腑阴阳失调,是罹患肺癌的病理基础,此所谓"积之成者,正气不足,而后邪气踞之"。年老体衰,或劳累过度,肺气、肺阴亏损,外邪乘虚而入,客邪留滞不去,气机不畅,终致肺部血行瘀滞,结而成块。

2. 烟毒内蕴 "烟为辛热之魁",长期吸烟,热灼津液,阴液内耗,致肺阴不足,气随阴亏,加之烟毒之气内蕴,羁留肺窍,阻塞气道,而致痰湿瘀血凝结,形成肿块。

其次,"肺为华盖,其脏娇嫩",易受邪毒侵袭,如工业废气、汽车尾气、石棉、矿石粉尘、放射性物质等致癌物质,致使肺气肃降失司,肺气郁滞不宣,进而血瘀不行,毒瘀互结,久而形成肿块。

3. 六淫侵袭　肺为娇脏,外界六淫之邪侵淫肺,导致肺宣降功能失司,肺气壅遏,血行受阻,气滞血瘀,日久形成积块。《素问·至真要大论》说:"夫百病之始生也,皆生于风、寒、暑、湿、燥、火,以之化之变也。"

风为阳邪,"为百病之长其性开泄",风邪善行而数变,具有生发、向上、向外的特性。风邪侵袭首先犯肺,风温化热,热极生风,互相转化,郁结不散,而成热毒,热毒侵肺,肺气壅塞,宣肃失司,脉络不畅,气滞血瘀,而成肺癌。正如严用和《济生方》云:"积者,生于五脏之阴气也……此由阴阳和,脏腑虚弱,风邪搏之,所以为积为聚也。"

寒为阴邪,易伤阳气,寒邪侵袭机体,血得寒则凝,血瘀则气滞,津液失于温化,痰饮水湿停聚,停留日久,著而成块。如《灵枢·百病始生》云:"积之始生,得寒乃生,厥乃成积也……卒然外中于寒,若内伤于忧怒,则气上逆,气上逆则六输不通,温气不行,凝血蕴里而不散,津液涩渗,著而不去,而积皆成矣。"

火(热)为阳邪,"火曰炎上",不仅可以迫津外泄,津随气耗,还可直接消灼津液,耗伤人体的阴气。火热遏肺,灼伤肺阴,肺气失之宣散;或者嗜烟酒过度,火毒上蒸;或五志过极化火,久而郁热烁腐肺叶,发为肺积。其次,火热还可侵入血脉,迫血妄行或损伤血络。轻则血行加速而脉数,甚则灼伤脉络,迫血妄行,引起各种出血证。实火或虚火灼肺,损伤肺络,迫血妄行,则会出现咳血。

燥性干涩,"燥胜则干",燥邪易耗伤人体津液,出现各种干燥、滞涩的症状。金代刘完素《素问玄机原病式》:"诸涩枯涸,干劲皴揭,皆属于燥。"肺,在时为秋,与六气中"燥"同气相求。肺为华盖,喜润恶燥,开窍于口鼻,故燥邪容易从口鼻而入,所以有"燥易伤肺"之说。燥邪伤肺,失于津润,则肺气宣肃失职,肺气壅塞,脉络不畅,久之血瘀气滞,酿成肺积。其次,燥邪与火(热)邪相兼,灼伤肺津,损伤肺络,迫血妄动,出现干咳少痰,痰黏难咯,或痰中带血,甚则喘息胸痛等表现。

湿为阴邪,黏滞不爽,阻滞气机,缠绵难愈。湿邪犯肺,易出现咳嗽反复发作,痰黏色白,质稠量多,舌苔浊腻,脉濡缓或濡滑。湿邪日久,容易生痰化热,郁之成毒。湿毒袭肺,损伤肺络,宣降功能失调,肺络受阻,壅塞不通,而成肺癌。

4. 情志内伤　喜、怒、忧、思、悲、恐、惊,为"七情"。宋代严用和《济生方》云:"忧思喜怒之气,人之所不能无者,过则伤乎五脏。逆于四时,传克不行,乃留结而为五积。"张从正《儒门事亲·五积六聚治同郁断》亦曰:"积之成也,或因暴怒喜悲思恐之气……"

肺癌的发病主要与"悲""怒"等情志内伤密切相关。"悲则气消",肺在志为悲(忧),过度悲忧,则肺气耗散,日久气虚津停,气虚血瘀。气滞、痰浊、瘀血互结,壅塞不通,日积月累,形成肺内积块,如《金匮翼·积聚统论》言:"凡忧思郁怒,久不得解者,多成疾。"

"怒则气上",肝在志为怒,大怒肝气失于疏泄,气机上逆,血随气涌。《灵枢·邪气脏腑病形》说:"若有所大怒,气上而不下,积于胁下,则伤肝。"肝与肺在生理、病理上都存在着联系。"肝生于左,肺藏于右",肝气以升发为宜,肺气以肃降为顺。肝升肺降,气机升降相宜,气血调和;反之,怒气伤肝,肝气左升太过,肺气右降不及,肝气横逆犯肺,气郁胸中,则胸部塞闷、呼吸急促,如《素问·至真要大论》言:"诸气膹郁,皆属于肺",日久气滞血瘀,发为积块。

5. 劳逸失度　过度劳累，包括劳力过度、劳神过度、房劳过度。《素问·举痛论》说："劳则气耗。"过度劳累，能使阳气外张，肺气不得降而喘息。《素问·宣明五气》："五劳所伤，久视伤血，久卧伤气，久坐伤肉，久立伤骨，久行伤筋。"劳倦过度可伤及气、血、肉、骨、筋，导致气血失调，阴阳失衡，而生癌毒，最终气滞血瘀，津枯痰结，形成肿瘤，留于肺为肺癌。

过度安逸，主要表现为体力过逸和脑力过逸。人体长期不从事体育锻炼和脑力训练，神气衰弱，阳气失于振奋，脾胃功能减弱，全身气机失于调达，气血津液运行不畅，生化乏源，终致痰浊瘀血内生，痰瘀胶结于肺，形成肺癌。

二、病机

1. 基本病机　肺癌的病因虽然十分复杂，但其基本病机为正气亏虚，癌毒内结。正气先虚，邪毒乘虚而入，肺气贲郁，宣降失司，气滞、血瘀、痰凝、热聚胶结于肺中，酿而成毒，久成积块。

（1）气滞血瘀，癌毒阻肺：人体气机以通顺为贵，气机郁滞，则血行不畅，瘀血内停，所谓"气塞不通、血壅不流"，日久化为癌毒，羁留于肺，形成肺癌。《合类医学入门·积聚门》云："气不能作块成聚，块乃痰与食积、死血有形之物，而成积聚癥瘕也。"元代滑寿《难经本义》亦言："积蓄也，言血脉不行，蓄积而成病也。"

（2）痰饮凝聚，癌毒阻肺：痰饮既是病理产物，又是致病因素，痰浊不化，阻塞经脉气血，可与瘀血为患。此外，痰可从寒化为寒痰，痰从热化为热痰，痰郁久不解，则可化为毒，久之化为积块。《明医杂著》云："老痰郁痰，结成黏块……肺气被郁，凝浊郁结而成，岁月积久，根深蒂固。"《丹溪心法》指出："人上中下有结块者，多属痰"，又云"痰挟瘀血，遂成窠囊。"痰浊流注于筋骨，则见肢体麻木、半身不遂；痰浊凝结于喉部，则见声音嘶哑；痰浊流注于心，蒙蔽心包，则见神昏谵语，甚至引起癫、狂、痫等疾病。

（3）热毒内结，癌毒阻肺：热毒，为阳盛所致，既可由外邪如风热、暑热入侵所致，亦可由脏腑功能失常、阴阳气血失调内生，如肝火亢盛、心火炽热、肺经郁热等，正如《太平圣惠方》所言"脏腑生热，热乘于血"。热毒壅肺，热灼津液而成痰，阻遏气血的运行则形成血瘀，热毒痰瘀阻肺，血败肉腐，结于肺，则为肺癌。

2. 病机演变　肺癌的基本病理因素为癌毒，主要由气滞、血瘀、痰凝、邪热蕴结化毒所致。肺癌的病理性质为本虚标实，虚实夹杂。肺癌因虚得病，因虚致实；虚是本，实是标；虚是全身性的，实为局部性的。虚以气虚、气阴两虚多见，实者不外乎痰凝、气滞、血瘀、热毒。

肺癌病位在肺，涉及脾肾，与肝相关。金克木，金盛则乘肝木，灼伤肝阴，致肝脏疏泄失常，可引起右胁下肿块疼痛，触之质硬不平及黄疸、腹水等症。土生金，肺病则子盗母气，致脾胃升降无序，运化功能失健。一则运化食物不行，引起饮食不香、便秘或腹泻，饮食量减少，气血乏源，故出现疲乏无力、形体消瘦、面黄不华等症；二则运化水液无力，产生了水湿痰饮等病理产物。金生水，肺癌日久，肺气亏虚，肾精耗损，肾气亏虚，气不归肾，则呼多吸少，动则气喘；肾不纳气，喘息气促，复而影响肺主气司呼吸的功能。肾气渐衰，日久伤及肾阳肾阴。若肾阳下竭，则肾阴无所守，五脏之阳亦绝；若肾阴耗竭，则肾阳无所附，五脏之阴亦绝，会出现腰膝酸软、耳鸣、头晕目胀、下肢水肿、尿频，气喘气促进一步加重，活动后气喘加重明显。

肺癌的预后取决于能否做到"三早"，即早期发现、早期诊断、早期治疗。肺癌早期发现，治疗及时，则增长速度较慢，病灶缩小或消失，复发时间较长，则预后一般较好。但若发现较晚,癌毒内陷已深,且有肺外多处转移,则预后较差。肺癌后期,癌毒掠夺阴血以自养,至出现张口短气、喉哑、声嘶、咯血、皮肤干枯、脉沉涩或细数无神者,生命危在旦夕。

第四节 临 证 思 路

一、辨病辨证要点

1. 辨病要点

（1）近期发生无痰或少痰的持续性、刺激性咳嗽,或反复痰血、咯血,或气喘、痰鸣,听诊时哮鸣音多固定,不明原因的发热,或伴消瘦,疲乏等。

（2）常伴有胸痛,声音嘶哑,吞咽困难,胸胁饱满、咳唾引痛等。

（3）好发于40岁以上长期吸烟史的男性。

（4）影像学显示局部病灶直径＞3cm的肺肿块,肺癌的可能性相对较大。多表现为肺野的结节、块状阴影,边缘有分叶、毛刺或膜牵连征,或有阻塞性肺炎、肺不张、局限性肺气肿、肺门纵隔淋巴结肿大等征象。

（5）痰脱落细胞检查找到癌细胞,纤维支气管镜取组织做病理活检或取痰做脱落细胞检查发现癌细胞。

2. 辨证要点

（1）肺癌整体属虚,局部属实;正虚为本,邪实为标,但有偏实、偏虚之分,应分清标本虚实的主次及病变脏腑。偏虚者须分清阴虚、气阴两虚、气血两虚、肾阳亏虚,以阴虚、气阴两虚为主;偏实者应分清气滞、血瘀、痰湿、热毒的偏盛。

（2）肺癌病变脏器主要在肺,久病损及脾、肾两脏,也可影响肝脏。肺损及脾,脾虚生痰贮于肺,痰湿蕴结脾、肺;久病肺亏虚,母病及子,伤及肾阴肾阳,病变以肺脾肾为主;肺失清肃,燥热内盛,也可伤及肝阴,致使气机升降失调。

（3）肺癌宜分初、中、晚三个阶段,初期病邪初起,正气尚强,邪气尚浅,以实证为主,多因癌毒内蕴,阻滞气机,气血瘀滞,当辨为气滞血瘀证;中期受病日久,邪气渐深,正气较弱,多为脾气亏虚,痰湿蕴结,阴液耗伤,内热壅盛,当辨为脾虚痰湿证和阴虚内热证;晚期癌毒经久,耗伤气血津液,正气消残,致使气血亏虚,阴液耗伤,阴损及阳,当辨为气血两虚证、气阴两虚证和肾阳亏虚证。

（4）肺癌应辨别善恶,肺癌起初以刺激性的干咳、痰血或少量咯血为主症,面色虽异常,但仍光明润泽,虽病宜轻,多为善证;后期表现为骨瘦如柴,面色枯槁晦暗,胸痛不能耐,反复大量咯血等,多为恶证,正如《素问·玉机真脏论》说:"大骨枯槁,大肉陷下,肩髓内消,动作益衰,真脏未见,期一岁死,见其真脏,乃予之期日。大骨枯槁,大肉陷下,胸中气满,腹内痛,心中不便,肩项身热,破䐃脱肉,目眶陷,真脏见,目不见人,立死,其见人者,至其所不胜之时,则死。"

二、类证、类病鉴别

1. 肺痨 肺痨以咳嗽、咯血、潮热、盗汗及身体逐渐消瘦为主要临床特征,且具有传染性。肺痨多发生于青壮年,抗痨治疗有效,部分肺痨可演变为肺癌,肺痨患者患肺癌的风险高达正常人的10倍。肺痨的CT影像具有多灶性、多态性、多钙化性、少肿块性、少结节堆聚性、少增强性的特征。肺痨活动期痰中可找到结核杆菌,结核菌素试验可呈强阳性。而肺癌虽有咳嗽、咯血、胸痛,发热、消瘦等症状,但二者发病年龄段明显不同,肺癌好发于40岁以上的中老年男性,抗痨治疗则无效,且不具有传染性。肺癌的X线可表现为受累的肺段或肺叶出现肺炎征象或相应的肺叶或一侧全肺不张。CT影像多为孤立性结节及肿块,形态欠规则,边缘欠光滑,肿块或结节平扫时往往是均匀的软组织密度,CT值30~50Hu之间,增强后大多数明显强化,CT值差>30Hu,肿块少有钙化,肺门及纵隔淋巴结肿大。痰脱落细胞检查可找到癌细胞,准确率可达80%以上。纤维支气管镜可在支气管腔内直接看到肿瘤,并可采取小块组织做病理切片检查,亦可经支气管刷取肿瘤表面组织或吸取支气管内分泌物或支气管镜针吸取组织进行细胞学检查。若仍不能鉴别,则可经穿刺活检或开胸活检取组织进行病理学检查鉴别诊断。

2. **肺痈**　肺痈以咳嗽、胸痛、发热、咳吐大量腥臭脓痰为主要临床表现,肺痈起病较急,多为高热且伴有寒战,咳大量脓臭痰,甚则伴痰血,咳出的腥臭脓痰可沉入水中,食生黄豆或生豆汁不觉腥,舌下可有些许细粒,肺痈影像多表现为空洞壁薄、内壁较光整、无壁结节,空洞四周均匀,空洞无偏心改变,周围有结核卫星病灶,如纤维索条、斑点及钙化影等。肺癌虽有咳嗽、胸痛、发热及痰血或咯血,但肺癌起病隐匿,多为持续性无痰或少痰的刺激性咳嗽,热势一般不高,在肺癌外感时也可见高热,可伴有乏力、不明原因的消瘦等。借助痰脱落细胞检查、纤维支气管镜、穿刺活检等检查可以鉴别。

3. **肺胀**　肺胀是以咳嗽、咳痰、气喘为主要临床表现的慢性肺部疾病,病程较长,起初多以咳嗽、咳痰为主要表现,反复发作,迁延不愈,日久出现气喘,胸部膨满。肺功能检查是诊断肺胀的主要客观指标,吸入支气管扩张剂后,第一秒用力呼气容积(FEV_1)/用力肺活量(FVC)<0.70可以确诊,肺胀X线、CT显示肺纹理增多、增粗、紊乱,肺气肿改变等。而肺癌起病较为隐匿,病程较短,主要临床表现为无痰或少痰的持续性、刺激性咳嗽,反复痰血或咯血,发热,胸痛,多伴有乏力、不明原因的消瘦等全身症状,结合肺功能及纤维支气管镜、痰脱落细胞检查易于鉴别。

4. **哮病**　哮病以反复发作性喘息、胸闷、气急或咳嗽为主要临床表现,未发时如常人,发作时听诊两肺可见广泛的呼气相哮鸣音,多不固定,支气管舒张试验阳性,激发试验阳性,呼出气一氧化氮检测阳性,昼夜PEF变异率>20%均有助于和肺癌的鉴别,应注意支气管激发试验适用于非哮病发作期,且$FEV_1\%$>70%的患者。而肺癌以咳嗽、胸痛、发热、咯血或痰血、乏力、不明原因的消瘦为主要临床表现,也可有喘息,与哮病的可逆性喘息不同,支气管舒张试验呈阴性,听诊时肺癌多为固定部位的哮鸣音或干湿性啰音,结合痰脱落细胞检查、纤维支气管镜等检查,易于鉴别。

5. **肺痿**　肺痿以咳吐浊唾涎沫为主症,属虚证,可借助肺部X线、CT检查等辅助鉴别诊断,大多数肺痿患者X线可显示弥漫性浸润性阴影,但也可表现正常,CT可显示弥漫性结节影、磨玻璃样改变、蜂窝样改变等。而肺癌以无痰或少痰的持续性、刺激性咳嗽,胸痛,反复痰血或咯血为主症,多属本虚标实,借助CT、痰脱落细胞学、肿瘤标志物、纤维支气管镜等检查,有助于二者的鉴别。

三、辨证论治

1. **辨证思路** 本病因虚而得,因虚致实,全身属虚,局部属实。正气内虚、气滞、血瘀、痰湿、热毒贯穿了肺癌的整个发病过程。"虚"主要表现为阴虚、气阴两虚、气血两虚、肾阳亏虚。"虚"是肺癌发病的内在病理基础,气滞、血瘀、痰湿、热毒是肺癌发病的必然条件。初期邪盛而正虚不显,以实证为主,多为气滞血瘀,气血瘀滞,肺之宣发肃降失常,则咯痰不畅,痰中带暗血或血块,胸胁胀痛或刺痛,痛有定处。中期邪实正虚,脾虚生痰,痰湿蕴脾,脾失健运,津液输布失常,津聚成痰停于肺,则咳嗽痰多,色白而黏,腹胀纳差;阴虚内热,热灼肺叶,肺失濡润,则咳嗽无痰或痰少而黏,痰中带血,胸痛气急。晚期癌毒耗伤气血津液,致使气血阴阳亏虚,以虚证为主,多为气血两虚、气阴两虚和肾阳亏虚。气血亏虚,肺失濡养,宣降失常,则咳嗽无力,神疲乏力,气短懒言,大肉消瘦,大骨枯槁;气阴两虚可致肺气失宣,肺痿失用,则咳嗽痰少,咳声低弱,痰中带血或咯血,神疲乏力气短;肾阳亏虚,肺肾失于温煦,则咳嗽气急,动则喘促,胸闷,腰酸耳鸣,畏寒肢冷。

2. **治疗原则** 总以扶正祛邪,攻补兼施为原则,应做到"治实当顾虚,补虚勿忘实"。根据本虚标实的轻重缓急随证变法,初期邪盛而正虚不显,首当攻之;中期宜攻补兼施,或先攻后补,或先补后攻,不可一味猛攻,以免损伤元气;晚期气血阴阳亏虚,不耐攻伐,以补为主,扶正以抗邪。气滞血瘀者应理气散结,活血化瘀;脾虚痰湿者应健脾化湿,理气化痰;阴虚内热者应养阴清热,润肺化痰;气阴两虚者应益气养阴,清热化痰;气血两虚者应益气养血;肾阳亏虚者应滋阴温阳,消肿散结。

3. **辨证分型**

(1)气滞血瘀证

主症:咳痰不畅,心胸憋闷、气促,痰中带暗血或血块,胸痛固定如针刺,或有胀痛,颈部及胸壁青筋显露,唇甲紫暗,便秘口干,舌暗红或青紫,有瘀点或瘀斑,苔薄,脉细涩或细弦。

治法:活血化瘀,行气散结。

代表方:血府逐瘀汤加减。

本方活血与行气相伍,既行血分瘀滞,又解气分郁结;祛瘀与养血同施,则活血而无动血耗血,行气而无伤阴;升降相因,调和气血,共奏行气止痛,活血化瘀之功;用于气滞血瘀所致的胸痛,痛有定处,颈部及胸壁青筋显露,唇甲紫暗。

常用药:桃仁、红花、赤芍、川芎、牛膝、郁金活血祛瘀;生地、当归养血益阴,清热活血;桔梗、枳壳、柴胡,有升有降,宽胸行气。

加减:咳痰甚者,加浙贝、瓜蒌、枇杷叶、化橘红、法半夏;憋闷气促明显者,加瓜蒌、薤白、枳壳、百部、杏仁、紫苏子;刺痛较甚者,加蒲黄、五灵脂、郁金;胸胁胀痛者,加三棱、莪术、香附、青皮;痰血多者,去桃仁、红花、牛膝,加白茅根、侧柏叶、仙鹤草、藕节、三七、蒲黄、茜草;潮热者,加银柴胡、地骨皮、青蒿、玄参;便秘口干甚者,加大黄、决明子、沙参、麦冬、石斛;神疲乏力者,加黄芪、党参、白术、冬虫夏草、绞股蓝;纳差者,加鸡内金、山楂、麦芽。可酌情加入莪术、三棱、穿山甲、鬼箭羽、紫草等抗肿瘤单味中药。

张红等通过对血府逐瘀汤加味治疗中晚期非小细胞肺癌血瘀证临床疗效及血流变化指标的观察,结果显示瘤体大小有不同程度的改善,疗效确切。

（2）脾虚痰湿证

主症：咳嗽痰多，色白质黏稠，易咯出，胸闷气短，或胸痛，甚则气喘痰鸣，神疲乏力，面色萎黄，脘痞纳差，大便溏薄，舌淡胖有齿痕，苔白腻，脉濡缓或濡滑。

治法：益气健脾，化痰散结。

代表方：六君子汤加减。

本方益气健脾，行气化痰，用于脾胃气虚，痰湿阻滞所致的咳嗽痰多，脘腹胀痛，纳差，大便溏薄。

常用药：党参、白术、茯苓、炙甘草，益气健脾，淡渗利湿；半夏、陈皮、天南星，燥湿化痰，降逆止咳。

加减：喘咳较甚者，加紫菀、款冬花、葶苈子；痰多者，加橘红、海浮石、白芥子；痰郁化热，咳黄白痰或黄浓痰，加黄芩、鱼腥草、浙贝、蒲公英、瓜蒌、桑白皮、石见穿、石上柏；饮停胸胁者，加葶苈子、车前子、大枣、茯苓；胸痛甚者，加川楝子、延胡索、三七、川芎、郁金；高热者，加生石膏、知母、水牛角；神疲乏力者，加冬虫夏草、党参、黄芪；纳差者，加麦芽，鸡内金，建神曲；大便溏薄者，加白扁豆、白术、芡实、莲子。可酌情加入薏苡仁、萆薢、徐长卿、白花蛇舌草、苦参等抗肿瘤单味中药。

周斌等通过对六君子汤加减辅助化疗治疗晚期非小细胞肺癌31例临床观察，认为六君子汤加减可提高化疗患者生活质量，并且降低化疗后所致的严重血液学毒性发生率，提高肿瘤患者对化疗的耐受性。

冯妮等运用六君子汤加减治疗老年肺癌脾虚痰湿证患者108例，其结果显示六君子汤加减治疗老年患者的肺癌气虚痰湿证取得一定的疗效。

（3）阴虚内热证

主症：咳嗽，无痰或痰少而黏，或痰中带血，甚则咯血不止，胸痛气急，心烦少寐，潮热盗汗，或壮热不退，声音嘶哑，咽干口干，小便黄赤，大便干结，舌质红或绛，苔少或光剥无苔，脉细数。

治法：滋阴清热，解毒散结。

代表方：百合固金汤合加减。

本方滋肾保肺，金水同调，但以润肺止咳为主；滋润佐以凉血止血，宣肺化痰，标本兼顾以治本为主；用于肺肾阴亏，虚火上炎而致的咳嗽，无痰或痰少而黏，或痰中带血，胸痛气急，声音嘶哑，咽干口干等。

常用药：百合、麦冬、生地、熟地、玄参，滋阴清热，凉血止血；当归、白芍，养血和血；贝母、桔梗、甘草，润肺利咽，清热化痰。

加减：咯血不止者，加石上柏、仙鹤草、茜草根、三七、藕节、侧柏叶、白茅根；胸痛甚者，加川楝子、延胡索、郁金；心烦不寐，潮热盗汗者，加银柴胡、地骨皮、青蒿、白薇、酸枣仁、柏子仁、五味子；壮热者，加石膏、知母、粳米、栀子；阴伤重者，加鳖甲、龟板、山萸肉、黄精；喑哑甚者，加蝉蜕、薄荷、射干、胖大海；大便干结者，加全瓜蒌、麻子仁、柏子仁；乏力气短者，加太子参、黄芪、冬虫夏草。可酌情加入龟板、鳖甲、八月札、半枝莲、白花蛇舌草等抗肿瘤单味中药。

王明选等将120例中晚期肺癌患者随机分为对照组和治疗组，每组60例，对照组采用多西他赛和卡铂单纯化学治疗，治疗组在对照组化学治疗的基础上加用百合固金汤辅助治疗，治疗后患者社会功能、情绪功能、身体功能评分,症状领域的呼吸困难、失眠、腹泻、经济状况评分,总体健康状况评分,以及咳血、胸痛症状评分相比较,治疗组疗效显著。

杨泽江等将晚期肺癌59例随机分为2组,对照组27例采用化疗方案(鳞癌采用CAP方案,腺癌及未分化癌采用MAF方案);治疗组32例在对照组化疗基础上加用百合固金汤治疗。结果显示百合固金汤配合化疗能降低化疗的毒副反应,改善临床症状,百合固金汤在改善机体免疫力方面起到标本兼治的作用。

桂颖通过对百合固金汤加味治疗晚期非小细胞肺癌的临床研究,结果显示常规治疗晚期非小细胞肺癌基础上,加用百合固金汤加味能够提高治疗总疗效,改善中医证候,使得放化疗得以顺利完成并且降低放化疗过程中副反应的发生几率及程度。

(4)气血两虚证

主症:咳嗽无力,神疲乏力,气短懒言,大肉消瘦,大骨枯槁,或胸痛,或痰血、咯血,心悸,失眠,头晕目眩,舌质淡,苔薄白,脉沉细。

治法:益气养血

代表方:八珍汤加减

本方益气健脾,养血和血,用于气血两虚所致的气短乏力,肌肉瘦削,心悸眩晕,舌淡,脉沉细无力。

常用药:人参、白术、茯苓、炙甘草,益气健脾;当归、白芍、熟地黄、川芎,补血和血。

加减:咳嗽较甚者,加紫菀、款冬花、白前;痰多者,加半夏、化橘红、浙贝母;气喘者,加黄荆子、百部、紫苏子、核桃仁;血虚较甚者,加阿胶、何首乌、桑椹;气虚较甚者,加黄芪、刺五加、绞股蓝、红景天;胸痛甚者,加川楝子、延胡索、三七;头晕甚者,加僵蚕、地龙、天麻;骨瘦如柴者,加冬虫夏草、黄芪、山药、白扁豆、绞股蓝;纳差者,加鸡内金、建神曲、麦芽、谷芽;痰血、咯血者,加仙鹤草、藕节、血余炭、白茅根、石上柏;失眠甚者,加灵芝、酸枣仁、柏子仁、刺五加;可酌情加入冬虫夏草、黄芪、灵芝、绞股蓝、西洋参等抗肿瘤单味中药。

洗寒梅等运用加味八珍汤治疗肺癌化疗后白细胞减少30例,结果显示加味八珍汤治疗肺癌化疗引起的白细胞减少症,具有较好疗效。

章慧等将40例非小细胞肺癌术后辅助化疗患者随机分为两组,治疗组常规化疗方案结合八珍汤随证加减辨证论治,对照组常规化疗方案。结果显示八珍汤加减对非小细胞肺癌化疗骨髓抑制具有保护作用。

(5)气阴两虚证

主症:咳嗽,痰少或稀,咳声低弱,气短喘息,神疲乏力,面色苍白,自汗或痰中带血或咯血,胸背部隐痛,盗汗,口干咽燥,舌淡红或舌红,舌苔薄或少苔,脉细弱或细数。

治法:益气养阴,清热化痰。

代表方:生脉散合沙参麦冬汤加减。

前方益气养阴,生津止渴,敛阴止汗,使气复津生,汗止阴存,用于气阴两虚所致的干咳少痰,短气自汗,口干舌燥,脉虚细者;后方甘寒生津,清养肺胃,用于燥伤肺胃,津液亏损所致的干咳少痰,口渴咽干,盗汗,舌红少苔,脉细数者。

常用药:沙参、麦冬、玉竹、花粉,清养肺胃,生津止渴;人参、白扁豆、生甘草,益气培中,甘缓和胃;桑叶,轻宣燥热。

加减:痰少质黏难咯者,加浙贝母、瓜蒌、桔梗、竹茹、百部;肺肾两虚者,加黄精、枸杞子、西洋参、女贞子、鳖甲；痰中夹血块者，加川芎、三七、仙鹤草、藕节、白茅根；气短乏力显者，加黄芪、党参、太子参、山药；纳差者，加鸡内金、建神曲、麦芽、谷芽。可酌情加入灵芝、冬虫夏草、西洋参、绞股蓝、石斛、鳖甲等抗肿瘤单味中药。

高继良研究符合《中药新药临床研究指导原则(试行)》且被辨为气阴两虚证的63例非小细胞癌患者，结论显示沙参麦冬汤加减可有效延长气阴两虚型非小细胞癌患者无进展生存期，改善其生活质量。

卢利员等选择中晚期肺癌患者共78例，随机分为2组，治疗组采用生脉散加味，对照组采用千金苇茎汤加味，结果显示生脉散合五味消毒饮治疗晚期肺癌癌性发热具有较好的疗效，可资临床参考。

（6）肾阳亏虚证

主症：咳嗽气短，动则喘促，胸闷，腰膝酸软，头晕耳鸣，畏寒肢冷，或心烦盗汗，或痰血相兼，夜间尿频，舌淡红或紫暗，苔薄白，脉沉细。

治法：滋阴温阳，消肿散结。

代表方：金匮肾气丸合赞育丹加减。

前方补阳之中配伍滋阴之品，阴中求阳，补阳为主，少量补阳药配伍大量滋阴药，旨在少火生气，用于肾阳不足所致的腰膝酸软，头晕耳鸣，畏寒肢冷，夜间尿频，脉沉细；后方温肾壮阳，填精益髓，纯补无泄，补阳兼顾补阴，用于肾阳不足，命门火衰所致的畏寒肢冷，腰膝酸软，神疲乏力，脉沉迟者。

常用药：附子、肉桂、仙茅、淫羊藿、巴戟天、肉苁蓉、韭子、蛇床子，温补肾阳，温肺散寒；熟地、山茱萸、山药、枸杞子，阴中求阳，阳由所生；泽泻、牡丹皮、茯苓，补中有泻，补而不助邪。

加减：痰中夹血者，加三七、蒲黄、藕节、艾叶；腰膝酸软甚者，加杜仲、川续断、狗脊；夜尿频数者，加桑螵蛸、覆盆子、益智仁、莲子；乏力气短者，加人参、黄芪、白术。阴虚显著者，加沙参、麦冬、黄精、鳖甲；可酌情加入灵芝、冬虫夏草、人参、黄芪、绞股蓝、鳖甲、龟板等抗肿瘤单味中药。

胡慧菁等将符合《中药新药临床研究指导原则(试行)》且被辨为肾阳亏虚证的60例非小细胞癌患者随机分为两组，治疗组予以沙参麦冬汤合赞育丹加减，对照组不进行中药抗肿瘤治疗。结果显示在疲倦，恶心呕吐，气促，失眠，食欲丧失，便秘，咳嗽，口腔溃疡，脱发的症状领域方面治疗组较对照组都有明显改善。

刘叙仪等将74例小细胞肺癌患者，随机分为中药组和对照组，中药组于放、化疗中并用金匮肾气丸，结果显示中药组总有效率、中数生存期等均优于对照组，认为金匮肾气丸可提高患者体液及细胞免疫作用。

临床上还应注意辨病与辨证相结合，在辨证的基础上，根据肺癌的不同证型选择相应的具有抗癌作用或提高机体抗病能力的中药组方治疗，以提高疗效。常用的抗癌中药，如：

1）扶正培本类：灵芝、冬虫夏草、西洋参、人参、黄芪、绞股蓝、沙参、百合、麦冬、石斛、生地黄、鳖甲、龟板等；

2）清热解毒类：蚤休、石上柏、石见穿、鱼腥草、鸦胆子、白花蛇舌草、半边莲、半枝莲、藤梨根、龙葵、蒲公英、野菊花、苦参、青黛等；

3）软坚散结类：夏枯草、海藻、昆布、猫爪草、瓜蒌、贝母、南星、半夏、杏仁、百部、马兜铃、海蛤壳、牡蛎等；

4）活血化瘀类：川芎、三七、徐长卿、莪术、三棱、丹参、桃仁、穿山甲、鬼箭羽、大黄、紫草、延胡索、郁金等；

5）理气散结类：柴胡、佛手、枳壳、厚朴、八月札等；

6）利水渗湿类：薏苡仁、猪苓、泽泻、防己、土茯苓、瞿麦、菝葜、草薢等；

7）虫类攻毒药类：斑蝥、蟾皮、僵蚕、蜈蚣、全蝎、蜂房、土鳖虫、蜣螂等。

4.其他治法

（1）中成药治疗：中成药具有疗效整体综合性、药物相对安全性以及使用简洁方便性三大特点，适合肺癌这种疑难杂症，更能适应现代快节奏生活和临床需要。辨证施用中成药，正确选择扶正与祛邪法，可使放、化疗增效，降低放、化疗及靶向治疗的毒副作用，提高抗癌效果和增强机体免疫功能，提高近期和远期疗效，改善症状和生活质量，延长生存期。

气滞血瘀者可选用得力生注射液、华蟾素注射液、平消胶囊、复方斑蝥胶囊、参莲胶囊、平消胶囊、金龙胶囊、西黄丸、康赛迪胶囊等；脾虚痰湿者可选用康莱特注射液、参芪扶正注射液、参丹散结胶囊、鹤蟾片等；阴虚内热者可选用复方苦参注射液、鸦胆子油乳注射液、华蟾素注射液、华蟾素片等；气阴两虚者可选用艾迪注射液、康莱特注射液、生脉注射液、康莱特胶囊、金复康口服液、扶正养阴丸等；气血两虚者可选用参芪扶正注射液合复方阿胶浆，复方红豆杉胶囊、复方芦笋合剂、金菌灵胶囊、槐耳颗粒等；肾阳亏虚者可选用参附注射液合生脉注射液，喘可治注射液，金匮肾气丸、右归丸等。具体药物应用简单介绍如下：

1）中成药注射液

①得力生注射液：得力生注射液是将红参、黄芪、斑蝥、蟾酥四味中药提炼制成的复方纯中药肿瘤治疗药，具有益气扶正，消癥散结之功，较适于肺癌气滞血瘀证。现代研究发现：本品对肝癌细胞、肺腺癌细胞、胃癌细胞等都有一定的抑制作用。

本品静脉滴注，成人按1.5ml/kg剂量加入5%葡萄糖注射液500ml中，首次静滴每分钟不超过15滴，如无不良反应，半小时以后可按每分钟30~60滴的速度滴注，每日1次。如患者出现局部刺激，可按1∶10稀释使用。每疗程45天。

本品可能引起肝肾损害，可见恶心、呕吐、腹胀、血尿和蛋白尿等症状，亦可引起尿频、尿急等泌尿系统刺激症状，如果出现上述反应时应停止用药。本品禁止直接静脉推注、不得与其他药品混合静脉滴注、严禁不经稀释直接使用、不得加入滴壶中滴入。

②华蟾素注射液：华蟾素注射液为干蟾皮经提取制成的灭菌水溶液，具有清热解毒，消肿止痛，活血化瘀，软坚散结之功，较适于肺癌气滞血瘀证和阴虚内热证。现代研究表明华蟾素除具有抗癌、抗放射作用外，还具有局部麻醉止痛，升高白细胞，增强机体免疫功能，缓解症状（增进食欲、精神好转等），提高生活质量。主要用于中、晚期肿瘤，慢性乙型肝炎等症。

本品肌内注射，每次2~4ml，每日2次；静脉滴注，每日1次，每次10~20ml，用5%葡萄糖注射液500ml稀释后缓缓滴注，用药7天，休息1~2天，四周为一个疗程。研究表明止痛效果在静脉输注华蟾素后2小时到10天不等，一般可在2~4天起效，止痛效果仍可维持5~30天，平均20.4天。本品另有口服剂型：华蟾素片，每次3~4片，每日3~4次；华蟾素口服液，每次

10~20ml,每日3次。

本品用量过大或两次用药间隔不足6~8小时,用药后30分钟左右,少数患者可能出现发冷发热现象;少数患者长期静滴后有局部刺激感或静脉炎,致使滴速减慢,极个别患者还可能出现荨麻疹、皮炎等。本品避免与剧烈兴奋心脏药物配伍。

③榄香烯乳注射液:榄香烯注射液是国家2类非细胞毒性的广谱抗肿瘤中药,是从姜科植物温郁金中提取的抗癌有效成分,具有活血化瘀,行气解郁之功,较适于肺癌气滞血瘀证。可以抑制肿瘤细胞生长,诱发肿瘤细胞凋亡,因本品单用疗效有限,故主要与放化疗合并使用,对肺癌等恶性肿瘤具有增强疗效,降低毒副作用,同时可以用于介入、腔内以及癌性胸腹水的治疗。

本品静注:每次400~600mg,溶入5%葡萄糖注射液400~500ml或10%脂肪乳注射液中静脉滴注,每日1次,连用2~3周为一个周期。本品有口服剂型榄香烯口服乳,口服,每次20ml,每日3次。饭前空腹小口吞服,连服4~8周为一个疗程。

部分患者用药后可能有静脉炎、发热、局部疼痛、过敏反应、轻度消化道反应。高热患者、胸腹水合并感染的患者慎用。

④康莱特注射液:康莱特注射液是从中药薏苡仁中提取天然活性物质,精制成白色乳状注射液。具有益气养阴,消癥散结之功。适用于不宜手术的气阴两虚,脾虚痰湿型原发性非小细胞肺癌及原发性肝癌等恶性肿瘤。配合放、化疗有一定的增效作用,对中晚期肿瘤患者具有一定的抗恶病质和止痛作用。

研究表明康莱特注射液对气阴两虚型效果较好,更只适用于中晚期或高龄的肺癌患者,在缓解癌灶,改善证候、体重,生存质量、免疫功能和血象等方面均有良好的作用。

本品缓慢静脉滴注200ml,每日1次,21天为一个疗程,间隔3~5天,可进行下一疗程。联合放、化疗时,可酌减剂量。首次使用,滴注速度应缓慢,开始10分钟滴速应为20滴/分,20分钟后可持续增加,30分钟后可控制在40~60滴/分。本品有胶囊剂型,口服,每次6粒,每日4次。宜联合放、化疗使用。

本品偶见脂过敏现象,如体温上升,轻度恶心,寒颤,使用3~5天后此症状大多可自然消失而适应。偶见有轻度静脉炎。在脂肪代谢严重失调时(如严重肝硬化、急性休克、急性胰腺炎、病理性高脂血症、脂性肾病等患者)禁用。

⑤参芪扶正注射液:参芪扶正注射液是由中药党参、黄芪精制提取加工而成,具有益气扶正,健脾化痰之功。较适于肺癌脾虚痰湿证,也可用于气血两虚证。主要用于肺脾气虚引起的神疲乏力,少气懒言,自汗眩晕;肺癌、胃癌见上述证候者的辅助治疗。

本品静脉滴注每次250ml,每日1次,疗程21天;与化疗合用,在化疗前3天开始使用,疗程可与化疗同步结束。

非气虚证患者使用本品后可能发生轻度出血;少数患者用药后,可能出现低热、口腔炎、嗜睡;偶有皮疹、恶寒、寒战、高热、呕吐、胸闷、心慌等。有内热者忌用,以免助热动血。

⑥鸦胆子油乳注射液:鸦胆子油乳注射液为苦木科植物鸦胆子的干燥成熟果实经石油醚提取后所得到的脂肪油加工而成,具有清热解毒,腐蚀赘疣之功,可用于肺癌阴虚内热证。大量临床研究表明,鸦胆子油具有抗肿瘤作用,用于肺癌、肺癌脑转移及消化道肿瘤。

本品静脉滴注,每次10~30ml,每日1次(本品须加灭菌生理盐水250ml,稀释后立即使用）。本品有口服剂型，每次20ml，每日2~3次，30天为一个疗程。

大剂量使用本品未见肝肾功能、血象及其他实质器官的损害，但少数患者偶有油腻感、恶心、厌食等消化道不适的反应；本品如有分层应停止使用。

⑦复方苦参注射液：复方苦参注射液是由中药苦参、白土苓等提炼加工而成，具有清热利湿，凉血解毒，散结止痛之功。较适于肺癌阴虚内热证，阴虚火旺者可加用双黄连注射液或刺五加注射液。现代研究发现：本品主要用于癌肿疼痛、出血。

本品肌内注射，每次2~4ml，每日2次；或静脉滴注，每次12ml，用氯化钠注射液200ml稀释后应用，每日1次，儿童酌减，全身用药总量200ml为一个疗程，一般可连续使用2~3个疗程。

本品无明显全身毒副反应，局部使用有轻度刺激，但吸收良好。严重心肾功能不全者慎用。

⑧生脉注射液：生脉注射液是由中药红参、麦冬、五味子精制提取加工而成，具有益气养阴，复脉固脱之功。较适于肺癌气阴两虚证，主要用于气阴两亏，脉虚欲脱的心悸、气短、四肢厥冷、汗出、脉欲绝及心肌梗死、心源性休克、感染性休克等具有上述证候者。

本品肌内注射每次2~4ml，每日1~2次。静脉滴注每次20~60ml，用5%葡萄糖注射液250~500ml稀释后使用。

临床报道有患者用本品后产生局部皮疹、药物热等，另外还有失眠、潮红、多汗、寒战、心悸、静脉炎、甚至过敏性休克的病例报告。对本品过敏者禁用；新生儿、婴幼儿禁用。

⑨艾迪注射液：艾迪注射液是由中药斑蝥、人参、黄芪、刺五加等精制提取加工而成，具有清热解毒，消瘀散结之功。较适于肺癌气阴两虚证，虚甚者可加用生脉注射液；阳绝欲脱者，可辨证施用参附注射液，相辅相成，效如桴鼓。也可用于原发性肝癌，直肠癌，恶性淋巴瘤，妇科恶性肿瘤等。现代研究发现：本品能减轻抗癌药物的毒性，增强机体免疫功能，减轻症状，提高生活质量。

本品静脉滴注，成人每次50~100ml，加入0.9%氯化钠注射液或5%~10%葡萄糖注射液400~450ml中，每日1次；与放、化疗合用时，疗程与放、化疗同步；手术前后使用本品10天为一个疗程；介入治疗10天为一个疗程；单独使用15天为1周期，间隔3天，2周期为一个疗程；晚期恶病质患者，连用30天为一个疗程，或视病情而定。

首次应用本品，偶有患者出现面红、荨麻疹、发热等反应，极个别患者有心悸、胸闷、恶心等反应。本品含有斑蝥，禁用于孕妇及哺乳期妇女。

⑩参附注射液：参附注射液是由中药红参、附片精制提取加工而成，具有回阳救逆，益气固脱之功。可用于肺癌肾阳亏虚证，主要用于阳气暴脱的厥脱证（感染性、失血性、失液性休克等）；也可用于阳虚（气虚）所致的惊悸、怔忡、喘咳、胃疼、泄泻、痹证等。

本品肌内注射每次2~4ml，每日1~2次。静脉滴注每次20~100ml，（用5%~10%葡萄糖注射液250~500ml稀释后使用）。静脉推注每次5~20ml，（用5%~10%葡萄糖注射液20ml稀释后使用）。

临床报道使用本品后偶有心动过速、过敏反应、皮疹、头晕头痛、呃逆、震颤、呼吸困难、恶心、视觉异常、肝功能异常、尿潴留等。对本品有过敏或严重不良反应病史者禁用；新生儿、婴幼儿禁用。

⑪喘可治注射液：喘可治注射液是由中药淫羊藿、巴戟天精制提取加工而成，具有温阳

补肾,平喘止咳之功。可用于肺癌肾阳亏虚证。也可用于哮病肾虚夹痰证,症见喘促日久,反复发作,面色苍白,腰酸肢软,畏寒,汗多;发时喘促气短,动则加重,喉有痰鸣,咳嗽,痰白清稀不畅,以及支气管炎哮喘急性发作期间见上述证候者。

本品肌内注射,成人每次4ml,每日2次。儿童7岁以上,每次2ml,每日2次;7岁以下,每次1ml,每日2次。孕妇慎用。

2)中成药口服制剂

①参一胶囊:参一胶囊是将中药人参提炼制成的纯中药肿瘤治疗药,具有培元固本,补益气血之功,适于肺癌所有证型。现代研究发现本品与化疗配合用药,有助于提高原发性肺癌、肝癌的疗效,可改善肿瘤患者的气虚症状,提高机体免疫功能。

本品饭前空腹口服,每次2粒,每日2次。8周为一个疗程。少数患者服药后可出现口咽干燥、口腔溃疡。如果过量服用可能出现咽痛、头晕、耳鸣、鼻血、胸闷、多梦等。有出血倾向者忌用。

②平消胶囊:平消胶囊是将郁金、仙鹤草、五灵脂、干漆、马钱子等中药提炼制成的复方纯中药肿瘤治疗药,具有活血化瘀,止痛散结,清热解毒,扶正祛邪之功,较适用于肺癌之气滞血瘀证。现代研究发现本品对肿瘤具有一定的缓解症状、缩小瘤体、抑制肿瘤生长、提高人体免疫力,延长患者生命的作用。

本品口服,每次4~8粒,每日3次。服本品后少见恶心,药疹,偶见头晕,腹泻,停药后上述症状可自行消失。

③西黄丸:西黄丸是由中药牛黄、麝香、乳香、没药精制提取加工而成,具有清热解毒,和营消肿之功。可用于肺癌气滞血瘀证。主要用于痈疽疔毒,瘰疬,流注,癌肿等。

本品口服,每次1瓶(3g),每日2次。运动员慎用。

④鹤蟾片:鹤蟾片是由中药干蟾皮、人参、仙鹤草等精制提取加工而成,具有解毒除痰,凉血祛瘀,消癥散结之功。可用于肺癌脾虚痰湿证。主要用于原发性支气管肺癌,肺部转移癌,能够改善患者的主观症状体征,提高患者体质。

本品口服,每次6片,每日3次。

⑤参丹散结胶囊:参丹散结胶囊是由中药人参、黄芪、白术、鸡内金、瓜蒌、清半夏等精制提取加工而成,具有益气健脾、理气化痰、活血祛瘀之功。可用于肺癌脾虚痰湿证。本品合并化疗具有改善原发性非小细胞肺癌、胃肠癌、乳腺癌中医脾虚痰瘀证所致的气短、面色㿠白、胸痛、纳谷少馨、胸胁胀满等症状的作用,可提高患者化疗期间的生活质量。对原发性非小细胞肺癌合并NP(NVB、PDD)及MVP(MMC、VDS、PDD)方案化疗时,在抑制肿瘤方面具有一定的辅助治疗作用。

本品口服,每次6粒,每日3次,疗程为42天。

⑥复方红豆杉胶囊:复方红豆杉胶囊是由中药红豆杉、红参、甘草精制提取加工而成,具有扶正祛邪散结之功。可用于肺癌气血两虚证。也可用于气虚痰瘀所致的中晚期肺癌化疗的辅助治疗。

本品口服,每次2粒,每日3次,21天为一个疗程。

⑦金菌灵胶囊:金菌灵胶囊主要成分是金针菇菌丝体。可用于肺癌气血两虚证。也可用于慢性肝炎的辅助治疗。

本品口服,每次4粒,每日2次。

⑧金复康口服液: 金复康口服液是将黄芪、北沙参、麦冬、石上柏、石见穿、重楼等中药提炼制成的复方纯中药肿瘤治疗药,具有益气养阴,清热解毒之功。较适于肺癌气阴两虚证。主要用于原发性非小细胞肺癌气阴两虚证不适合手术、放疗、化疗的患者,或与化疗并用,有助于提高化疗效果,改善免疫功能,减轻化疗引起的白细胞下降等副作用。

本品口服,每次30ml,每日3次,30天为一个疗程,可连续使用2个疗程。个别患者服药后可出现轻度恶心、呕吐或便秘。

⑨扶正养阴丸: 扶正养阴丸是由中药阿胶、地黄、熟地黄、天冬、麦冬、北沙参、山药、茯苓等精制而成,具有益气养阴之功,可用于肺癌气阴两虚证,也可用于虚损劳伤,潮热咳嗽。

本品口服,每次1丸,每日2次。

⑩金匮肾气丸: 金匮肾气丸是由中药熟地黄、山药、山茱萸、茯苓、牡丹皮、泽泻、肉桂、附子等精制而成,具有温补肾阳之功,可用于肺癌肾阳亏虚证,症见水肿,腰膝酸软,小便不利,畏寒肢冷等。

本品口服,每次20~25粒(4~5g),每日2次。忌房欲、气恼,忌食生冷物。孕妇忌服。

(2)针灸治疗

1)针刺治疗: 肺癌的主要病机为正气虚弱,邪气乘虚而入,日久形成积块,正气不足为肺癌发生的根本原因,而邪毒则是重要的条件,正气虚损,阴阳失调,六淫之邪可乘虚入肺,郁久化热,耗气血阴阳。针灸治疗的主要原则: 扶正固本,消肿散结。现代研究表明针灸可改善肿瘤患者的临床症状及生活质量,延长生命,减轻患者放、化疗的不良反应,缓解恶性肿瘤患者疼痛综合征等。

主穴: 肺俞、中府、太渊、风门、心俞、大宗、膏肓、尺泽、膻中、背压痛点。

配穴: 列缺、内关、足三里。胸闷、胸痛加内关(泻);咯血加尺泽、孔最(均泻);痰中带血丰隆、尺泽、孔最(均泻);咳嗽、风痰加太渊、列缺或丰隆、肺俞;咳嗽、背痛加身柱、孔最(泻)、昆仑(泻);咳嗽、气喘加乳根、俞府或丰隆或璇玑、气海或灸丹田或喘息;咳嗽不止加肺俞、天突或筋缩或身柱;咳嗽不爽加丰隆(泻)、膻中(补);呕吐、呃逆者,加膈俞、脾俞。

方义: 肺俞、膏肓、太渊补益肺肾之元气,足三里调和胃气,资生化之源;大宗、膻中宽胸理气、舒展气机;列缺、尺泽、风门、中府祛邪利肺;心俞、内关调理心气,疏导气血;背压痛点行气活血,舒筋活络。

操作: 毫针刺,虚补实泻。

2)穴位注射治疗

①治疗咯血: 双侧孔最穴注射鱼腥草注射液4ml,进针得气后回抽无血液即可缓慢注入,7天为一个疗程。

②治疗胸痛: 以伊痛舒注射液2~4ml,分别注射于双足三里穴、双肺俞穴,每日或隔日1次。

③治疗呕吐: 甲氧氯普胺10~20mg足三里穴位注射,进针得气后回抽无血液即可缓慢注入。

(3)敷贴治疗

1)抗癌膏: 抗癌膏是由西洋参、黄芪、鹿角胶、急性子、水蛭、山慈菇、白花蛇舌草、蚤休、冰片、雄黄等10余味中药组成,按照传统工艺制成硬膏,并加用透皮促进剂以增加药物的透皮吸收率。用法:用微火烘软药膏,以不烫皮肤为度,贴敷于肺俞穴及肺部肿瘤对应之体表部位,3~7天后更换药膏,更换时需用温水清洗患处,再用上述方法贴上新药膏。抗癌膏可重复使用,但最好重复使用不超过2次,以保证药效。

2)消痞膏:消痞膏(《景岳全书》)由三棱、莪术、川山甲、木鳖子、杏仁、水红花子、萝卜子、透骨草(晒干)、大黄各30g、独头蒜4个,用香油500g,加入上述药中,以飞丹收之,后下细药:阿魏、乳香、没药各30g,麝香9g,先下乳、没、阿魏三味,后下麝香,搅匀,待冷倾水中,浸数日,用瓷瓶收贮,勿使泄气。用时以白布或坚白纸摊贴,贴敷于肺俞穴及肺部肿瘤对应之体表部位,八九日一换。如见大便脓血,为正常现象。具有化痞消积之功,用于肺癌之气滞血瘀,癥瘕痞块,脘腹疼痛,胸肋胀满等。

3)癌痛散:癌痛散是由蟾皮、大腹皮、桃仁、大黄、延胡索、莪术、红花、青皮、乳香、没药、水蛭、冰片组成,上述药物磨粉混匀装瓶密封备用,用时用冷水加蜂蜜调成膏状,推于膏药纸上或白布上,敷之前稍加热,贴敷于肺俞穴及肺部肿瘤对应之体表部位,并用胶布固定,每日贴4~6小时,10天为一个疗程。主要用于肺癌局部疼痛。

4)蟾乌巴布膏:蟾乌巴布膏是由蟾酥、细辛、生川乌、蚤休、红花、重楼、川乌、两面针、白附子、三棱、莪术、丁香、肉桂、乳香、冰片等20余味中药组成。使用前先将皮肤洗净擦干,再将膏药敷在疼痛处,每24小时换药一次。适用于肺癌疼痛者。

5)消积止痛膏:消积止痛膏是由樟脑、阿魏、丁香、蚤休、藤黄等量,分研为末,密封备用。用时将上药按前后顺序分别撒在胶布上,敷贴于肺癌疼痛部位,随即用60℃左右的热毛巾在药膏上敷30分钟。每日热敷3次,5~7天换药1次。适用于肺癌疼痛者。

(4)辅助气功治疗:气功是一种中国传统的保健、养生、祛病的方法。以呼吸的调整、身体活动的调整和意识的调整(调息、调形、调心)为手段,以强身健体、防病治病、健身延年为目的的身心锻炼方法。

1)仰卧调息:仰卧自然入静,两掌重叠枕于脑后,下肢一伸直,一屈曲呈60~90°,闭目,向上平视,意守上丹田,舌抵上腭,唇似闭未闭,调节呼吸(约8~10次/分,1个月后3~4次/分)。

2)端坐摇橹:取坐位,意守上丹田,两手握空拳屈肘举至齐耳,再向前推伸、呼气、脚掌用力,然后两手拉回至耳旁,吸气,脚跟用力。口微闭,目视前方,呼吸深长,做10~20次。练至一定时候,可在呼吸时伴发吐音(呼时哼,吸时嗨)。

3)前伸蹦蹲:取蹲位,沉肩坠肘,含胸收腹,两上肢屈曲轻握拳,放于两膝之外侧,两膝下蹲,意守中丹田,两手随即向上平伸至与肩平,亮掌,趁势两足跟离地跃起蹦蹲随即落地,并急吸气,还原时缓缓呼气(用鼻呼吸),呼吸之比为5:1或4:1,每分钟约蹦蹲5~10次。

4)蹲起展肢:取立位,两腿分开站立与肩宽。两眼向前平视,挺胸,收腹,手握拳放于两侧腰间,意守中丹田,以足尖跑步转一个小圈,口微闭鼻呼吸,两臂交替前后摆动。8步1息或4步1息,每分钟跑30~50步,以10~15分钟为宜。

5)升降呼吸:轻松站立,意守下丹田,将双手从体前轻轻提起,同时吸气,手举至头颈最高处时向后折,吸足气后两手再由体侧缓缓放下,并下蹲,呼气,待手放至下丹田时再重复前一个动作,共做5~10次。

6)收功:站立,上下齿轻叩36次,再咽唾液3次,如此反复3次后可做任意活动。如需重练,应间隔15~30分钟。

(5)养生及调护:肺癌由正气内虚,感受邪毒,情志抑郁,饮食损伤,宿有旧疾等因素,致使脏腑功能失调,气血津液运行失常,气滞、血瘀、痰湿、热毒等互相交合,日久而成有形肿块。故平时应避风寒,慎起居,调畅情志,宜进食丰富而易消化的高营养品、多食新鲜蔬菜,避免辛辣、肥腻之品,劳逸结合,加强锻炼,戒烟限酒,适当练习各种气功,如五禽戏、八段锦等功法。

应加强肺癌普查,对预防肺癌有重要的意义。病后应做到早发现、早诊断、早治疗,注意心理、饮食、生活习惯等方面的护理与调摄,增强信心,保持乐观向上的心理,有利于疾病的治疗和抗病能力的增强。

第五节 证治研究

目前中医学肺癌的中医辨证分型尚未形成统一的标准,大多数医家多是根据自己的临床经验进行辨证;肺癌患者多以中晚期为主,影响中医药作用的进一步发挥;中医药在治疗肺癌增效、减毒机制方面的研究尚不明确。因此,促进肺癌中医辨证的客观化、标准化、规范化,改进临床研究方法,加强中医药综合治疗肺癌的研究,建立中医治疗肺癌的临床指导原则已经成为中医界共同关心的问题。

现阶段采用国际上最好的放、化疗方案,三期至四期肺癌患者的中位生存期也仅有8~10个月,而采用中医中药治疗,除具有直接抗肿瘤的作用外,还可以配合放疗和化疗,起到增效减毒的作用,增强患者对放疗和化疗的耐受性,提高生存质量,明显延长肺癌患者的中位生存期,对于早期肺癌疗效显著,对某些晚期肺癌无法手术者,抗癌中药可延长生存期,提高生活质量。

第六节 相关西医疾病诊疗指南评述

《中国原发性肺癌诊疗规范(2015版)》评述

为进一步规范我国肺癌的诊疗行为,提高医疗机构肺癌的诊疗水平,改善肺癌患者的预后,保障医疗质量和医疗安全,国家卫生和计划生育委员会医政医管局委托中国抗癌协会肿瘤临床化疗专业委员会,在原卫生部《原发性肺癌诊疗规范(2010版)》的基础上进行了更新,制订了《中国原发性肺癌诊疗规范(2015年版)》,指南刊登在《中华肿瘤杂志》2015年1月第37卷第1期。

该指南具有以下特点:

一、编写人员队伍更加壮大,覆盖领域更加全面,内容更加全面和丰富,除胸外科、呼吸科、肿瘤内科、放疗科和病理科专家外,检验科、影像科、流行病学和肿瘤康复专家也加入进来,充分体现了肺癌诊疗多学科协作的精神。

二、强调了肺癌的筛查和早期发现,强调了胸部低剂量螺旋CT扫描在早期发现肺癌中的重要作用,推荐对于肺癌高发地区的高危人群使用低剂量螺旋CT进行筛查。

三、结合最新的循证医学证据,对一些临床热点问题做出了回答和推荐。例如在肺癌的外科治疗方面,提出只要没有外科手术禁忌证,Ⅰ期、Ⅱ期,甚至部分Ⅲ期非小细胞肺癌患者都提倡应用胸腔镜等微创手术。

四、该指南的内容十分详细,但病理诊断一带而过,不够充实。

(张念志)

参 考 文 献

[1] 张念志,刘丽华,周宜轩,等. 中药加化疗治疗肺癌15例疗效分析[J]. 中国实验方剂学杂志,1998,4(6): 63-64.

[2] 支修益,石远凯,于金明. 中国原发性肺癌诊疗规范(2015年版)[J]. 中华肿瘤杂志,2015,37(1): 67-78.

第二十三章　鼾　眠　证

第一节　疾病概述

鼾，俗称打呼或打呼噜，是指人在"熟睡时发生的鼻息声"。由于打鼾是人们日常生活中的常见现象，其对人类健康的危害是长期作用的结果，故而从古至今人们一般视打鼾为一种睡眠的正常生理现象。如汉代许慎在其所著的《说文解字》中将鼾释义为"卧息也"。

然而，我国古代中医学家根据打鼾的原因、伴随证候及转归的差异，认为伴有如自汗、身重、多眠睡等异常证候的打鼾是一种病理现象，其代表医家是东汉时期的张仲景。《伤寒论》中，首次引入了"身重多眠睡，鼻息必鼾"的鼾症概念。但"鼾"是风温和中风的一个症状，直至隋代巢元方《诸病源候论》才提出鼾眠证的概念，"鼾眠者，眠里喉咽间有声也。人喉咙，气上下也，气血若调，虽寤寐不妨宣畅，气有不和，则冲击喉咽而作声也。其有肥人眠作声者，但肥人气血沉厚，迫隘喉间，涩而不利，亦作声。"因此，鼾眠证的主要临床特征以睡眠中喉里发出鼾声为主，常伴有自汗、身重、多眠睡等症状，相当于西医学"阻塞性睡眠呼吸暂停低通气综合征（OSAHS）"。

第二节　文献回顾

古籍中可见相似的记载为《素问·诊要经终论》首提"嗜卧"之名。东汉张仲景所著的《伤寒论·辨太阳病脉证并治第一》有"风温为病，脉阴阳俱浮，自汗出，身重，多眠睡，鼻息必鼾，语言难出"的描述。隋代巢元方在《诸病源候论》中首次提出鼾眠证的病名，"鼾眠者，眠里咽喉间有声也。人喉咙，气上下也，气血若调，虽寤寐不妨宣畅，气有不和，则冲击咽喉而作声也。其有肥人眠作声者，但肥人气血沉厚，迫隘喉间，涩而不利亦作声"。清代程国彭《医学心悟》中有"鼻鼾者，鼻中发声，如鼾睡也。此为风热。鼻鸣者，鼻气不清，音响从瓮中而出也，多属风寒壅塞，须按兼症治之"。以上文献指出了鼾眠证主要的临床特征、病位、病因和好发人群，为后世鼾眠证的辨治奠定了基础。

第三节　病因病机

一、病因病机概要

《灵枢·口问》曰:"阳气尽,阴气盛则瞑;阴气尽,阳气盛则寤矣",说明人体阴阳保持动态的平衡是保证正常睡眠的关键。此外,卫气在睡眠中也起着重要作用,卫气为水谷精气所化,其性"剽疾滑利",昼能行于阳(皮肤、分肉之间),夜则入于阴(五脏、六腑),卫气由阳至阴则"体止而目瞑",卫气由阴至阳则"卧起而目张"。

由于某些原因导致阴阳动态平衡失调则会影响人体的正常睡眠,而致鼾眠。鼾眠证的病因病机如下:

1. 外邪侵袭,卫气不利　《证治准绳》录成无己曰:"风温则鼻鼾",认为鼾证的发生乃因"风气壅塞、卫气不利";《外感温热篇》则认为是"温邪内逼阳明,精液劫夺,神机不运",且曰"风温为燥热之病,燥则伤阴,热则伤津"。

外感风热或暑热邪毒,精气为热所耗,从而沉困嗜卧。热邪伤阴耗气,灼津成痰,咽喉肿胀壅塞,气血痹阻;或感受风寒湿邪,与体内痰湿共为阴邪,"同气相求",引动痰湿,使阴气更盛,而诱发或加重本病。卫气生化乏源,失其"剽疾滑利"之性,也可导致其运行迟久而难以入阴,发为鼾眠。

清代章虚谷认为鼾眠的病机为"内风上鼓、机窍壅塞"。张锡纯曰:"嗜睡无节,忽然昏倒鼾睡者,两尺洪滑有力,知其肾经实而且有热也"。

2. 饮食不节,聚湿生痰　鼾眠者多素体肥胖,而肥胖多由饮食不节,过食肥甘厚味所致。"肥人多痰湿",痰湿上阻于气道,壅滞不畅,痰气交阻而发为鼾眠;或虽不肥胖,但喜嗜肥甘酒酪,进而引发本病。

津液的正常运行依赖于机体多个脏器(特别是肺脾肾)一系列生理功能的协调平衡,任一脏腑的功能异常均可破坏津液的代谢平衡,导致痰的产生。中医学认为"肥者多痰",因此痰浊内盛与鼾眠的产生关系密切。痰湿重浊,其性黏滞,痰湿互结,留于上焦,清阳不升,脑失所养,故可见白天嗜睡、乏力、睡不解乏、记忆力减退、工作能力下降等症状;入夜则阴气益盛,痰湿阻塞气道,肺失宣畅,则可出现打鼾、鼾声如雷、晨起头痛头昏等症状。

3. 肾气亏损,摄纳无权　《灵枢·海论》曰:"髓海不足,则脑转耳鸣,胫酸眩冒,目无所见,懈怠安卧"。中医学认为气阳虚弱,阳不制阴,则可表现为阴相对亢盛,而引起鼾眠的发生。肾主元阳,是各脏腑阳气之根本,对机体各个脏腑组织器官起着推动、温煦作用。肺主呼吸,肾主纳气,故肺的呼吸功能需要肾的纳气作用来协调。若肾气亏损,摄纳无权,则必然会影响肺的宣降功能,而出现打鼾、呼吸浅表甚至夜间呼吸暂停、反复憋醒、夜尿增多或遗尿、性功能减退,伴见白天困倦思寐等表现。

4. 脾胃虚弱,痰湿困结　《景岳全书》在论阳虚喉痹时曰:"因喉痹而过于攻击,致伤胃气者……又有气体素弱,不耐劳倦,而伤胃气者。凡中气内虚,疼痛外逼,多致元阳飞越……以至声如鼾睡,痰如拽锯者"。这里的鼾睡既是脾胃虚弱、痰湿困结的结果,也是喉痹而致。

如前所述,鼾眠的致病因素中痰浊内生有着广泛的病理基础,而脾主肌肉,为气血生化之源,称为"后天之本",又为津液运行的重要器官,因而脾胃在鼾眠发病中起着重要作用。一方面脾失健运则易生痰生湿,"脾为生痰之源","诸湿肿满,皆属于脾";另一方面脾气虚弱,土不生金,致肺脾气虚,化源匮乏,肌肉失去气血濡养,则萎软无力,弛张不收,不能维持气道张力,导致气道狭窄,气流受阻,发为睡眠打鼾,甚至呼吸暂停。脾与胃同居中焦,为气机升降之枢,具有升清降浊的功能。若浊气不降反升,清窍被痰湿所蒙,而出现嗜睡多卧、倦怠乏力、面色阴晦等。李东垣《脾胃论》载有:"脾胃之虚,怠惰嗜卧,四肢不收"。

5. 禀赋缺损,痰瘀互结　先天禀赋有异,如先天性鼻中隔偏曲、下颌后缩、小颌畸形、巨舌症等上气道解剖结构异常,导致气道失畅,呼吸不利而起病,具有一定的家族史。加之平素调摄失当,如饮食不当,或久病失治误治,以致肺脾肾三脏的气化功能失调,水湿内停,痰浊结聚日久,脉络阻塞,气血运行不畅,瘀血内停,痰瘀胶结,气机不利。脾肾两者失司,均可导致肺气不利,壅滞不畅,使肺主气、司呼吸功能失常,发为本病。肺气不利,通畅失司,治节无权,则又使痰浊潴留益甚,瘀血内阻更深。痰浊与瘀血交阻更加重气机不畅,二者互为因果相互影响。

"久病入络"可以产生瘀血,痰湿郁滞也可导致瘀血,气阳虚衰亦致瘀血内生。鼾眠患者出现口唇紫绀、面色晦暗、舌质暗紫、舌底络脉迂曲增粗等均为瘀血内生的征象,也是鼾眠病程长久的表现,表明患者亦可能伴有高血压、高血脂、高血糖、冠心病、肺心病、红细胞增多症等并发症,是病情危重的一个信号。

此外,《医宗金鉴》有歌诀云:"喉闭肝肺火盛由,风寒相搏肿咽喉",其在释论中又曰:"喉闭声鼾者,肺气将绝"。各论相参,认为声鼾的原因是肝肺素有郁火,复感风寒以致咽喉肌膜肿胀壅塞,筋脉不舒,气血受阻,发而为喉闭声鼾。

二、病因病机现代认识

根据现代中医的观点,鼾眠证的病因病机是过食肥甘或嗜酒无度,损伤脾胃,运化失司,聚湿生痰,痰浊结聚日久,脉络瘀阻则血运不畅,易致瘀血停聚,痰瘀互结气道致气流出入不利,冲击作声发为睡眠打鼾甚至呼吸暂停,痰浊瘀阻上蒙清窍则脑失荣养,或素体脾气虚弱,土不生金致肺脾气虚,化源匮乏,咽部肌肉失去气血充养则痿软无力,致气道狭窄,气流出入受阻。骆先芳等认为该病是由先天禀赋异常(先天性鼻中隔偏曲、小颌畸形等上气道解剖结构异常等)、后天调摄失当(饮食不当所致肥胖、嗜烟成性致痰气搏击气道、外感六淫引动痰湿、体虚病后聚津成痰)所致。林琳等认为鼾眠证多因长期饮食不当或久病失治,以至脾肾二脏功能失调,痰浊阻滞,气机不利,上蒙清窍,伤及神志所致。李建生等认为鼾眠证的主要病机为虚实兼夹,多为本虚标实,虚为肺脾肾气虚或阳虚,实为痰浊、瘀血,本虚标实可相互转化。如肺脾肾气虚致使津液气化失司而生痰浊,痰浊内壅进一步阻碍肺脾肾的气化。痰浊内生,阻滞气机,血运不畅而致瘀血,终致痰瘀互结,使病情逐步加重而难愈。根据五脏的生理功能和痰瘀关系,王步青等认为痰湿和瘀血为主要的病理因素,与肺脾肾三脏关系密切,即肺不能布津、脾不能运化、肾不能蒸化水液,以至津液气化失司而形成痰湿,阻于喉间,痰湿日久,形成血瘀,以至痰瘀互结而成。洪广祥认为打鼾一证,其病因不外乎外感与内伤两端。其外感者多因感受风寒、风热之邪,由表入里,侵袭肺卫肌肉,阻遏肺气,上焦气机为邪所闭,致肺窍不利而打鼾;而其内伤之因有四:一是五志过极,心胃火盛,气机不利;二是邪热内郁,肺气壅闭;三是肥胖体质,痰热内蕴;四是肝热上扰,气道不通。其总的病机为气机升降失常,气道壅塞不利,邪扰神机,发为鼾眠。

第四节　临证思路

1. 病史　多伴喉核、腺样体肥大、鼻窒、鼻渊、鼻鼽等病史,或有素体肥胖、先天禀赋缺损等病史。

2. 辨证要点

(1)典型症状:眠时鼾声如雷或轻微,时断时续,张口呼吸,睡眠中反复出现呼吸短促甚至暂停呼吸,继而憋醒,重则不能平卧;白天怠惰嗜寐,头晕昏沉,记忆减退,注意力不集中,时时欲睡,但睡不解乏,儿童生长发育迟缓等。

(2)兼外感:或见发热,恶寒,喉痹,头痛身痛,舌淡白或黄,脉浮数或浮紧。

(3)兼痰湿:或见形体肥胖,身体困重,痰多色白,胸胁满闷,呕恶纳呆,舌体胖大,舌苔白腻,脉濡滑。

(4)兼气虚:或见神情淡漠,悠忽困倦,目合懒言,头昏沉重,乏力,形寒恶劳,健忘,舌体肥大,脉虚无力。

(5)兼脾虚湿困:或见体胖虚浮,脘腹痞满,头昏脑目不清,纳呆食少,面色阴晦,泛泛欲吐,舌体胖大,边有齿印,苔白滑,脉弦滑。

(6)兼肾元亏损:或见夜尿频或遗尿,性功能减退,腰膝酸软,耳鸣头昏,舌淡苔白,脉沉迟。

(7)兼瘀血停滞:或见痛处固定,绞痛,痛而拒按,口唇及肢端紫绀,皮下瘀斑,舌质紫暗或瘀斑瘀点,脉涩或结代。

3. 证治方药

(1)风热阻窍证:《伤寒论》及温病学派都认为鼾眠是由外感风温热邪壅阻机窍而致,提出清解救阴的治疗原则,方药选用《千金方》葳蕤汤,伴见鼻塞流涕、言语重浊者,加苍耳子、辛夷以宣通鼻窍;伴身灼热者投知母干葛汤,渴甚者用瓜蒌根汤;脉沉身重汗出者用汉防己汤;脉弱身重汗出者选葛根龙胆汤等。

若外寒内热证,治宜清火散寒、开喉利咽,方以清咽利膈汤外散风寒,内清湿热。

(2)痰浊内壅证:此型多见于年轻鼾眠患者,治以理气化痰、醒神开窍,以二陈汤为主加减,痰热胶结可用二陈汤合平胃散并酌加清热化痰之品,如竹茹、黄芩等。

(3)肾虚失纳证:此型常见于老年鼾眠患者,治以温阳补肾、填精强神。肾阳亏虚者选金匮肾气丸、右归丸为主方;偏肾阴虚者选六味地黄丸、左归丸为主进行加减治疗。

(4)脾虚湿困证:治以健脾除湿、升清降浊,方用平胃散加白术、法半夏、佩兰、薏苡仁、葛根、石菖蒲、郁金等。脾虚湿盛者治以健脾益气、化痰除湿,方用香砂六君子汤、胃苓汤加减;胃热湿阻者治宜清热泄腑、利湿化浊,方用凉膈散合三仁汤加减;肺脾气虚者以补中益气汤加减。

本型患者大多脾虚,形体丰肥,体内脂质积聚,痰湿凝聚不化,可长期服用参苓白术散。

(5)痰瘀互结证:治宜理气活血、化痰开窍,以血府逐瘀汤加减。若见口唇发绀、舌质暗或边有瘀斑等血瘀征象明显或有严重并发症者,加重桃仁、红花、制乳香以行瘀通络;因热致瘀者加桃仁、丹参,气虚致瘀者加黄芪、当归、川芎,阴虚致瘀者加归尾、地黄等。伴鼻窍不利者予苍耳子散加味以宣肺散邪、芳香开窍,瘀血阻滞者予通窍活血汤以活血通窍、宁心安神。

此外,对中阳虚鼾型,治当益气回阳、开闭化痰,可用《景岳全书》人参—味煎加竹茹、姜汁;《医宗金鉴》指出肺气欲绝者宜用独参汤。

第五节 证治研究

一、证治研究现状

1. 分型证治 目前对鼾眠证的辨证分型仍未统一。1994年肖全成在总结部分中医药古籍和期刊杂志有关论述的基础上将鼾眠证分为3型,分别是以《千金方》的葳蕤汤为主方治疗的风温热鼾证,《医宗金鉴》拟方初宜服荆防败毒散、寒热已退者即用清咽利膈汤的内热外寒发鼾证和以人参为主药治疗的中阳虚鼾证。骆仙芳等将鼾眠证分5型论治:痰湿内阻、肺气壅滞者健脾化痰、顺气开窍,方用二陈汤化裁;痰浊壅塞、气滞血瘀者理气化痰、活血开窍,方用涤痰汤合血府逐瘀汤加减;肺脾肾亏、痰瘀交阻者益肾健脾、祛瘀除痰,方用金水六君煎化裁;心肺两虚者温心阳、益肺气、运神机,方用麻黄附子细辛汤合参脉散加减;肺肾亏虚者益肺肾、开神窍,方用金匮肾气丸加味。姚亮等把本病分为虚实两大证型,实证以痰浊为主,治疗以二陈汤为主方,虚证多为肾阳亏虚,选用金匮肾气丸为主方进行治疗。林琳等把鼾眠分为3型:湿盛者燥湿健脾,方用平胃散,脾虚者益气健脾,方用六君子汤;阳虚者温阳益气、中阳不足者以附子理中丸为主方;肾阳亏虚者以右归丸为主。王永红等把鼾眠分为4型:脾虚湿阻型健脾益气,化痰除湿,方用香砂六君子汤、胃苓汤加减;脾肾两虚型益气健脾,温阳益肾,方用四君子汤合肾气丸加减;肝郁气滞型行气解郁,活血化瘀,方用越鞠丸合桃红四物汤加减;胃热湿阻型治宜清热泄腑,利湿化浊,方用凉膈散合三仁汤加减。王步青等治疗上以利肺、健脾、补肾法为主,同时加用活血化瘀药物,因热致瘀者加用桃仁、丹参;气虚致瘀者加用黄芪、当归、川芎,阴虚致瘀者加用归尾、地黄等有助于提高临床疗效。本病初期多为实证,久则虚实夹杂,且伴有血瘀,运用中药治疗疗效平稳持久,不良反应少。另有医家将鼾眠证辨为痰瘀互结和肺脾气虚型,分别予以导痰汤合桃红四物汤加减及补中益气汤加减分型治疗。

2. 自拟方药 临床也有不少自拟药方治疗鼾眠证的报道,吴银根治疗证属痰浊中阻,上蒙清窍SAS患者1例,以理气祛痰、开窍醒神为原则遣方,加减治疗近8个月后,患者体重减轻9.5kg,夜间睡眠打鼾减轻,呼吸停止次数明显减少,睡眠时间可达5小时以上。张矩等以麻黄、益母草、桔梗、生甘草等药物制成的鼾静通口服液治疗鼾眠患者136例,经2个疗程观察,痊愈102例,显效19例,改善11例。张元兵用陈皮、茯苓、法半夏、生甘草、远志、石菖蒲、郁金、杏仁、桔梗和枳实组成的醒神汤加减治疗鼾眠,对改善白天嗜睡、乏力、睡不醒等症状具有较好疗效。类似的报道还有徐峻等的健脾化痰法,关风岭等的桔梗愈鼾汤以及古立新等的酸枣仁汤加味治疗鼾眠证,均取得较为满意的临床疗效。鼾眠证患者大多脾虚、形体肥胖,"肥人多痰湿",体内脂质聚集,痰湿凝聚不化,阻滞气机不利,甚则上蒙清窍伤及神志,治疗以健脾化痰、豁痰开窍法为主,上述药方的立旨亦多在于此。

3. 针刺疗法　中医理论认为嗜睡、肥胖、呼吸不畅多由痰湿壅盛、经络闭阻所致,而针刺具有健脾化痰、疏通经络、调理气机等作用。陈弘用针刺治疗鼾眠患者8例,急性发作期遵"急则治其标",缓解期遵"缓则治其本",采用头皮针约20分钟,连续治疗1~2个疗程后,其中5例平均发作次数从每周1~2次降至每月1~2次,另外3例治疗62个疗程后,1年内未再发作。陈敏等运用针刺安眠、四神聪、神门、足三里、三阴交、照海等穴位辨证论治,患者夜间呼吸暂停、缺氧及由此引起的各种临床并发症明显改善,睡眠后白天精神佳,嗜睡明显改善。赵宁侠等取穴足三里、丰隆、阴陵泉、四神聪治疗脾虚湿困、痰湿内阻患者,留针30分钟,每5分钟行针1次,每天1次,可有效改善症状。此外,尚有耳部取穴综合调理脏腑对非重度鼾眠患者疗效显著。

4. 中西医结合　鼾眠证是一种多因素疾病,西医对其的治疗主要是针对某一病因、某一环节,具有奏效快、近期控制病情的优势,但往往因不良反应大和远期疗效不佳而影响疗效和推广。中医对鼾眠证的治疗针对其不同阶段和不同症状予以辨证论治,强调整体辨证综合治疗,具有调节整体功能、稳定疗效、不良反应小的特点。若将中西医两种方法有机地结合,可达到优势互补。周生花运用化痰祛瘀开窍法配合气道正压通气及减肥控制体重治疗本病,治疗效果令人满意。田华等在患者睡眠状态下使用断调波的脉冲刺激关元、气海穴,结果表明患者症状均有明显改善。

综上所述,鼾眠证的形成和发展是一个渐进的过程,发病机制尚没有完全确定,涉及多个学科,属难治之症,应注重不同学科之间的密切联系与配合。就西医学来说其发病机制复杂,除上气道机械性阻塞外,还有许多未知因素有待于进一步研究,需多学科共同协作。鼾眠证单靠手术治疗不能解决全部问题,手术后还必须和中医药治疗、正压通气治疗、减肥、调整睡眠姿势、避免烟酒过度等非手术治疗方法相结合,才能取得更好的治疗效果。

二、临床疗效评价

目前,中医对鼾眠证的病因病机有了一定的认识,治疗方面也积累了一定的经验,为今后的临床研究奠定了良好的基础。但是,其中存在诸多问题。①临床研究偏少,科研设计不够严谨合理,诊断规范性差,缺乏纳入标准和排除标准,研究对象基线的可比性不清,绝大多数临床研究不设对照组,更未见双盲设计,使中医药在睡眠呼吸暂停综合征辨治中缺乏令人信服的说服力。②目前睡眠呼吸暂停综合征的中医临床辨证分型比较繁杂,随意性大,缺乏统一的辨证分型标准。③疗效标准存在着较大的随意性,虽然大都以症状变化为临床评价指标,但标准的把握极不一致。④观察时间和病例数量的不足,也在一定程度上影响了研究结果。马云莉认为,疗效标准应从中医证候和多导睡眠呼吸监测指标及生存质量和睡眠质量变化等方面评价,孙济治提出的鼾症及阻塞性睡眠呼吸暂停综合征疗效评定的意见,对于治疗睡眠呼吸暂停综合征的疗效评价有较大的参考价值。

三、重点、疑点、难点探究

鼾眠证是常见的、具有潜在危险性的呼吸睡眠疾病,严重影响人们的健康和生活质量。西医对该病的研究涉及病理生理、诊断技术、治疗等多方面,有的研究已深入到分子水平。目前鼾眠证的治疗仍然以经鼻持续气道正压(CPAP)治疗为首选,但呼吸机价格昂贵、依从性低、依赖性强,不易推广,又缺乏有效的口服用药,因此,用中医的观点去认识此病,寻找中医的治疗方法十分必要。目前中医对鼾眠证的研究,多集中在中医药方法治疗该疾病的疗效观察方面,辨证分型的研究分型复杂,临床上缺乏可操作性。除了中药治疗外,尚有学者从针灸、推拿方法治疗鼾眠,文献报道有一定的临床疗效,但如同中药治疗一样,机理不十分明确。

在今后的临床研究中,应在采用临床流行病学方法研究的基础上,充分了解睡眠呼吸暂停综合征的证候分布及动态变化规律,注重病机与辨证论治上的整体统一和证候间的有机内在联系,制定出睡眠呼吸暂停综合征的辨证分型标准和证候诊断标准,以指导临床实践;并在认真探索鼾眠证病机转化规律的基础上,结合现代的诊疗技术,探索出中医证候与相关指标的相关性,科学制定适合中医临床诊治与疗效评定规范,筛选出有效的方剂或药物,进一步开展多中心、盲法、大样本研究,并探索中医治疗的优势及其机制。

第六节　相关西医疾病诊疗指南评述

一、诊断

1. 诊断标准　主要根据病史、体征和PSG监测结果。临床有典型的夜间睡眠打鼾伴呼吸暂停、日间嗜睡(ESS评分≥9分)等症状,查体可见上气道任何部位的狭窄及阻塞,呼吸暂停低通气指数(AHI)≥5次/h者可诊断阻塞性睡眠呼吸暂停低通气综合征(OSAHS);对于日间嗜睡不明显(ESS评分<9分)者,AHI≥10次/h或AHI≥5次/h,存在认知功能障碍、高血压、冠心病、脑血管疾病、糖尿病和失眠等1项或1项以上OSAHS合并症也可确立诊断。

2. OSAHS病情分度　应当充分考虑临床症状、合并症情况、AHI及夜间SaO$_2$等实验室指标,根据AHI和夜间SaO$_2$将OSAHS分为轻、中、重度,其中以AHI作为主要判断标准,夜间最低SaO$_2$作为参考(表23-1)。

表23-1　成人OSAHS病情程度与AHI和(或)低氧血症程度判断依据

程度	AHI(次/小时)	最低SaO$_2$(%)
轻度	5~15	85~90
中度	>15~30	80~<85
重度	>30	<80

由于临床上有些OSAHS患者的AHI增高和最低SaO$_2$降低程度并不平行,目前推荐以AHI为标准对OSAHS病情程度评判,注明低氧血症情况。例如:AHI为25次/小时,最低SaO$_2$为88%,则报告为"中度OSAHS合并轻度低氧血症"。即使PSG指标判断病情程度较轻,如合并高血压、缺血性心脏病、脑卒中及2型糖尿病等相关疾病,应积极治疗。

3. 临床诊断时应明确合并症和并发症的发生情况　OSAHS可能引起以下病变或问题:①引起或加重高血压(夜间及晨起高血压);②冠心病、夜间心绞痛及心肌梗死;③夜间发生严重心律失常、室性早搏、心动过速、窦性停搏、窦房传导阻滞及房室传导阻滞;④2型糖尿病及胰岛素抵抗；⑤夜间反复发作左心衰竭；⑥脑血栓、脑出血；⑦癫痫发作；⑧痴呆症；⑨精神异常：焦虑、抑郁、语言混乱、行为怪异、性格变化、幻视及幻听；⑩肺动脉高压、重叠综合征及肺源性心脏病、呼吸衰竭；⑪夜间支气管哮喘(简称哮喘)；⑫继发性红细胞增多及血液黏滞度增高；⑬遗尿；⑭性功能障碍：阳痿及性欲减退；⑮胃食管反流；⑯神经衰弱；⑰妊娠高血压或先兆子痫；⑱肾功能损害；⑲肝功能损害；⑳肥胖加重；㉑小儿发育延迟或智力低于同龄儿童正常水平。

4. 简易诊断方法和标准 用于基层缺乏专门诊断仪器的医疗单位，主要根据病史、体检、血氧饱和度监测等，其诊断标准如下：①至少具有2项主要危险因素；尤其是表现为肥胖、颈粗短或有小颌或下颌后缩，咽腔狭窄或有扁桃体Ⅱ度肥大，悬雍垂肥大，或甲状腺功能低下、肢端肥大症或神经系统明显异常；②中重度打鼾(打鼾程度的评价见表23-2，夜间呼吸不规律，或有屏气和憋醒(观察时间应不少于15分钟)；③夜间睡眠节律紊乱，特别是频繁觉醒；④白天嗜睡(ESS评分>9分)；⑤SaO_2：监测趋势图可见典型变化、ODI>10次/小时；⑥引发1个或1个以上重要器官损害。符合以上6条者即可做出初步诊断，有条件的单位可进一步进行PSG监测。

表23-2 打鼾程度评价

程度	评价标准
轻度打鼾	较正常人呼吸声音粗重
中度打鼾	鼾声响亮程度大于普通人说话声音
重度打鼾	鼾声响亮以致同一房间的人无法入睡

二、主要治疗方法

1. 病因治疗 纠正引起OSAHS或使之加重的基础疾病，如应用甲状腺素治疗甲状腺功能减低等。

2. 一般性治疗 对OSAHS患者均应进行多方面的指导，包括：①减肥、控制饮食和体重、适当运动；②戒酒、戒烟、慎用镇静催眠药物及其他可引起或加重OSAHS的药物；③侧卧位睡眠；④适当抬高床头；⑤白天避免过度劳累。

3. 无创气道正压通气治疗 成人OSAHS患者的首选治疗方法。包括普通及智能型CPAP(AutoCPAP)通气和双水平气道正压(BiPAP)通气，以CPAP最为常用，CO_2潴留明显者建议使用BiPAP。适应证：①中、重度OSAHS患者(AHI>15次/小时)；②轻度OSAHS(AHI 5~15次/小时)患者但症状明显(如白天嗜睡、认知障碍、抑郁等)，合并或并发心脑血管疾病和糖尿病等；③经过其他治疗[如悬雍垂腭咽形成术(UPPP手术)、口腔矫正器等]后仍存在的OSA；④OSAHS合并COPD者，即"重叠综合征"；⑤OSAHS患者的围手术期治疗。

以下情况应慎用：①胸部X线或CT检查发现肺大疱；②气胸或纵隔气肿；③血压明显降低(血压低于90/60mmHg)，或休克时；④急性心肌梗死患者血流动力学指标不稳定者；⑤脑脊液漏、颅脑外伤或颅内积气；⑥急性中耳炎、鼻炎、鼻窦炎感染未控制时；⑦青光眼。

CPAP压力的调定：设定合适的CPAP压力水平是保证疗效的关键。理想的压力水平是指能够消除在各睡眠期及各种体位睡眠时出现的呼吸暂停及打鼾所需的最低压力水平，并保持整夜睡眠中的SaO_2在正常水平（＞90%），并能为患者所接受。如用AutoCPAP进行压力调定,选择90%~95%可信限的压力水平。①初始压力的设定:可以从较低的压力开始,如4~6cmH$_2$O（1cmH$_2$O=0.098kPa）,多数患者可以耐受。②CPAP压力人工调定:临床观察有鼾声或呼吸不规律,或血氧监测有SaO下降、睡眠监测中发现呼吸暂停时,将CPAP压力上调0.5~1.0cm H$_2$O;鼾声或呼吸暂停消失,SaO$_2$平稳后,保持CPAP压力或下调0.5~1.0cm H$_2$O观察临床情况及血氧监测,反复此过程以获得最佳CPAP压力。有条件的单位可应用自动调定压力的CPAP（AutoCPAP）进行压力调定。

气道正压治疗的疗效体现:①睡眠期鼾声、憋气消退,无间歇性缺氧,SaO$_2$正常。②白天嗜睡明显改善或消失,其他伴随症状如忧郁症显著好转或消失。③相关并发症,如高血压、冠心病、心律失常、糖尿病和脑卒中等得到改善。

口腔矫治器:适用于单纯鼾症及轻中度的OSAHS患者,特别是有下颌后缩者。对于不能耐受CPAP、不能手术或手术效果不佳者可以试用,也可作为CPAP治疗的补充治疗。禁忌证:重度颞下颌关节炎或功能障碍,严重牙周病,严重牙列缺失者不宜使用。

4. 外科治疗　仅适合于手术确实可解除上气道阻塞的患者,需严格掌握手术适应证。可选用的手术方式包括悬雍垂腭咽成形术（UPPP）及其改良术、下颌骨前徙颏前徙术及颌面部前徙加舌骨肌切断悬吊术,符合手术适应证者可考虑手术治疗。这类手术仅适合于上气道口咽部阻塞（包括咽部黏膜组织肥厚、咽腔狭小、悬雍垂肥大、软腭过低、扁桃体肥大）并且AHI<20次/h者;肥胖者及AHI>次/h者均不适用。对于某些非肥胖而口咽部阻塞明显的重度OSAHS患者,可以考虑在应用CPAP治疗1~2个月,其夜间呼吸暂停及低氧已基本纠正情况下试行UPPP手术治疗。术前和术中严密监测,术后必须定期随访,如手术失败,应使用CPAP治疗。

5. 药物治疗　目前尚无疗效确切的药物。

6. 合并症的治疗　对于并发症及合并症应给予相应治疗。

（倪 伟）

参 考 文 献

[1] 王士贞. 中医耳鼻咽喉科学[M]. 北京:中国中医药出版社,2007:211-212.

[2] 骆仙芳,王会仍,蔡映云. 试论睡眠呼吸暂停综合征的辨证与治疗[J]. 浙江中医杂志,2003,38（11）:490-491.

[3] 林琳,张振峰,许永安. 睡眠呼吸暂停低通气综合征的中医诊治[J]. 四川中医,2005,23（10）:22-23.

[4] 李建生,李素云. 中医药治疗睡眠呼吸暂停综合征述评[J]. 辽宁中医学院学报,2003,5（1）:60-62.

[5] 王步青. 辨证治疗睡眠呼吸暂停综合征[J]. 陕西医药,2000,9（12）:940.

[6] 张元兵,洪广祥. 睡眠呼吸暂停综合症中医药治疗初探[J]. 中国医药学报,2001,16（5）:53-56.

[7] 肖全成. 中医对鼾症的认识和诊治概况. 陕西中医学院学报[J]. 1994,17（1）:38-40

[8] 姚亮,杨佩兰,宋文宝. 睡眠呼吸暂停综合征中医分型初探[J]. 河南中医,2004,24（2）:32-33.

[9] 王永红,李国翔,刘荣芹. 浅析中药治疗阻塞性睡眠呼吸暂停综合征[J]. 河北中医,2001,23（4）:295.

[10] 张天嵩,方泓,吴银根. 吴银根教授治疗肺系疑难病验案举隅[J]. 山东中医杂志,2001,20（1）:41.

[11] 张炬,曲巧敏,张凯瑞. 鼾静通口服液治疗睡眠呼吸暂停综合征136例[J]. 河南中医,2001,21（1）:59.

[12] 张元兵. 醒神汤治疗阻塞型睡眠呼吸暂停综合征疗效观察[J]. 江西中医药,2001,32(5):22.

[13] 徐峻,李善群. 健脾化痰法治疗阻塞性睡眠呼吸暂停综合征[J]. 浙江中医杂志,2000,35(6):267.

[14] 关凤岭,关思友. 自拟桔梗愈鼾汤治疗睡眠呼吸暂停综合征20例临床研究[J]. 四川中医,2005,23(2):49-50.

[15] 古立新,黄美杏. 酸枣仁汤加味合生脉胶囊治疗阻塞性睡眠呼吸暂停低通气综合征34例[J]. 广西中医药,2005,28(5):14-15.

[16] 陈弘. 针刺治疗睡眠呼吸暂停综合征8例[J]. 甘肃中医学院学报,2000,17(1):38.

[17] 陈敏,江学勤,陈利华. 针刺治疗阻塞性睡眠呼吸暂停综合征的临床研究[J]. 四川中医,2005,23(10):104-105.

[18] 赵宁侠. 针刺治愈打鼾[J]. 上海针灸杂志,1997,16(1):46.

[19] 王晓红,袁雅东,王保法,等. 耳穴贴压治疗睡眠呼吸暂停综合征的临床观察[J]. 中国中西医结合杂志,2003,23(10):747-749.

[20] 侯书礼. 打鼾的气功疗法[J]. 中国气功,1998,9(6):13.

[21] 王文安. 治鼾症[J]. 解放军健康,2000,3:36.

[22] 慈书平,吴阿元,王兴元,等. 中西医结合治疗睡眠呼吸暂停综合征50例[J]. 中西医结合实用临床急救,1996,3(4):158-159.

[23] 周生花. 化痰祛瘀开窍法治疗阻塞性睡眠呼吸暂停低通气综合征60例[J]. 中医研究,2006,19(7):32-34.

[24] 田华,边尧鑫,李晓兵,等. 断调波治疗睡眠呼吸暂停综合征的优势研究[J]. 中国民康医学,2007,19(2):85-87.

[25] 孙济治. 有关鼾症及阻塞性睡眠呼吸暂停综合征疗效评定的意见[J]. 临床耳鼻喉科杂志,1997,11(6):287.

[26] 中华医学会呼吸病学分会睡眠呼吸障碍学组. 阻塞性睡眠呼吸暂停低通气综合征诊疗指南(2011年修订版)[J]. 中华结核与呼吸杂志,2012,35(1):9-12.

附录 中医肺系疾病常用方剂

一　画

一贯煎(《柳州医话》)沙参　麦冬　当归　生地黄　枸杞子　川楝子

二　画

二陈汤(《太平惠民和剂局方》)半夏　陈皮　茯苓　炙甘草

七味都气丸(《医宗己任编》)熟地黄　山茱萸　山药　茯苓　丹皮　泽泻　五味子

人参养营汤(《太平惠民和剂局方》)人参　甘草　当归　白芍　熟地黄　肉桂　大枣　黄芪　白术　茯苓
　五味子　远志　橘皮　生姜

八珍汤(《正体类要》)人参　白术　茯苓　甘草　当归　白芍药　川芎　熟地黄　生姜　大枣

人参五味子汤(《幼幼集成》)人参　白术　茯苓　五味子　麦冬　炙甘草　生姜　大枣

三　画

三子养亲汤(《韩氏医通》)苏子　白芥子　莱菔子

三仁汤(《温病条辨》)杏仁　白蔻仁　薏苡仁　厚朴　半夏　通草　滑石　竹叶

三拗汤(《太平惠民和剂局方》)麻黄　杏仁　生甘草　生姜

大补元煎(《景岳全书》)人参　炒山药　熟地黄　杜仲　枸杞子　当归　山茱萸　炙甘草

大补阴丸(《丹溪心法》)知母　黄柏　熟地黄　龟板　猪脊髓

大承气汤(《伤寒论》)大黄　厚朴　枳实　芒硝

大柴胡汤(《伤寒论》)柴胡　黄芩　半夏　枳实　白芍药　大黄　生姜　大枣

千金苇茎汤(《备急千金要方》)苇茎　薏苡仁　冬瓜仁　桃仁

己椒苈黄丸(《金匮要略》)防己　椒目　葶苈子　大黄

小半夏汤(《金匮要略》)半夏　生姜

小青龙汤(《伤寒论》)麻黄　桂枝　芍药　甘草　干姜　细辛　半夏　五味子

小承气汤(《伤寒论》)大黄　厚朴　枳实

小柴胡汤(《伤寒论》)柴胡　黄芩　半夏　人参　甘草　生姜　大枣

小蓟饮子(《济生方》)生地黄　小蓟　滑石　通草　炒蒲黄　淡竹叶　藕节　当归　山栀　甘草

大连翘汤(《直指小儿》)连翘　防风　瞿麦　荆芥穗　木通　车前子　当归　柴胡　赤芍　滑石　蝉蜕　黄芩
　山栀　甘草　紫草

大青龙汤(《伤寒论》)麻黄　桂枝　杏仁　炙甘草　石膏　生姜　大枣

大分清饮(《类证治裁》)茯苓　猪苓　泽泻　木通　山栀　车前子　枳壳

三黄石膏汤(《证治准绳》)黄连　黄柏　栀子　玄参　黄芩　知母　石膏　甘草

四　画

王氏连朴饮(《温热经纬》)黄连　厚朴　苍术　清半夏　淡豆豉　芦根

无比山药丸(《太平惠民和剂局方》)山药　肉苁蓉　干地黄　山茱萸　茯神　菟丝子　五味子　赤石脂　巴戟天　泽泻　杜仲　牛膝

止嗽散(《医学心悟》)荆芥　桔梗　甘草　白前　陈皮　百部　紫菀

五皮散(《华氏中藏经》)桑白皮　橘皮　生姜皮　大腹皮　茯苓皮

五苓散(《伤寒论》)桂枝　白术　茯苓　猪苓　泽泻

五味消毒饮(《医宗金鉴》)金银花　野菊花　蒲公英　紫花地丁　紫背天葵

五生饮(《世医得效方》)生南星　生半夏　生白附子　川乌　黑豆

五磨饮子(《医方集解》)乌药　沉香　槟榔　枳实　木香

六君子汤(《校注妇人良方》)人参　炙甘草　茯苓　白术　陈皮　制半夏　生姜　大枣

六味地黄丸(《小儿药证直诀》)熟地黄　山药　茯苓　丹皮　泽泻　山茱萸

化痰通络汤(《临床中医内科学》)茯苓　半夏　生白术　天麻　胆南星　天竺黄　紫丹参　香附　酒大黄

化积丸(《杂病源流犀烛》)三棱　莪术　阿魏　海浮石　香附　雄黄　槟榔　苏木　瓦楞子　五灵脂

月华丸(《医学心悟》)天冬　麦冬　生地黄　熟地黄　山药　百部　沙参　川贝母　茯苓　阿胶　三七　獭肝　白菊花　桑叶

丹参饮(《时方歌括》)丹参　檀香　砂仁

双解汤(《医方集解》)麻黄　防风　荆芥　薄荷　黄芩　栀子　连翘　石膏　桔梗

五虎汤(《医宗金鉴》)麻黄　杏仁　石膏　甘草　细茶　生姜

牛蒡解肌汤(《疡科心得集》)牛蒡子　薄荷　荆芥　连翘　山栀　丹皮　石斛　玄参　夏枯草

五　画

玉女煎(《景岳全书》)石膏　熟地黄　麦冬　知母　牛膝

玉屏风散(《丹溪心法》)黄芪　白术　防风

正气天香散(《保命歌括》)乌药　香附　干姜　紫苏　陈皮

石韦散(《证治汇补》)石韦　冬葵子　瞿麦　滑石　车前子

左归丸(《景岳全书》)熟地　山药　山茱萸　菟丝子　枸杞子　川牛膝　鹿角胶　龟板胶

左归饮(《景岳全书》)熟地　山茱萸　枸杞子　山药　茯苓　甘草

右归丸(《景岳全书》)熟地黄　山药　山茱萸　枸杞子　杜仲　菟丝子　附子　肉桂　当归　鹿角胶

甘露消毒丹(《温热经纬》)滑石　茵陈　黄芩　石菖蒲　川贝母　木通　藿香　射干　连翘　薄荷　白蔻仁

四君子汤(《太平惠民和剂局方》)党参　白术　茯苓　甘草

四味回阳饮(《景岳全书》)人参　制附子　炮姜　炙甘草

四物汤(《太平惠民和剂局方》)当归　白芍药　川芎　熟地黄

生脉散(《内外伤辨惑论》)人参　麦冬　五味子

失笑散(《太平惠民和剂局方》)五灵脂　蒲黄

白头翁汤(《伤寒论》)白头翁　秦皮　黄连　黄柏

白虎汤(《伤寒论》)知母　石膏　粳米　甘草

白虎加人参汤(《伤寒论》)知母　石膏　甘草　粳米　人参

半夏厚朴汤(《金匮要略》)半夏　厚朴　紫苏　茯苓　生姜

归脾汤(《济生方》)人参　黄芪　白术　茯神　酸枣仁　龙眼肉　木香　炙甘草　当归　远志　生姜　大枣

加味四君子汤(《三因极一病证方论》)人参　茯苓　白术　炙甘草　黄芪　白扁豆

加味桔梗汤(《医学心悟》)桔梗　甘草　贝母　橘红　银花　苡仁　葶苈子　白及

右归饮(《景岳全书》)熟地　山药　山茱萸　枸杞　甘草　杜仲　肉桂　制附子

瓜蒌牛蒡汤(《医宗金鉴》)瓜蒌　牛蒡子　天花粉　黄芩　陈皮　生栀子　皂角刺　金银花　青皮　柴胡　甘草　连翘

加味五苓散(《类证治裁》)猪苓　茯苓　白术　泽泻　茴香　肉桂　共研粗末

甘露饮(《阎氏小儿方论》)熟地黄　麦冬　枳壳　甘草　茵陈　枇杷叶　石斛　黄芩　生地黄　天冬

四苓散(《明医指掌》)猪苓　泽泻　白术　茯苓

白虎加桂枝汤(《金匮要略》)知母　甘草　石膏　粳米　桂枝

生脉饮(散)(《内外伤辨惑论》)人参　麦冬　五味子

六　画

百合固金丸(《医方集解》)生地黄　熟地黄　麦冬　贝母　百合　当归　炒芍药　甘草　玄参　桔梗

地榆散(验方)地榆　茜根　黄芩　黄连　山栀　茯苓

芎芷石膏汤(《医宗金鉴》)川芎　白芷　石膏　菊花　藁本　羌活

芍药甘草汤(《伤寒论》)白芍药　炙甘草

如金解毒散(《景岳全书》)桔梗　甘草　黄芩　黄连　黄柏　山栀

至宝丹(《太平惠民和剂局方》)朱砂　麝香　安息香　金银箔　犀角　牛黄　琥珀　雄黄　玳瑁　龙脑

安宫牛黄丸(《温病条辨》)牛黄　郁金　犀角　黄连　朱砂　冰片　珍珠　山栀　雄黄　黄芩　麝香　金箔衣

竹叶石膏汤(《伤寒论》)竹叶　石膏　麦冬　人参　半夏　粳米　炙甘草

导痰汤(《校注妇人良方》)半夏　陈皮　枳实　茯苓　甘草　制南星　生姜

防己黄芪汤(《金匮要略》)防己　白术　黄芪　甘草　生姜　大枣

竹叶黄芪汤(《医宗金鉴》)人参　黄芪　石膏(煅)　半夏(炙)　麦冬　白芍　川芎　当归　黄芩　生地　甘草　竹叶　生姜　灯心

六味汤(《喉科秘旨》)桔梗　生甘草　薄荷　荆芥　防风　僵蚕

七　画

麦门冬汤(《金匮要略》)麦冬　人参　半夏　甘草　粳米　大枣

吴茱萸汤(《伤寒论》)吴茱萸　人参　生姜　大枣

沙参麦冬汤(《温病条辨》)沙参　麦冬　玉竹　桑叶　生甘草　天花粉　生扁豆

沙参清肺汤(验方)北沙参　生黄芪　太子参　合欢皮　白及　生甘草　桔梗　苡仁　冬瓜子

补中益气汤(《脾胃论》)人参　黄芪　白术　甘草　当归　陈皮　升麻　柴胡

补虚汤(《圣济总录》)黄芪　茯苓　甘草　五味子　干姜　半夏　厚朴　陈皮

补阳还五汤(《医林改错》)当归尾　川芎　黄芪　桃仁　地龙　赤芍　红花

补肺汤(《永类钤方》)人参　黄芪　熟地　五味子　紫菀　桑白皮

辛夷清肺饮(《外科正宗》)辛夷　黄芩　山栀　麦冬　百合　石膏　知母　甘草　枇杷叶　升麻

两地汤(《傅青主女科》)生地　玄参　白芍　麦冬　阿胶　地骨皮

附子理中汤(《三因极一病证方论》)附子　人参　干姜　白术　炙甘草

杏苏散(《温病条辨》)杏仁　苏叶　橘皮　半夏　桔梗　枳壳　前胡　茯苓　甘草　大枣　生姜

苏子降气汤　紫苏子　半夏　前胡　厚朴　陈皮　甘草　当归　生姜两片　大枣　肉桂

八　画

苓桂术甘汤(《金匮要略》)茯苓　桂枝　白术　甘草

泻白散(《小儿药证直诀》)桑白皮　地骨皮　生甘草　粳米

定喘汤(《摄生众妙方》)白果　麻黄　桑白皮　款冬花　半夏　杏仁　苏子　黄芩　甘草

实脾饮(《重订严氏济生方》)附子　干姜　白术　甘草　厚朴　木香　草果仁　槟榔　木瓜　生姜　大枣　茯苓

知柏地黄丸(《医宗金鉴》)知母　黄柏　熟地黄　山萸肉　山药　茯苓　丹皮　泽泻

金铃子散(《素问病机气宜保命集》)金铃子　延胡索

金匮肾气丸(《金匮要略》)桂枝　附子　熟地黄　山萸肉　山药　茯苓　丹皮　泽泻

参附汤(《校注妇人良方》)人参　熟附子　姜　枣

参苓白术散(《太平惠民和剂局方》)人参　茯苓　白术　桔梗　山药　甘草　白扁豆　莲子肉　砂仁　薏苡仁

参蛤散(《普济方》)人参　蛤蚧

青蒿鳖甲汤(《温病条辨》)青蒿　鳖甲　生地黄　知母　丹皮

参附龙牡救逆汤(验方)人参　附子　龙骨　牡蛎　白芍　炙甘草

枇杷清肺饮(《医宗金鉴》)人参　枇杷叶　甘草　黄连　桑白皮　黄柏

九　画

荆防败毒散(《外科理例》)荆芥　防风　羌活　独活　柴胡　前胡　川芎　枳壳　茯苓　桔梗　甘草

茵陈四苓汤(验方)茵陈　猪苓　茯苓　泽泻　白术

茵陈蒿汤(《伤寒论》)茵陈蒿　山栀　大黄

茜根散(《景岳全书》)茜草根　黄芩　阿胶　侧柏叶　生地黄　甘草

星蒌承气汤(《临床中医内科学》)胆南星　全栝蒌　生大黄　芒硝

济生肾气丸(《济生方》)熟地黄　山药　山茱萸　丹皮　茯苓　泽泻　炮附子　官桂　川牛膝　车前子

香砂六君子汤(《时方歌括》)木香　砂仁　陈皮　半夏　党参　白术　茯苓　甘草

顺气导痰汤(验方)半夏　陈皮　茯苓　甘草　生姜　胆星　枳实　木香　香附

保元汤(《博爱心鉴》)人参　黄芪　肉桂　甘草　生姜

十　画

真武汤(《伤寒论》)炮附子　白术　茯苓　芍药　生姜

桂枝汤(《伤寒论》)桂枝　芍药　生姜　炙甘草　大枣

桂枝甘草龙骨牡蛎汤(《伤寒论》)桂枝　炙甘草　煅龙骨　煅牡蛎

桃红四物汤(《中国医学大辞典》)当归　白芍药　川芎　熟地黄　桃仁　红花　丹皮　香附　延胡索

桃核承气汤(《伤寒论》)桃仁　大黄　桂枝　甘草　芒硝

栝蒌薤白半夏汤(《金匮要略》)栝蒌　薤白　白酒　半夏

柴胡疏肝散(《景岳全书》)陈皮　柴胡　枳壳　芍药　炙甘草　香附　川芎

凉膈散(《太平惠民和剂方》)川大黄　朴硝　甘草　山栀子仁　薄荷　黄芩　连翘　竹叶　蜂蜜

润肠丸(《沈氏尊生书》)当归　生地　麻仁　桃仁　枳壳

涤痰汤(《济生方》)制半夏　制南星　陈皮　枳实　茯苓　人参　石菖蒲　竹茹　甘草　生姜

调营饮(《证治准绳》)莪术　川芎　当归　延胡索　赤芍药　瞿麦　大黄　槟榔　陈皮　大腹皮　葶苈子　赤茯苓　桑白皮　细辛　官桂　炙甘草　姜　枣　白芷

射干麻黄汤(《金匮要略》)射干　麻黄　细辛　紫菀　款冬花　半夏　五味子　生姜　大枣

逍遥散(《太平惠民和剂局方》)柴胡　白术　白芍药　当归　茯苓　炙甘草　薄荷　煨姜

通关散(《丹溪心法附余》)猪牙皂　细辛

桑白皮汤(《景岳全书》)桑白皮　半夏　苏子　杏仁　贝母　黄芩　黄连　山栀　生姜

桑杏汤(《温病条辨》)桑叶　杏仁　沙参　浙贝母　豆豉　山栀　梨皮

桑菊饮(《温病条辨》)桑叶　菊花　连翘　薄荷　桔梗　杏仁　芦根　甘草

真武汤(《伤寒论》)附子　白术　茯苓　白芍　生姜

柴胡葛根汤(《外科正宗》)柴胡　天花粉　葛根　黄芩　桔梗　连翘　牛蒡子　石膏　甘草　升麻

消风散(《外科正宗》)当归　生地　防风　蝉蜕　知母　苦参　胡麻　荆芥　苍术　牛蒡子　石膏　甘草　木通

养阴清肺汤(《重楼玉钥》)生地黄　麦冬　白芍　牡丹皮　贝母　玄参　薄荷　甘草

柴胡桂枝干姜汤(《伤寒论》)柴胡　桂枝　干姜　栝蒌根　黄芩　牡蛎　甘草

十 一 画

黄连解毒汤(《外台秘要》)黄连　黄柏　黄芩　栀子

黄芪汤(《金匮翼》)黄芪　陈皮　火麻仁　白蜜

黄芪建中汤(《金匮要略》)黄芪　白芍　桂枝　炙甘草　生姜　大枣　饴糖

麻子仁丸(《伤寒论》)麻子仁　芍药　枳实　大黄　厚朴　杏仁

麻杏石甘汤(《伤寒论》)麻黄　杏仁　石膏　炙甘草

麻黄汤(《伤寒论》)麻黄　桂枝　杏仁　炙甘草

麻黄连翘赤小豆汤(《伤寒论》)麻黄　杏仁　生梓白皮　连翘　赤小豆　甘草　生姜　大枣

羚羊角汤(《医醇賸义》)羚羊角　龟板　生地　丹皮　白芍　柴胡　薄荷　蝉衣　菊花　夏枯草　生石决明　大枣

清金化痰汤(《统旨方》)黄芩　山栀　桔梗　麦冬　桑白皮　贝母　知母　栝蒌仁　橘红　茯苓　甘草

清肺饮(《证治汇补》)茯苓　黄芩　桑白皮　麦冬　车前子　山栀　木通　泽泻

清燥救肺汤(《医门法律》)桑叶　石膏　杏仁　甘草　麦冬　人参　阿胶　炒胡麻仁　炙枇杷叶

银翘散(《温病条辨》)金银花　连翘　豆豉　牛蒡子　薄荷　荆芥穗　桔梗　生甘草　竹叶　鲜芦根

黄芩清肺饮(《证治准绳》)黄芩　栀子

黄芪桂枝五物汤(《伤寒论》)黄芪　芍药　桂枝　通草　炙甘草　细辛　大枣

清咽下痰汤(验方)玄参　桔梗　甘草　牛蒡子　贝母　瓜蒌　射干　荆芥　马兜铃

清瘟败毒饮(《疫疹一得》)石膏　生地黄　犀角　黄连　栀子　桔梗　黄芩　知母　赤芍　玄参　连翘　甘草　丹皮　鲜竹叶

清咽利膈汤(《喉科紫珍集》)连翘　栀子　黄芩　薄荷　鼠粘子　防风　荆芥　玄明粉　金银花　玄参　大黄　甘草　桔梗　黄连

黄芩汤(《医宗金鉴》)黄芩　甘草　麦冬　桑白皮　栀子　连翘　赤芍　桔梗　薄荷　荆芥穗

十 二 画

葶苈大枣泻肺汤(《金匮要略》)葶苈子　大枣

普济消毒饮(《东垣试效方》)黄芩　黄连　连翘　玄参　板蓝根　马勃　牛蒡子　僵蚕　升麻　柴胡　陈皮　桔梗　甘草　人参　薄荷

十 三 画

新加香薷饮(《温病条辨》)香薷　鲜扁豆花　厚朴　金银花　连翘

十四画以上

增液汤(《温病条辨》)玄参　麦冬　生地

增液承气汤(《温病条辨》)大黄　芒硝　玄参　麦冬　生地黄

黛蛤散(验方)青黛　海蛤壳

藿香正气散(《太平惠民和剂局方》)藿香　紫苏　白芷　桔梗　白术　厚朴　半夏曲　大腹皮　茯苓　橘皮　甘草　大枣　生姜